U0236611

# 致为精神卫生共同奋斗的70年

国家卫生健康委员会疾病预防控制局　组织编写

人民卫生出版社

图书在版编目（CIP）数据

致为精神卫生共同奋斗的 70 年 / 国家卫生健康委员会疾病预防控制局组织编写 . —北京：人民卫生出版社，2020

ISBN 978-7-117-29452-2

Ⅰ.①致… Ⅱ.①国… Ⅲ.①精神卫生 —卫生工作 —概况 —中国 Ⅳ.①R749

中国版本图书馆 CIP 数据核字（2020）第 022989 号

| 人卫智网 | www.ipmph.com | 医学教育、学术、考试、健康，购书智慧智能综合服务平台 |
| 人卫官网 | www.pmph.com | 人卫官方资讯发布平台 |

**致为精神卫生共同奋斗的 70 年**

组织编写：国家卫生健康委员会疾病预防控制局
出版发行：人民卫生出版社（中继线 010-59780011）
地　　址：北京市朝阳区潘家园南里 19 号
邮　　编：100021
E - mail：pmph @ pmph.com
购书热线：010-59787592　010-59787584　010-65264830
印　　刷：人卫印务（北京）有限公司
经　　销：新华书店
开　　本：787 × 1092　1/16　印张：28
字　　数：426 千字
版　　次：2020 年 9 月第 1 版　2020 年 9 月第 1 版第 1 次印刷
标准书号：ISBN 978-7-117-29452-2
定　　价：140.00 元

打击盗版举报电话：010-59787491　E-mail：WQ @ pmph.com
质量问题联系电话：010-59787234　E-mail：zhiliang @ pmph.com

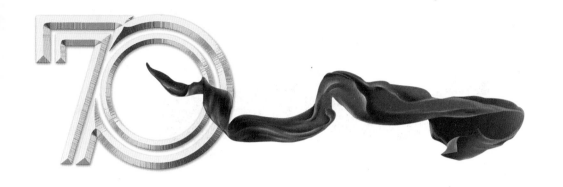

# 《致为精神卫生共同奋斗的70年》
# 编写委员会

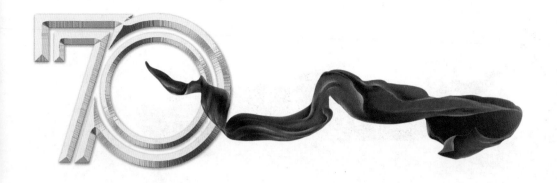

# 前　言

　　党中央、国务院历来高度重视精神卫生工作。新中国成立以后,精神卫生工作经历了逐渐发展的过程,特别是近十余年得到相对快速的发展,取得了显著成效。《中华人民共和国精神卫生法》《全国精神卫生工作规划(2015—2020年)》等系列法律规划文件的发布实施,推动精神卫生工作纳入了法制化、规范化发展;精神卫生多部门协作格局基本形成,截至2019年底,省、市、县三级建立精神卫生工作领导小组或部门协调机制比例均达到90%以上;精神卫生服务体系不断健全,全国有精神卫生医疗机构5 529家;严重精神障碍患者服务管理已覆盖全国范围,在册患者623万人,规范管理率85.0%;各地积极探索社会心理服务模式,广泛开展科普宣传,为重点人群提供针对性心理健康服务。

　　我国精神卫生事业取得的成就来之不易。为系统梳理新中国成立以来我国精神卫生工作的发展历程,为广大精神卫生工作者保留珍贵历史资料,国家卫生健康委员会疾病预防控制局组织专家编写了本书。编写组经查阅文献资料、采访精神卫生工作老专家及同事、收集照片等历史资料，于2019年形成书稿。全书整体以编年体形式按照时间顺序讲述新中国成立以来精神卫生重大事件和发展历史；每个章节以纪传体形式编写，多以亲历者（或同事）口述，生动有趣，可读性强。该书可以作为了解我国精神卫生工作发展的科普读物，也可以作为高等院校精神病学史的教学参考书。

在本书编写过程中我们得到了来自北京大学第六医院等精神卫生医疗机构、相关高等院校专家的大力支持。他们在本书的内容构思、资料收集、书稿起草及校审工作中严谨求实，精益求精，在此一并表示感谢。因时间仓促，书中难免有不足之处，恳请各位专家同仁及广大读者批评指正。

我国精神卫生事业虽然取得了一定的成绩，但也要清醒地看到当前仍面临一系列困难和挑战。"长安何处在，只在马蹄下。"在精神卫生事业发展的征程上，希望广大精神卫生同道以人民健康为中心履职尽责，进一步推进《中华人民共和国精神卫生法》及相关政策文件的贯彻实施，不断提高精神卫生和心理健康各项工作的质量和效率。助力中华民族伟大复兴！

国家卫生健康委员会疾病预防控制局

2019年12月

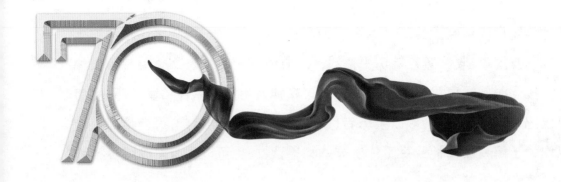

# 目　录

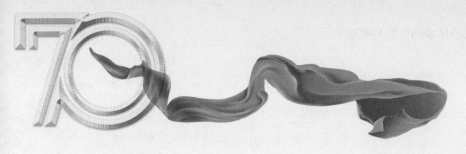

## 开篇

# 中国精神卫生服务体系的发展与变革

北京大学第六医院　于　欣

### 一、新中国成立前的我国精神卫生机构

1898 年,在广州由传教士 Kerr 建立了我国的第一个精神疾病专科医院,此后在北平(1906 年)、哈尔滨(1910 年)、苏州(1929 年)、上海(1935 年)、大连(1935 年)和南京(1947 年)相继建立了专科医院。1922 年,还在北平的协和医院成立了中国第一个精神科专业教学机构,并编写了中国第一本精神科教材。但直到 1949 年,全国精神卫生机构尚不到 10 所,精神科床位仅 1 100 张,精神科专业医师仅 50~60 人,绝大多数精神疾病患者得不到治疗。

### 二、1949—1966 年间精神卫生发展

新中国成立以后,我国政府逐步加强了对精神卫生工作的重视。到 1957 年底,全国的精神卫生机构就发展到了 70 所,分布在 21 个省、自治区、直辖市,床位 11 000 张,精神科医师达到 400 多名。原卫生部于 1958 年在南京主持召开了"第一次全国精神卫生工作会议",并制定了 1958—1962 年精神卫生工作 5 年计划,提出了"积极防治,就地管理,重点收容,开放治疗"的精神卫生工作指导原则,建议各省(自治区、直辖市)建立区域精神卫生医疗中心,以指导精神疾病防治和培训人力资源;成立卫生、民政、公安部门组成的领导与协调组织,兴建医疗机构门诊并提倡在综合性医院开展精神卫生服务。当时还在全国建立了

北京、南京、成都、长沙、广州和上海 6 个地区性合作中心，以负责精神卫生人力资源的培训及科研等工作。此后几年，一大批高等院校毕业的医学生加入精神科医生的队伍，世界上一些先进的精神医学理论、精神卫生管理与精神疾病防治方法在我国得到应用和发展，以氯丙嗪为代表的第一代抗精神病药物一问世就被介绍到了我国并得到广泛的临床应用，创立了符合当时国情的"药物、劳动、文娱体育和教育"四结合的综合治疗模式。城市精神疾病防治网络开始在一些地区建立起来，以家庭病床为主的农村防治工作也逐步试点开展。工业、林业、矿业等系统所属精神卫生机构相继开始建立。以收治无法定抚养人和赡养人、无劳动能力、无经济来源的"三无"精神疾病患者以及复退军人精神疾病患者和特困精神疾病患者的精神卫生医疗救助机构也在民政部门的主导下得到了大力发展。

## 三、1966—1976 年间精神卫生发展

1966 年之后的十余年正是国外精神卫生学科发展最快的时期。突出的进步主要在两方面：一是由于神经科学的进步，主要精神障碍（如精神分裂症、抑郁症）的单胺类假说得以发展，相关药物相继问世，主要的第一代抗精神病药物吩噻嗪类、丁酰苯类、硫杂蒽类均在这期间进入市场，给精神疾病的药物治疗更多的选择。同时，抗抑郁药物如阿米替林、丙咪嗪等也给抑郁症的治疗带来很大改观。二是随着精神药物的发展，对精神疾病患者人权日渐重视，西方发达国家精神卫生机构的"去机构化"运动越来越普遍，大型精神病院纷纷关门或转型，而社区精神卫生体系逐渐成熟，综合医院的精神卫生服务逐渐完善。精神科医师的培养也从大纲培训、考核、认证形成了完整的体系。在此期间，我国与国外交流几乎断绝，精神卫生事业发展受到限制，但在精神卫生工作者的辛勤工作下，取得了一定成绩。如在上海建立的街道、居委会参加的精神卫生防治网，在北京海淀区四季青公社建立的农村精神卫生防治体系，都是在这一时期建立的。

## 四、1978—1992 年间精神卫生工作

1978 年以后，在精神卫生工作者不懈的努力以及各方面的大力支持下，全

国各地在收治患者、健全防治体系等方面均取得了长足的进展。到 1985 年,全国精神卫生机构增加到 320 所(较 20 世纪 50 年代增长近 5 倍),床位数增加到近 6.4 万张(较 20 世纪 50 年代增加近 6 倍),从业人员增加到近 5 万人(较 20 世纪 50 年代增加近 5 倍,其中专科医生增加了 14 倍)。部分地区三级防治网络已初具规模或者逐步完善起来。精神医学教学、科学研究和国际交流迅速发展,相继建立了近 10 个精神卫生专业研究机构,其中有 4 个先后被世界卫生组织(WHO)指定为合作中心:北京和上海的精神卫生研究和培训合作中心、南京的儿童精神卫生合作中心、长沙的物质滥用合作中心。

1985 年,原卫生部发起成立了由卫生、民政和公安三部门参与的全国精神卫生协调组(在此之前仅有各地地方性的领导协调组织),以及由部分著名专家组成的"精神卫生咨询委员会"。同年开始就精神卫生立法展开调研。1986 年 10 月,在上海召开了"第二次全国精神卫生工作会议",并在会后由国务院批转了三部门共同制定的《关于加强精神卫生工作的意见》,以及制定了《精神卫生工作"七五"计划》。由此推动我国精神卫生工作进入了快速发展的历史时期,在精神卫生服务形式、精神疾病的诊断、治疗和康复方法、基础与临床科研、以及人力资源培训等方面,全面而迅速地跟上了国际发展的潮流,同时又结合国情保持了中国的特色。1982 年,我国首次开展了 12 个地区合作的精神疾病流行病学调查,为以后制定精神卫生发展规划提供了重要的参考数据;1992 年,在首次流行病学调查的基础上又对其中 7 个地区进行了抽样调查,发现酒精所致精神障碍等的患病率较 1982 年流调有明显增高。此外,少数地区还结合当地精神疾病防治工作先后开展了一些较高质量的、覆盖一定人群的单病种流行病学调查。与此同时,医学心理学和心理咨询也从无到有开展起来。中国专家以 WHO 的《国际疾病分类》(ICD-10)(草案)及美国的《诊断与统计手册》(第 3 版修订版)(DSM-Ⅲ-R)为蓝本,于 1987 年编制完成了《中国精神疾病分类方案与诊断标准》(CCMD-2)。1987 年开始,由公安部门牵头在全国范围内建立收治肇事肇祸精神疾病患者的安康医院,截至 2018 年,全国已发展到 23 所。此外,许多地区开始逐步建立或完善了精神疾病防治领导小组或类似的协调组织。社区精神卫生服务也得到较快发展,建立了一批康复站、工疗站等。

## 五、深化卫生改革的十年

1992 年 9 月,国务院下发《关于深化卫生改革的几点意见》。根据这个文件,原卫生部按"建设靠国家,吃饭靠自己"的精神,要求医院在"以工助医、以副补主"等方面取得新成绩。此后,一系列能够创造效益的新事物,诸如点名手术、特殊护理、特殊病房等,很快在部分地区实施,并且像雨后春笋般地在医疗系统全面开花。这给患者(当然是付得起费用的)提供了更多选择、更好的治疗,在一定程度上缓解了"看病难"。精神卫生机构也有了相应的变化:各精神病院纷纷开设"联合体",即与下级医院甚至是私立医院联合开设分院,利润分成;病房采取"承包制",医疗收入与医护人员奖金挂钩;原有的区(县)、街道、居委会"精神卫生防治"机构转型,有的停办,有的将原有场地出租。上海的区(县)级精神卫生防治科变成区(县)精神病院,医院越建越大,床位越添越多,而深入到居民区、深入到患者家中的精神卫生服务几乎消失。

## 六、进入新世纪的我国精神卫生

进入 21 世纪以来,随着经济社会的发展和大众精神健康需求的提高,我国的精神卫生工作受到了党和政府前所未有的重视。2001 年,卫生、公安、民政、残联等部门联合召开了"第三次全国精神卫生工作会议"。会上提出了"预防为主,防治结合,重点干预,广泛覆盖,依法管理"的新时期我国精神卫生工作指导原则。随后在 2002 年下发了《中国精神卫生工作规划(2002—2010 年)》,提出了组织管理和协调机制、保障体系、科普宣教、重点人群干预、服务体系建设等方面目标和具体措施。截至 2005 年底,除了西藏之外,全国共有精神卫生医疗机构 1 052 家,其中精神专科医院 592 所、有精神科的综合医院 460 个;有精神科床位数 13.3 万张。

2004 年起,财政部批准了中央转移支付地方重性精神疾病管理治疗项目,项目开始在全国 60 个示范区开展社区精神疾病管理治疗工作,随后不断扩展项目范围和内容。2009 年,国家启动基本公共卫生服务项目,社区重性精神疾病患者管理服务被纳入其中,居家患者在社区接受服务的覆盖面从项目示范区迅速扩大到全国,并且成为各级地方政府部门的日常工作内容。截至2012年底,全国共有226个地市的1652个区(县)建立了重性精神疾病管理治疗网络,为300多万患者建立了社区档案,医院社区一体化的精神卫生服务模式已具规模。

2012年10月26日,全国人大常务委员会审议通过了《中华人民共和国精神卫生法》。自此,我国精神卫生工作进入了法制化道路,精神卫生工作有了快速发展,在法规政策、工作机制、体系建设、财政保障等方面不断完善、规范。此后,国家层面出台了多项政策规划,包括2013年国务院办公厅转发的关于加强肇事肇祸等严重精神障碍患者救治救助工作意见,2015年国务院办公厅转发《全国精神卫生工作规划(2015—2020年)》,2016年原国家卫生计生委联合原中央综治办、中宣部等22个部门印发《关于加强心理健康服务的指导意见》;并先后于2015年、2019年多部门联合开展精神卫生综合管理试点、社会心理服务体系建设试点,围绕建立健全多部门协作机制、强化严重精神障碍救治救助等综合管理服务、加强重点人群心理健康服务、加强精神卫生服务体系建设、搭建覆盖各行各业的社会心理服务网络、规范发展精神卫生和心理健康专业队伍等进行试点,进一步提升了精神卫生综合管理服务、全民心理健康服务水平。

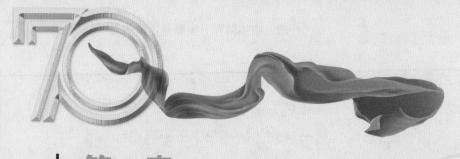

# 第一章

## 旧中国的精神卫生：从西方引入到本土立足

### 第一节　中国传统医学对精神疾病的认识

北京大学第六医院　史晨辉　马弘

中国传统医学是中国文化的重要组成部分，中医关于精神疾病论述甚丰，远在殷代甲骨文中就有"首疾""心疾"等疾病的记载。我国现存最古老的医学典籍《内经》中，把人的精神活动归之于"心神"的功能，如"心藏神""心者，君主之官，神明出焉"。以"五神"和"五志"来表现"神"的活动，即"心藏神，肺藏魄，肝藏魂，脾藏意，肾藏志"统称五神；"肝在志为怒，心在志为喜，脾在志为思，肺在志为忧，肾在志为恐"即为五志。《内经》中认为在剧烈情志的变化下，能引起精神异常，且影响体内功能，而躯体内脏的变化也可累及情感。

汉代张仲景所著的《金匮要略》认为，癫狂是血气少所致，"血少者属于心，心气虚者，其人则畏，合目欲眠、梦远而行、神离散，魂魄妄行。阴气衰者为癫，阳气衰者为狂。"此外，还提出"脏躁""奔豚""百合"等病名，其临床症状的描述类似现代癔症、神经衰弱的表现。

晋代皇甫谧所著《针灸甲乙经》，为我国第一部针灸专著，其中介绍了不少治疗精神疾病的穴位和方法。葛洪著《肘后备急方》收集了许多民间方剂，其中还提出水淋喷治疗精神疾病的方法，为我国最早的物理治疗疗法。

唐代孙思邈所著《千金方》对于癫狂症候的描述非常丰富而真实。王焘所著《外台秘要》中，认为血气失调为发狂的病理。金元时期的刘完素认为癫狂是由于火热过亢而引起，主张治疗必须泻火。而张从正和朱丹溪则提出了"痰迷心窍"的学说，"大抵狂为痰火实盛，癫为心血不足"论。

明代王肯堂所著《论治准绳》中列出神志门，是古代最为详细的精神疾病论述专章。他将精神疾病分为癫狂痫、烦躁、惊悸恐三大类，大类下又有若干小类，改变了以往精神疾病分类混乱的情况，为以后临床归纳提供了范例。此外，李梴著《医学入门》中，对于月经期和产后发生精神疾病的病理进行了研究，提出了血迷心包论。

清代陈士铎所著《石室秘录》，将精神疾病划分为狂病、癫病、花癫和呆病四类，继承并发展了金元医家关于精神疾病病理的气血痰火的理论，认为"癫病之生也，多生于脾胃之虚寒，所食水谷不变精而变痰，痰凝胸膈之间不得化，流于心，而癫症生矣"，主张用温化顽痰的方法治疗癫症。王清任著《医林改错》中提出脑髓说，"机灵记性不在心而在脑也"，并创癫狂梦醒汤等方剂，提倡用活血化瘀的方法治疗精神疾病。

## 第二节　中国传统社会对精神病患者的管理

北京大学第六医院　史晨辉　马弘

中国传统社会对于精神病患者的管理，受到宗法制度和儒家思想的影响，主要采取家庭护理，富裕的家庭通常聘请医护人员在家中照料患者，贫穷家庭患者则被"囚禁"在家中。

涉及精神病患者处置最早的文献记载可以追溯到公元前11世纪的商代，《史记·殷本纪》中记载，纣王淫乱不止，比干、箕子谏之，纣王大怒"剖比干，观其心。箕子惧，乃佯狂为奴，纣又囚之。"说明当时对于癫狂之人的一些忤逆行为已有一些宽宥。西周时，已建立宽宥制度，《周礼·秋官司寇·司刺》："壹赦曰弱幼，再赦曰老旄，三赦曰惷愚。"惷愚即指天生呆傻之人。

西汉时期，癫狂患者犯罪依法处罚。东汉在三公曹陈忠建议下，开始给予适当减刑，即"狂易杀人，得减重论"，但此种提法只是给审判官的建议，并不是成文法律。北齐时期这种提法正式成为法律条文，《齐律》"合赎者，老小阉痴并过失之属"，其中"痴"指"痴愚癫狂"，痴者可以赎代刑。

《唐律》是我国最早的保存完整的古代法典，其将疾病按轻重分为废疾和笃疾。"憨愚"列入废疾，流罪以下以赎代刑，流罪及死罪与常人无异。"癫狂"列入笃疾，流罪也可以赎代刑，反逆罪及死罪需上请，由执政者决定是收赎还是处决。此外，还规定如果精神病患者的亲属或邻人犯罪，患者本人可以免于连坐之罪；精神病患者受审时可不必佩戴刑具。后世《宋刑统》《元典章·刑部》《大明律》基本沿用《唐律》废疾笃疾制度，内容并无大的变化，仅在某些具体罪名的量刑上稍有调整，如：《元典章·刑部》中规定子女弑杀其父母者不可免死，但对于精神病患者可以将凌迟刑减为斩刑；《大明律》中规定反逆罪不可免死，等等。

清代依然施行废疾笃疾制度，而且第一次明确了关于精神病患者管理的法律规定。《大清律例》"疯病之人，应令父祖叔伯兄弟或子侄亲属之嫡者防守。如无此等亲属，令邻佑、乡约、地方防守。如有疏纵以致杀人者，照不应重律杖八十。"清雍正九年（1732 年），为了加强此律推行，增加"各省及八旗，凡有疯病之人，其亲属、邻佑人等，即报地方官、该佐领处，令伊亲属锁锢看守。若无亲属，则责令邻佑、乡约、地方、族长人等严行锁锢看守。""若致杀人者，将该地方官该佐领照防范不严例，罚俸一年。"等条款，至此清代精神病患者管理的报官锁锢制度基本形成。

八国联军发动侵华战争之后，清廷开始推行新政。清光绪二十八年（1902 年）起，开始效法西方编纂《大清现行刑律》，其中规定"凡精神病者之行为不为罪，但因其情节得命以监禁处分。""其人精神病者与否，审判官当招医生至法庭鉴定之。"而且有了对于精神病患者特别保护的条款，"凡乘人精神丧失或不能抗拒而为猥亵之行为或奸淫者"照猥亵罪、强奸罪有关规定处断；"凡遇疯癫迷失道路者，巡警应有此街送至彼街，按街送至其家为止"。清光绪三十二年（1906 年），清廷民政部会同步军统领衙门在京师贫民教养院中附设疯人收容院，后归属内城巡警总厅管理。这是中国第一家国人创办的疯人收容机构。此后,收容制度也开始逐渐取代报官锁锢制度,中国精神病患者的管理进入了近现代化时期。

## 第三节　西方医学的传入与精神卫生机构的设立

北京大学第六医院　马弘

上海市精神卫生中心　徐一峰

西方精神医学是随着西方医学传入中国的。西方医学自明末清初开始进入中国,1568 年,葡萄牙天主教徒卡内罗(Melccior Carnero)在澳门白马庙设立以治疗麻风病为主的"癫病院",成为将西医传入中国的第一人。1582 年,意大利天主教士利玛窦(Matteo Ricci)将西方医学的"脑主记忆说"等带入了中国内地。随着清政府的闭关锁国政策,第一次西方医学传入很快就停止了。

第二次西方医学进入中国始于英国的东印度公司的外科医生,他们将 1805 年英国人琴纳发明的牛痘接种术带入了中国。1834 年,美国公理会派遣了毕业于耶鲁大学的医学宣教士伯驾(Peter Parker)来华,成立了广州眼科医局,于 1847 年在中国实施了首例采用乙醚麻醉进行的外科手术。1859 年 1 月,伯驾的继任者美国的嘉约翰医生(John Glasgow Kerr)将广州眼科医局改为了"博济医院",1866 年,他在医院内设立了"博济医校"(现中山医科大学前身),成为中国最早的西医学校。1898 年,嘉约翰在广州芳村建立了中国第一家精神病医院"惠爱医癫院"(原广州脑科医院,现广州市惠爱医院前身)。此后,我国各地开始建立精神病房和精神病院,包括 1903 年在哈尔滨由沙俄铁路部门建立东清铁路中央医院(Центральная Больница К.В.Ж.Д),开设了精神科病床;1906 年,北平成立了精神病收容所(现北京安定医院前身);1907 年,上海由工部局建立精神病院;1909 年,四川巡警道高增爵创建精神病院;1910 年,大连建立了慈惠医院,3 年后增设精神科病床;1914 年,沈阳由日本铁路部门在满洲医科大学建立精神科病房；1923年，苏州在教会的福音医院设立了精神科病房。

上海是建立精神病院较早的地方，1919年，马化影在今上海泰兴路开办上海大精神病治疗院，同年，法租界设置了精神病留置所（堆栈医院）；1931年，顾文俊在上海牯岭路创办精神病专门医院；1935年，中国红十字第一医院（现华山医院前身）设精神科病床20张，陆伯鸿创立了普慈疗养院（现上海市精神卫生中心分院前身），设有300张床。

1938年，四川的华西协和、中央、齐鲁三大学联合医院内科设精神科病床；1938年，新疆在原迪化市（现乌鲁木齐市）疯人院的基础上成立了省立精神病院；1948年，设立在岱庄花园的鲁中南军区疗养院开始收养有精神症状的荣誉军人（现山东省济宁市精神病防治院）；1948年，黑龙江的中国人民解放军第四野战军黑龙江第八医院开始收治精神病患者；新中国成立前，天津开设有4所私立精神病医院（康瑛诊所、公生医院、疯癫医院、广济医院）；我国其他省份在新中国成立前没有设立精神卫生机构。

# 第四节　1939年9月—1945年9月前后
## 现代精神医学在中国的传播

北京大学第六医院　马弘　于欣

1914年，原华西协和大学设置医科，由外籍内科医师讲授神经病学和精神病学。1919年，受洛克菲勒基金会邀请，来自美国的安德鲁·伍兹医生（Andrew H.Woods）到新成立的北京协和医学院工作，建立神经科并主持工作；1922年开设了精神病学课程，正式将现代精神病学引入中国。伍兹医生和接替他的雷曼医生（RS Lyman）培养了中国第一代神经精神科医师：程玉麐（1927年在协和做神经精神科住院医，1928年留校任教）、魏毓麟（1928年在协和神经科做医生，1930年去美国宾州大学费城总医院留学，1931年返回北京协和医院）、粟宗华（1932年第四中山大学医学院（上海医学院前身）毕业后赴协和医院进修）、凌敏猷(1932年上海中央大学医学院毕业,到协和医院脑系科专修神经精神病学3年)、许英魁(1934年毕业于北京协和医学院,毕业后留校任住院医师和助教)、黄友岐(1935年毕业于湘雅医学院,赴协和医院脑系科进修3年)等,他们对江苏南京、北京、上海、湖南长沙和四川成都的精神医学发展起了重要的作用。1925年从德国汉堡大学医学院毕业的张静吾医生,应该是我国第一位在国内从事神经精神科工作的中国人,他当时工作在北京德国医院即现在的北京医院。我国第一位女性神经精神科医师是桂质良医生,她毕业于美国的霍普金斯大学,1929年回国后在武昌教会综合医院工作,1930年赴北京道济医院(现北京市第六医院)工作,1932年出版了《现代精神病学》,这是国内出版最早的精神病学专著。

1933年,魏毓麟任北京精神病疗养院院长;1935年,凌敏猷在湖南湘雅医学院开设神经精神科专业课;1936年程玉麐在原南京国立中央大学开设了精神病学课程;1938年,粟宗华担任上海红十字第一医院神经精神科主任。1938—1946年,抗战期间,程玉麐在四川成都三大学联合医院开设精神病床,开始胰岛素昏迷和发热治疗;1940年,创建成都中央大学精神病房,培养了伍正谊、刘昌永、陶国泰、陈学诗、洪士元等医生。程玉麐编写的我国第一本中文神经病学教材,奠定了我国的神经精神科教学的基础。1941年12月,太平洋战争爆发,协和医院被迫停办,许英魁应聘于北京大学医学院神经科担任主任、教授,并兼任北平市精神病疗养院医务主任。

1947年,经国民政府卫生署批准,程玉麐医生在南京借用中央医院14病区开设精神病床50张,在中央医院大门增挂"卫生部南京精神病防治院"并亲任院长,此即为我国第一家公立神经精神专科医院(现南京脑科医院)。虽然条件艰苦,但程玉麐等医生所开展的治疗相比国外只晚3~4年。新中国成立前,全国所出版的精神卫生书籍涉及精神科医疗、护理和大众教育。1935年12月,由商务印书馆发行的《精神病理学名词》涵盖了德、英、法、日、中五国语言的注解,堪称我国第一本多语精神病学词汇对照表。由于战乱,不少精神病院陆续关停。到1949年,精神卫生机构尚不到10所,精神科床位仅1 100张,从事精神卫生服务的专业医师不到100人,绝大多数精神疾病患者得不到治疗。

## 第五节 旧中国精神卫生机构建立的几个样板

### 一、第一家精神病院的诞生——广州市惠爱医院

广州市惠爱医院（广州医科大学附属脑科医院） 宁玉萍

走在这所具有 121 年历史的全国第一家精神病医院的院道上，目光所及处，尽是郁郁葱葱的百年老树，耳听珠江水在白鹅潭岸边拍打的浪潮，清风呢喃，鸟声雀跃……我的思绪回到了 147 年前的旧中国。

关于 1872 年（清同治十一年）的记忆，国人多以《申报》创办和中国第一家股份制"公司"——轮船招商局的成立作为重要标记。但对于精神卫生界从业人员来说，这一年也是一个值得铭记的年份。就在这一年的中国医务传道会报告中，第一次出现了关于在我国建立疯人院的专题报道，写这份报告的人正是后来创建我国第一家精神病医院的嘉约翰传教医生。

嘉约翰医生在中国的史书上所述不多，但他对于我国现代医疗卫生事业的发展作出了不可磨灭的贡献。他 1824 年 11 月 30 日出生于美国俄亥俄州的邓肯维尔，1847 年毕业于费城杰斐逊医学院，1853 年来华行医传教，1901 年 8 月 10 日在广州逝世。他不仅创建了我国第一家精神病医院，还承美国医学宣教伯驾"眼科医局"之基，创建了我国第一所具备一定规模的西医综合性医院——博济医院；成立了我国第一所西医学校——博济医校（孙中山曾师从于他）；参与组建了我国第一个医务从业者协会——中国博医会（中华医学会前身）；创编了我国第一份医学期刊《西医新报》和报纸《博医会报》（《中华医学杂志》前身）。

对于我国第一家精神病医院的创立，嘉约翰医生是一个绕不过去的人物，或者说没有嘉约翰，我国现代精神卫生事业的发展可能要推后几十年。从嘉约翰第一次呼吁建立疯人院到 1898 年惠爱医院的建立，这段时期长达 26 年。在这 26 年里，一位尚未知天命的医生熬成了古稀之人，他一直坚守着自己的理

念——为中华大地的精神病患者建立一个能够遮风挡雨，能够包容、接纳和提供科学治疗的专业机构。

清晚期，鸦片战争的一声炮响，打碎了清王朝的天朝上国美梦，也唤醒了一部分国人开始睁眼看世界，掀起了一股经世致用的热潮。与此同时，西方先进的科技、文化也大量输入中国，现代医学也从涓涓之流逐渐汇成了不可逆转的滔滔浪潮。西医的实用性让中华民族见识到现代科学的神奇，越来越多的中国人接受和愿意以西医来治疗外科等各种疾病，但在精神病领域的治疗及知识的普及却举步维艰。嘉约翰要在中华大地创建精神病医院，困难主要在两个方面：一是对精神病观念的转变。在惠爱医院建立之前，我国没有专门针对精神病患者的医疗服务机构。在我国古代，精神病的概念多以"癫狂"这种形式存在。据《黄帝内经·灵枢》卷五之《癫狂》所述，癫狂的表现是失眠，食欲不振、夸大妄想、自尊心强，且吵闹不休，甚至"弃衣而走，登高而歌，或至不食数日，逾桓上屋。"古代的郎中们普遍把疯癫的许多形式理解为机体性失调，他们用于解释"癫""狂"的语言与解释其他疾病没有什么区别。甚至大部分中国人认为这种"癫狂"是邪气、冤孽所致，患者家属多以求神拜佛、符咒、巫术来驱邪消灾。二是对精神病患者处置方式的转变。旧中国对待精神病患者的方式，要么是通过宗族关系或以家庭为单位进行看管，要么是投入监狱如同罪犯一般对待。家境较好的患者，家里会建起一座比较坚固的房子，将其囚禁在里面，严加看管，不准外出。贫苦人家，则只能给患者戴上重重的锁链禁锢在石柱上，经受日晒雨淋，或是全年都被关闭在黑暗、潮湿的房子里，或是牲口棚中，得不到什么关心和照顾。在旧中国，精神病患者的死亡率非常高，他们也常常成为被虐待或嘲弄的对象。

嘉约翰创建疯人院之路异常艰难，他不仅要转变深受五千年传统文化熏陶的中国人的观念，还要说服医务传道会和教会支持建院。不幸的是，他的提议没有被采纳，当时外国人普遍认为中国人笃信儒家思想，长期的恬淡个性和中庸之道造就了中国人随遇而安、不事争斗的性格，因此中国人很少精神错乱。而嘉约翰不认同这个观点，他认为中国的精神病患者问题没有凸显是因为精神病患者大部分被铁链锁捆在家中，宗亲对于名誉的维持关系让他们很少为外人所知，而且精神病患者很容易自杀或为他人所杀。加上中国人口基数大，精神病患者的绝对数量不可估算，非常有必要建立专门的医疗机构救治这些患者。

得不到教会的支持，嘉约翰转向了靠自身努力筹建精神病院的艰辛路程。他利用自身的影响力，组织了一个临时筹委会，发出建院的公告，多方筹措资金，同时在各种刊物报纸上发表关于精神病治疗的文章，让更多的人知道并了解精神病。他的多方奔走呼吁，有过挫折，也得到过支持和鼓励。历尽艰辛，嘉约翰把募捐得来的善款和个人所有积蓄，在 1892 年出资购买了位于芳村白鹅潭码头旁 17 市亩的土地用于建设疯人院。随后数年，嘉约翰一边继续募捐，一边筹划具体建设事宜。1897 年，嘉约翰用 2 091.53 美元在芳村建起第一栋楼房。

1898 年 2 月 28 日，嘉约翰和他太太玛莎诺伊斯带着两名精神病患者，乘坐着小舢板从珠江北岸驶向南岸，从芳村码头的杂草丛中走向新落成的一栋带有波斯风格的两层小楼。他们或许不知道，这一路蹒跚脚步踏出的竟是我国现代精神卫生事业康庄大道的起点，当嘉约翰打开了这一栋小楼的门，从此就开启了我国现代精神卫生事业。医院草创，嘉约翰为之取名"惠爱医院"，寓意惠民仁爱。

建院第一年，医院共收治了 11 名患者，第二年增加至 30 名。头六年共入院 287 人，出院 224 人，1904 年底仍在住院的有 63 人。随后，医院规模越来越大，到 1908 年住院患者增加到 150 名，1914 年增加到 441 人。到 1927 年 3 月，民国政府接管医院时，在院患者已达 686 人。从 1898 年到 1927 年，29 年来总计入院 6 599 人（男 4 428 人，女 2 171 人），出院 5 913 人（男 4 100 人，女 1 813 人）。患者的年龄下至 13 岁，上至 87 岁，以 20~40 岁为主。患者主要来自广东省内，还有广西、云南和湖南，甚至部分来自中国香港和新加坡等东南亚地区。患者的职业有船民、苦力、商店店员、经商者、大商人、官员、学者、中医、裁缝、海关职员和学生等，以苦力和渔民居多。建院头几年的患者都是患者家属送至医院救治，或是有心人从街头领送过来的，医院的运作主要靠募捐及患者家属交纳的一点费用，举步维艰。医院从 1903 年开始接收广州府送来的精神病患者，并接受政府资助，缓解了医院的部分经济压力。1909 年，医院收容的 194 名患者中，有 99 名是被官方送来的，其中一半来自中国香港。当时中国香港出现精神病患者，港英政府便会把他们送上火车直驶至广州芳村石围塘火车站附近，之后转至惠爱医院。

建院之初，只有嘉约翰和他太太两人照顾患者，后来陆续招募了恂嘉理（即肖顿 G.C.Selden）、罗斯（R.M.ROSS）和哈维（J.I.Harrey）三位美国医生协助开展医疗工作。后期随着医疗业务的逐渐增加，医护人员队伍也随之壮大，至1922 年左右，医疗队伍开始出现华人医生。据 1922—1923 年惠爱医院的征信录记载，医生名册中出现了何永辉医生和刘维钧医生两个名字，这是目前所知的国内最早的华人精神病专科医生。

惠爱医院的建立，开启了我国现代精神卫生事业之路，使我国医学界开始关注精神病的研究和治疗，推动了我国精神病学的发展。它的出现，让中华民族惊喜地发现，还可以有一种迥异于传统的方式治疗精神病患者。各界群众看到精神病患者能够康复出院并回归社会，由衷地认为"在所有的外国传教士开办的事业中，这一项工作是最好的！"《环球时报》曾在 2006 年评选出对近现代中国最有影响的 50 名外国人，嘉约翰与达尔文、爱因斯坦、马克思等名列其中。

20 世纪 20 年代，由于政局动荡，惠爱医院发展日渐式微，最终难以为继。1927 年 3 月 1 日，当时的国民党广州市政府派人接管医院，改名为"市立第二神经病院"。1935 年 12 月，医院与市立第一神经病院重组合并，改称市立精神病疗养院，留医名额定为 800 名，全院医、护、职、工、警、夫编制共 86 人。占地面积四十余市亩，与新中国成立初期的占地面积基本相同，此时为新中国成立前精神病院最兴旺的时期。20 世纪二三十年代，广州市政府创建"模范城市"，市立精神病疗养院成为教会团体和市政团体经常组织参观的一个景点，这里体现了现代社会文明程度的提高，是广州"模范城市"的亮点之一。1938 年 10 月，广州沦陷，国民党广州市政府在匆忙撤退前，将精神病疗养院临时委托广州天主教教会代管。由于社会动荡，经费困难，条件恶劣，患者死亡率很高，住院患者从沦陷前的 800 多人，一直降至抗战胜利时的 60 余人，全院职工仅余 23 人。

1945 年 9 月，抗日战争终于赢得了最后胜利。同年 11 月中旬，复原后的广州市政府卫生局派人初步接管医院，1946 年 2 月 1 日正式接管。此后，患者及职工数量有所增加，至 1948 年患者增至 380 余人，职工增至 60 余人。1949 年 12 月 7 日，由广州市军事管制委员会接管精神病医院。

新中国成立后,医院先后易名为"广州市精神病院""广州市第十人民医院"。1973 年 4 月改为"广州市精神病医院",2014 年医院复名为"广州市惠爱医院"。期间增挂"广州市医学院""广州市脑科医院""广州医科大学附属脑科医院""广州市精神卫生中心"牌子。政府为了方便患者就诊和扩大医院的收治能力,先后设立过珠玑路门诊部、中山四路门诊部、荔湾路门诊部及芳村疗养所、太和疗养所和江村疗养所。如今医院已是华南地区规模最大的精神病专科医院,有编制床位数 1 920 张,业务管理科室或部门 19 个。

121 年前,白鹅潭畔还是杂草丛生,蛙声一片。如今,一家现代化的集医、教、研、防于一体的三级甲等专科医院矗立在此,成为我国精神医学领域一颗璀璨明珠。惠爱医院在美丽的白鹅潭畔闪闪发光,不断为我国的精神卫生事业添砖加瓦,历经百年沧桑洗礼并继续向前迈出了国际化的步伐。

## 参 考 文 献

[ 1 ] 梁碧莹.美国人在广州(1784—1912).广州:广东人民出版社.
[ 2 ] 嘉惠霖,琼斯.博济医院百年(1835—1935).广州:广东人民出版社.

## 二、第一家国立神经精神病院——南京脑科医院

南京脑科医院　张宁

20 世纪三四十年代前,仅有广州、北京、苏州、上海等几家由国外传教士举办的精神病收容所或"疯人院",当时的专科医生也只有五六十人,没有真正意义上的由国人、政府主办的精神病院。抗战胜利后不久,1946 年,时任华西协和医学院、齐鲁大学医学院、中央大学医学院这三所大学的联合医院神经精神专业教授、科主任程玉麐多次向国民政府卫生署建议,在南京建一所精神病院。当时的卫生署金宝善署长于 1947 年 1 月 30 日写信告知:"敬请吾兄(程玉麐)莅京(南京),主持一切,不胜欣盼",同时答复"来京时在中央医学院教课"。1947 年 3 月 5 日,金署长下达训令"聘程玉麐为南京精神病防治院院长"。当时程玉麐一边在中央医学院任职,一边积极筹备医院,

并邀请当时在上海国防医学院任职的伍正谊医师前来协助筹备工作。从 3 月起先行成立,借用中央医学总办公室临时办公,借其门诊部诊室开设专科门诊,借其活动板房创立了 14 病区,设 50 张病床收治精神科患者,同时在中央医院综合楼病房内设神经科病床 10 张。中央医院大门口挂"南京精神病防治院"院牌。程玉麐为首任院长。当时在成都的程玉麐院长的弟子们,除刘昌永一人外(他当时担任成都市精神病疗养院院长,需留下负责医院工作),陈学诗、谭诚、唐培根、洪士元、陶国泰等一批神经精神科医师全都汇聚南京程玉麐处。1947 年 5 月 19 日,当时的卫生署升格为卫生部,周诒春部长再次下达训令,"经行政院卅六年五月六日字(17102)号指令核准,卫生部南京精神病防治院直隶属卫生部,掌理精神病与神经病之诊疗研究及医务与其他有关人员之实地训练等项……"自此,由国人主办的第一所国立部属神经精神病院载入了我国神经精神病学史册。它开启了中国精神病学科辉煌灿烂的一页,在我国现代精神病学史上,具有里程碑意义。据不完全统计,到 1947 年底,全院职工有 75 名,其中技术人员 35 名,行政勤杂人员 40 名。医院不仅云集了占全国 1/3 强的神经精神专业医生人才,还云集了以丁瓒为代表的中央大学心理学系和中央卫生实验院心理研究室的心理专家和心理工作者,云集了以汤铭新为代表的金陵女子学院社会学系的专家和社会工作者。护士主要是来自原中央医院及原中央高级护士学校的张文秀等人。

## 三、第一个精神病学教研室——北京协和医学院神经精神科

北京协和医学院　魏镜

2017 年 9 月,北京协和医学院正式创办 100 周年!

我此时获得北京协和医学院教学名师终身荣誉。表彰和颁奖仪式是在北京协和医学院最有历史和故事的、现已是文物保护建筑的东单三条礼堂举行。这促使我开启思维穿越的旅程,寻觅来时的路。

我开始肩扛北京协和医学院八年制精神病学教学大旗是在我入职北京协和

医院神经内科工作的第五个年头。那年春天的某一周内，从美国进修访问 3 年回国的、后来被誉为神经和精神学界"两栖动物"的神经内科李舜伟教授郑重、严肃地把每年秋季要用连续两周时间、集聚北京精神病学界各方精英教学人员和资源完成的北京协和医学院八年制临床医学专业医学生精神病学教学工作的要求和详细内容一股脑儿地给我做了介绍。

李舜伟教授那时是北京协和医学院八年制精神病学教学的负责人。由此我知道了北京协和医院有延绵未断的精神科临床和教学工作。以下内容有掌故、有历史资料、有对李舜伟教授的多次采访，再以时间和人物顺序整理而成。

1919 年，美国洛克菲勒基金会邀请安德鲁·伍兹等人筹建北京协和医学院神经精神学科。于 1921 年正式建立神经精神科，当时还是属于内科的一个学组。安德鲁·伍兹首任神经精神科的负责人。他曾经评价当时的北京协和医学院："这里很理想——具备临床和科研工作的所有条件。" 1922 年，伍兹在北京协和医学院开设了神经精神病学教学课程。自这一刻起，中国有了现代精神病学的医学院教育。中国最早的精神病学的教学大纲与教材便是那时由北京协和医学院在精神科临床和教学工作基础之上逐渐形成的。如今，在北京图书馆的藏书中，仍可以找到早期的《神经病学与精神病学教学大纲》。其中精神病学部分包括总论、各论及精神病的治疗和预防。总论主要讲述了心理学说发展的概况，巴甫洛夫高级神经活动生理学及病理生理学的主要论点，心理各主要部分的概念和精神病的一般症状及其病理生理，发生精神疾病时躯体方面的变化，精神病的病理解剖，精神病的病因学，精神病病理学，精神病的分类，精神病患者的病史和检查。各论中详述了感染性精神病、梅毒性精神病与血管疾病及老年期精神病的鉴别诊断，还有外伤性精神病、躁狂抑郁性精神病、精神分裂症及神经官能症。更为弥足珍贵的是，针对精神疾病护理的教材也在这个极早的教学体系时期逐渐形成。同样，我们在北京图书馆的藏书中找到了《神经精神病学及护理》。其中详尽地讲述了兴奋型患者及抑郁型和木僵性患者的护理。

以安德鲁·伍兹教授为代表的早期精神病学教育者们教学极端认真，除课程教学和门诊示教,在课堂上和病房里向中国医学生讲授神经科和精神科的内容外,还带领医学生到北京市疯人收容所进行临床实习。在此期间,他和北京协和医学院的同事们在国际学术期刊上发表了研究论著,包括对一种基底节变性疾病、脊髓肿瘤的神经病理学研究等。安德鲁·伍兹非常重视对年轻医生的培养,分别于1930年和1931年将当时北京协和医院神经精神科的魏毓麟、程玉麐推荐到美国、德国留学深造。1928年,安德鲁·伍兹离开协和医学院,受聘于美国艾奥瓦大学精神科,在那里担任主任一直到1941年。

1930年,北京协和医学院在中国医学界首创,将神经精神科作为独立的学科而不再作为内科一个学组进行建设和发展。接任安德鲁·伍兹的是雷曼教授,他在20世纪30年代期间担任北京协和医学院神经精神科主任。当时在科内工作的还有厄恩斯特·德弗利斯、希尔等医生。雷曼担任学科主任期间,在北京协和医学院进修和学习过的有粟宗华(上海)、凌敏猷(湖南)、许英魁(北京)、张沅昌(上海)、黄友岐(湖南)等医生。雷曼教授后来将他们推荐到美、英、德等国深造,他们回国后均成为知名的神经精神科专家,分别在所在地创建并发展了神经精神专业,取得显著成绩。

雷曼医生是有着远见卓识的人,他非常重视北京协和医院神经精神科与当时北京疯人收容所的临床医教研关系。魏毓麟医生1931年从美国宾州大学费城总医院留学返回北京协和医院任神经精神科副教授,于1933年兼任了当时北京疯人收容所所长。上任的头件大事便是将北京疯人收容所从甚为破落的高公庵民房中搬迁至北京地坛公园内,修建房屋,改善患者住院条件。1933年,北京疯人收容所改组为北平市精神病疗养院,设置病床200张,正式作为北京协和医学院神经精神学科的教学医院。1934年,程玉麐从德国、美国留学返回北京协和医院任神经精神科副教授,时常协助魏毓麟院长指导北平市精神病疗养院的医疗、教学等业务工作,直至1936年离开北京先后去南京、成都、美国继续发展。1934年从北京协和医学院毕业的许英魁和1936年毕业的冯应琨留校加入了神经精神科。他们在雷曼的带领下,发表了不少教学和科研论著。1937年雷曼也离开北京协和医学院回美国任杜克大学精神科主任，他在北京协和医学院神经精神科的职位由希尔继续接任。

1938年许英魁得到雷曼推荐，先后前往德国和美国深造，主要研究神经病理学。1939年10月许英魁从美国芝加哥大学布林学院回到北京协和医院神经精神科任副教授。当时国家形势紧迫，华北已沦为日本殖民地，但他为神经精神科学的发展不懈努力，在做好临床、教学的同时完成十多篇高质量的科研论文，已在国际国内具有很高的学术地位。

当中国人民经历战争灾难时，中国的精神病学发展和教育事业也不可避免地受到摧毁性的打击。1941年12月，太平洋战争爆发，在日军的威胁下外籍教授大部分撤离，协和医学院被迫停办。1942年，希尔回到了美国南卡罗来纳州辛辛那提大学任精神科主任。同年8月，许英魁教授被聘为北京大学医学院神经精神科主任、教授（并兼任北平市精神病疗养院医务主任）。1943年，他在北京大学医学院正式开设神经精神科课程，年末利用万福麟旧宅小楼改成北京医学院精神科病房。许英魁将精神病学临床和教学在北京协和医学院以外传播开来。1947年北京协和医学院复办，聘请许英魁任神经精神科主任。1950年北京协和医院复院，许英魁又回到北京协和医院脑系科任教授、科主任直到1966年。他长期坚持每周去北医精神科（后搬至西安门大街，改称为北医精神病院，设床位60张）以及北京精神病院（原北平市精神病疗养院），与魏毓麟一起查房、接诊、治疗患者和开展疑难病例讨论。也就是在这期间他们引进了当时在国际上较先进的胰岛素休克和电休克治疗。为使精神病学的临床教学更为持续化、体系化、优质化、实用化，他们还在时为北京精神病院内专门设立了北京医学院精神病教学病房，探索打破机构和单位的管理壁垒来发展精神学科和专业。这个实践为促进北京协和医院和北京大学第六医院医疗和教学水平共同提高、为中国培养大量高水平年轻医务人员、为中国精神科持续发展作出很大贡献。

## 四、第一家由政府创办的精神专科医院——北京安定医院

*北京安定医院院史写作组*

近代中国社会内忧外患交相缠织，天灾人祸纷至沓来，局势动荡不安、贫困日益恶化。1908 年 8 月，清政府为预防民间作乱，以免危及国家平治、社会安宁，拨款在内城建贫民教养院一座，并在其一隅附设疯人院，专收"疯疾之人"。这是中国第一所由政府设立的疯人救助机构。

**从贫民教养院剥离，成为独立精神卫生机构**

1911 年，中华民国成立。1913 年民国政府内务部改革警制，将当时的内外巡警总厅改为京师警察厅，直属内务部。作为北京全城的管理机构，京师警察厅并不是一个单纯的治安机关，而是一个综合的城市管理机构，在相当程度上执行着市政府的职能。

进入民国以后，北京的慈善事业几乎全部由政府接管。从 1914 年开始，京师警察厅几乎统管了社会各个领域，当时制订修改诸多的法规和章程，包括医药卫生法规、矫正收容法规等。在矫正收容法规里包含着《贫民教养院附设疯人院简章》。1914 年北洋政府京师警察厅接管"疯人院"，将"疯人院"从贫民教养院分离出来，改称"疯人收容所"。这是北京安定医院乃至中国精神卫生事业的初始。

1928 年，疯人收容所在专业上归属北平市卫生局和协和医学院共管，成为协和医学院教学医院。

1914—1949 年的 35 年间，医院从水车胡同、高公庵、那王府到位于地坛的北郊医院院址，数次迁徙，经费不足，物质匮乏，从疯人院、疯人收容所到北平精神病疗养院、北平市立精神病防治院、北京市人民政府公共卫生局精神病防治院，一路走来道路坎坷，但是依旧从看管模式向着生理—心理—社会精神医学模式转变。建院初期，主要以看管为主。

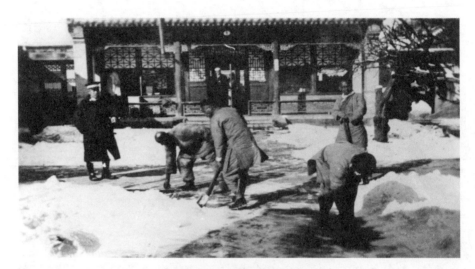

建院初期，患者在看管下劳动

## 改组收容所为精神病疗养院并任命首任院长

1933 年，北平市社会局发局令第 202 号，"本局所属疯人收容所改组为精神病疗养院，公布之此令。"而后，市政府平字第 1518 号指令"将疯人收容所改组为北平市精神病疗养院，请颁发钤记，以昭信守由，即时下发"。同日，北平市社会局发委任令第 51 号，"令魏毓麟：此委任该员为北平市精神病疗养院院长。"这是 3 个在北京安定医院历史上有着重要意义的文件，开启了精神疾病治疗时代。

魏毓麟，男，1922 年毕业于天津北洋水师学堂。1930 年，他远赴美国宾夕法尼亚大学学习，1931 年回国。曾任协和医学院教授，主攻神经精神病学。1933 年，他奉政府之令，担当北平市精神病疗养院院长之职。魏毓麟院长执掌新印上任伊始，针对疗养院恶劣的生活环境，首先提出改善精神病患者的生活条件和治疗环境，解决精神病患者的吃、穿、清洁和居住问题；继而建立了包括社会服务、工作治疗、心理治疗在内的精神病专业治疗体系，将患者分为三类，第一类：全部或重性精神病；第二类：局部或轻性精神病；第三部分：因机体受伤或疾病而生之精神错乱病。开展了综合治疗，建立了工业治疗部、社会服务部、心理治疗部，完成了从旧式疯人院向现代化精神病院的转变。在艰苦的环境下，魏毓麟院长大力开展教学培训，训练专业人员；开设教学门诊，亲自为医学生和护士生进行精神病示范教学。他还领导制定了一系列医院规章制度，如《精神病疗养院组织规则》《精神病疗养院助理护士训练班简章》等，确保了医院工作规范有序。但是战争与时局的动荡让医院的发展举步维艰,1937年,北平被日军占领后,医院艰难维持。但是,作为长江以北第一家初具规模的精神病医院,也是中国第一座与医学院合作建立的精神病教学医院,依然彰显着她的重要作用。民国廿九年(1940年),北京特别市警察局发布关于精神病疗养院迁址的训令,训令如下:"为训令事案准卫生局公函内开查本局所属精神病疗养院原址地安门外高公庵,因房主已将此房出售,经呈准将安定门外地坛北郊医院扩充移交精神病疗养院使用,北郊医院另觅安定门外关厢新址。于本年初全部转移完竣即时新址办公。"这时的医院已经从初创时期简单的看管患者向寻求科学有效的治疗转变。在魏毓麟院长的带领下,各种治疗逐渐开展,学术研究和教学、培训工作也在发展中。

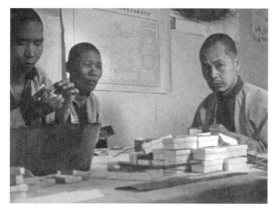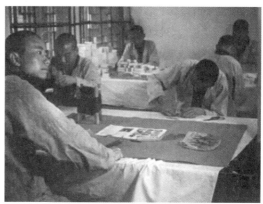

工业治疗部

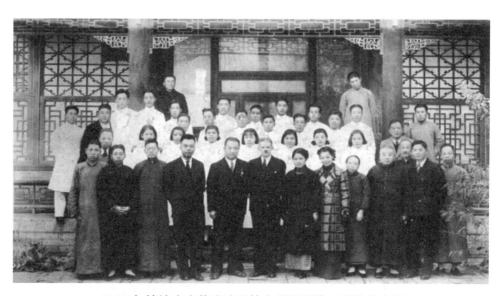

1937年精神病疗养院助理护士训练班第二期毕业合影

新的院址给了魏毓麟院长新的希望，他带领院内全体同仁日夜奋战，人和物按时到位（当时，北京地区东西南北都有医院，故称：北郊医院、南郊医院、西郊医院和东郊医院）。今天当我们走访医院老人时，大家还时常提到建于地坛的精神病院，迁址后医院增加了床位，改善了住院精神病患者的住院环境。

1944年，魏毓麟院长结束在精神病疗养院11年的任职，在院长交接的清单上，我们欣喜地看到了长达9页的药物清单；但是在物品上，也看到了精神病疗养院的清贫，在区区可数的物品交接单上记载着烟筒几节、洋炉几个、铁锅几口、铁管几丈以及玉米面896斤、黑豆170斤等，精神病院的日子非常拮据。

北京安定医院老专家田祖恩年轻时曾得到过魏毓麟院长的指导和教诲，田老说："魏院长很和气，除了赠给我几本珍贵的专业书籍，还有休息日饭菜的款待。"他说，"我们的老院长魏毓麟教授，是当时第一个进入协和医院神经精神科当大夫的中国人，他一直认为人是一个精神生物整体，精神疾病的发生就是这个精神生物整体，对困难和复杂处境适应失败的结果。"魏毓麟院长主张扬弃"病"的概念而称之为"反应型"，并主张尽可能全面、详细地搜集病史，他要求给患者写"传记"，而且认为这种"传记"完全不必要另加解释，生活中事实的本身就足以说明疾病发生的原因。在治疗方面，主张帮助患者认识病因，懂得为何造成了适应的困难和失败，帮助患者今后如何去面对现实，适应客观环境。

1945年，北平特别市市长刘玉书签发训令，同意市卫生局所呈关于医务主任许英魁等到差就职公函，内容为：北平市特别市政府训令，兹派许英魁为市立精神病院医务主任，王芷沅、陈文俊为该院医员，增设王锡炽为事务主任。从这份训令上可以看到时任政府也在不断加强精神病院的技术力量。

1949年新中国成立，北平市立精神病防治院由北京市人民政府公共卫生局接管，更名为北京市精神病防治院。1950年的北京街头巷尾经常流浪着精神病患者。为了扩大床位接收患者，北京市精神病防治院开始寻求合适的房源，在安定门外北锣鼓巷38号以旧币37 200万元买下一处私人房产，面积5 533平方米，几经改造于1951年开始收治患者，设门诊及250张病床。这是医院历史上第一次有了属于自己的院址，结束了颠沛流离的行医模式。

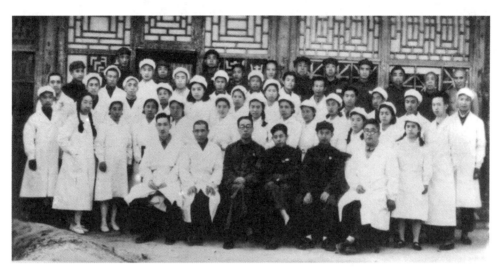

1950 年医院全体职工的合影

新中国成立以后，医院在医教研防等各个方面均有着更多长足的发展，为中国的精神卫生事业发展贡献着力量。近一个世纪以来，魏毓麟、武正谊、陈学诗、蔡焯基、马辛、王刚等，一代代掌门人以自己的清贫、努力、无畏、拼搏成就了北京安定医院的过去，为艰难中每一阶段的发展作出了卓越贡献。北京安定医院全体员工站在百年历史积淀上，定会承前启后，再创新的辉煌。

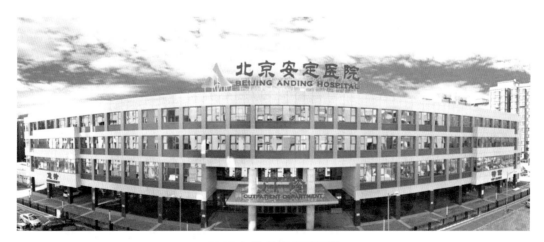

2019 年的北京安定医院

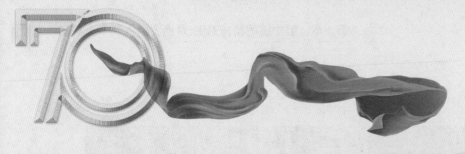

## 第二章

## 新中国成立后至 1958 年：精神卫生服务体系
## 初具规模

### 第一节　新中国的"典型"精神病院建院史

#### 一、教会精神病院的改造——苏州市广济医院

苏州市广济医院　梅其一

苏州市广济医院是一家历史悠久的精神专科医院,始建于 1919 年。

1895 年,美国传教士詹姆斯·惠更生(James R·Wilkinson,1862—1935 年)受美国南部长老派教会委派来到中国苏州,先在齐门外洋泾堂创办了综合性的福音医院。1915 年设立精神科,收治精神病患者。1910 年惠更生和地方绅士杨翼之等在教堂聚会,拟在教堂东边筹建精神专科医院,后有天官坊绅士陆焘双捐赠地产一块,其他绅士捐款多寡不等。惠更生又返美募捐得资金若干,于 1919 年在苏州四摆渡(原前厂街 12 号,今广济路 286 号)营建房屋,并正式成立了中国建院最早的精神专科医院之一——更生医院。

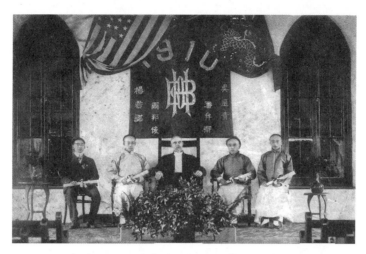

1910年惠更生和地方绅士杨翼之等在教堂聚会拟在
教堂东边筹建精神专科医院，教堂里挂着美国旗和大清国旗

　　更生医院建立时设有病床约100张。分女病区、男性重病区和轻病区。当时无专职精神科医生，大多重患者仍以捆、绑、收容为主，也曾对少数患者应用硫黄、牛奶等发热疗法和一些镇静安眠药，疗效不理想。组织轻性或慢性精神病患者在院内从事种花、种菜等劳动。医院设有传教的溪堂会（后建宗道堂），每天上班前全体工作人员有15分钟晨会，晨祷后分别到病房工作并对患者进行半小时的宗教教育。当时收治的精神病患者除苏州本地外，也有从南京、上海、浙江等教会收容部门转送来的。医院不断完善，影响逐渐扩大。

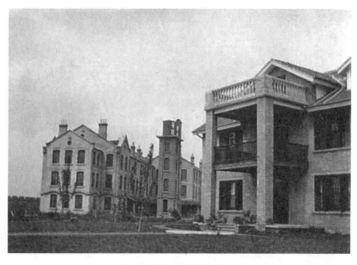

1919年刚刚建成的苏州更生医院

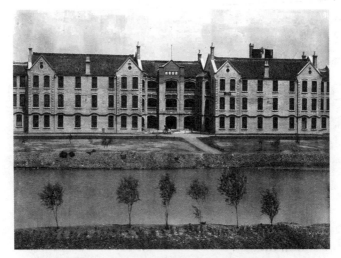

医院病房楼(门前就是四摆渡,近百年来苏州市民
把去精神病院都称为"去四摆渡")

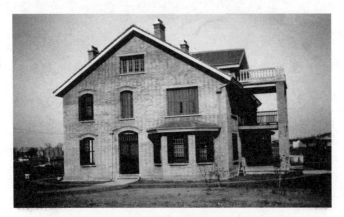

建院后惠更生和家人就住在医院的小洋楼
(兼作办公楼)里

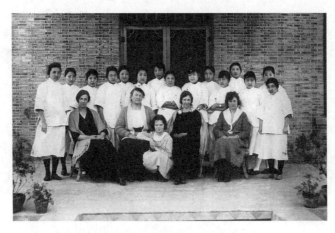

苏州更生医院的工作人员

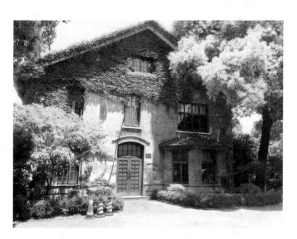

保留下来的小洋楼

更生医院最初由惠更生任院长。十年后，因当时国民政府卫生部规定，外人办医院须由国人任院长，乃由李尚义任院长。1927年，65岁的惠更生因患病体弱且双目失明，无法坚持工作。1935年，惠更生因脑出血，病重不治去世，享年73岁。

从医学史来看，近代西方医疗机构的产生，是脱胎于教会与医学上的特殊联系。教会医院在晚清中国，起初接济的多是无望的患者，无助的穷人，多是社会弱势群体，从一开始就带有浓重的人道主义色彩。修道院附设医院等慈善机构，牧师、教士、修女扮演医护角色。修道院作为最早的医院，照料与处理了无数的患者，赢得了民心。1900年以后的20多年里，教会医学事业在中国的发展如日中天，迅猛异常，其重要特征是教会大学蓬勃兴起，教会医学校在各地出现。1936年，《中华年鉴》统计，全国20个省份有教会医院426所。目前全国各地最好的三甲医院前身大都是教会医院。

1937年，抗日战争爆发，医院一度改为苏州红十字会医院第四分院。不久后，苏州城沦陷敌手，医院被日本侵略军所占，人员星散，医院设备、医疗器械陆续被盗或丢失，更生医院遂告结束。

日军霸占医院后，主要把医院作为仓库，存放油脂、肥皂一类物资，也曾驻扎过少数日军。抗战胜利后，医院由国民党青年军202师通信营驻扎，1946年，圣光中学从重庆迁到苏州，先在福音医院开学上课，后有张治中出面交涉，国民党青年军202师通信营自更生医院原址撤出，圣光中学于1948年迁入，到

1951年迁出。

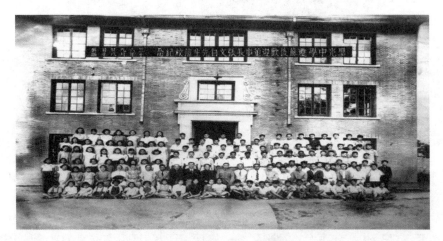

圣光中学于1948年迁入

　　1951年,江苏省受命收治志愿军伤病员,在现广济医院所在地成立苏南康复医院。1951年7月,由代理教导员徐亚东、政治辅导员左生富、医师方卓民、会计李雷四人前往东北大连,接来第一批志愿军伤病员共497人。

　　1951年,也是收治志愿军伤病员的第一年,护士李建华就被志愿军病员韩国凤暴力殴打致死。据院史记载:志愿军病员韩国凤,一贯不服院规,殴打工作人员。扬言要绑架连长,护士殷传纬讲了一句"为什么要绑连长呢,有理说理好了",结果遭到韩的拳击。9月3日,韩因胃溃疡所引起的"颤抖病"发作,护士李建华用双手紧抓病床一边,以腹部压住患者两膝,使韩减轻痛苦。韩病发作停止后,又高呼要去打连长,护士李建华进行保护,不慎受外力作用,当场死亡。出事后,并没有精神科鉴定,也没有明确精神科诊断。经苏州市警备司令部军法处判决:韩国凤违反军规,打骂工作人员,误伤人命,判有期徒刑五年。

　　我于1982年作为本科大学生来到医院,病房里还有许多三十年前住院的志愿军患者。记得有些患者的行为非常"怪异",有位患者动辄卧倒,有人拉他就会拳脚相加,还不断呼喊"冲啊,卧倒!"当时这些患者几乎都诊断精神分裂症。但是言行举止似乎都带有战争痕迹,思维好像都停止在那个特殊的残酷年代里了。

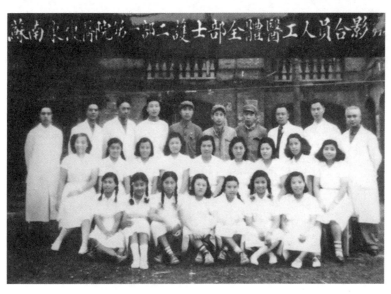

1951 年苏南康复医院第一部二护士部全体医工人员合影

由于医院建筑设计符合精神病患者的管理,苏州当地民众若患有精神病还是被送到这里。所以虽然历经波折,医护人员变动极大,但精神科诊治工作断断续续,始终没有停止,教会医院的影响显而易见。

1953 年,医院更名为江苏省第三康复医院。1955 年 9 月 18 日,江苏省第三康复医院开始收治解放军精神病员。1956 年又接收了解放军 102 医院的精神病患者。

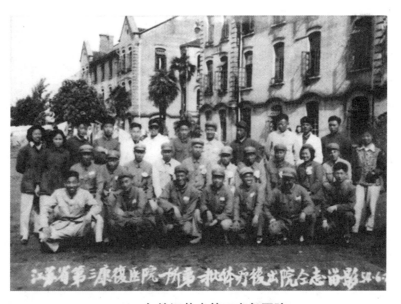

1954 年的江苏省第三康复医院

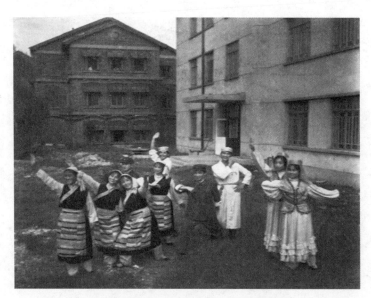

苏州市精神病院医护人员文艺表演

1958年4月以后,医院公开正规收治地方精神病患者,改名为苏州精神病院。从教会精神专科医院到苏州精神病院整个改造过程,并没有特意的设计和人为操作,但都和国家的兴衰息息相关。

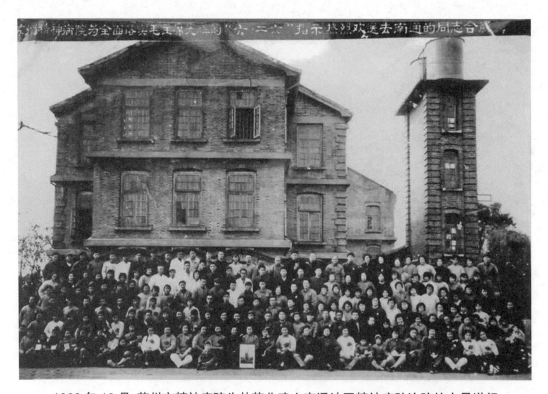

1969年12月,苏州市精神病院为赴苏北建立南通地区精神病防治院的人员送行

## 二、私立精神病院的收归国有与合并——上海市精神卫生中心

上海市精神卫生中心　徐一峰

1935 年,慈善家陆伯鸿在上海郊区组建了上海第一家现代的精神病专科医院,命名为普慈疗养院,是现在上海市精神卫生中心分部的前身。奥地利医生韩芬参加了普慈疗养院的组建工作,并被聘为医务主任。与此同时韩芬医生应邀在圣约翰大学医学院的两个教学医院建立神经精神科病房。因此,该院与上海医学院关系密切。1939 年,原属红万字会(佛教组织)的一家综合医院改建成神经病(精神病)治疗医院,也作为圣约翰大学的教学医院。1940 年,该治疗医院还成立了专门培养精神科护士的学校。抗日战争中,上海沦陷后,上述工作都受到影响。

抗战胜利后,上海医学院的临床及教学工作很快复原。中国红十字会第一医院(现复旦大学附属华山医院)的神经精神科得以发展。张沅昌从 1947 年至 1950 年 7 月从英国留学归来,夏镇夷从 1947 年初至 1948 年底赴美国留学归来,分别任神经精神科正副主任。上海市精神卫生中心业务得以发展,成为中国最活跃的神经精神科之一。

20 世纪上半叶,上海已是中国的经济、文化中心,人口聚集、市场繁荣,精神医学已成为社会的需求。一些私人办精神病院,也应运而生。除粟宗华办的虹桥疗养院外,较大者如陈顺德家族(包括陈忠保、陈忠昌)所办的中国疯病医院,苏复办的复生医院以及乐仁医院等,全部床位加起来,不过 400 张。为满足社会之需求,又有些开业医生牟鸿彝、曾金臣,专治心理疾病的心理学者黄嘉音、刘龠慈,在粟宗华相助下,开展了西方传统的心理治疗,弥补了精神病院之不足。

1949 年后,出于人民的需要,精神卫生事业在原先薄弱的基础上得到较快的发展,与神经病科相较,精神科在人才培养数、病床数上,都远远超过前者。那时中华神经精神科还是一个学会,交流较多,彼此情况了解。

普慈疗养院开创之时,圈地 100 亩,建筑面积 3 万平方米,过去只设病床 300 张,当时仅有医师 2 名,护士 2 名,药师和兼职检验师各 1 名。病房由天主

教修士、修女管理,仅有电休克和胰岛素休克两种治疗方法,且收费昂贵,多数病家无力承担。经过多年发展至 1952 年军代表接管前,有职工 178 人,其中包括医师 4 人,护士 2 人,助理护士 45 人。被接管后的上海市立精神病院聘请粟宗华负责医务工作,1956 年任院长,业务逐渐发展,专业人才有所培养。此前同济医学院精神科刘贻德教授亦到医院查房教学、指导业务。他的高足王善澄医师,已是上海精神科第二代的杰出人才。1954—1956 年间,当时上海所有的私立精神病院(包括虹桥疗养院精神科、中国疯病医院、上海精神病疗养院、复生医院等)均先后并入市立精神病医院。新中国成立前后,已有震旦医学院毕业的夏毓芬、殷国宝、许昌龄、傅钟骏等医生相继进入市立精神病医院。此时,又添了贾谊诚、吴植智、周玉常等本科毕业生,及复生医院的苏复,中国疯病医院的陈忠保、陈忠昌等。又有卫生局培训过的 10 名中医到院,均已熟悉了专科工作。卫生局为新院开设分来了一大批中专医生及护士,也已培训上岗。

上海医学院精神科原先是个小病房,床位不多。新中国成立初期接受收治抗美援朝志愿军任务,扩建了一幢二层小楼,开设男女病房各一,共 100 个床位,设有专门的胰岛素及电休克治疗室。另有一排平房工娱疗室,连为一体,院中套院,在华山医院最为起眼。在综合门诊部,精神科医生每周出两个半天门诊,满足出入院患者之需。由震旦、圣约翰、同德等医学院合并的上海第二医学院神经科,也派严和骏等进修精神科,开展精神病教学。

1958 年,上海精神病防治院建立,集中了全市精神科的人力物力,都联合在一个医院里工作。以新建医院作为上海市精神病防治总院,原上海市精神病院旧地为北桥分院,上海精神病疗养院旧址为虹桥分院。华山医院将原有的九病房、十病房 100 张床关闭,全部住院的病员、医护工勤人员及全套设备均并入精神病总院。计有医生:纪明、史鸿章、徐韬园、王善澄、徐声汉、张良栋、王希达、陈高义等,护士吴子新、邱克如、朱蕴玖、张璐珊、曹维英等,此外,还有金陵女大毕业的社会工作者陈士菊及一班有经验的老工勤人员,共八十余人。教研室设在医院,医务人员的主要任务还是医疗工作。上海第二医学院的严和骏、顾景顺、郑瞻培等相继到院,上海铁道大学施梦娟、吴文源来院教学,尔后各校均建立了精神医学教研室,不断有教职人员补充进来。医院每年也有毕业生分配来工作。

20 世纪 50 年代的医生阵容相当整齐。开院时总院病床 400 张,并统一承担了全市精神科门诊、院际会诊工作;两个分院共有床位 1 000 余张,收住慢性疗养病员。

上海精神卫生事业的整合建立在私立精神病院的合并基础上,半个多世纪来,的确带来了上海精神卫生事业的快速发展和工作的高效率,不仅保证了日常基本任务的完成,经过长时间积累,也培养了人才队伍,出人才、出经验、出成果。当然,精神卫生事业的建设绝非一蹴而就,一劳永逸,仍需要不断地艰苦努力,推动"上海模式"发展。

注:此文以徐声汉教授撰写的《上海精神卫生事业发展简史》一文为基础,结合王祖承教授口述整理而成。

## 三、新中国成立初期的全国性培训基地——南京脑科医院

南京脑科医院　张宁

南京脑科医院自 1947 年创立之时,院长程玉麐就将其优秀学生招募到旗下,先后培养了王慰曾、伍正谊、刘昌永、陶国泰、陈学诗、谭诚、唐培根、洪士元等一批神经精神科医师。建院开始就遵照原卫生部(民国)组织规章要求,与医学院校和相关院校建立合作关系。当时主要承担中央大学医学院、江苏医学院、金陵女子文理学院、上海国防医学院等院校的教学和实习带教任务。1949 年又承担了山东大学医学院、华中医学院、兰州医学院、华东军区医院、第五军医大学等院校的教学和临床实习基地的工作。1952 年,南京脑科医院选派医师去东北,为抗美援朝部队医院开办精神神经专科医师培训班。1953 年前,南京脑科医院率先成为原卫生部精神专科高级师资进修培训基地,正式开设专科高级医师进修班,接受全国各地专科医师进修,为期一年。北京协和医院、北大医学院、浙江省立医院等均先后派医生前来学习进修。1960 年,又接受原内务部委托,开办中级医师专科进修班,共培训全国各地医、护、技学员 800 余名。被业内同仁誉为中国神经精神病学医师的摇篮。1980 年,南京脑科医院被原卫生部指定为全国精神科医师继续教育中心。1985 年,南京脑科医院主办了世界卫生组织

（WHO）亚太地区社会文化精神医学研讨会。

## 四、病退抗美援朝战士的家：荣军医院的设立

### （一）湖州市第三人民医院

湖州市第三人民医院　钱敏才

**浴火而生**

我们医院是伴随着抗美援朝的隆隆炮火建立的。

1950年10月19日，抗美援朝战争打响。12月，首批800多名志愿军伤病员被转移到浙江省绍兴的诸暨县。他们的伤病以肺结核、胃病、冻伤、肢体残疾为主，还有一些是精神障碍。诸暨县医院容纳不了这么多伤员，所以伤员全部被安排在百姓家中，由军队调配200名医务人员进行统一照料。为了方便管理前线转来的志愿军伤员，浙江省卫生厅调用省立诸暨医院、严州医院全部设备及工作人员建立了第一疗养院。随着伤病员的不断增多，第一疗养院也根据级别、病种等分为若干个疗养所，之后又在第一疗养院的基础上建立了后来的第一、第二、第三、第四、第五康复医院。

1951年6月，华东军政委员会卫生部决定在浙江省建立一所100张床位的精神病院。为此，浙江省康复医院管理局指定由第一疗养院（即第一康复医院）进行筹建。

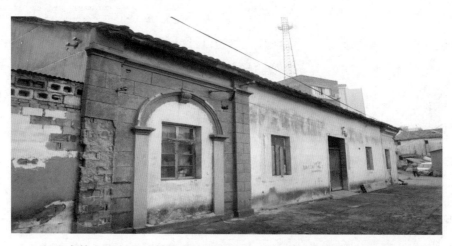

浙江省第一康复医院精防所郑家村综合办公楼（图左）和食堂（图右）
现位于绍兴市诸暨市暨阳街道金鸡山后居委会辖区的安平路

浙江省卫生厅接到指令后,将第一疗养院的三所改建为精神病院。后由于单独建院所需经费、医疗设备和房屋不足等原因,同年 12 月,浙江省卫生厅批复:"关于精神病院名称应改为精神病防治所,提升周鹏云为该所所长。"正式定名为浙江省第一康复医院精神病防治所,这就是我们医院的前身,也是浙江省第一家精神病院。

精神病防治所在距离诸暨城南三华里的郑家村,利用一间祠堂加以修缮作为该所用房,设床位 50 张。1952 年 3 月 5 日开始收容病员,共收容由华东野战七院和散住在各所的精神病员 60 名。当时有医师、医士 7 名,护士和其他人员 48 名,共 55 名工作人员。同年 11 月,该所在距离郑家村五华里的天车罗村利用民房改修,增设床位 60 张,收容由东北转入的部队精神病员;两村各设有两个病区,共四个病区。另有门诊室、办公室等。

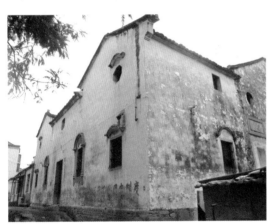 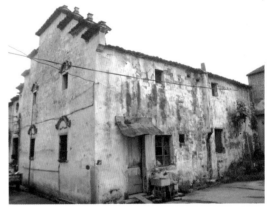

**利用郑家村祠堂改建的浙江省第一康复医院精防所病房**
现位于绍兴市诸暨市暨阳街道金鸡山后居委会辖区

### 应需而长

1953 年 4 月,精神病防治所专配护士、工人各 1 名,开展病员的工娱治疗。7 月,工作人员增配至 170 名。按病情轻重对病员分开管理,天车罗村收容无重性症状的病员,以管理为主;在郑家村收容重性精神病员和女病员。9 月,在郑家村开始开展胰岛素休克、电休克治疗,设治疗床 14 张,配备医、护、工 8 名工作人员。

1954 年 10 月,第一康复医院又将原二所、三所(分别位于应山村、碑亭村)

房屋划给精神病防治所,修缮后作为病房。自此,固定床位由原来的110张增至300张,收容华东各军区转入的精神病员。当时实收住院病员417人,工作人员也相应增至400余名。同时设置睡眠治疗室,对精神病员进行药物睡眠治疗和电睡眠治疗。

这417名志愿军精神病员入院时,大多年龄只有20多岁,最大的不超过35岁,还有不到20岁的小战士。之后,除部分康复出院,或转回原籍继续休养治疗外,最后剩下146人长期留院休养直至终老(最后1人于2013年12月25日去世)。146人中,不少人曾参加过抗日战争、解放战争。

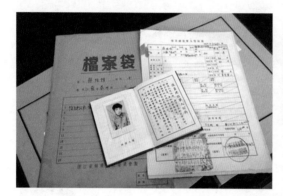 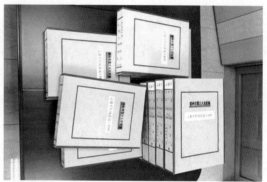

志愿军病员档案

1955年6月1日,浙江省康复医院管理局将第一疗养院精神病防治所与第一疗养院分开,建立第五康复医院,专门收治部队精神病员,固定床位300张,直属浙江省康复医院管理局领导。7~10月,康复五院进行整编,工作人员由414名减少到270名。编余人员集中到衢州学习,极少数复员回乡。10月,医院将部队转来的205名精神病员,全部办理了复员手续。

1956年2月17日,康复五院开始从诸暨市迁往湖州市。2月29日,256名病员和267名工作人员安全抵达湖州。原址尚留80名病员,34名工作人员,设疗养所,该所于次年4月也迁至湖州。医院迁至湖州后设6个病区,同时健全了门诊室、针灸室、化验室、X线室、理疗室、药房(调剂室)、营养室、供应室、医务统计室等科室。5月12日,中共浙江省委发文将浙江省第五康复医院改名为浙江省精神病院,归属浙江省卫生厅管理。此后,医院除继续收治已复员留院的部队病员外,开始收治全省各地的精神病员。

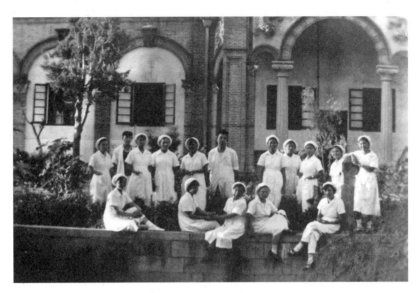

1956年浙江省精神病院二病区工作人员在医院
（丁家花园）前合影

1957年5月23日,浙江省卫生厅将医院行政、人事、财务正式移交给湖州市人民委员会管辖,医院业务工作则仍由浙江省卫生厅领导,主要任务是负责复退军人精神病员的收治工作;开展全省精神病防治的调查研究、技术指导、科研等工作;担负本省其他地区精神病患者的收治工作。

1958年4月1日,医院根据浙江省卫生厅通知精神,开始收治社会精神病患者。9月,成立防治办公室,对湖州市和吴兴县的两个区共30万人口进行流行病学调查,同时抽调医务人员,负责开展全省精神病防治工作,对各地精神病防治工作进行业务指导,并协助桐乡乌镇、金华、绍兴、天台、宁波、温州西山、瑞安、慈溪、永康、义乌等地建立精神病防治机构,组建浙江省精神病防治研究所。

**峥嵘岁月**

新中国成立初期,百废待兴,医院条件极为艰苦,设施非常简陋,没有电力设备,工作人员夜间提着马灯查病房。据1957年毕业于杭州护校的俞静如回忆,早期,由于临床上对精神障碍的治疗方法甚少,又缺少药物,这些病员常会出现幻觉、妄想,容易兴奋、躁动,甚至相互间打架斗殴也时有发生,三四名医护人员也无法阻止。医护人员也时常会受到突然袭击，几乎所有的医护人员都有过挨打的经历。

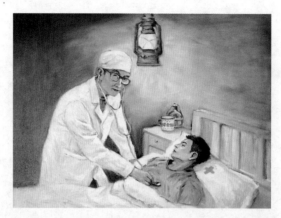

浙江省第五康复医院精神科刘哲人提着马灯在查房

通过在实践中探索，早期逐步采用了睡眠治疗、胰岛素治疗、电休克治疗、普鲁卡因颈动脉注射疗法治疗精神分裂症，针灸和泻下疗法、中药土茯苓治疗麻痹性痴呆，二百合剂治疗慢性精神病，温胆汤治疗老年性精神病等多种疗法，大大增进了疗效。医院还把患者组织起来，建立班、排、连和党团组织，开展学习、工娱活动和自我管理，形成了良好的病房休养秩序。

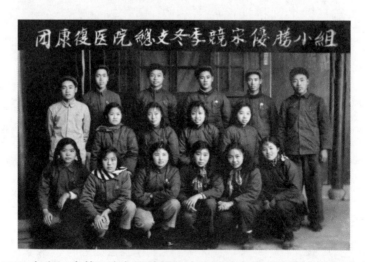

1955 年浙江省第五康复医院团总支开展胰岛素治疗技术竞赛活动
获优胜小组的医护人员合影

1983 年 1 月，医院划归浙江省嘉兴地区专员公署管理，改称嘉兴地区精神病防治院。1984 年 3 月 1 日,因撤地建市,医院又改称湖州市精神病院。1994 年 8 月,经湖州市人民政府同意,浙江省卫生厅批准,增名湖州市第三人民医院。至此,医院建立起了精神科和内科、外科、妇科等综合科室的会诊制度,许多先进的治疗手段得以实施,开始走上精神科和综合科相互保障、共同发展之路。

如今,医院的综合业务与专科业务相互保障的功能日臻完善,给精神疾病患者就医带来了便利,精神病专科建设在全省处于领先地位。

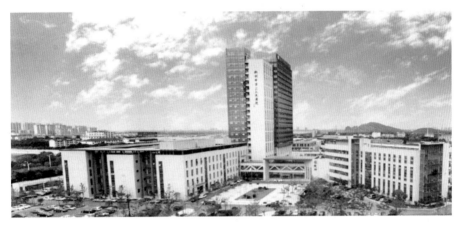

2014 年 3 月 8 日整体迁建的湖州市第三人民医院

## (二) 辽宁省复员军人康宁医院
### 立足民政,服务社会,打造优抚专科医院品牌

辽宁省复员军人康宁医院　张瑞霞

我们医院于 1958 年 9 月 15 日建院,当时名称为"辽宁省北镇复员军人疗养院",是辽宁省民政厅为发展优抚事业,充分体现党和国家对复员退伍军人精神病患者的体贴与关怀而兴建的。院址在辽宁省北镇县西门里城墙下,原来是民国时期国民党知名人士冯庸的大院,辽西省卫生学校曾在此建校。1951 年朝鲜第二学院进驻此地,1958 年该学院迁回朝鲜,我们医院就设在这里了。当时条件比较简陋,占地面积 9 000 平方米,有房屋 229 间,农田 41 亩,只有少量的用具和医疗药品、器械。

刚建院时,辽宁省民政厅委派普兰店荣复军人医院孙田生副院长来院帮助建设,同时又调来本溪劳动教养所生产科长张志启、人保科刘勇,绥中县荣军休养院张冶等参加筹建,任命张志启为副院长(主持工作)兼任党支部书记。在辽宁省民政厅和北镇县委的大力支持下,建院工作得以顺利开展。建院初期,工作人员的主要来源是由省民政厅调配部分干部,各市、县民政科(局)派来医护人员,这些人员当中从事过精神科治疗和护理工作的只有辽宁省开原精神病防治院支援而来的4名医护人员。截至1959年医院工作人员由建院的86人增加至148人,其中合同工、临时工占70%,对有一般医学专业知识的人员,经过培训分期分批转为固定工。

1958年10月31日,我院正式接受第一批从大石桥牛庄痴呆精神病收容所送过来的复员、退伍军人精神病患者14人,从此医院正式开始了病员的收容与简单的治疗工作,当时编制床位200张,同年底增加到300张。当时我院医疗器械缺乏,医护人员更是匮乏,全院仅有5名医生,19名护士。面对困难,我院本着因陋就简,边建边改,边治边学的原则,主要采取以疗养为主,药物、针灸、工娱治疗相结合的方式,还不能开展正规的抗精神病药物治疗。

1959年2月14日,在北镇县人民医院的协助下,我院开展了3张床位的氯硫二苯胺(氯丙嗪)抗精神病药物治疗工作。此后又相继开展了16张床位的阿米那嗪(盐酸氯丙嗪)治疗。至1959年7月医院相继收容65名复员、退伍军人精神病患者,并为他们实行了阿米那嗪治疗,此外还采用中药治疗22人,物理性治疗13人,苯溴综合疗法11人,胰岛素休克治疗3人,利血平治疗16人,同时积极配合针灸治疗、心理治疗、工娱疗法等,均取得一定临床效果。

当时,辽宁省民政厅对收治的复员、退伍军人精神病患者采取包收包治的方式,所有治疗、生活费用均由辽宁省民政厅拨付,同时规定每人每月医药费用不得超过15元,而实际医药费用平均开支为26.80元。我院根据医疗经费不足,且初期患者多的情况,为了既要节约开支,又要达到治疗目的,广泛开展辅助性治疗,扩大工娱疗法,组织患者进行力所能及的劳动,如:做石膏石蜡工艺品、卷烟、糊信封、编筐、打草绳、种植蔬菜等工疗,组织患者阅读书报、开展各种球赛、扑克赛、下棋、唱歌等娱疗,既锻炼了身体,又提高了疗效。

1964年7月,辽宁省民政厅决定将我院迁至兴城,与兴城复员军人医院合并,使用"辽宁省兴城复员军人精神病医院"名称。当时从"北镇院"共迁到"兴城院"患者 267 名,职工 102 名。1985 年,医院更名为"辽宁省复员军人康宁医院",沿用至今。

## 第二节　苏联对精神病学学术发展的影响

苏联精神病学对我国的影响——许又新教授专访

北京大学第六医院　董问天

　　许又新教授,是精神病学界重要的学术带头人之一,曾任中国心理卫生协会心理治疗与心理咨询专业委员会首任主任委员,2011 年获得中国医师协会"辉瑞杯"第四届杰出精神科医师奖。许教授 1928 年出生于湖南,1953 年毕业于湘雅医学院医学系,师从黄友岐教授;1956 年任主治医师、讲师,同年调任到北京医学院(1985 年更名为北京医科大学,2000 年更名为北京大学医学部)工作,1985 年获聘精神病学教授。研究领域涉及精神病理学、神经症与心理治疗等,并在这些领域都有着突出的贡献。他从事科研、临床和教学工作多年,现今很多优秀的精神科专家都曾经从许教授的著作中受益,如《神经症》《精神病理学:精神症状的分析》及《许又新文集》等。笔者有幸邀请到许又新教授为我们讲述苏联在 20 世纪 50 年代对我国精神病学研究的影响。

　　在谈到苏联对我国精神科的影响时,许教授认为:巴甫洛夫学说是苏联对我国精神病学发展最主要的影响。1904 年,获得诺贝尔奖的巴甫洛夫,用高级神经活动生理学和病理生理学的观点解释了整个神经系统疾病及精神疾病,例如神经衰弱和精神分裂症等,他把神经的刺激与神经分泌的质与量对应起来研究,是具有开创性的。正是巴甫洛夫的学说使精神病学建立在生理学的基础之上,也为我国临床精神病学奠定了自然科学的基础。

　　与此同时,巴甫洛夫学说也指导了神经症的治疗。据许教授回忆,那时候门诊治疗神经衰弱主要使用溴剂和咖啡因的合剂,当时被称为巴甫洛夫合剂,原理是溴剂加强神经的抑制作用,咖啡因加强神经的兴奋作用。巴甫洛夫认为神经系统的两个基本过程,一个是兴奋过程,另一个则是抑制过程。这两个过程紊乱了,就用溴剂和咖啡因来调节这两种神经系统的基本过程,病情就会好转。这一理论指导了当时我国对神经症的治疗。

"巴甫洛夫的高级神经活动类型学说也对我们治疗神经症有着深远的影响。"许教授说道。我们现在考虑的神经症主要考虑患者的人格特点,患者的人格越是偏离常态就越容易得神经症,而巴甫洛夫则提出高级神经活动的类型,它分为四个类型:强型、弱型、强而平衡灵活型和强而平衡惰性型,这相当于希波克拉底对气质的四种分类:胆汁质、多血质、抑郁质和黏液质。巴甫洛夫的四种类型学说(根据经验对高级神经活动的四种分型)利用神经系统基本过程的强弱,平衡与不平衡来解释这四种分型,对临床的指导意义就像现在诊断人格障碍一样,比如诊断一个人是回避型人格障碍还是强迫型人格障碍或者依赖型人格障碍,边缘型人格障碍等。明确了神经症的类型,治疗就更有针对性。

在问到《精神病学》的第 2 版、第 3 版、第 4 版对精神疾病特别是器质性疾病的分类十分详细是否受到苏联方面的影响时,许教授坦言:《精神病学》的疾病分类的确是受到了苏联的影响,由于器质性疾病的病因清楚、明确,所以对疾病的分类就展开得十分详尽,比如癫痫所致精神性障碍、一氧化碳中毒、皮质性增多症所致精神性障碍等。与之相反,苏联对精神分裂症、躁狂症、抑郁症的研究相对较少,因为这些疾病的病因不明确,所以不敢做过多的描述,但巴甫洛夫还是从神经系统的生理学和病理生理学角度解释了这些精神疾病。

苏联在医疗制度上的发展给我国带来了什么样的启示呢? 许教授的回答是:苏联最早提出了"保护性医疗制度",强调医生、护士对患者必须始终保持友好的态度,避免一切恶性刺激,医院管理也必须首先考虑保护性医疗制度,凡是对患者有不利的语言都不允许出现。这也影响了我们医院的管理模式,以亲切友好的态度对待患者,提倡给他们人文关怀。这一模式也代代相传,一直延续至今。

在采访的最后,许教授总结:首先,苏联对我国精神病学理论的影响非常大,但对诊断和治疗的影响相对比较小。20 世纪 50 年代,最重要的就是巴甫洛夫理论,即神经系统理论。当时大家都用苏联的这套理论来考虑问题。但到现在,该理论的影响已经相对较小了,因为现在的理论非常多,可以从遗传、神经递质、社会文化等各种理论考虑。其次,我国精神病学的发展受苏联影响与当时两国的政治关系密不可分,影响最大的时期是从我国 20 世纪 50 年代初到 1957 年,而 1957 年以后的影响已经很小了。因为新中国成立初期,各个领域大量的苏联专家来到中国,而且只能接受苏联专家的意见,不能进行探讨,因而并没有很好地受益。从这点上也暴露了当时苏联学派的两个问题:一是有强烈的排他性,即西方的所有理论全是帝国主义的、资产阶级的、唯心主义的、机械唯物主义的,只有苏联是在辩证唯物主义指导下的,是唯一正确的理论;另一个问题是公式化十分严重,写文章特别是带有理论性的文章开头必须要有马克思、列宁、斯大林这一套理论,然后再说巴甫洛夫的学说,最后才是自己的观点,并且发表的观点必须和他们的观点保持一致,是在他们的指导下启发出来的。

综上所述,苏联对我国精神病学发展的影响是有一定局限性的,但同时也是非常重要的,不可或缺的。正是因为我们摒除了苏联学派的不足,扬长补短并结合自身的实际,我国的精神病学才能长足的发展和进步。

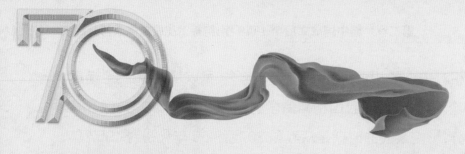

# 第三章

## 1958—1966 年：建立新中国自己的精神卫生学科体系

### 第一节　新中国培养的医学生进入精神科医师队伍

#### 一、中国临床精神药理学发展的亲历和见证

##### 人物专访：北京大学第六医院舒良教授

北京大学第六医院　司天梅

舒良，主任医师，教授，博士生导师，1957 年毕业于北京医学院（现北京大学医学部），被分配到北京医学院附属第一医院精神科，该科 1966 年迁至学院路，成为北京医学院附属第三医院精神科。1980 年扩建为精神卫生研究所，2000 年更名为北京大学第六医院暨精神卫生研究所。伴随着该机构的发展，舒良教授在精神药物临床研究、精神生化和精神药理学研究等方面也获得了令人瞩目的成就。

**伴随精神药物临床试验发展的工作生涯**

1957—1985 年，舒良先后担任住院医师和主治医师，通过长期的一线工作，积累了丰富的临床经验。从 1958 年开始，在沈渔邨教授的指导下，舒良教授参与到精神药物相关的临床研究中。历时半个多世纪，她引领并见证了精神药物临床研究在中国的起步、发展和规范，带动和培养了许多精神药理学和药物临床试验的研究者，促成我国精神药物临床试验机构的规模扩大和操作规范。对舒良教授的采访，让我们重新回顾了中国精神药理学的发展历程。采访中，舒良教授认为我国精神药理学研究的发展历程可分为三个阶段：20 世纪 50 年代基于观察的研究，20 世纪 80 年代应用心理测量工具的研究，20 世纪 90 年代以来逐步规范的药物临床试验。

精神药理学研究始于 20 世纪 50 年代意外发现氯丙嗪能够有效治疗精神病，而当年我国治疗精神疾病主要使用巴比妥类药、胰岛素休克治疗和电休克治疗。从 1955 年底开始，我国上海开始有患者接受氯丙嗪治疗。当年医生们对新药的不良反应非常慎重，用自制的不良反应记录表格，系统观察患者服药后各系统的反应，初步发现氯丙嗪起效快，安全性较好。1957 年，氯丙嗪在我国国产化，被广泛用于临床。20 世纪 50 年代末，舒良作为刚走上临床工作岗位的青年医生，跟随上级医生先后参与了低温冬眠治疗精神分裂症、眠尔通治疗神经衰弱的疗效观察研究。当时舒良和其他研究医生通过记录神经衰弱患者症状的变化趋势，观察眠尔通的治疗效果。对低温冬眠疗法治疗顽固性精神病的疗效观察研究一直持续到 20 世纪 60 年代。20 世纪 70 年代，中国农村的精神卫生服务水平落后，缺医少药。舒良跟随沈渔邨，以北京周边郊区农村为现场，调查精神疾病的患病情况，并对筛查出的患者实行"送医送药上门"的服务。在 20 世纪 70 年代中期，我国首次通过观察性研究评价了国产抗精神病药氟奋乃静片剂的抗精神病效果。该药由当时的沈阳红星制药厂生产。舒良作为研究医生之一，每周到患者家里访视，认真记录患者精神症状的变化，评估药物的疗效和不良反应。该项研究的数据总结成文后，发表在当时的《新医学杂志》上。

20 世纪 80 年代中期，原卫生部药政局委托北京医科大学精神卫生研究所对国产新药"哌普噻嗪棕榈酸酯"的疗效进行研究。这是我国第一项精神药物临床试验，也是第一项精神药物的双盲对照研究。研究中使用标准化的量表评估疗效，对照药为氟奋乃静癸酸酯。舒良教授任主要研究者。该药成为第一个经原卫生部正式审批上市的精神科新药。20 世纪 80 年代后期，舒良教授基于精神药物临床研究领域的工作经历，在沈渔邨教授领导下，开始和我国著名临床药理学家李家泰教授合作，并参与到李教授组建的临床药理学合作团队，作为精神病学和精神药理学专业负责人，组织开展临床药理学相关教育培训、参与建立临床药理基地、协助制定新药研究指导原则等，积极推进中国临床药物研究的规范化。1989年，北京医科大学精神卫生研究所被批准成为首批原卫生部新药临床基地（精神专业），此时，舒良教授已带出一支热爱精神药物临床研究的工作团队。

20世纪90年代开始，全球精神药物的研发上市进入"井喷"时期。不断上市的新型精神药物为精神疾病患者的治疗带来更多的选择，我国精神药物临床研究数量和水平进入飞速增长时期。舒良教授及其团队牵头了大部分新药的有效性、安全性、生物等效性等研究，高质量和高效率地完成了所承担的各期新药临床试验任务。此外，舒良教授及其团队牵头举办多场"研究方案设计、研究过程实施、数据整理和统计及临床试验管理规范（GCP）"国家级继续教育培训，为我国精神医学领域培养了一大批从事新药临床试验的专业人员，对于提高我国研究方案设计水平、规范研究实施过程和相关操作、扩大我国精神疾病新药临床试验机构规模等，作出了很大贡献。舒良教授担任北京大学精神卫生研究所国家药物临床试验基地（精神专业）主任，直到2007年国家临床试验基地变更为试验机构。

进入21世纪后，我国精神药物临床研究已经逐步国际化，退休返聘的舒良教授仍然关注着精神药理学的发展，承担着临床研究的关键环节"质量控制和质量保证"，这个工作既艰辛，又需要严谨、细心。舒良教授经常嘱咐年轻的研究者，要努力学习，不断创新，操作规范，保护受试者和保证科学性。

**在精神生化和精神药理学研究方面的工作**

20世纪60年代，随着国际上抗精神病药和抗抑郁药的发现以及药物机制的相关研究，欧美精神病学家和精神药理学家提出了抑郁症和精神分裂症的神经递质异常假说。在沈渔邨教授的指导下，我国也同期开展了神经递质研究。舒良教授是神经递质研究的参与者之一，测定患者血中的5-羟色胺（5-HT）及其代谢产物5-羟吲哚乙酸，去甲肾上腺素（NE）及其代谢产物水平。这些研究为明确精神疾病的神经递质机制和选择治疗药物提供了重要依据。

在这个时期，我国上市的抗精神病药和抗抑郁药种类已经增加许多，主要是第一代抗精神病药和三环类抗抑郁药。在临床应用中,为了获得较好疗效,医生往往会盲目地加大药物剂量,如氟哌啶醇每日剂量可达60mg,导致患者发生锥体外系不良反应的风险较高。20世纪80年代初,在沈渔邨院士的推动下,舒良教授负责,率先在国内开展了血药浓度和药物临床疗效关系的研究,并且和美国国立精神卫生研究院合作,研究中美不同种族氟哌啶醇的代谢差异及其与疗效的关系。研究首次发现中国人群氟哌啶醇体内代谢较慢,相同剂量药物血药浓度平均高出高加索人约52%;并发现中国人群氟哌啶醇的有效治疗浓度为4~26ng/ml,在此浓度范围内,疗效与血药浓度相关。这些结果为临床合理用药提供了重要的理论依据,此后氟哌啶醇在我国的治疗剂量逐渐降低到20mg/d以下。之后,舒良教授还作为辅导教师,指导研究生研究抗抑郁药阿米替林对神经递质代谢的影响及其与疗效的关系。20世纪90年代,作为硕士研究生和博士研究生导师,继续开展氯氮平血药浓度与疗效关系、氯氮平所致粒细胞缺乏症的分子机制等研究,在我国精神药理学领域作出了重要贡献。

### 在临床症状标准化评估方面的贡献

20世纪80年代,沈渔邨教授随专家组在出国考察时,看到国际上实行标准化的精神疾病诊断和临床特征评估。她回国时带回来一些常用的诊断和临床症状评估工具,立即启动了精神科评估量表的汉化工作,并在临床实践和研究观察中推广应用。如将"慢性精神病评定量表"翻译后首次用在口服长效抗精神病药五氟利多的疗效观察中。随着国际交流越来越多,1988年,经世界卫生组织(WHO)授权,由舒良教授组织了CIDI和SCAN的中文翻译(许又新教授负责回译)、现场测试以及全国推广。1989—1993年,舒教授带队在我国东北、西南、华东、华南和西北五大地区举办培训班,培训学员约500人。随后为了让基层精神卫生工作者了解和使用SCAN,舒良教授继续组织人员对SCAN的软件程序进行汉化,并多次在全国范围内培训推广,极大地推进了精神疾病诊疗的标准化评估。20世纪90年代,在承担国际、国内多中心临床研究中,依托于一些临床研究,继续引进和汉化一些重要的精神症状严重度评估量表,如评估精神病性症状的"阳性和阴性症状量表(PANSS)"和评估老年痴呆的"老年痴呆量表(ADAS)"等。目前这些工具已经成为临床研究和临床实践中最常用的症状严重度标准化评估工具。

在采访中,舒教授缓缓讲述其职业生涯,展示出来的是我国精神药理学发展的历史画卷。多年来,舒良教授坚持工作在临床诊疗一线,其扎实的临床功底和药物临床研究的经验帮助解决了很多疑难病例的诊断和治疗问题。舒良教授退休之后,年轻医生遇到疑难病例,仍然首先想到请她查房解惑。舒良教授总是面带微笑,轻声细语,耐心细致地回答患者及家属的问题和疑虑,指导年轻医生提高诊疗技能。2007 年,舒良获得中国医师协会精神科医师分会第二届杰出精神科医师奖,这个奖励是对舒良教授职业生涯的最好褒奖。

## 二、好的老师是医学生入行精神科的重要推手

### 人物专访:北京大学第六医院许迪教授

北京大学第六医院 黄悦勤 李晓霓

许迪教授,原北京医学院精神卫生研究所德高望重的老专家,精神科知识渊博的老前辈。1925 年 5 月生于北京,1943 年 9 月—1948 年 10 月,就读于国立北京大学医学院医学系,于 1946 年 7 月加入中国共产党。1948 年 10 月—1949 年 6 月,在中共中央华北局组织部医务所当医生。1949 年 7 月—1949 年 12 月,回到国立北京大学医学院补实习后毕业。1949 年 12 月—1951 年 8 月,在国立北京大学医学院任助教和住院医师。

由于许迪教授品学兼优,被国家选派为第一批苏联留学生,于 1951 年 8 月至 1956 年 2 月在苏联列宁格勒第一医学院精神病教研组当研究生。从苏联留学归来,许迪教授从 1956 年 2 月至 1966 年 6 月一直在北京医学院第一附属医院精神病教研组工作,历任主治医师、讲师、副教授。后来,北京医学院精神科从第一附属医院搬到第三附属医院,许迪教授从 1966 年 6 月至 1980 年 10 月在北京医学院第三附属医院精神病教研组工作,担任副教授和副主任。1980 年 11 月,北京医学院精神科从第三附属医院独立出来,以精神病教研组为基础成立了精神卫生研究所,许迪教授从 1980 年 11 月至 1986 年 2 月担任北京医学院精神卫生研究所副所长,兼任临床精神病研究室主任,于 1985 年 7 月获得主任医师和教授职称。

当问到许迪教授为什么选择精神科作为终生的职业时,她打开记忆的大门,娓娓道来:我是 1949 届毕业于北京大学医学院医学系。1943 年入学时原定 5 年制,后改为 6 年制。遂在念完临床课及实习的四年级后,院方安排我们第五年作住在医院外的医科实习生,每人自愿选科。四年级时神经精神科大课是由协和医院来的许英魁教授和北大的主治医生王芷沅大夫讲授。弗洛伊德学说也是那时第一次听到的。我对他们的讲课很感兴趣,于是决定选神经精神科实习生,与另一同班女生为一组。当时除在门诊学写病历、做患者查体之外,还要听许英魁教授用英语讲授神经病学,并看病理切片,还做笔记。印象很深刻的是全科病例讨论,发给每人一份复写的简要病史及检查内容,主要是神经科病例,各自准备,几天后讨论,按年资顺序发言。我们是学生,首先发言将自己的诊断和鉴别诊断的意见讲出来,虽然有所准备,但终究缺乏临床经验,总是十分紧张,大家发言后由许英魁教授分析讨论总结。凡是诊断、分析不正确的,无论年资如何,他都会毫不客气地指出,对大家一律要求严格。有时他还拿来病理切片考问大家是何种病理改变,让每个人在小条上写下自己的意见交他,他最后分析讨论。在作实习生期间,我全面复习了臧玉淦教授讲的神经系统解剖和生理,并自学了一本英文的神经系统症状诊断学,为科里画了一些神经解剖挂图为教学使用。在许英魁教授指导下,我们两个实习生到协和医院图书馆学习查阅有关文献,合写了一篇"阿的平中毒性精神病"的小文章。在做实习生的期间,我们深感许英魁教授的知识渊博、功底深厚、基础坚实,对下级要求严格又循循善诱,是一个热衷神经精神科学的专家,名副其实的学者。工作之外他又是一个慈祥的长者,和蔼可亲,每年都约下属医生在他家聚会,亲如一家。在此期间我还得到王芷沅、陈文俊、曹天祥诸位上级医师的帮助。总之,这半年获益匪浅,奠定了我日后学习神经精神科的决心。

毕业后经许英魁教授及科里的同意,我如愿以偿地留在了神经精神科工作。当接到学校神经精神科住院医师及助教的聘书时欢乐无比。1951 年,重建精神病房,由王芷沅大夫负责,我仍留在了神经科作住院医师,兼看门诊和急诊。每周许英魁教授查房一次。有一天,送来一名兴奋患者,当即收住精神病房,据说是开设病房后收治的第一例患者。我为能在许英魁教授领导下做过住在医院外的医科实习生及住院医师,并聆听过他的教诲感到十分幸运和荣耀。

1951 年,我被派去苏联专攻精神病学,留学 5 年回国后,主管精神病房工作的王芷沅医师向我交了病房班后,调到神经科去了,自此我开始了精神科工作的生涯。

许迪教授从北京医学院毕业留校工作,经过苏联留学,一直在精神科兢兢业业地工作,看病医德高尚,教学诲人不倦,科研严谨求实,是新中国第一代精神病学的学科带头人,培养了一批又一批年轻的精神科医生。她离休后虽然为人低调,但是依然关心医院的建设,扶植和帮助新一代精神科医生的成长,为我国精神医学的学科建设和发展作出了卓越的贡献。

## 第二节　中华医学会第一届全国神经精神科学术会议召开

北京大学第六医院　于欣

中华医学会第一届全国神经精神科学术会议于 1963 年 11 月 25 日—12月 2 日在广州举行,来自全国 27 个省、直辖市、自治区的神经内外科和精神科工作者代表 70 余人出席,大家在一起研究学术、交流经验,这是新中国成立以来该学科的第一次全国学术会议。

此次会议参加精神病学小组的代表共有 22 人,其中包括了我们耳熟能详的精神科老前辈如沈渔邨、夏镇夷、伍正谊、陶国泰等,会议收到来自全国各地有关精神病的论文 123 篇,针对精神病学的 6 个专题进行了讨论:①精神分裂症的实验性研究;②精神分裂症的临床诊断;③精神分裂症的治疗问题;④精神分裂症的复发问题;⑤神经衰弱的治疗问题;⑥精神疾病的分类学与疗效标准。

会议讨论并通过了《精神疾病分类草案》,本草案以上海、四川两地提出的建议草案为基础,经与会代表重新讨论修订后产生,基本上按照病因学原则,结合症状,并兼顾传统的精神疾病划分。这次制定的《分类草案》,尽管没有正式颁布,但是对精神科临床实践仍有重要指导意义,也直接影响了此后中国精神疾病分类诊断标准的制定。

在本次会议的总结报告中提到"在此次会议中,大家看到了本学科近几年的成绩是肯定的。但是以国家规划要求和国际先进水平衡量,必须承认我们的工作在某些环节还是很薄弱的,甚至是空白的。已经取得成绩的方面,也存在一些缺点和需要改进的问题:首先,这次会议交流的论文,数量和质量还有所不足,今后要加强积累临床资料的计划和分析总结的科学性,把临床研究的科学水平进一步提高。我国的实验性研究发展比较晚,所以应当特别强调和重视。今后科学研究的方向,应当从临床和实验两个方面,本着'实事求是、循序渐进、齐头并进、迎头赶上'的原则开展工作;其次,从论文资料上看,反映祖国医学的继承和应用方面的成果还比较少,我们希望各地同志们把学习和继承祖国医学的工作绩效开展下去,以期在以后会议中,有更多的成果报道出来;再次,新中国成立以来,尤其是近几年来,我们的工作队伍虽然有了巨大的增长,但各地对于本学科的需求更大,现有人力还不能满足需求,有些地方的青年干部在基本功训练、业务水平提高、科研工作能力培养等方面仍存在困难和问题。我们希望各地本学科的青年干部,本着发愤图强、自力更生的精神在自己的工作岗位上边做边学、刻苦研究、努力提高自己。另一方面有条件的单位、地区和老一辈专家,把培养更多更好的干部,看作是事业发展,提高学术水平的基本任务,继续开办进修班,接纳进修人员,积极参加讲学,指导工作等活动;最后希望今后可以每隔一段时间就召开这样的学术会议,也可以举行一些专题会议、专科会议或地区会议,不断总结经验,把下一次全国神经精神科会议开得更好。"

根据原卫生部要求,会后精神科与会代表还结合会议讨论成果,继续讨论并形成了《关于今后精神病防治工作的几点建议》,提出:①精神病防治工作的总任务是:积极防治、就地管理、重点收容、减少复发,保证劳动人民的健康,为社会主义的建设服务;②开展精神病的预防工作,加强医疗工作和专业人员的培训,积极开展科学研究,发挥技术指导作用;③加强政治思想工作,改善病房环境,改进管理方法和护理制度,加强收容和疗养工作;④尚未设有防治院的省、自治区尽早建立起来,中央及各省的"三人小组"应加强领导;⑤加强医学院教研组和防治院的合作,组织编写教科书和参考书,加强治疗药品的生产等建议,供部领导参考。

这次会议全体代表克服旅途劳顿,在广州进行了近一周的学术交流。我们在中华医学会的档案室整理保存的会议资料时,不禁感叹当年开会条件的简陋,更是为前辈们对学术孜孜以求的认真精神所折服。一百多页的会议资料,几乎全部是手写文件,从会议开幕致辞到大会总结报告,从小组发言纪要到会议签到,字里行间透露出与会者的专注与热忱。这次会议对当时精神科学术的推动作用,和对后辈们的教育意义,都应该被铭记。

## 第三节 新中国成立十五年精神卫生侧写

### 一、精神病患者大解放,过上正常人的生活

#### (一)人物专访:北京大学第六医院老护士冯莉莉、王秀娟、邓芝兰

北京大学第六医院 马莉

冯莉莉主任,85 岁,1953 年毕业于北京大学护士学校。20 世纪 80 年代末,曾任中华护理学会常务理事及精神科护理专委会主委,是北大六院第一位护理部主任。

王秀娟主任,80 岁,1959 年毕业于北京医学院护士学校。20 世纪 90 年代后期,担任护理部主任,曾任中华护理学会精神专委会副主委。

邓芝兰护士长,90 岁,1954 年毕业于北京医学院护士学校。

三位德高望重的护理前辈,见证了我国精神卫生服务模式的发展。据她们回忆,北京大学第六医院前身(北京医学院第一附属医院精神科)当时设置有三个病区一个活动室,男病房、女病房、睡眠病房及工娱治疗室。笔者就"精神病患者大解放,过正常人生活"的主题分别电话采访了三位护理老前辈,以冯莉莉主任的回忆为主线,整理访谈内容。

今天我们谈"精神病患者大解放，过正常人生活"的话题，很容易使大家想到 2013 年《中国精神卫生法》的颁布实施及近年开展的"精神病患者解锁、救治行动"，由此而论，我国精神卫生服务模式是在探索和发展中前进的。

顺着时间的隧道，冯莉莉老师追溯到了 1958 年。1958 年，由政府召开了全国第一届精神病防治工作会议，会议精神是"精神卫生服务向社区延伸"。在会议精神引领下，在当时解放思想、敢想敢干的基础上，北京医学院第一附属医院精神科提出了"精神病患者大解放"的口号，医疗管理提出"废除约束，打开病房大门"的具体措施。为保证患者安全，医疗上积极开展治疗，提高疗效，如增加胰岛素、电休克治疗床位，开展中西医结合治疗、针灸治疗、电针治疗、人工冬眠降温治疗等。为配合创新模式的实践，病房开展"医护一条龙"服务，护士参加医疗查房，参与出院患者家庭随访工作，为家庭提供预防复发的知识等。

当问到冯莉莉老师在这次创新模式中护理的变化时，她说道：护理提出"让患者过正常人生活"的目标。突出改变的有六方面：第一，改变传统的关锁方法，打开大门，所有患者自由到工娱治疗室参加活动，特别是伴有兴奋、攻击行为的患者，在护士监护下也获得同等参与各种活动的权利。废除固有的歧视、随意约束患者的做法，用整体人的概念看待患者，用辩证的思维分析精神症状给患者带来的困扰。发挥患者现存的优势，激发患者过正常人生活的勇气，帮助有需要的患者洗澡、洗衣、喂饭、排泄等，践行了"视患者为亲人，胜似亲人"的服务宗旨。第二，创新活动得到社会的支持，某厂赠送一台织布机，手把手教患者织围巾、袜子等工作技能。第三，工娱治疗室拓展康复项目，鼓励患者参加，希望患者在训练和活动中，减少精神症状带来的影响，保持稳定的情绪。参与活动的患者在医生评估基础上，根据其兴趣爱好，学习缝纫、编织、手工制作、书法、绘画、雕刻；舞蹈、唱歌、话剧、朗诵、文艺表演；篮球、跳绳、健身操等。第四，开展社会实践活动，提供患者参与社会服务、适应正常生活的机会，护士带患者到电影院观看电影，到中山公园游园，设立小卖部，患者承担售货员的角色等。第五，废除患者深暗色不合体的病号服，精心设计，选择色彩适中的布料，制作服装，修饰患者的仪表。第六，关注环境的清洁和美化，各病房采用不同颜色的窗帘，给患者温馨和大爱的感受,使患者安心住院,配合治疗。

医院开展的"精神病患者大解放,过正常人生活"的创新工作,形成了人文关怀的模式,不仅融洽了医患关系,提高了患者治疗依从性,且在提高疗效、减少复发方面起到积极的促进作用,使患者终身获益,在中国精神卫生服务的发展中起到了引领作用。当年康复训练成果荣获1958年北京市向国庆献礼的优秀活动之一。

三位护理前辈虽年事已高,退出工作岗位,但她们对精神卫生的发展历程记忆犹新,对精神卫生护理事业充满了希望。前辈们坚信经过不懈的努力,精神病患者会得到社会的尊重,享有正常人应有的权利,早日回归生活主航道。

### (二)人物专访:广州市惠爱医院老护理部主任周桂洪

*广州市惠爱医院 肖爱祥*

新中国成立以后,党和政府对精神病医院的制度、床位数目、患者的生活和医疗条件等给予极大的关怀,精神病防治工作的面貌起了根本变化。医务工作者本着革命人道主义精神,把精神病患者从铁链中解放出来,但对他们的限制仍旧很多,如精神病院的房门紧紧锁住,窗上设有铁栏杆,遇到患者十分兴奋时也延用旧的约束办法。

**访谈(广州市惠爱医院)护理部老主任**

周桂洪,男,1935年出生,曾任广州市惠爱医院护理部主任。1954年毕业于原广州市护士学校,1964年获得广州市业余医科大学医疗系文凭。曾在广州市惠爱医院结核病区、慢性病区、男病区等部门工作,1983年任护理部主任,1988年获得副主任护师职称,1995年正式退休。在其护理工作生涯中,经历了由传统护理模式向以患者为中心的整体护理模式转变,见证了水疗使用与废止、电休克治疗、胰岛素休克治疗及冬眠灵治疗的广泛开展。

(周主任,我们了解到您是新中国成立初期来我院工作的,您当时工作中护理常规有规定所有的患者必须住在上锁的病房内吗?)

病房是封闭式管理,但有部分房间是开放的,饭厅和大厅这些地方可以让患者自由活动。其他房间的门是上锁关住的,房间门也不是完全封闭,门上有铁栏。

从门外往里面看,上半部是可以看到病房里面的,下半部看不到。病房里面都没有设独立的厕所,但配有马桶。

当时新入院的患者,多数都是被捆绑入院的,入院后被绑在床上,等待情绪稳定了再解开活动,房间里活动的范围也不大,只有10多平方米,比较小。大多数患者都是出来饭厅吃饭,少部分在房间吃,工人会把饭送进房间。有一些住在单房的患者,比较狂躁,给他们送饭的时候,不敢打开房门,从门下部的专用窗口把饭塞进去。

(保护性医疗制度是什么时候开始的? 起初是怎么开展的? 相对于之前的医疗制度有什么变化?)

我初来医院的时候就已经有保护性医疗制度,当时我在病房工作的时间不太长,但见过患者睡铁笼的。后来调到门诊部工作,对病房的情况就不怎么了解。听当时的同学说,病房里也就剩下3~4间单房,比起以前少了很多单房。其他患者都能在病房里自由活动了,不过患者真正外出活动还是以后的事。对于比较躁动的患者会安排住在单房,有少部分的还是会用铁链锁住脚。那时候还很少有布带,取消铁链之后改用皮带,再之后才是用布带。

1953年,实施保护性医疗制度,在病房中完全废除铁链、手扣锁禁精神病患者,并在此基础上开展了一个以防私逃、打架、自杀为中心的"三防"运动,通过这一运动,带动了医院各项工作的发展。在"一切为了伤病员"的号召下,全院上下,围绕减少差错、消灭事故,制订出措施,建立健全制度,大大改善了病房管理,密切了医患关系,提高医疗质量,减少事故发生,涌现了一批"三防"积极分子。如果病房无发生三防问题,或者制止暴力私逃有效果的就可能被评上奖。

(有开放病房吗? 如何进行户外活动? 患者有参加病房患者的管理吗? 例如帮忙开饭,收拾餐具,照看重性患者等工作)

1953年,废除关锁患者,各病房开始安排患者读报、打球,做些力所能及的工作。1957年,开始设立工娱疗室,专人负责并制订出具体计划,包括病房护送患者到娱疗室及接回患者的交接手续,工娱项目的安排等,当时有刺绣、编织、绘画等活动。病区刚开始没有专职的工娱护士,到20世纪60年代开始有专职的工娱护士,会带着患者唱歌、院外活动,如到医院附近的醉观公园、到电影院看电影、购物等。病房的工人会带动康复期的患者帮忙开饭、洗碗、搞卫生等工作，但不会让康复期患者照顾重性患者。

（解除用铁链锁患者，主要使用什么方法治疗患者？工作人员的态度是怎么样的？患者有什么体会？）

解除铁链约束后，遇到兴奋躁动的患者，主要使用电疗、胰岛素治疗，有部分采用水疗。水疗法：医院设有水疗室，男女患者分开在不同的室，每间室有 3~5 张水疗床，医生开出水疗医嘱的患者，由护士带到水疗室进行治疗、水疗床类似一个长方体的大水箱，人躺在里面，身体泡在水里，用一块板盖住固定身体，头部露出来，夏天用凉水，冬天用温水，可达到使患者"冷"静的作用，一些生活不能自理、卫生情况差的患者在做完水疗可同时起到清洁皮肤的效果。部分患者也觉得水疗很舒服，像泡温泉一样，有放松的效果，但水疗耗时（每次泡 30 分钟），费人力（对于不合作的患者，需要由 2 名护士带到水疗室做治疗），效果也没有当时的电疗显著，所以，大概在 1959 年就废止了。对于解除用铁链锁患者，工作人员中经过培训的正式护士是同意和支持解锁患者的，有个别的护工表示不理解，有顾虑与担心。对于解锁，患者的感受反馈不是很多，但很多家属表示，不用铁笼铁链锁了，感到没那么恐惧，感觉患者有尊严了。家属对于精神病医院护士的工作也更加理解和接受。

### （三）人物专访：北京安定医院老护理部主任、百岁老护理学家沈长慧

北京安定医院　海慧芝　张瑞美

沈长慧，女，护理学家。1941 年毕业于协和医学院护士专修科，后留学美国。1949 年回国。历任协和医学院护士学校教员、北京安定医院医务处副主任、护理部主任、主任护师，中华护理学会第十八届常务理事。长期致力于护理事业，对精神科病房的管理及各类精神病的护理有丰富经验。主编《精神病护理》专著。

1961 年 1 月的一天，北风凛冽，天气似乎比现在寒冷，接到北京市卫生局的调令，我从协和启程前往位于德胜门外的北京安定医院报到。

也许因为周围都是低矮的居民房，那时在我眼中德胜门城楼又高又大，阵风掠过城墙根刮起脚下的黄土不时地打着旋，我的心里忐忑不安。从此我就要离开熟悉的学习和工作环境，到一个离家很远的陌生医院、冷门专科，我真不知该

怎样面对挑战和考验。

穿过几条曲径的小胡同,我找到了安定医院院址,这是一个砌着很高围墙的大院。人事科的同志接待了我,很快办理完报到手续,他陪同我去见主管业务的副院长牛志学。牛副院长向我介绍了医院状况和发展前景,并阐述了精神病学的重要性和精神病患者的疾苦,对我来说这是一次重要的启发性教育,我还见到了新中国成立后毕业来院工作的第一位大学生科研室主任张继志。报到后,我被新同事们热情送出大门,回头望一眼这红墙大院,我知道从明天起这里将是我重新启程的地方。

### 在科研室、医务部主管护理培训工作

20 世纪 50 年代初,北京安定医院院址分散,建院工作十分艰苦。医院不断扩大,急需护理人员,到哪里招人,成了让人头疼的事。当时的护理队伍力量薄弱,人员文化层次不高,有一部分来自社会和街道,根本没学过护理,更别说专业知识。那时候,上岗前的培训是必须要接受的。这些没有受过医学教育的护理人员,特别能吃苦耐劳,都很朴实,为了挣钱养家,她们安心本职工作,不畏惧,不怕累,到我来医院的 20 世纪 60 年代,他们已经在岗位上独当一面了。

20 世纪 60 年代初,医院的临床护理已初步建制,按照院里要求,我们的重点工作就是培训。首先培训护理骨干,采用的方式是由病区的医生推荐,成立学习小组,短期脱产学习,学习的主要内容是护理理论和技能操作。学习期满,返回病区委以重任并担任教员,组织本病房护理人员学习,营造学习氛围,争取全体提高。

可喜的是在 1963 年前后,分别有两批正规护校毕业生被分配到我院工作,每批有 40 多人。那时候我心里别提多高兴了,这两批有专业知识、懂文明礼貌的护士生,给医院护理队伍输入了新鲜血液,为护理工作带来了勃勃生机。因此,我们培训重点有了根本转变,从学习基础知识转变为学习精神科护理知识和工作要求、学习心理疏导方法,使新护士们初步认识和了解精神病学和护理要点,逐步树立全心全意为精神病患者服务的思想。

1963 年,我被调到医院刚刚成立的医务部,徐事三为主任,我和张继志任副主任,由我全面负责医院的临床护理工作。建立健全护理工作规章制度,继续以培养护理人才为基础,蓄积人才资源,储存后备力量,从而提高护理队伍的整体

素质与能力是我工作的目标和追求。记得最清楚的就是胰岛素治疗护理技术的推广和交流,那时是现场演练,请护士们示范表演,全程按照实际操作去做,无论是治疗过程中对低血糖各期病情变化的观察,还是有异常变化的紧急处置,都要求及时到位,不容点滴瑕疵。现场交流和随时提问相结合,不但活跃了学习气氛,还使知识和经验在现场得以强化。

现在每当回忆往事,依然有一情景在目。那时候,病区胰岛素治疗要从早6点开始,此前还需一系列的准备工作。治疗护士家离医院都很远,当时交通很不便。为了不影响第二天准时治疗,治疗护士们都不回家,护士休息室床位有限,他们就睡在患者饭堂,在长凳上和衣而卧,条件十分艰苦,可他们以苦为乐,上班时依旧精神百倍。

药疗是护理工作的重要组成部分,关系着患者安危。年轻漂亮的新护士王志英走上了药疗工作岗位。她很聪明,工作细致,处理医嘱、核对摆药、患者服药观察等认真到位,她告诉我这样做是为了"不给自己留遗憾、不给患者留机会、不给医生找麻烦",她以自己的行动赢得了大家的好口碑。我请她书写了《我的药疗工作》一文,打印后分发到各病区,大规模推广好的经验。

在此期间,新上任的党委副书记石金祥,向全院职工提出号召,要致力于科研工作和书写文章,提高医疗质量,促进精神病学发展。我们组建了由护理骨干和临床经验丰富的护士参加的编写小组,聘请姜佐宁医生担任我们的顾问,仅用3个月书写完成我院《护理工作手册》,作为学习和工作的依据,使我院护理工作统一规范,有章可循。

"十年动乱"造成人才匮乏,医院里医护人员奇缺,护校停办,护士难寻,护理工作又走到了一个发展的瓶颈,到1970年护理队伍已有5年没进新人了。这一年,本市70届初中毕业生,除部分进工厂、去农村,还有一部分走进了医院大门,他们统称卫生员。要让他们尽快从事护理工作,以解决燃眉之急。按照院领导要求,我们立即开办护理业务学习班,让新职工尽快熟悉环境,学习知识、掌握技能、服务护理工作。筹集讲课力量、拟定教学大纲、聘请院内外教师,准备讲义教材,我们忙得不亦乐乎。经过6个月紧张学习,70届新职工基本掌握了一般基础护理技术操作、简易基础医学知识和精神科治疗与护理特点,他们顺利走上岗位，缓解了我院护士紧缺问题。

1973年2月19日，经上级批准，北京安定医院护士班宣告成立，并举行了隆重的开学典礼，这是安定医院护校的前身。那时候，全市各医院护理人员都一样紧张，市属护校没恢复招生，只能靠各医院自己承办培训。我院自力更生，勤俭办校，进行了大胆尝试。以市属护校三年制教学大纲为蓝本，在不缩减主要必修课程，不影响办学质量的前提下，突出专科护校学习内容，将学制缩短为两年。第一届毕业生期满毕业全部分至总院、锣鼓巷分部和回龙观分院，进一步缓解了护理压力。

20世纪70年代，我们还举办了为期半年的老护理人员提高班，使他们在具有丰富临床经验的基础上进一步提高护理理论水平，通过学习达到护士水平，并通过考试，转正为护士。

我们开办了为期10个月的优秀护士骨干学习班，为他们今后的深造和发展起到了奠基铺路作用。实践证明，在精神卫生护理事业发展进程中，他们起到了承上启下的重要作用。

### 在护理部主管全院临床护理工作

1979年，我院机构改革，护理部正式成立。院里任命我负责护理部工作，像是回到了娘家，我心里感到温暖。

20世纪80年代初，改革开放伊始，社会大环境好了，我们更看到了希望。护理部的中心工作始终围绕提高护理质量，实现护理技术操作标准化、规范化和为精神科护理事业发展培养储备人才。记得有这样几件大事很难忘：第一件是20世纪80年代初，由于护理人员待遇不高，被社会关注度不够，护理工作整体处于低谷，护理人员不安心本职工作，对专业前途渺茫，各大医院护理人员缺编，影响了工作发展。这一状况，引起了有关部门的重视，为了鼓励护士们安心工作，那一年北京市开展了首届优秀护士评选活动，我院首届护校毕业生孙宏榜上有名，并在全市表彰大会进行演讲，她的事迹还刊登于报纸上，使更多的人了解了精神科和安定医院。第二件是20世纪50年代入行的老护士郭玉芬以自己出色的表现，荣获了北京市五一劳动奖章；年轻的男护士邵贵忠成为全国劳动模范。通过这些表彰工作，我们医院的护理工作越来越得到全社会的关注和理解，也鼓舞了全院护士们发愤图强、全心全意服务本职工作,服务精神病患者。

有了一种精神,就有了干劲。我院在北京市卫生局举办的护理操作比赛中屡屡获奖。与此同时,在伍正谊副院长指导下,我们撰写的《精神病护理学》于1982年7月正式印刷出版发行。

1983年,我退居二线,做一些指导工作;1993年退休,应医院之邀又返聘三年作为顾问,继续服务精神科护理工作;1996年怀着恋恋不舍的心情,我离开了曾经工作了34年的北京安定医院。回眸我熟悉的一砖一瓦、一草一木,心中有多少不舍就有多少欣慰。

### (四)开启医护工一体化的精神科管理模式

南京脑科医院  张宁

从南京脑科医院建院初的1947年起,护士长每周参加由医生、心理师、社会工作者及护士组成的病例讨论会,先由社会工作者报告患者的社会史,接着由心理师报告心理测查所见,医生报告病史及病情,护士长汇报对患者观察到的表现。建院初始就由护士开展工娱治疗,属全国最早开展。医院率先在精神病院中应用"精神病患者临床分析表""精神病患者行为记录表""精神病患者护理记录"(后两种由护士记录),后被国内多家精神专科医院所借鉴。我国著名神经精神护理学专家,南京脑科医院创院元老张文秀与洪士元主任医师共同编印我国最早的《精神病学护理学讲义》,张文秀等率先在精神专科医院中制定了"护理常规制度",初建了较为完整的临床管理制度体系。1950年起,医院开始学习苏联的做法,病区实行保护性医疗制度,尽量减少对患者的刺激,并注意改善对患者的态度,积极改善患者的疗养生活。1953年起,在全国医院率先逐步实行精神科病房开放管理。至1956年,废除了护理精神衣、约束衣,解除了对精神病患者的禁锢,患者在医护人员陪同下在室外散步、打球、晒太阳、看电影、郊游、阅读画报等。社会工作者付玲主任主要负责精神病患者工娱治疗,她在国内首建"工娱治疗室",带领护士扩大娱疗收治量,增加工疗品种,建立起比较完整的工娱疗常规制度。部分工疗制成品直接出售于市场,曾为当时抗美援朝捐献飞机大炮而参加义卖,众多海外医疗代表团到院参观工娱疗室并赠送或买走患者的制成品。1953年,付玲率先在中华内科杂志上发表《精神病工作疗法》,

1955年出版我国第一部《精神病工作如娱乐疗法》专著,并列入《精神病学》教科书章节中。工娱疗法在国内精神专科医院中被推广运用。这对于精神病管理工作来说是一大进步,精神科管理水平在当时达到了世界水平,此种做法受到了原卫生部的嘉奖。

## 生命之火为精神科护理事业燃烧

### 人物专访:南京脑科医院老护理部主任屠丽君

护理工作难,精神病患者的护理工作更是难上加难。南京脑科医院护理督导屠丽君主任在半个多世纪的护理生涯中,从当年梳着小辫子的普通护士,成长为今天在国内有影响力的护理工作领导者。她把自己的人生追求全部倾注在护理岗位上,对工作精益求精,对业务孜孜以求,全心全意地护理每一位患者;在"颠倒的精神世界"里为患者重新点燃人性的光辉;在"倾覆的人生之路"上让患者重新扬起生命之帆。

### 坚守初心,用爱重塑"颠倒"之路

"老实讲,当初我是不喜欢去读护理学校的!"屠丽君主任回忆起自己年轻的时候总会这样说。当时屠丽君的祖父为了管教她,便强迫将她送进了教会的护理学校。而回忆起自己初来南京脑科医院的情景,屠丽君也是感慨万千,那时医院的周围,除了随园以外,都是坟地、菜地,白天都有些荒凉,夜里更是会有星星点点的"鬼火",令人心里发怵,不敢出门。尤其当听说这是神经精神病防治院的时候,更是感到头皮发麻。事实上,受精神症状影响,精神障碍患者常会出现冲动伤人、自伤等行为。辱骂、抓挠、吐痰,这些在精神科病房都是再平常不过的事情。这也让屠丽君第一次为自己的职业生涯感到了犹豫。直到那个夏天的晚上,一位约束在床的患者因躁动喊叫全身都汗湿了。为了能让她舒服一点,屠丽君想要解开保护带帮助患者更衣时,突然一个硕大的拳头就直接砸在了她的身上,屠丽君被击倒在地,但拳头并没有停下。而就在这时,打人的患者一个扭身差点崴倒,屠丽君在短暂的反应过后就立刻上前护住了患者的大半身躯。只听"砰"的一声,患者压倒在屠丽君的背脊上。患者瞬间就安静了,她愣愣地看着屠丽君脸颊上嘀嗒嘀嗒流下的液体,是一片刺眼的红色,此刻恢复清醒的患者只是低声地说"对不起,对不起"。后来这位患者在感谢信中写到:"是这位护士无私的关怀,帮助我重拾了对生活的信心。她温柔的双手,关爱的眼神,成为我心里永不褪色的风景……"自此,屠丽君明白了身为一名白衣天使的责任,一名精神科护理人的使命,也真正将患者当成了家人,放在了心上。

在屠丽君的心目中,患者永远是第一位的,虽然精神病患者的护理工作艰苦,但是她却一次次放弃了获得新职业的机会。她说她眷恋着自己的护士帽,患者才是她永远的人生归宿。无论刮风下雨,严寒酷暑,她每天总是提早半小时上班,又最迟一个下班。一上班先进病房,仔细查看每一个患者,巡视检查一圈,发现问题,及时处理,准确掌握护理工作动态。无论什么时候,即使是深更半夜,她也是随叫随到,及时安排并亲自参加护理抢救工作,练就了一手娴熟的操作技术。护理工作无论多脏多累,她总是带头去干。人们常看到她无视恶臭扑鼻,精心护理精神科的"三无"患者。她每次因公外出回来,第一件事就是到病房看患者,给这个掖掖被角,和那个聊聊家常。她说,只有看到患者舒服了,她心里才觉得踏实。而这种习惯也一直延续到了现在。直至如今,我们依然能看到那位头戴燕尾帽、身穿护士服、步履矫健、精神矍铄的"护士奶奶"穿梭于病房之间。

不仅如此,她还积极地参与江苏省卫生厅的巡回医疗。几十年来,她曾多次带领省、市医疗队(她担任队长、副队长),深入苏北农村一线,为农民兄弟送医送药。她曾在抢救唐山大地震的伤员时,连续工作72个小时,终因劳累过度而昏倒在地。尽管她已超过献血年龄,但她曾多次主动义务献血,有一次她利用外出开会的时机,一个人悄悄来到市血站义务献血。直到血站将光荣榜送到医院时,同志们才知道这件事,当院领导表扬她时,她只是淡淡一笑:"这是我应该做的。"

**开拓创新,打开新时代护理模式之门**

屠丽君不但是勤勤恳恳为患者服务的"老黄牛",而且是一位在改革开放新时期奋力拼搏、勇于进取的开拓者。她深知只有不停地探索追求护理知识的新领域,掌握新信息,摒弃陈规陋习,才能为护理事业作出更多贡献。

1982年,屠丽君被授命任职南京脑科医院的护理部主任。当时受医疗条件所限,全院仅有职工150人,床位190张,最高医疗用房两层楼。工作条件很艰苦,设备简陋,技术落后,常常能看到患者顶着一头油腻的已打结成堆的头发睡在大通铺上。护理上采取的仍然是功能制护理模式,集中式地进行各项治疗,患者往往不能得到完整的、连续的治疗,而护理质量也大打折扣。

屠丽君认为医疗护理质量的高低,是衡量一个医院管理好坏的重要标志,因此屠丽君决定将整顿护理秩序,提高护理质量列为中心工作。她率领护理团队先后制定、完善了护理交接班制度、消灭差错事故制度,并于1989年汇总于《南京神经精神病防治院规章制度》中,为规范护理、保障护理安全,提供了制度依据。同时,她定期组织临床检查。为做好基础护理工作率先垂范,且敢于大胆管理。如患者做过口腔护理仍有异味时,她绝不马虎,立即要求责任护士重新清洗。早查房时,看到患者床铺不符合要求,就立即带领科护士长、病区护士长一起动手重新铺好,使护理同志感到一种无声的严厉批评。屠主任经过不断的修改,设计出一套约束患者的规范流程,包括多长时间松解约束带,保护性约束的记录单等,大大减少了保护性约束患者皮肤破损的发生率。

随着医疗模式的不断转变,从"以疾病为中心"到"以患者为中心""以健康为中心",屠丽君认为护理工作的形式和内容也应该随之改变。她陆续在医院推出责任制护理、整体护理、人性化护理等符合社会发展趋势的护理方式,用先进的护理理念支撑起护理工作新的框架,并在全省率先推出了宾馆化服务,请来五星级宾馆服务员和空中小姐传授新的服务理念和方式。率先实行了科总带教护理老师的制度,使科室的护理教学和科研有了专人负责。率先实行了护工制度,把时间还给护士,把护士还给患者。率先开发了临床护理计算机管理软件,实现了护理工作计算机管理制度。率先开展了"护士长沙龙"活动,为全院护理骨干的交流合作搭建了崭新的平台。

屠丽君说,我对人性化护理的理解就是护理不仅要考虑到患者的身体状况,还要考虑到患者的心理需求和社会需要;护士不仅要执行医嘱,而且要主动去发现患者的健康问题;不仅是完成各项生活护理和技术操作,更要感受患者的情感变化,有针对性地进行心理疏导。屠丽君曾接到一位精神疾病患者的来信,信中说:"我始终记得我的责任护士在住院时的一句'有事就找我',促使我增强了战胜疾病的信心,让我感觉是有人陪着我,支持我的……"

在全院推行整体护理模式后,屠丽君在工作实践中感觉到精神科护理有别于其他综合性医院,因有相当一部分患者是思维、情感、意志行为紊乱的,有必要把自己在工作实践中积累的经验加以总结,升华成具有一定理论性、系统性、指导性的护理学科新理论和实践方式。为此,她先后在精神科病区开展了环境温馨化,定时播放舒缓的背景音乐;安全护理人性化,举办约束工具创新大赛等。在医院领导的支持下,联合神经精神科的护理人员,共同编著了我国第一部神经精神科整体护理的专著《精神神经科系统化整体护理理论与实践》。著作全面、系统介绍了精神科、老年精神科、儿童精神科、医学心理科等的护理内容、规范、方法,以及致病原因、诱发因素、危险因素处理、避免复发的方法、饮食指导、自我护理等内容。这部专著于 1998 年出版后,被国内近百家医疗机构引进,作为神经精神科的专业护理教材和参考书,推动并促进了我国精神科护理事业的发展。

功夫不负有心人,在屠丽君多年的努力下,我院整体护理水平得到了切实提高,在南京市卫生局"白求恩杯"竞赛、省市"十佳医院"和"百佳医院"等评比检查中均名列前茅,我院护理部多次被评为省、市和全国"巾帼文明示范岗"。

### 刻苦钻研,用脊背搭起攀登之云梯

知识的海洋永远那样浩渺,屠丽君遨游于其中,刻苦钻研,努力进取。她一边抓紧时间坚持自学,提高自身的业务技能;一边将培养年青一代护士当作自己义不容辞的责任,用脊背为他们搭起一架攀登的云梯。

为了让广大护士都有进一步学习高级护理专业知识的机会,屠丽君曾作为江苏省成人自考护理专业领导小组成员,大力倡议和呼吁江苏省开办护理专业高等自学考试。经她多方努力奔走,这一心愿终于实现。在指导、带教年轻护士的过程中,为最大限度地减少在患者身上的失败操作,最大限度地减轻患者的痛苦,屠丽君常常以自己的身体作为学生的实习和操作对象,并将自己的感受和体会告诉学生。例如插鼻饲管,她就自己先做示范,把鼻饲管通过鼻腔往自己的食管里插,而且还让学生们试着插。前些年的鼻饲管还很粗,插的过程中人会很难受,当大家把像圆珠笔杆般粗细的鼻饲管,往慈祥妈妈般的屠主任的鼻子里插的时候,许多人泪流满面,哽咽不已。在教护士们掌握静脉穿刺技巧的时候,屠丽君常常会伸出自己的手,一边让学生们在自己的血管上练习,一边告诉他们,平时应扎哪些血管,有哪些血管应保护起来留作抢救时用。

屠丽君对年轻护士进行基本理论、基础技能、专科护理技术、护理新概念、新理论和新技术的训练教育，还经常鼓励护理人员开动脑筋，积极思考，认真总结临床经验，撰写护理专业论文。亲自组织年轻护士针对我院个性化的精神病患者藏药现象，进行科研设计，调查研究，分析总结，撰写完成了《对住院精神病人藏药的调查》《精神病人藏药行为分析及护理》等文章，强调关注患者服药的依从性及是否有藏药行为，并采取针对性的护理干预，以杜绝患者的藏药行为，确保疗效，保证患者的安全，加快患者康复进程，及早回归社会，对提高精神病患者临床护理质量具有较强的指导意义。有关论文在《中华护理杂志》等发表后，被美国医学文献检索系统收录。类似这样的护理科研项目，屠丽君还做了很多。像《精神分裂症患者社会功能缺陷及护理对策》《老年痴呆患者生活自理能力与认知功能训练》等，先后获得了南京市的科技进步奖。

对于护理工作，有人嫌脏，有人怕累，有人冷眼相对，但是屠丽君却情有独钟。当然，在无数个付出的同时，她也收获了很多——她看到了医院护理队伍正一茬茬地成长壮大；她看到医院护理事业正在快速前进发展；她看到成千上万的患者在得到满意的护理服务后康复出院。人们也没有忘记她，她先后获得全国卫生系统先进工作者、全国卫生文明先进工作者、江苏省先进工作者、江苏省"三八"红旗手、南京市优秀党员标兵、新中国成立以来感动南京人物、江苏省护理学会授予的"终身成就"奖等荣誉，并享受国务院特殊津贴，她领导下的南京脑科医院护理部也荣获了全国"巾帼文明示范岗"称号。她用自己的平凡而又辉煌的一生，忠实地履行了伟大的南丁格尔精神。

## 二、从电针治疗抑郁症看中西医结合在精神科的应用

### （一）精神科中西医结合

#### 人物专访：北京大学第六医院罗和春教授

北京大学第六医院　董问天

中西医结合是中西医学的交叉领域，是中西医在交流过程中产生的互补互用学科，其将传统医学的思维方式与现代医学的研究方法有机结合，以此来提高临床疗效，发现并阐明中医中药机制。中西医结合是新中国成立后政府长期实

行的有效方针。毛主席于1956年提出:"要以西方的近代科学来研究中国的传统医学的规律,发展中国的新医学。"近30年来,中西医结合工作在临床医疗和预防保健等方面大量开展,涌现出一大批既懂西医又懂中医的医疗及科研骨干,在病证结合模式的方法学、中医学经典理论的深入挖掘、临床重大疑难疾病防治等方面均硕果累累。

精神病学的中西医结合是随着中西医结合医学的进步而发展起来的。在挖掘并继承了中医古籍中关于"百合病""脏躁""癫证""失眠""善忘"等与精神科疾病有着密切相关的论述后,中西医结合精神病学于20世纪中期逐步形成。20世纪五六十年代,我国中西医结合研究和治疗精神疾病初步开展。20世纪50年代中期,国内精神医学领域中西医结合研究队伍初步形成,"西医诊断、中医治疗",采用古方,大胆应用中草药和针灸治疗,初步取得疗效。20世纪50年代后期,一大批西医离职学习中医的人员相继毕业,走向各自工作岗位,开始发挥其能动效应。1958年,我国召开了第一次全国精神病防治工作会议,开始建立规模较大的精神病医院,并配备现代医疗设备,充实专业工作人员,为精神疾病的治疗和科研创造了基础。这个时期的研究重点是临床治疗,对患病率较高的精神分裂症研究最多,开创了中西医综合疗法。20世纪六七十年代,初步开始了中西医结合精神病学的临床与实验研究。20世纪80年代以后,全国许多地方设立了中西医结合精神病医院,西医精神病医院开始设立中西医结合病房,大型综合中医院设立心身疾病、中西医结合心理咨询室等。20世纪90年代,我国成立了中国中西医结合学会精神病学专业委员会,并制定了精神分裂症、情感性精神病、神经症的中西医结合辨证分型标准。

1980年,北京医学院精神卫生研究所成立,中西医结合研究室是最先成立的五个研究室之一,由罗和春教授任研究室主任。随着20世纪六七十年代针刺麻醉的出现,比传统针刺更进一步的电针疗法进入人们的视野,并开始应用于临床。对此有所触动的罗和春教授,萌生了将电针运用于精神疾病治疗的想法。1981—1983年,罗和春教授开展了电针百会、印堂穴治疗抑郁症的试验性研究。该项研究设立阿米替林作为对照组,采用Hamilton抑郁量表与传统评定疗效方法结合,结果显示电针治疗与阿米替林近期疗效相似。1984—1986年,中西医结合研究室牵头并联合9省市10所精神病专科医院组成研究组,重复验证电针治疗抑郁症临床疗效,并进一步探讨治疗机制,结果显示电针组与阿米替林药物组无显著性差异,并通过因子分析,证实电针治疗躯体化焦虑、认知障碍等优于药物组,此项研究获得了国家部级二、三等奖。1990年,中西医结合研究室与中国科学院电工研究所及北京医科大学基础医学院药理教研组,共同设计研制了智能电针仪(CCEA)并取得北京市级认证。采用此电针仪治疗抑郁症,双盲对照研究及重复验证研究获得北京医科大学科技成果奖,1991年获国家中医药管理局科技进步奖(部级),1992年有关生化药理实验研究获国家教委科技进步奖。中西医结合研究室曾多次牵头全国十几所精神疾病专科医院,开展对中药银杏叶提取物治疗精神分裂症阴性症状、抑郁症、神经衰弱等研究。2000年,与北京医科大学基础医学院钱瑞琴教授合作完成电针合并舒血宁治疗抑郁症实验室细胞免疫水平改变的研究。1999—2001年,与美国生物与医学院(School of Medicine and Biomedical Sciences)精神病学家乌里尔·赫伯瑞克(Uril Herbreich)教授协作电针与氟西汀治疗重症抑郁的随机双盲对照研究,结果显示电针治疗与氟西汀无显著性差异,该研究论文获编辑部奖。

"古为今用,洋为中用,推陈出新",这十二个字不但表明了古与今的关系,洋与中的关系,也充分说明了中西医结合的必要性和优势。不教条主义,不固守己见,不断吐故纳新,才能不断进步与提高,走出一条中医、西医结合的双赢之路。中医拥有广大的群众基础,普及度高,依从性好,操作使用便捷,副作用小,中西医结合在精神科领域发挥独特优势,能够缓解症状,提高疗效,减轻药物副作用,提升患者依从性,减轻社会负担,因此具有广阔的发展前景。

## (二) 始终站在精神卫生发展前列

### 人物专访:中西医结合精神疾病治疗专家张继志

北京安定医院 海慧芝 马辛

张继志教授1952年毕业于山东大学医学院,曾任北京安定医院科研室主任、业务组组长、精神科主任、副院长;中国心理卫生协会常务理事暨心身医学专业委员会主任委员、中国中西医结合学会理事暨精神病专业委员会名誉主任委员、北京市心理卫生协会副理事长、中国心理卫生杂志副主编、中华精神科杂志常务编委、中华老年医学杂志编委等。

张继志是新中国成立后到北京安定医院工作的第一个大学生，60多年来，他从一名医学生成长为杰出的精神科医生，做过科研主任、临床科主任、医院副院长，从医几十年，见证了精神卫生事业与新中国同步发展的全过程。

在一个夏日雨后，我们来到张老的家中。门还没打开，爽朗的声音已经穿门而出。见到张老总会感慨，一位92岁的老人是这样的精神矍铄，只有深深驼下的背，记载了岁月沧桑。在张老家虽不很大但整洁的客厅，我们就精神卫生发展的几个问题采访了老人家。

新中国成立后，在百废待兴的关键时刻，各级政府给了精神卫生事业极大的关注，与新中国同步发展的北京安定医院，在政府的关心和支持下，自力更生，艰苦奋斗，弘扬科学，不断创新医疗手段，为患者提供良好的治疗环境。1953年3月，在北京安定医院发展的关键时期，迎来了新中国成立后第一位医学院毕业的大学生。张教授回忆说："当我第一次走进这所期盼多日的医院时，确实有些失望，低矮的红砖小楼，外加几个平房院，显得有些狭窄；精神病专业人员紧缺，这样的硬件和软件如何支撑起京城仅一家的专科医院？我确实有些担忧和焦虑。医院上下对我新来的'第一位大学生'寄予厚望，又令我有点忐忑不安。其实我明白，党和政府在新中国成立初期、百废待兴的时候，为精神专科医院的建设已经作出了最大努力；我也明白，有了自己的医院，就像有了梧桐树，总会有凤凰前来栖息。我进修时认识的精神科前辈伍正谊教授鼓励我说：'精神卫生是一块尚待开垦的土地，需要我们来耕耘，精神病患者大脑发生了什么变化才出现了这样的症状，服了药又发生了什么改变，一切需要我们去探索，希望你在业务上多出主意。'前辈的话给了我很大的鼓舞。那时，我的宿舍在医院最后面的平房里，没有暖气，靠煤炉取暖，寒冬腊月不会生火，经常挨冻。同事们知道此事，轮流帮我生火，暖的不光是身体，更是心里。因为医生少，技术力量薄弱，工作任务很重，艰苦的环境反而激活了我蓄积的能量。那时，我们每天工作11~12小时，虽然感到体力有些吃不消，但精神是愉快的。"经过几年的艰苦工作，医院的发展已经可圈可点了，但是这些成绩，还不足以让张继志满意。他的目标是，将北京安定医院发展成全国精神疾病的医疗基地。在后辈眼中，张老这一辈子都在负重前行,为北京市精神疾病防治工作的发展开疆拓土。然而他却似乎从不自知,只当是在履行一个精神科医师的职责。

在艰苦的环境下,张继志从来没有动摇过自己的信念,他始终坚持在精神科临床一线,对精神科病房和诊室不离不弃,经他治愈的患者不计其数。

对于精神病患者,张继志有着特殊的感情,不走进他,你很难想象,患者在他心中占有多重的份量。20 世纪 50 年代,由于医院分部多,他骑着一辆破旧的自行车去查房会诊,回龙观、北锣鼓巷、蓝靛厂等分部都留下了他不知疲倦的身影。他坦言,累是肯定的,但是始终有一种精神支撑,就是患者和家属的盼望及分部同事们的期待。

几十年来,他执着地坚持自己的理念,希望患者能得到及时、正确的诊断,他一直坚持综合医院要建立精神科。他说,"早在 1955 年,由我牵头,我院与协和医院、北大医学院精神卫生系合作,开展临床治疗和教学实习研究工作。我非常高兴承担此项工作,以我本人对精神卫生专业的理解就是要尽快培养懂得这个专业的医生,让徘徊在综合医院的精神病患者能得到及时有效的治疗。"

早在 20 世纪 50 年代末,张继志就试图建立北京地区的精神病防治网络。在他设想的蓝图中,这个网络将以北京安定医院为中心,建立各个区(县)级基层防治网,负责北京地区精神病患者的防治工作。张继志在总结当年的尝试时说:"那时候,力量单薄,资历太浅,工作起来非常艰辛。1958 年 6 月,全国精神病防治工作会议召开,这在当时对精神卫生领域影响极大,引领精神卫生事业走向一个新高度。这次会议制定了'积极防治、就地管理、重点收容、开放治疗'的工作方针,提出了药疗、工疗、娱疗及教育疗法相结合的工作方法。会后要求在各地主要专业机构建立防治科,并在北京、上海、南京等大城市建立以精神病防治为主要内容的社区精神卫生服务的三级防治网,培训一支以社区为重点的精神病防治的基本队伍,普及精神病防治知识,使社会各界人士对精神病的防治工作更加重视。这次会议与我们的设想不谋而合,给了我们巨大的力量。1958 年 6 月,在北锣鼓巷分部成立的东城区精神病防治所就为这张防治网络的铺设奠定了基础。1958 年 9 月,北京安定医院防治科正式成立,那一年,53 名医务人员告别了工作多年的市内大医院,帮助各区(县)建立精神卫生保健所。经过六年的努力,到 1964 年,18 个区(县)精神卫生防治机构全部配齐,正式运转,北京安定医院也成为全市精防工作的核心指导。精神病患者在家门口就能得到及时治疗和上门服务,这是我最想看到的情景。"

长期扎根临床工作,张继志发现自己的门诊患者竟然有 90% 来自外地,其中有不少人因诊断不准确、治疗不规范而失去了康复的可能。一位来自外地的精神分裂症患者好不容易找到了北京的大专家,忍不住历数此前看病的种种不易。张继志很同情他,仔细拟定了一个治疗方案,对他说:"以后你不必大老远跑来找我了,拿着这个方案在本地看就行!"没想到患者面露难色,反问道:"张大夫,我应该找哪位大夫?"这一下把张继志给问住了。从此以后,他有了一个大胆的想法——建立全国性的精神卫生培训中心,接纳全国各地的医务人员进修学习,让他们掌握前沿的精神病诊治知识,然后在各省设立分中心,这样,精神科的患者就不会病急乱投医了。张继志对此非常感慨,"患者已经够苦的了,长途跋涉,免不了耗费大量的时间和精力。当地如若有了这样一个中心,就能把患者的脚步留住。"为此,他作出了不懈的努力。1980 年,我院被批准成为原卫生部全国精神科进修基地。1982 年,原卫生部委托我院举办第一期"全国精神科医师临床进修班",此后每年一期。1996 年,全国精神科主治医师进修班由一年一期改为半年一期,该项目一直延续至今,到 2017 年为止,共举办了 47 期,每期接收来自全国各地的精神科医师 60~70 名到我院进修学习。对此,张继志非常高兴,他盼望着当桃李满天下时,全国各地的精神病患者便可减轻迢迢投奔之苦,得到规范的治疗和康复。

张继志是业内公认的精神科领域中西医结合治疗精神病的开拓者。直到今天,每每说到中西医结合治疗精神疾病,他仍很兴奋,眼神中有喜悦,更有期盼。他回忆说,"20 世纪 50 年代末 60 年代初,遵照党中央中医政策关于中医师要进国家医院的指示,一名中医药师、两名针灸师到我院工作,建立了中西医结合病房,开展中西医结合治疗研究。院领导希望我能协助做好中医工作,积极地开展中医药治疗,这是我和中医的最早接触。1960 年,我院开展了技术革新运动,建立急病、慢病、顽病治疗组,开展了中西医结合、电针、针灸、快速综合治疗。写出了'中西医综合治疗精神疾病患者 2 600 例分析',在精神卫生界引起轰动。从那时起,我和中医有了不解的情缘。"

　　1975年，为了丰富自己的中医知识，张继志报名参加了西城区卫生局西医学中医培训班，短短7个月，让他对中医中药有了更深刻的认识。几十年间虽然职务多变，张继志始终没有放弃对中西医结合的追求。他回忆道："记得20世纪80年代初，又有几名中医药大学的毕业生来院工作，分到我们中西医结合病房，我很高兴，真是张开双臂欢迎他们，因为中医人才奇缺啊。这些孩子来了之后，我认真的带他们，手把手教他们怎样做一个合格医生。一次，我的一个学生在医院西医考试中，取得第三名的优秀成绩。作为老师，我心里真是特高兴，但是我没表扬他，因为我知道他心里有本小账。后来，这个学生跟我说，他想纯学西医，因为他觉得中医在这个西医的世界里不好发展。我苦口婆心的批了他一顿，让他好好学中医，多想想怎样运用望闻问切为精神病患者服务。其实我心里可喜欢这些新来的小中医了，但是我不能轻易表扬，我想让他们知道，中医是祖国医学，总有一天会大放光彩的。20世纪90年代初，我们科对66名精神分裂症患者进行临床与实验室观察，从精神症状、中医四诊和血液流变图等方向初步提出精神分裂症血瘀证的临床与实验室指征，以活血化瘀的中药血府逐瘀汤为主的中西医结合治疗使精神症状消减，同时，可使血液流变学的异常指标趋于正常。由于西药用量小、副作用小，临床总体印象量表测查提示，其疗效指标高于西药组。这次我们的科研项目《血府逐瘀汤加减治疗精神分裂症》获得北京市中医药管理局科技二等奖。"说起医院的中医们，张继志能掐指细数，从大专家到小医生的名字脱口而出，并知道每个人的脾气秉性。张老常说，"西医是国际性，中医是传承性，中医的朴素无华，一直是我所崇拜的。如果能把中医的辨证施治和西医的生化、成像等检查完美结合，将是一种神奇的力量"。张老说，"我始终相信中医，相信祖国医学，也一直致力于如何把中西医有机结合；西医抗精神病药有几百种，效果基本大同小异，可不可以发展中医中药，起到增效作用。我也常想，唱歌、主持都可以跨界，我们是不是也能跨界，整合资源，来个跨界治疗。"张继志几十年的努力没有白白付出，北京安定医院的中西医结合工作也一直走在精神专科医院的前茅。2012年，国家中医药管理局"十二五"中医神志病重点学科和北京市中西医结合精神卫生研究所分别在我院挂牌成立。看到北京安定医院在中西医结合道路上的发展，张继志心中充满欣慰。

从医半个多世纪,他目睹了北京乃至全国精神卫生工作发展的艰辛,并为此作出了卓越的贡献。他主编的著作有:《精神医学与心理卫生研究》《精神药物的合理应用》《基层精神卫生保健》等,参与编写了《精神病学》《现代精神病治疗学》《中国医学百科全书精神病学》《变态心理学》《中国老年医学》《合理用药》等。这些浸透着老一辈心血和汗水的书籍,对培养一代代精神卫生工作者、对指导专科医院的临床实践与基层精神卫生保健,起到了不可替代的作用。其中《精神医学与心理卫生研究》荣获国家卫生部科学技术进步奖,张继志的另一项研究成果"北京市城区精神病流行病学调查"荣获北京市科技进步奖。张继志还非常重视和研究医学心理学与精神疾病的关系,2004年被中国心理卫生协会授予医学心理学科贡献奖。1978年,张继志光荣当选原卫生部先进工作者;1990年获中央保健局嘉奖;1993年获政府特殊津贴;2007年获中国杰出精神科医师。

由于张继志对精神卫生事业的重要贡献,他被收录于《中国当代医师大全》英国剑桥的《国际名人辞典》及美国的《国际生物行为科学名人录》。尽管已经"驰名中外",张继志却依然保持着一颗平常心:"名人不名人对我来说并不重要,重要的是我们这门学科的发展。"

采访结束后,和张老讲是为中国精神卫生工作纪念活动撰写专家专访,张老很高兴。他告诫我们不要写他个人,要写北京安定医院;不要写他的成绩,要说精神卫生工作的发展。他说,"回想行医这60多年,有三件事值得自己欣慰,第一是极力促进建立北京市精神卫生防治网络,为北京市精神卫生保障工作打下了很好的基础;第二是努力学习祖国医学,坚持走中西医结合治疗精神疾病这条不平坦的路,并在一定领域作出了贡献;第三是不负希望,做好干部保健工作,并多次获得党和政府给予的荣誉。"他说,"耄耋之年还能为精神卫生事业的发展做点事,这当属我今生最大的幸福。"

## 三、胰岛素昏迷治疗

北京大学第六医院　马莉

王秀娟老师,80岁,1959年毕业于北京医学院护士学校。20世纪90年代后期担任护理部主任,曾任中华护理学会精神专委会副主委。

王秀娟老师在临床从事护理工作数十年,经历了精神疾病治疗的发展过程,十分熟悉胰岛素治疗中的操作常规和护理观察技术,笔者就"胰岛素昏迷治疗"相关内容,深度采访了这位护理前辈。

精神疾病的治疗经历了从物理治疗、药物治疗到今天的药物、物理、心理、社会康复一体化的综合治疗过程。特别是非典型抗精神病药、新型抗抑郁剂的问世,改良电休克治疗方法等,都促进了精神疾病治疗的发展,使我们今天的患者看到了治愈的希望。

"胰岛素昏迷治疗"是从20世纪30年代各国开始广泛采用的,当时列为精神疾病主要治疗方法之一。胰岛素治疗具有技术要求高、方法复杂的特点,如处理不当,会出现严重并发症,所以此治疗方法当时是针对住院患者的。

王秀娟老师回忆到,"胰岛素昏迷治疗"是20世纪50—80年代临床主要的治疗方法之一。虽然治疗中的风险较大,但是考虑到该治疗方法有一定疗效,且疗效较稳定的优点,特别是控制兴奋效果较显著,我院一直沿用到20世纪90年代初期。胰岛素治疗在临床上可分为胰岛素昏迷治疗、胰岛素低血糖治疗、胰岛素昏迷与电休克联合治疗等方法。精神分裂症患者一般采用胰岛素昏迷治疗;抑郁症、焦虑症及神经症等一般采用胰岛素低血糖治疗方法;疑难病例采用胰岛素昏迷联合电休克治疗方法。

胰岛素昏迷治疗40~60次为一个疗程,每天上午治疗一次,如治疗次数大于20次病情不缓解,可考虑停用。每次治疗全程时间不超过180分钟。治疗前由医生评估病情、开具医嘱,治疗后医生参考治疗过程、症状缓解程度判断疗效。治疗是由护士操作,治疗过程分:治疗前、治疗中及治疗后,在这三个过程中,每个环节都至关重要。护士如观察不到位,判断有误,操作疏忽,患者就存在丧失生命的风险。因此护理部制定了胰岛素治疗护理常规,制定了胰岛素护士岗位职责及工作流程。治疗室护士岗位相对固定并经过岗位培训,才能独立上岗。由此可见,护士在胰岛素治疗中承担直接操作者和观察者的重要角色,对护士责任心及业务技能要求很高。

王秀娟老师回忆了胰岛素昏迷治疗的全过程,胰岛素治疗时,每位护士负责

6~8 位患者。治疗前：6 点开始准备用物、备好鼻饲管、葡萄糖水，检查急救药车、环境，6 点半开始治疗。治疗中：护士根据治疗单核查患者姓名、治疗方法、胰岛素剂量、注射部位，是否已禁食，测量生命体征，做好解释工作，从心理上安抚患者，征得患者对治疗的配合。为减少胰岛素用量，尽早达到昏迷，一般采用穴位注射（如心俞、膈俞、肾俞等）。注射后：护士要密切观察患者的意识状况、生命体征，防止患者在意识混浊期发生躁动、坠床及癫痫发作。患者意识状况的判断分为四期，嗜睡期（60~120 分钟）、混浊期（30~60 分钟）、迷睡期（60 分钟）及昏迷期。接受胰岛素低血糖治疗，是患者意识进入混浊期时，护士协助患者喝糖水终止治疗；接受胰岛素昏迷治疗，是患者意识进入迷睡期时下鼻饲管，进入昏迷期在规定时间内鼻饲糖水终止治疗。如终止治疗后患者醒转不好，即刻静脉推注 37.5% 葡萄糖 40ml，3~5 分钟内患者仍然不能苏醒，按稽延性昏迷处理。治疗后重点判断患者意识是否完全清醒，清醒后协助患者进食含糖高的半流食，密切关注患者进食过程，防止呛咳或噎食并详细记录治疗经过。患者治疗结束回到病房后，需病房护士继续观察患者意识的变化、进食情况，防止发生低血糖，防止出现继发性昏迷。胰岛素昏迷治疗在那个年代还是给患者带来重生的希望，为精神病治疗方法的研发奠定了基础。

今天回头看，曾风靡一时的胰岛素昏迷治疗，尽管有许多风险，随着氯丙嗪的问世逐渐停用，但是笔者认为不能简单地用褒贬形容，它毕竟是 20 世纪初精神疾病的重要治疗方法之一，已载入历史，记住历史才能发展未来。

## 四、上海精神疾病流行病学调查

上海市精神卫生中心 谢斌

1958 年 7 月，上海市精神病防治院成立后，当时的院长粟宗华把社区防治工作列为工作重点之一。当年即调动全院医护力量，历时 9 个月，对当时全市城乡七百多万居民进行精神病普查工作（部分地区抽样复查），规模及工作量之大，在世界精神医学史上也不多见。1959 年 6 月，由纪明医师完成普查工作报告。通过普查，掌握了全市精神病患者的患病情况，为制订上海市精神病防治工作计划提供了依据,为进一步开展社区精神病防治管理工作打下了基础,也是我国精神病流行病学的重要历史文献。

1958年,流行病学调查采用的是线索调查方法。当时提出的目的是:①掌握开展精神病防治工作的基本数据和资料;②就地开展医疗工作;③进行广泛的精神卫生宣教工作;④搜集流传民间的精神病治疗偏方。

具体调查步骤包括:①准备工作:包括思想动员,业务学习,组织干部,编制资料表格,安排调查人员生活等。②联系工作:即与全市各区各县的各级单位取得联系,并争取各级人员的合作。③开展调查:发掘患者、搜集病史,进行身体和精神检查,作出必要的处理。④统计分析:整理资料,建立患者统计卡。⑤建立各区各县的精神病科门诊:开展划区医疗和家庭病床工作。

这次普查共查得精神病患者19 079人,总患病率2.5‰;其中精神分裂症6 785例,占35.56%。而此次调查中涉及的全部病种,除精神分裂症外,还包括:精神薄弱症(精神发育迟滞)(3 760例,占19.7%)、癫痫(3 100例,占16.25%)、歇斯底里、老年期(含更年期)精神病、反应性精神病、躁郁症、偏执性精神病、感染中毒性精神病、器质性精神病、儿童神经功能失调、病态人格、精神衰弱、其他。

其后上海市又先后开展过数次精神疾病调查,如1978年对全市10个区、10个县的精神疾病患病率调查,共调查发现患者78 194人,按当年全市总人口数计算,总患病率7.28‰;其中精神分裂症45 109人,患病率4.20‰。

1982年底,采用全国精神病流行病学调查协作组制订的调查方法,在徐汇区、嘉定县(现为嘉定区)各抽查居民500户,共计3 027人(城市人口1 620人,农村人口1 407人),查得精神病患者37人,总患病率12.22‰;其中精神分裂症患病率为6.61‰。

1989年,仍采用全国精神病流行病学调查方法,对城市、农村共5 306户13 373人进行抽样调查,市区5 827人中查得重性精神病患者114人,总患病率19.56‰,其中精神分裂症患病率8.41‰;农村7 546人中查得重性精神病患病率10.20‰,其中精神分裂症患病率4.37‰。以此数据推算,全市精神病患者数164 303人,总患病率15.77‰;其中精神分裂症68 578人,总患病率6.78‰。

在发病率方面,1979年上海建立了全市精神病初发病登记制度。根据

1979—1990年的登记资料，重性精神病年发病率0.22‰左右；其中精神分裂症年发病率0.11‰~0.15‰。

流行病学调查工作的开展有力地支撑了上海市的防治体系建设。自1958年起，上海市就根据全市精神病普查所掌握的各区各县精神病患者分布情况，在各区各县及基层综合性医院中设立门诊点，将经市精神病防治院门诊或住院诊断明确的患者，转到就近门诊点继续诊治。诊疗工作由防治科医生轮流前往（当时防治科有医生10人，护士20人），同时加强基层医务人员的培训，逐步转向由经过培训的基层医疗机构的医务人员来担任。对因病需要住院而一时尚未能入院的患者，防治科派出医务人员建立家庭病床，送医送药上门。对部分出院的患者，进行跟踪访视和康复指导，加强同患者家属及工作单位的联系。除了给予必要的药物维持，以巩固疗效外，还从生活和工作等方面予以关心指导，以减少复发，促进康复。防治科还派出医务人员，深入到大专院校，开展神经衰弱的调查和防治工作。

1964年，新中国成立15周年之际，根据上海市政府关于做好精神病患者管理工作的要求，全市十个区和一个县（上海县）建立了临时管理点，收容对社会秩序有影响的精神病患者，行政管理由公安、民政部门负责，医疗任务由区县卫生部门及市精神病防治院承担，取得了良好的社会效果。后经上级同意，临时管理点先改为"精神病管理站"，后又改名为精神病防治站，隶属区、县卫生局领导，市精神病防治院负责业务指导。此时，在市区开展工作的基础上，防治科又派出医务人员在川沙县北蔡公社开展农村精神病防治工作，探索和总结了农村开展精神病防治工作的经验。同期，卢湾区淮海街道发动和组织居委会干部和群众协助家属督促患者按时就诊，按时服药，观察病情变化，发现发病苗头及时与医务人员联系，以利早期发现，及时治疗；协助医务人员对群众宣传精神病防治知识，关心爱护患者。以后通过总结经验，各个区的街道居委会也逐步开展了这方面工作，为建立监护网络奠定了基础。

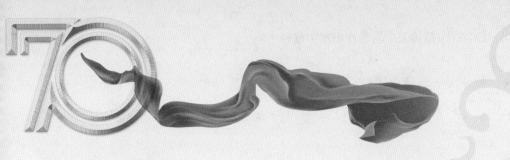

# 第四章

# 1966—1976 年：精神卫生服务在艰难中前行

## 第一节　追忆中国精神卫生领域前辈许英魁教授

### 人物专访：北京协和医院李舜伟教授

北京协和医院　魏镜

李舜伟教授(以下称"李老")是 1958 年国家统一分配到北京协和医院神经内科的。据他回忆他初来协和医院之时,许英魁大夫并没有像其他教授们一样出现在科里的重要临床医教研活动场合,当时科内同事都说许大夫生病住院了。

李老记得一直到 1960 年,在一次查房时,许英魁教授才出现在大家面前。又据当时的同事们介绍,许英魁教授所患的疾病是"抑郁症"。他的患病经历,要追溯到早年刚刚留学回国期间。许英魁教授从北京协和医院公派出国留学,先到德国,后到美国。1937 年从美国启程回国,坐船先到上海,当时上海已经被日本军队占领。他要到虹口区,通过苏州河时要过桥。而桥上有兵站岗,所有过桥的人都必须脱帽、敬礼。许英魁教授没敬礼,结果被打了两个耳光,他觉得很屈辱,从此以后情绪就不好。可能从那时候起,许英魁教授就开始有些抑郁了,不过当时没有做这个诊断,他总感到有时"心情憋屈"。以后,许英魁大夫的病情好好坏坏，会经常"郁闷"发作，大家知道他病情反复之后就会送他到精神科住院。1958 年李老来协和医院的时候，他就正住在北京医学院精神病院治疗。

1966 年，在新开路宿舍的广场上，"造反"学生把教授们一个一个叫到台上。许英魁教授也被叫上去了，大概当时的科主任们全被叫上去了，他们被说成是"反动学术权威"，然后开始被批斗、挂牌，后来这些教授被要求参加医院日常体力劳动。那时候，许英魁大夫和冯应琨大夫被分派在病房里负责打扫卫生，反复擦桌子、洗地板，这些工作对已并不年轻的教授们来讲是很繁重的。他们有时甚至先被批斗，结束了再去打扫病房卫生，打扫完卫生后也不能回家，只能在办公室里休息、睡觉。

李老清晰地记得，1967 年 2 月的某日，当时正在北京安定医院轮转主管病房工作、已有两三个月未回协和医院的他突然接到科里电话，说许英魁大夫跳楼了……后来得知，前几天许英魁教授被连续批斗，批斗完了就劳动，劳动完了不能回家，就住在医院。那天许英魁大夫大概一时想不开，打开窗户就跳下去了，坠楼而亡。

这就是许英魁教授死亡的始末。李老能够为我们复原的就是这样一个情况。可以说，许英魁大夫是一位大教授，他的离世绝对是我们专业的损失，是病患的损失，是协和医院的损失，也是北京大学医学院的损失。当时的许英魁教授已是一级教授，一直指导着北京协和医院神经内科和精神科、北京安定医院、北京医学院神经内科和精神科的学科建设、人才培养和临床医教研工作，一直在以上机构的病房里查房。他对病例分析得十分精辟，举个例子，有位患者死后尸检发现脑内的多处病灶中坏死居多，硬化斑很少，当时许英魁教授就分析认为这个病例应该诊断为多发性硬化的一种特殊类型。而这一点在神经病学后来的发展中得到证实，这种病理类型如今已在神经病学分类上被列为多发性硬化的亚洲型。类似这样的例子数不胜数。像沈渔邨教授、陈清棠教授这些大牌的专家都谦虚地称许英魁教授是自己的老师。

# 第二节　上海的社区精神卫生服务：群防群治

上海市精神卫生中心　谢斌　徐一峰

　　1935 年，慈善家陆伯鸿在上海郊区组建了上海第一家现代的精神病专科医院，命名为普慈疗养院，是当时远东地区规模最大的精神病院。1952 年 11 月，普慈疗养院被上海市军事管制委员会接管，更名为上海市立精神病医院。在上海市政府和市卫生局的领导下，医院的卫生事业经费开始有了保障，卫生专业技术人员逐年有了补充，开始走上稳步发展的道路。

　　1956 年，在上海市政府领导下，成立了由市卫生、民政、公安部门负责人组成的精神病患者管理小组，下设办公室，以协调全市精神病防治管理工作。同年，在粟宗华院长的领导下，上海市立精神病医院建立了防治组。为解决精神病患者就医难、住院难的矛盾，为方便精神病患者就近就医，防治组人员首先在普陀区胶州街道进行了精神病普查，掌握了该地区的患者数及有关资料，继而在胶州路地段医院建立了定期的精神科门诊点，这是在基层卫生组织开展社区精神卫生服务的最早形式，为以后全市进行大规模群防群治提供了经验。

　　1958 年，上海市政府决定把全市所有公私精神病院全部合并，成立上海市精神病防治院。在筹建新院的过程中，粟宗华教授"实现上海市精神科工作者大协作"的主张，得到了上海第一医学院夏镇夷教授的热情支持和真诚合作，经过不断讨论磋商，认为可以通过大联合形式来共同担负起全市精神病防治工作的使命。接着又与上海第一医学院陈同生、颜福庆、黄家驷三位院长和上海第二医学院（以后先后更名为上海第二医科大学、上海交通大学医学院）章映芬副院长共同讨论，并在他们的支持下，决定把这两个医学院精神科的力量也联合起来。精神卫生事业高度集中的这种模式，被戏称为"精神病托拉斯",它对精神科的医、教、研、防是起促进作用的。人员集中、任务集中、分工协作、全面兼顾、统一协调、长远规划、因势利导、不断升级,对精神科的发展带来好处。精神病防治院建院三四年间,的确带来了精神卫生事业的快速发展和工作的高效率。

上海市精神病防治院统一承担了全市精神科门诊、院际会诊工作,两个分院还收住慢性疗养病员。医院同时设有专职的防治科,负责社区及患者出院后的关怀,组织居委会、街道、大的工厂、学校设立工疗站、管理站、简易治疗室,促进康复病员回归社会,继而发展至精神病患者工疗站、管理站、日间医院,为出院康复患者服务。此外,民政系统还保留了三个精神病疗养院,床位在 100~500 张,专门收住无家可归的患者。20 世纪 80 年代,上海市公安局建立安康医院,床位渐发展至三四百张,专门收住在社会上肇事肇祸的精神病患者。全市在精神病防治领导小组的领导下,统一协调,形成有强力的运作机构,承担起全市的精神病医疗、预防、教育和科研任务。

针对当时床位还不能满足全市患者住院之需的情况,1964 年,上海各区正式设立了区精神病管理站,集中收管未愈患者。后来发展为区(县)二级精神病防治院,各区(县)负责解决本地区的患者,加上深入基层的防治工作,形成了精神卫生的三级防治网,就是被世界卫生组织称为"上海模式"的精神卫生体系。

## 人物专访:上海市精神卫生中心张明园教授

上海市精神卫生中心　何燕玲

20 世纪六七十年代,精神科社区工作还是有若干进展的,特别是在上海。实际上在上海发展社区工作主要是两件事。

一是上海发展了社区精神病患者工疗站。在 1972—1973 年,那时美方领导人计划访华,就先期派了一个代表团来上海,在中苏友好大厦(现在的上海展览馆,地处静安区)前拍团体照,发现照片上多了一名陌生女子,大家当时都不知道怎么回事。后来经过确认,那是一名精神病患者。当地派出所十分重视此事,那时中美要建交,外事活动逐渐多起来,静安区张家宅街道的外事活动很是吃紧。于是,凡是有外宾到来,居委会就派专人去陪护精神病患者,譬如去陪看电影,其他社区也都这么做。还有一位民警想到把患者组织起来搞娱乐活动,像上班下班一样,请本地精神病防治院的医生来帮忙照看患者,也方便调整药物。最初只有9名患者,找了些简单加工的活儿来做,有些报酬大家能分一分,那个时候还能协调免费的房子,由此生存下来,在静安区得以推广。这个做法先在公安系统内部介绍经验,重点涉及外事区域。

第二件是在农村开展精神卫生服务。当时有个"626"指示:"把医疗卫生工作重点放到农村去",各医院纷纷派出医疗队去农村。上海的综合医疗队中,精神科医生发挥不了什么作用,去了以后没事做。医生们总想找点事情做。上海市精神病防治院有个柳介丘医生,当时随医疗队下到松江县叶榭公社,看好了几个癔症患者,有了点小名气,随后与公社商量在当地做了个流行病学调查。现在看来调查方法不大规范,但至少拿出了数据,在叶榭公社这个地方,癔症患病率在1%以上,这个调查有点特别,癔症排第一位。当时主管工作的工宣队认为医生去农村,经过思想改造有成绩,为农民服务做调查,把经验在医院里做介绍,也推到上海市卫生局去介绍。当时上海市卫生局革委会就决定让精神科独立组织专业医疗队下乡,每年派2个队。我是1974—1975年去的宝山县。当时除崇明和上海县(现属浦东新区)外,都没有精神病院。崇明的那个精神病院是民政建的,上海县的是卫生系统的。医疗队下去后,每个公社卫生院抽一名医生,集中起来培训7~10天的精神科知识后,回去组织参与点上的流行病学调查(普查)。这个做法对发现农村重性精神疾病患者还是很有用的。把大队卫生员培训后,请他们报告患者线索,然后医疗队派人去复核。当时获得现患率4‰~6‰,数据较为可靠。这些卫生员接着做随访,在后来上海模式做推广的时候,这些人都已经培养好了,都成为了专职医生。还有就是做治疗,腾出房子做简易病房,把本公社的严重精神病患者,譬如我所在的宝山县月浦公社就十来个,集中起来治疗,卫生员和医疗队一起工作。这些患者大多数从未治疗过,治疗成效很好,数周后病情有明显改观,受到当地欢迎,被誉为"永不撤走的医疗队"。一方面,医疗队连续派下去,都是正当年的能独当一面的医生领队,譬如接我的是蔡能,还有瞿光亚、顾牛范、周天骍;另一方面,将当地这些卫生员培养成为了专业人员。这与烟台和铁岭地区以家庭病床为主体的农村精神卫生服务差不多。

回顾当年上海社区精神卫生服务的起步,我认为可以总结几点:①医务人员想把事业做好。不管什么路线、政策,作为医务人员,想做点事,是成就这些模式的动力。"上海模式"取材于这些模板。上海在 1958 年就开始做调查了,调查结束后建立了防治科。殷国宝医生在任防治科科长期间做了大量工作,一直与社区保持联系,借防治科的平台推广张家宅模式。当时所有医疗队在业务上都是归口防治科管理,防治科在指导医疗队的工作,总结、交流和推广医疗队的经验。在"上海模式"获得上海市科技进步一等奖、原卫生部科技进步二等奖时,殷国宝医生结婚去法国,第一获奖人是严和骎。②要有一支懂社区的专业队伍,这是基础。③精神病管理领导小组最初是为庆祝新中国成立 15 周年,于 1964年成立的公安、卫生和民政三人小组。20 世纪 70 年代末 80 年代初也是 3 家,后来加入教育、劳动、财政等部门,再后来有了残联。组长由上海市政府分管卫生的副秘书长担任,如殷一璀,成员都是每个局分管的副局长。最重要的是这个机构可以决定做些什么事情!办公室设在我们医院,常设是 4 家(卫生、民政、公安和残联),每家出 1~2 个人。有了常设机构后就能有效推进工作,做计划,做检查,做总结。④要注意发现工作实践中出现的好的做法,在政府体系中加以推广。王昌华医生是革委会副主任,相当于副院长,他亲自兼防治科科长。他原先在上海市卫生局工作过,曾任空军医院院长,懂行政。他开发市领导,带领导去看工疗站,组织康复后的住院患者去市委大礼堂文艺演出。政府觉得不错,就下令每个街道至少要建立 1 个工疗站,每个地段医院(乡村卫生院)至少要有 1个医生经过半年培训后担任专职或兼职精神科医生。从此有了行政体系、技术体系,才有了后面精神病管理领导小组在街道层面的成立,有了精神病患者看护网。

## 第三节  北京海淀区四季青公社精神卫生服务

### 20世纪70年代,我院去北京海淀区为精神病患者治疗追忆

北京大学第六医院  韩永华

20世纪70年代,城市医院医护人员去农村送医送药,为患者服务。当时的大多数医务人员还热衷于毛泽东主席所说的:要把卫生工作的重点放到农村去,送医送药为农民服务。全国上下大大小小的医院,从领导到医生、护士为了响应伟大领袖毛主席的号召,精神饱满、意气焕发来到农村免费送医送药。医护人员看病、护理不计任何报酬,不怕苦累,不分白天黑夜和贫下中农实行"三同",即:同吃、同住、同劳动,接受再教育。也就是在1972—1976年的那段时间里,北京医学院精神病科(现北京大学第六医院)的医护人员在科主任沈渔邨大夫和舒良大夫、崔玉华大夫的带领下,到北京市海淀区农村四季青公社(现为四季青乡)送医送药。

#### 农村精神病患者的处境让人触目惊心

来到农村,医护人员真正开了"眼界",精神病患者那种生活贫穷与缺医少药的现状使我们受到了"激励"和"鼓舞",心里触痛,许多精神病患者基本得不到真正的治疗。部分患者穿得极为破烂,衣不遮体、蓬头垢面,少有照顾;有些患者被锁在家中或被关在小黑屋里或被绳子拴在桩上,还有患者被其他方式残忍地束缚,他们受到了极其不公平的对待。对此,家属也是毫无办法,因为他们缺医少药,害怕被患者打骂,害怕患者出去伤人毁物。尽管如此,患者冲动毁物、自伤与伤人、打人骂人、伤及人命等案件时有发生。这一切我们看在眼里疼在心里,接下来如何工作、如何给予帮助,却是千头万绪。

**组织培训技术力量,让乡村医生("赤脚医生")尽快了解与初步认识精神疾病的基本知识**

科领导和技术骨干人员经过认真周密的研究,结合当时的国内形势,明确首先要做的就是集中组织每个乡村的赤脚医生进行为期一周的培训,详细地讲解精神疾病常见知识、如何辨认不同患者的精神症状并给以恰当治疗。培训的主要内容包括:精神疾病基本概述、精神疾病症状学、精神分裂症、躁狂抑郁症、神经官能症、精神疾病的药物治疗、司法精神病学、疾病的维持巩固治疗与预防复发。

一周培训结束后,乡村医生学到了精神疾病的基本知识,对精神病患者的看法和态度都有了转变。他们不再认为精神病患者是"花柳痴""装疯卖傻""思想意识不好"等;认识到精神疾病是一种病态,是患者大脑受到内外多种有害因素影响,导致他们在认知周围事物时发生歪曲与错误的判断、情感忽高忽低或缺乏相应的协调性反应,以及行为的紊乱异常、冲动毁物、怪异或不理解等,患者应该到正规医院接受诊断和系统治疗,不能简单粗暴地把患者禁锢或捆绑起来。有了认识的转变,乡村医生就不再对精神病患者惧怕,就有了积极为患者治疗的信心,懂得让患者吃药可以使症状好转甚至消失,恢复正常人的生活,让患者全家能过上正常幸福的日子。

**工作的困难与克服之道**

那时的乡医院没有专职精神科医生,后来在我们建议下,乡医院专职抽调了一位医生学习精神卫生知识,配合我们工作,这样我们在乡医院一级就有了技术骨干。除此,我们还组织培训各个大队的乡村医生逐家逐户进行摸底登记,对筛查出来的患者进行确诊,并确定个体化治疗方案,那时的药物种类也很简单,如盐酸氯丙嗪、盐酸奋乃静、氯普噻吨等。经过一段时间的治疗,不少患者的症状都有了明显缓解,不仅生活能够自理,还可以帮助家里做饭和进行简单的家务,有的还可以下地劳动,跟家人亲友的沟通和相处也好了很多。患者家属和邻居、各级领导看到这些都由衷的喜悦,对我们一年多来的工作也给予了充分的肯定和赞扬,希望我们能继续在当地开展服务。

全科会议上,大家分享着各自的体会与经验,医护人员都很激动兴奋,同情患者的处境,纷纷表决心要到农村一线进行工作锻炼。于是,科领导决定派科室人员分期分批到海淀区的四季青公社、玉渊潭公社、东北旺公社、北安河公社、苏家坨公社、永丰公社、东升公社、清河镇、温泉镇等乡村进行送医送药工作。那时工作环境、生活条件极端艰苦,不是单凭信心和勇气就行的。院里院外两套工作,但只有一套人马,如何处理? 既缺乏技术人员、也无交通工具,路程近的每日来回几十里路,远则要上百里,如何克服这些困难?

20世纪70年代初期,交通工具稀少,要去北京郊区的路程十分不方便。每天早上去农村只有三种方式:①10里以内的路程基本就是以步行为主;②骑自行车;③50多里或者更长的路就只能坐公共汽车才能到达。每天我们要一大早就起床去赶早班车,争取在家属下地干活或患者自行“出走”之前赶到,不然就可能看不到患者,那这一天就白辛苦。有时实在没赶上车,就得自己步行了。通常顺利的话,我们能在上午9~10点钟赶到乡卫生院,再由乡医骑车带着或步行同去患者家里检查、治疗、督促患者吃药。在1976年前后有了治疗精神分裂症的长效针剂“氟奋乃静癸酸酯”和“庚酸酯”,给患者带来了极大方便,可以每周或两周注射一次,患者对治疗的依从性以及与医生的合作程度大大提高了。

那几年我院每周下乡的医护人员约3~5个小组,每个小组1~3位医、护人员合作搭档,分别去不同的乡医院,如果下午回来时间还早就再回病房看看患者。尽管每天的工作紧张又劳累,大家都本着一切为了患者的信念,从无怨言,从不计较个人得失,日复一日地奔波于乡村为患者服务。通过几年的下乡工作,科里医生护士都得到了锻炼,思想成熟了,与贫下中农的感情加深了,为患者服务的意识更自觉了,尤其是对精神病患者的关心更强化了。正是在这样的精神与感情影响下,患者随时有问题,医生护士就随时到场,例如有患者在家里或公共场所出现兴奋激越或有伤人行为,医生护士都会及时赶到处置,直至患者稳定下来才放心离开。正因为如此,那时科里的医生护士在乡医院吃住是常事,基层医生也受到了感动。他们逐渐学会和掌握精神疾病的基本知识,懂得辨认不同的精神症状,使用不同的药物,以及简单处理药物不良反应。一个在上级医院指导下,由乡医院和大队合作医疗站共建的精神卫生社区医疗模式初步建立形成。

正是这样的多年共建模式和工作基础,对我院以后几十年的工作产生了巨大的影响。例如,我院社会精神病学研究室借鉴使用大量当年建立起来的框架资料,为现在的研究服务,并在既往的基础上继续深入做了大量服务和研究工作,为精神卫生专业发展提供了有力的支持,对新时期精神疾病类型的分布、患病率、发病率以及复发与预防等均有极大的帮助和借鉴。

当时的工作取得了很大的成果,但来自患者的打骂也遇到不少,我们都是本着"打不还手,骂不还口"的原则在应对。我们家访时,有时碰到的是患者拿着棍棒、铁器等"欢迎"我们,医生躲闪不及就要"中枪"。例如有一位患者兴奋冲动、拒绝服药,家里护理实在困难,急需住院,家属找到医生给提前安排住院。但患者住进病房后,知道是某某大夫提前联系安排她住院的,记恨在心,在一次上午病房查房时患者趁该医生没注意,在背后狠狠扇了两个耳光,导致该医生长达数年的耳鸣。当然,被患者辱骂、追赶的情况就更多了。

还有一件事我记的特别清楚,1975年8月一个正午烈日高照,为了从乡卫生院急忙赶往一农户家看望患者,一位身体又瘦又矮的年轻医生骑着"二八式"自行车,后坐上坐着已是年过花甲的沈渔邨大夫,她身材高大。途中两人聊着对患者的治疗话题,说着说着就要到达目的地了,沈渔邨大夫突然纵身跳下车,行动很利索,但骑车人预料不及,车轮还在继续向前转动,就听见"啪"的一声,她狠狠地摔在地上,倒下被拉出几米远,双侧膝盖顿时红肿发紫。沈渔邨大夫疼得满头大汗,但她强忍着痛苦,还微笑地对这名年轻医生说:只能你自己一个人去看患者了,我实在不能走了……第二天一上班,全科对沈渔邨大夫被某大夫骑车摔伤的事就炸开了锅,但谁也没有抱怨去农村看患者这件事。当时这件事情让这位年轻医生在以后几十年的工作中一直铭记在心,他对这位那么热爱她的工作以及她的患者的老医生和长者始终心怀敬佩和爱戴,那就是她对精神卫生工作的大爱精神。记得在沈渔邨大夫参评中国工程院院士时,上级相关部门来我院审查和征求事迹时,还专门就此事对医生进行了采访和了解。

通过几年的农村工作,我们深有体会:这些进展是在海淀区政府领导的支持下,海淀区精防办积极配合并直接参与工作,医护人员积极发挥专业技术能力和吃苦精神,以及村委会大力支持下取得的,这也为今后更加深入扎实地开展防治工作建立了良好的制度与措施：

1. 每年定期召开精神病防治工作专题会议，讨论研究近期工作计划和工作制度落实情况。

2. 加强对基层乡村医生和患者家属的专业知识培训和教育，巩固提高诊断与治疗水平，发现新患者及时联系，落实措施，了解患者家庭状况及患者近期病情变化，叮嘱家人按时给患者服药，做好监护工作。

3. 做好表卡记录和登记，根据患者各种不同程度的病症进行分类管理，定期随访，并向患者家属了解患者的治疗情况，保证患者能够按照医嘱定时服药。

4. 做好精神卫生防治工作的宣传教育和预防，提高民众对精神卫生知识的知晓。利用世界卫生日和 10 月 10 日世界精神卫生日做好精神病患者康复宣传工作，鼓励患者参加社区康复活动。

5. 做好精防工作，构建和谐社会。精神病是一种慢性持久的、反复发作的疾病，重者会减弱或丧失家庭、社会功能，失去生活能力和人际交往；少数患者会情绪失控、行为激越冲动给社会造成严重危害，并且给居民带来不同程度的威胁等。因此，做好基层精神病防治工作，对社会稳定和谐具有重大意义，是精神卫生领域不可缺失的一项工作。

## 第四节　化整为零，星火燎原——安徽十个市级精神病医院的建院

安徽省合肥市精神病医院　李晓驷

岁月悠悠，人道博爱，安徽精神卫生事业的蓬勃发展记载着历史的变迁，折射着精神医学发展的点滴光芒；承载历史，展望未来，任重道远，几代安徽精卫人矢志不渝、救死扶伤、艰苦创业……

**应时而立，开荒辟地，仁爱济世**

1953 年，出于当时社会需要，有一批精神病患者急需医治，特别是从抗美援

朝战场归来的一部分战士因战争创伤而饱受精神疾病折磨。为了让这些患者得到更好、更专业的医治和康复训练,经安徽省卫生厅同意,合肥市正式筹建精神专科医院,始定名为安徽省合肥市精神病医院,这是当时全省第一家也是唯一一家市级精神专科医院。

在选址时,医院被划定在当时远离城区的偏僻荒芜的地方,四周皆是农田、水塘,院内建筑几乎都是在曾经的坟头上建立起来的。占地面积近220亩。

1954年6月,医院正式开业。当时医院条件极为简陋,房屋仅为几排低矮的平房,医疗仪器仅有从上海购买的5台电休克机和1台X线机。医院设置4个病区,床位共140来张,主要收治重性精神分裂症患者。治疗手段较为单一,采取全国精神病专科医院普遍采用的"三大法宝",即药物治疗(氯丙嗪)、电休克治疗和胰岛素休克治疗三大治疗方法。

职工共91名,其中医技人员36人,医师仅有3人(荣杰明、徐嗣逊、祁国良)。当时的医护人员主要由专业医校、护校的毕业生分配而来。1924年入伍的老红军章明为第一任院长,夏静波为业务副院长、刘帮福为后勤副院长。

1956年9月,原先专门收治由抗美援朝战场回来、具有严重精神创伤战士的解放军康复七院(原安徽省精神病防治所,由安徽省卫生厅和安徽省军区共同管理),因抗美援朝战争结束,病员逐渐减少,在安徽省卫生厅及安徽省军区共同主导下,与合肥市精神病医院正式合并,成立安徽省立精神病医院,即为合肥市第四人民医院的前身。这是当时全省唯一的省级公立精神专科医院。合并时,康复七院的俞心田、周庆云、孙承忠三位医生、十几位护士及二十多位患者一同并入,让医院规模初步扩大,并开展了多种工娱治疗,住院患者的手工作品还受邀送到北京展览。

1957年,医院几个主要医生被打成"右派",为保证医院的正常运转,医院从省内其他公立医院调入几位医生。这其中就有从芜湖弋矶山医院调来的陈弘道主任。从此,陈弘道主任便与医院结下了深厚渊源。陈弘道主任后来成为全国精神专科知名专家,培养了一批又一批优秀的医师,他编著的《精神疾病症状诊断学》几乎是当时精神科医师必读之书。陈弘道教授为医院医疗技术的发展作出了杰出贡献,后被任命为合肥市精神病医院的名誉院长。

虽然政治、经济环境艰难,但医院在临床、科研等方面不断摸索前进,一直走在全国前列。自1957年起,医院与安徽医学院(现为安徽医科大学)神经精神科教研组开展合作,医院提供临床应用基地,安徽医学院教研组提供医生来院上班收治患者,第一批来我院就职的教研组医生尹士杰、王兴中、陈颖、苏启庚等也自此开始承担起了安徽医学院精神病学的教学任务。1963年,中华医学会安徽分会神经精神科学会成立时,医院有19名医师成为会员,每年有一次全省性学术活动。为适应不断增加的患者需求,1963年医院还进行了史上第一次扩建。新建了2个病区,总数增至6个,同时增加床位数至近300张。后随着患者继续增加,又在院外开设门诊简易病房,多时收治几十个患者。

**一分为十,历经风雨,不忘初心**

20世纪六七十年代,医院各种科研、学术、技术不被重视,各种操作规程被"管、卡、压",原有的护理制度被废止,患者只出不进,医疗和护理工作几乎处于停滞状态。

这期间,毛泽东同志作出"六二六"指示,要求全国把医疗卫生工作的重点放到农村去。为响应号召,原安徽省立精神病医院经历了一件关乎整个安徽省精神卫生事业发展的重大事件,即在革委会、工宣队、军代表主导下,医院将两百多名人员和现有医疗物资"一分为十",下放到全省九个地区(阜阳市、六安市、安庆市、滁州市、芜湖市、铜陵市、黄山市、宿州市、巢湖市)和合肥市。该项工作启动之初,院内人心惶惶,抵触情绪浓厚,经过为期一年多的动员安排,"一分为十"工作开展顺利,在人员、物资基本采取平均分配原则下,工作人员中老党员、技术尖子、军人家属等不需要下放单位的家属可以优先考虑留在合肥,其余人员根据自愿报名或者籍贯、家属下放地就近原则分配到其他九个地区。

"一分为十"对医院自身发展来说可谓是场"浩劫",当时医院仅留有10个医生及20个护士,但是从全省精神卫生事业发展角度来说,它极大地推动了全省精神卫生事业的普及,为全省精神卫生事业的繁荣培育了沃土。

1970年,合肥市在安徽省立精神病医院的原址上,建立了合肥市精神病医院。而下放到合肥市以外的九个地区的人员或在当地协助开办精神病专科医院,或被收编到当地综合性医院开设精神科。其中,下放到阜阳、安庆、黄山、芜湖(原址在南陵)、铜陵、宿州的人员均在当地协助下创办了精神病专科医院,下放到六安、巢湖、滁州的人员则在当地综合性医院开设了精神科。九个地区具体情况如下:

1968年底,张俊德、周庆云、蒋之爽等26人下放支援宿州市第二人民医院建设。宿州市第二人民医院,原名宿县地区精神病医院,1967年建成,初占地30亩,仅有病房1幢、门诊1幢、行政办公及职工宿舍6幢平房,医务人员13名,计划预收100名患者。1968年底,宿州市第二人民医院开诊,原省立精神病医院26人,组成了包括检验、X线检查、护理和后勤人员的下放队伍前往支援。下放医务人员的到来为医院注入了新生力量,也带去了医疗技术,帮助医院人员和规模实现迅速扩张。

1969年底,查富树等18人下放支援芜湖市第四人民医院建设。芜湖市第四人民医院,原为南陵县精神病医院,原址在芜湖市南陵县格林乡,1970年正式开诊,初期主要收治精神科和普通科患者,门诊部设置诊断室、护办室、西药房、化验室、理疗室、放射科和挂号室,病区仅有一个,设置病床50张,兼收男女患者。后在全院医务人员的艰苦创业下,医院逐步发展,满足了芜湖、马鞍山、宣城地区500多万人的精神卫生保健和精神疾病防治需求。

1970年,甄茂科、沈为琴、王珍等10余人下放支援六安市人民医院(原为六安行署专区医院),组建了精神科,甄茂科任科主任,王珍任护士长。当时科室建在专区医院西南角的独立小院,占地约4000平方米,开设一个病区,设置床位40张。1984年12月,这些下放来的主力医护人员又协助六安地区精神病医院筹建小组,将原六安行署专区精神科从医院分离出来,成立六安地区精神病医院,改变了当时地级市无精神专科医院的现状,解决了精神病患者的就医困难。

1982年,精神病学专家刘法忠带队前往支援铜陵市精神病医院建设。刘法忠先后任病区主任、业务副院长,1986年起任院长。铜陵市精神病医院成立于1981年8月,自成立之初,边建设边开始收治患者。在刘法忠、周道平等原省立精神病医院专家的带领下,积极开展精神疾病治疗、康复工作。当时除了基本的药物治疗外,还开展了心理治疗、电休克、胰岛素休克治疗,探索康复方式,建立工娱疗站,家庭康复病房,医院设备有X线机、心电图、脑电图、生物反馈仪及必要的化验室设备,精神疾病治疗、康复水平在省内处于前列。

1973年,卢贤义、董章泉和秦士勇等人下放支援安庆市第六人民医院建设。安庆市第六人民医院前身为安庆地区精神病医院,1973年7月成立,1975年12月15日医院门诊正式对外开诊。出诊的专家主要是原安徽省立精神病医院下放的医生。1984年上半年由于区划调整,安庆撤地建市,医院正式更名为"安庆市精神病医院",医院实行院长负责制,卢贤义同志担任安庆市精神病医院首任业务院长,董章泉、秦士勇同志分别调至合肥市精神病医院和上海市静安区精神卫生中心。医院的护理骨干则是由原省立精神病医院下放和安庆地区医院抽调的吴梦兰、蒯文兰、张夕妹、杨秀珍、鲍秀英等共同组成。2003年,为顺应医学模式的转变,增加第二名称—"安庆市第六人民医院"。2010年成立的"安庆市精神卫生中心"挂靠于安庆市精神病医院。

1970年,原安徽省立精神病医院十多名精神卫生专业人员在彭克钦同志带领下,下放到位于琅琊山脚下的原滁县地区人民医院(鼓楼医院,后更名为滁州市第一人民医院)安营扎寨,组建精神科。1972年,精神科住院病房建成,开始正式收治住院患者。当时的病房条件比较简陋,病房里仅配置了由其他科室调换下来的十几张破旧的病床。1980年前,精神科仅一台简易电动治疗仪,1985年购置一台多用电针治疗仪,后引进快速冲击疗法,临床使用效益不高。1987年起,先后组织人员到上海、南京、合肥等地精神卫生中心进修学习,参加各类精神卫生学术会议,组织学习精神疾病各类"量表"使用方法、世界卫生组织统一诊断标准及国内精神疾病分类及诊断标准等。2015年8月,滁州市将原滁州市一院所属传染病院区和精神病院区剥离出来,组建滁州市第二人民医院,同时加挂滁州市精神卫生中心牌子。2016年8月,滁州市第二人民医院与安徽省精神卫生中心(合肥市第四人民医院)联合,成为了"医联体"单位。

1969年7月,原安徽省立精神病医院张新应、徐宜乾等一行23人下迁至阜阳,筹建阜阳专区精神病医院。医院刚成立时只能接诊门诊患者,1970年6月15日建立简易病房,设置床位40张,开始收治精神病患者。但设施极其简陋,全院共有一台显微镜设备。患者大多是重性精神病、癔症、癫痫患者。患者除来自本地区外,淮北地区及阜阳地区周边的河南省精神病患者也前来就诊。工作量多时门诊每天达50人次左右。1973年起每年门诊人次已达万人以上。1979年4月,医院成立了司法精神病鉴定组,由黄声长任组长,成员有王天祥、王世纪等。20世纪80年代后期,医院人员增加,设备更新,建章立制,逐步走向正规化,更名为阜阳市精神病医院。

"一分为十"后,原安徽省立精神病医院下放到各个地区的医护人员,在当地白手起家、无私奉献,陆续采购设备,招纳、培养医护人员,收治周边患者,迅速成为全省各地精神卫生事业的骨干力量。其中涌现出一批杰出代表,如阜阳市精神病医院王天祥院长、六安市精神病医院甄茂科副院长、安庆市精神病医院卢贤义业务院长、铜陵市精神病医院刘法忠院长、黄山市精神病医院李孝福院长、芜湖市精神病医院查富树院长等,这些献身精神卫生事业的人,用他们的双手和汗水,打下了安徽地区精神病医院早期基础,创造了安徽地区精神病医院历史上的辉煌。他们将先进的诊疗技术、管理经验带至全省各地,在安徽省精神卫生事业的发展史上记下了浓墨重彩的一笔。

### 乘风破浪,砥砺前行,铸就芳华

"一分为十"后,留在合肥的原安徽省立精神病医院更名为合肥市精神病医院。医院只留有10个医生,且不久后1个被调走,另1个患癌症去世,只剩下8个医生。直至1973年1月,刘军从上海医科大学毕业分配而来,医院才拥有第9个医生。医疗设施破败不堪,原先10部心电图机仅剩1部,还是坏的,电休克机也只剩下1部。当时两三百名患者住院,而检验科只有1名医生,需24小时住在医院,保证随叫随到。因为没有人、没有设备,医院以前做的常规化验都停止了。医院各项医疗制度,护理制度,操作规范也全部流于形式。最困难时,甚至连续三个月没钱进药,医院的发展举步维艰。原先处于全国领先地位的合肥市精神病医院瞬时大大落后于全国其他省会城市精神病医院,更落后于全国省级精神病医院。

然而,合肥市精神病医院并未就此放弃,她时时刻刻都在寻找绝处逢生的契机。即便在最艰难的时期,医院的医护人员也并未放弃对精神卫生事业的追求,研究了羊肠线穴位埋藏、丹参酒治疗癫痫、低频正弦波治疗精神分裂症的动物试验及临床疗效观察，其中"低频正弦波治疗精神分裂症的动物试验"研究课题于1978年获合肥市科技三等奖。这一时期也涌现出了一批全省乃至全国有名的专家学者，如陈弘道、徐嗣逊等。

党的十一届三中全会召开后，随着改革开放的一声惊雷，借着解放思想的春风，合肥市精神病医院迎来发展的新生。1984年4月10日，在合肥市卫生局的指导下，合肥市精神病医院组建了新的领导班子。一改过去领导班子都是老红军、老革命的传统，新的领导班子按照革命化、知识化、年轻化的标准选拔，当时年仅38岁、毕业于上海医科大学的刘军被推选为院长，成为全国卫生系统最年轻的院长之一。这一魄力之举宣示着合肥市精神病医院改革开放之决心，乘风破浪之勇气。正是这一届新的领导班子，及推出的种种改革之举措，为合肥市精神病医院的发展带来了活力和希望，开启了合肥市精神病医院的新里程。经过新一届领导班子的努力，医院在管理、制度、医护人员的质量和数量上于短短几年后迅速跟上全国水平，为合肥市精神病医院的快速发展奠定了坚实的基础。

与此同时，发展起来的合肥市精神病医院依托在当时全省较为领先的医疗资源和管理理念，积极举办各类继教培训班，全省各地市精神病医院或精神科的医护人员纷纷踊跃学习进修，精神卫生防治工作的最新医疗技术和护理制度得以及时在全省推广。

为更好带动全省精神卫生工作的发展，经安徽省卫生厅批准，1992年，合肥市精神病医院同时成为安徽省精神卫生防治中心，承担全省精神疾病的预防、治疗、康复、教学、科研等工作，担负指导全省精神卫生工作的发展和人才培养的重任。

合肥市精神病医院（合肥市第四人民医院、安徽省精神卫生中心）的发展过程，只是安徽省的精神卫生事业发展的一个缩影。在当初"一分为十"的背景下建立起来的另外九家精神卫生机构，也都经历了类似的发展过程。

从历史的角度看，"一分为十"的举措使得原先在全国已有一定影响力的安徽省立精神病医院自身的发展遭受了难以想象的重创，医院也降为市级精神病医院，但"一分为十"的举措也在全省每个地市播下了希望的火种，让每个地区都能有个精神病医院或精神科，在相当程度上缓解了精神病患者的就诊困难，大大推动了全省精神卫生事业的发展。

安徽省立精神病医院"一分为十"的特殊历史，也让合肥市精神病医院和全省其他地市的兄弟单位有着天然的紧密联系，全省同道毫无保留地相互支持、相互学习，共同渡过难关，共同迎来精神卫生事业发展的最好时机！

## 第五节　精神药物的仿制和临床引入

*上海市精神卫生中心　徐一峰*

1952年，上海的夏镇夷教授看到了国外用氯丙嗪治疗精神分裂症有效的报道，就积极联系上海医药工业研究院试制。于是，从1956年起，上海市精神病院开始临床试用了氯丙嗪。至20世纪60年代，上海地区主要应用了氯丙嗪、奋乃静、氟哌啶醇等抗精神病药，但是效果并不特别理想。

1966年，国外试制成功氯氮平，临床应用结果表明，它是治疗精神分裂症的新一代有效药物，但国内尚没有这种药物。1972年，上海制药二厂的印雪工程师告诉当时夏镇夷教授的学生颜文伟说，"只要给出分子结构式，就能作出任何药品"。于是颜教授就将在国外文献报道中看到的氯氮平的分子结构式给了他，他果然试制成功。那时，药品的使用并没有严格的规范和前期试验，在1976年氯氮平研制成功后，就开始了临床试用。由于一些难治病例在使用氯氮平后获得良好效果，这种新药就得到了医生及患者家属的欢迎。但在此时，国外却报道了氯氮平可能会引起白细胞减少并危及生命的问题，当时在上海医学情报站工作的精神科医生蔡能，写了医学情报，于是上海市药检所迟疑不敢批复正式投产，眼看着就要拖下去了。上海市精神病院的医生们在夏镇夷教授的领导下，进行了多次业务讨论会，从2 000多份治疗病例中抽取1 000份用药剂量及疗程都足够的病例进行分析后，发现这一情况的发生概率在1%左右，并且白细胞减少的情况，是可以预防和治疗的。于是大家统一认识，制定了一套用药常规，此药终于被获准正式生产。这套常规具体就是在氯氮平用药以后，每两周进行一次血常规检查，然后不断加大间隔，一个月、两个月直至半年到一年。就这样，氯氮平的临床应用，解决了当时疑难病例用药的现实问题，相对氯丙嗪、氟哌啶醇等药而言，其疗效优越很多。

在氯氮平的使用过程中，也发生过一些个别的案例，引起了上海精神科医生的重视和讨论。当时，有一个患者吵闹着说自己不是父母亲生的，还要打父母，氯氮平用到了 600mg/d 的剂量，才解决了问题，但是却又出现了从未产生的情况，患者"在坐下来之前，要看椅子七到八回""母亲进房间，患者要求她出去重走，七八遍才能进来"……当时的精神科医生们在夏老的主持下一起进行了讨论，最后认识到这是氯氮平的副作用，是它诱发了强迫症，并且最终确定了在应用氯氮平的同时服用氟西汀的治疗方案。之后这个经典的案例在《上海精神医学》上发表，全国的精神卫生界才了解到氯氮平有可能会产生这样的副作用。可以看到，在那个还没有太规范的临床实验的时代，上海的精神科医生们是以不断实践的方法来更好地运用精神科仿制药物。

上海之后又逐步开发了利他林（哌甲酯）、氟西汀等仿制药物。百忧解（药名氟西汀）是美国礼来药厂 1976 年左右研制成功的，在此以前并没有可以有效治疗抑郁症的药物。颜文伟教授让国内药厂仿制出了国产的氟西汀，随后和他的学生一起，完成了国产氟西汀治疗抑郁症的双盲对照临床试验，并在一个个城市进行推广，使得更多的医生可以使用这种国产药物来治疗抑郁症患者。

从此以后，治疗精神疾病的国产药物不断涌现，有一个进口的，就仿制一个国产的，价格普遍便宜 50% 以上，这给上海精神卫生工作的发展带来了巨大的推进。由于氯氮平仍有一些无法解决的副作用，专家们又主张仿制了奥氮平，临床应用后，发现它的副作用极少，尤其是几乎没有心源性猝死的可能，因而它的推广和使用比较广泛。

奥氮平等各种精神药物的不断涌现，见证着上海精神药物的仿制和临床应用的历史。正是前辈专家们勇于开拓冒险、甘于承担责任的忠实态度，以及在实践中不断改进完善的务实作风，为现在上海精神药物水平的发展奠定了坚实的基础。

注：以上内容为对颜文伟教授进行专访后整理所得。

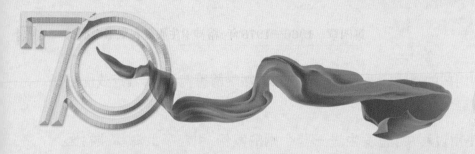

# 第五章

# 1976—1992 年:改革开放后精神卫生学术与服务的进步

## 第一节  改革开放,中国精神科医生三十年后第一次走出去

### 一、1979 年 5 月,中国第一支精神病学家代表团访美纪实

#### 记中美精神病学家交流活动——专访 Ellen Mercer[*]

北京大学第六医院  于欣

1979 年 5 月,美国精神病学会(APA)接待了中国精神病学家代表团的访问。这是一个历史性的访问,它让 APA 把国际合作列入其业务范畴。同时,它也开启了中美两国精神科医生交往的大门。

代表团访美最初是由 APA 的斯里兰卡裔医生 David Ratnavale 博士协调的。在前往参加 APA 会议之前,代表团分为两组,访问了不同的城市。中国精神科医生的造访不仅给各地的接待者留下了深刻的印象,也结下了终生的友谊。

---

[*]Ellen Mercer 一直致力于国际精神卫生项目,她曾在 APA 服务超过 25 年并担任过国际事务部主任。

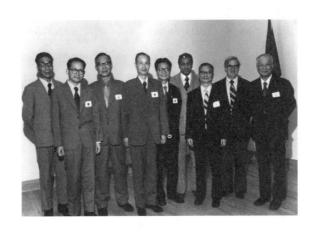

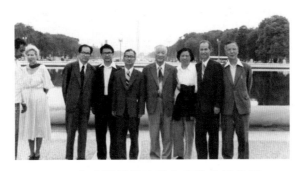

**1979 年中国精神病学专家访美代表团**

代表团由以下成员组成:夏镇夷教授,上海(团长);沈渔邨教授,
北京;伍正谊教授,北京;杨德森教授,长沙;严和骎教授,上海;
陈学诗教授,北京;陶国泰教授,南京;何鼎雄教授,西安。

　　最引人注目的是代表团里的每个人都能讲英语,这让我们这些不能讲中文的人羞愧! 至少两名团员曾经在美国学习过,其他人是在中国学习的英语。APA 年会每年吸引至少两万名与会者,这个数目对我们这些近年来为 APA 工作的人都觉得难以置信,可以想象对初次参会的中国代表团是怎样的一种冲击。为了突出这次访问,APA 特意安排夏镇夷教授在开幕式上致辞,而这一环节通常只有 APA 的领导层参与。夏教授的致辞非常流畅优雅,在结尾处他说:"希望中美两国精神科医生的友谊像密西西比河与长江一样川流不息"。这真是一个魔幻般的时刻。

　　作为 APA 国际事务部的主任,我十分荣幸负责了代表团在 APA 年会期间的活动安排。这一切,都归功于当时 APA 的医学总监 Melvin Sabshin 博士的支持,他大力推动 APA 的国际交流活动,特别是同中国的交往。在会议期间,我每个早餐时段与代表团碰头,这样我们就可以协商当天的活动安排。这其中既包括了一些专门为代表团安排的活动、APA 官方活动，也包括了代表团自己感兴趣的一些会议。

我觉得自己在充当一个"保护人"的角色，因为中国医生与外界隔绝太久了，对他们将要拜访的美国医生几乎一无所知。每个人都想见他们，每个人都想得到访问中国的邀请！我们仔细讨论了日程细节，包括一些问题应该如何应对。例如我们认为，中国代表团不能为个人发出访问中国的邀请，类似问题我们需要一个协调安排。

我记得我们要参加 APA 的官方接待会，类似场合我们总是一起行动。当时 APA 的主席刚刚随团访问了中国，他邀请中国医生到他所在的套间的另一个房间，看他在中国拍摄的幻灯片。当 APA 其他官员一一到场时，只看见我一个人在房间里，都很失望。我只能一再解释中国医生马上会过来。我还记得当时有一位先生有点气急败坏，他抱怨主席把这些中国人独自"扣留"了，还问我"主席放的这些幻灯片，是不是都是这些中国医生没去的地方？"然而，即使这些幻灯片展示都是他们司空见惯的场景，中国代表团依然表现的彬彬有礼。

繁忙的一天结束后，我们会一起用晚餐。通常我们会去芝加哥的中餐馆，而每每都是以冰激凌来收场。我从中知道冰激凌是中国医生的最爱，而我不得不承认在我访问中国时，他们也招待我吃冰激凌！

这次访问开启了中美精神病界的正式交往。学术往来，特别是美国国立精神卫生研究所起到了重要作用，大批中国精神科医生，也包括美国医生，受邀或接受资助在中美各地进行学术交流。

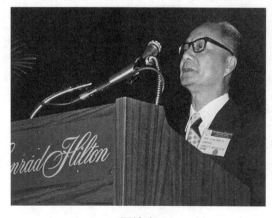

夏镇夷

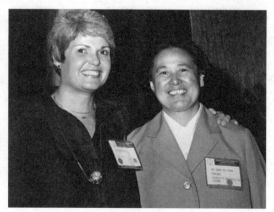

沈渔邨

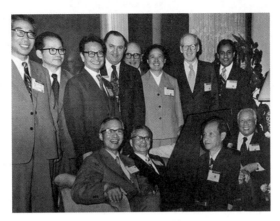

前排(从左至右):陶国泰,夏镇夷,陈学诗,伍正谊

后排:何鼎雄(左一),杨德森(左二),严和骏(左三),沈渔邨(右三)。

## 二、第一个中国精神科田野研究带来的冲击与交流

### 人物专访:美国哈佛大学医学院人类学专家凯博文

### (Arthur Kleinman)教授

上海市精神卫生中心　何燕玲

Arthur Kleinman 教授,1941 年出生于美国纽约。现为哈佛大学的医学人类学及精神病学教授,长期致力于社会精神病学的研究。

从 1969 年开始,凯博文就来到中国台湾进行有关癫痫和肺结核的田野研究。1980 年,应杨德森与沈其杰之邀,赴湖南医科大学附属第二医院(现中南大学湘雅二医院)进行研究。这也是他在中国最有名的研究:躯体化、神经衰弱与抑郁症。躯体化这一概念,也由此得以引进中国并发展。在半年的田野调查中,凯博文对 100 位神经衰弱的患者进行了多次的深度访谈,并于 1981 年、1983 年、1986 年、1989 年进行随访。凯博文认为,中国精神科医生在当时常用的神经衰弱的诊断,实际就是抑郁症,而躯体化,正是中国文化情境下抑郁特有的表现方式。20 世纪 90 年代后期,凯博文又同北京天坛医院合作,在宁夏、山西的偏远地区研究癫痫的疾病污名问题。

凯博文见证并促进了当代中国精神卫生的发展,开启了中国精神病学与国际交流的大门。从杨德森、沈其杰,到肖水源这一代的精神病学家,众多的中国学者收到凯博文的邀请,得到赴美交流学习的机会。著名的中国自杀问题专家

费立鹏(Michael Phillips)也是他介绍到中国进行研究的。作为1949年后首位来华的西方精神病学家,凯博文也助推了中国精神病学的变革,从沿袭苏联模式转向了与西方接轨的新的精神医学。同时,身为一名医学人类学家,凯博文也为中国带来了更多不同于主流生物精神病学的研究方式和服务模式,增进了社会学、人类学和医学的交叉与融合。

在凯博文看来,中国近年来在精神病学上的发展令人瞩目。精神科的专业性更强了,精神科的人才更多了。但是,凯博文也提醒中国的精神病学专业人员,未来的发展不仅应有全球视野,也要保持本土化的特点,使之适用于中国文化。精神卫生服务的重心应从精神病院进一步向社区转移,这就需要在社区中建立预约和转诊制度。随着中产阶级的出现,中国也迎来了心理治疗的热潮,另一方面也意味着,心理治疗从业人员的培训和资质认证需要尽快完善。

**以下为采访记录:**

2016年7月11日星期一,凯博文(Arthur Kleinman)教授的办公室

(我们觉得您在中国的精神卫生发展中作出了重要贡献,有些事情想听听您的看法)

开始之前,我想给你看些东西,这里有些很有意思的照片,是湖南的湘雅医学院两年前给我的。照片上,我当时是第一次来中国的时候,1978年。相册里有杨德森、郑延平、龚耀先、张亚林、李凌江。

(第一次来中国是1978年,当时怎么会想到来中国?)

我的研究是从中国台湾开始的,当时是1969年。第一个研究是关于肺结核和癫痫的疾病污名,我的兴趣再转向抑郁和身心问题。我认识林宗义,我们关系很好,他是中国台湾第一个研究型的精神病学家。我也算推动了中国台湾精神病学的发展。胡海国去圣路易斯的华盛顿大学,是我推荐的,我当时在中国台湾做研究。1978年,我收到中国政府的邀请,去了解中国偏远地区的健康问题。我们随后还就这一问题出了两本书。第一次去中国内地的时候,我们整个团队去了北京、长沙、上海这些地方,我大部分时间都是在偏远地区。我们这个团队中包括几位高层人物,像美国疾控中心负责人,美国医院集团(Hospital

Corporation of America)的负责人。还有几位社会科学家,包括我自己,David Mechanic,他是 Rutgers 大学的医学社会学家。作为成果,我们出版了《中国农村卫生》(《Rural Health in People's Republic of China》)一书。当时,中国的精神卫生状况都是内部消息,他们跟我这么说:中国没有精神疾病,只有资本主义国家才有精神疾病。

当我们到湖南医学院时,没有人能和我们说英文。不是不会说,而是不敢说。我得自己来做翻译,我非常烦恼这事,精神科的词汇我还可以,但很多内外科的词汇我就有困难,没有人来帮助我。

那是在湖南访问的最后一天,我们本来要去桂林的,但由于大雨滞留在酒店。凌敏猷,当时湖南医学院院长,同杨德森和沈其杰一起,晚上来敲门,说不要太在意白天的事情,我们是哑巴吃黄连。我们和西方隔绝太久了,也很想进行现代化。我们的精神病学沿袭的是苏联的。他们说,非常想和我联系,一起建立新的、现代的精神医学。当时我还是华盛顿大学的教授。1970—1976年期间,我在哈佛大学的 MGH 接受精神病学的训练并在那里完成了博士后的工作。1976年我在华盛顿大学得到了学术职位,在那里待了6年,1982年时,我回到了哈佛大学。

在 1978 年,我认识了杨德森和沈其杰。次年,1979 年我邀请杨德森和沈其杰来美国,在华盛顿大学的精神病学系待了几个月。当时我负责社会和文化精神病学部的工作,也是联络会诊精神病学部的主任。那是中国最早一批来美国学习的精神病学专家。

1980 年,他们邀请我去湖南医学院二附院做研究,在那里做了神经衰弱和抑郁症的研究,也是那个研究使得我出名。有趣的是,杨德森完全不同意我的研究观点,他认为我过度诊断了抑郁症,而只有严重的抑郁才叫抑郁症。这是一个有趣的争论。躯体化(somatization)这个概念实际上就是由我们引入中国并发展的。杂志邀请我写文章,花了6个月的时间才完成。这篇文章引发了一场争论:我和杨德森之间,到底谁的观点是正确的。有意思的是,年轻一代的精神科医生借此看到了机会,可以脱离老一辈的精神科医生,做不一样的研究。1980 年湖南医学院精神科的门诊,只有 1% 的门诊患者诊断为抑郁,绝大多数诊断为神经衰弱。现在的情形完全不同,精神科几乎不再诊断神经衰弱,这值得思考,发生了什么?

作为一名精神病学家和人类学家,我的观点是,可以看到不同的文化是如何发展出他们自己的诊断系统以适应文化。但是杨德森不同意,其实是他没有理解,他以为我是在说他们的临床技能不好,诊断不了抑郁症。我们的角度完全不同,我从来没有这么说过,也并不这么认为。

但值得欣喜的是,我参与到了中国的精神科重新打开大门,和世界进行交流的进程中。中国的精神科发展在战争动荡时期一度被中断,直到开始进行经济改革,中国的精神病学才重新开始国际交流。抑郁成了这种交流的一个中心,我们开始重新看待抑郁症。在其他国家,可能是别的疾病。譬如苏联,他们和美国西欧的冲突关键点在精神病性疾病上。我们发现苏联精神科中使用的"Sluggish Schizohprenia"(呆滞型精神分裂症)概念,是美国和西欧的诊断系统中找不到的。这一概念的存在主要是出于政治原因。

当时西方某些国家有项指责说,精神病学在中国服务于政治而被滥用。我和李诚(香港中文大学)一同驳斥过这个观点,我完全不同意这个观点。中国精神病学开放的焦点在抑郁症上,不同年代的中国精神科医生对抑郁症有着不同的看法,对于现在的医生来说,神经衰弱是得不到认识的。一个是全世界其他国家几乎不使用这一概念。第二,你们也通过自己的研究发现了抑郁症的普遍性。这可能是我在这一段历史中的角色和贡献。这之后,有很多人都来到中国进行研究,中国学者也来到美国学习。中国迎来了生物精神病学的时代,从进食障碍到孤独症,各类的精神疾病都有研究,但这些都是从抑郁症开始的。

有件讽刺的事情是,美国同样在这场抑郁症的争论中有作用。"神经衰弱"这个概念实际上是美国人在19世纪中期提出的,并不是中国发明了这个概念,这很讽刺。中国的精神病学的对外交流也并不是从1978年开始的,而是从20世纪20—40年代就开始了。那时就有中国的精神病学家到美国来学习,最多的是学习精神分析,那是当时精神病学的主流。凌敏猷,当时湘雅医学院精神病学的教授,他就是在美国学习的精神病学。所以,我对中国精神病学的贡献体现在，一个是我对中国的研究开始得很早，是第一个来自西方世界的在中国做研究的精神科医生，20世纪80年代，我是长沙唯一的外国人。第二点，我作为一个人类学和精神病学家，我和中国很多的城市、很多的大学有交流，我是三所大学的荣誉教授（清华大学、中南大学湘雅医学院、复旦大学），以及中山大学的访问教授。

（您怎么会选择神经衰弱和抑郁症这个研究题目？）

我最初到中国的时候，感兴趣的是抑郁，但没几个人诊断抑郁，只有1%，而大多数是神经衰弱。所以我想知道神经衰弱是什么病？因为美国、英国、德国都没有这个诊断。我在中国也见证了精神病学的巨大变化。我所知道的早期中国专家有杨德森、龚耀先、左成业、沈其杰；上海有夏镇夷；北京有沈渔邨、伍正谊（汕头）、钟友彬（北京首都钢铁医院）。1979年，杨德森和沈其杰在华盛顿大学做资深访问学者，费立鹏当时也在那里做住院医，随后也是我介绍费立鹏到湖南长沙做研究。肖水源是1984—1985年到美国访问，之后我们有了Freeman访问学者和Fogarty访问学者的项目。在香港我们也有很多的研究，和Sing Lee（李诚，香港中文大学）、Dominic Lee（李德诚）、Paul Yip（叶兆辉，香港大学）、Fanny Cheung（张妙清，香港中文大学心理学系）都有过合作。对于中国的精神卫生，我就像一本活的历史书。

1978年后，我结束了在中国台湾的研究工作，1980年来到了中国长沙。期间有一个插曲，当时长沙的一位官员邀请我和太太去一个舞会。他对我说的话让我印象很深，"你很重要，我们想要和你合作，我们会全力帮助你。"在这之后，一切都好转起来了。第二天，我住的地方就有了空调；第三天，公寓的门口就有人帮忙打扫卫生。湘雅的领导，之前是一位将军，对我说：你在这里可以做任何你想做的研究。我计划访谈100个神经衰弱的患者，半年内我也的确访谈了100个。并且每个人都是深度访谈，每个人大概会有3次不同内容的访谈，每次2小时左右，所以每个人平均下来有4~6小时的访谈。1980年，我在长沙待了6个月，后面我还进行了随访，1981年有两个月时间随访，1983年有3个月随访，1986年也有两三个月随访，1989年、1991年也进行了随访。这以后我就去了北京，和天坛医院的神经外科研究所一起研究癫痫的问题，具体的研究地点是在宁夏、山西的偏远地方。我们主要想研究的是,中国农村年轻癫痫患者的现况如何,他们如何获得治疗? 他们疾病和污名的社会结局? (论文名称:The social course of epilepsy:chronic illness as social experience in interior China.)

(您当时对中国精神科的印象是什么? )

我的印象是,高年资精神科医生非常渴望西方的知识,他们与世界精神病学的交流被阻隔太久了。他们认为当时学到的苏联精神病学不是高水平,他们希望学到一流的精神病学。他们没有什么精神病学研究,但是他们很勇敢,杨德森认为精神疾病是具有生物源性的,并公开反对将精神疾病视作错误的政治思想。沈其杰、凌敏猷也很勇敢。夏镇夷的印象让我尤为深刻,他有系统观念、全局观念,在上海创建了三级防治网;杨德森,有地方观念,引进西方先进理念但不唯从,非常注重适合当地情况进行调整、改进。这些实际上是精神病学现代化、全球化的展现。最有意思的一点是,在中国自己的精神疾病分类系统 CCMD 中,保留了神经衰弱这个诊断,虽然他们也意识到抑郁症的存在要比原来设想得普遍。这实际上体现了当时对文化特殊性的挣扎和思考。他们既想要与世界接轨的精神病学,又想是适用于中国文化的。我十分钦佩那代人的工作,他们在我心目中就是英雄人物。但是这一代之后,第二代的医生没能受到很好的教育和培训,再后来的医生学会了做能够达到标准的研究。

还有一些事情也让我印象深刻。20 世纪 80 年代,很多有趣的发展。有一些精神病学家倾向于使用"临床心理学"这个词,即使他们并非心理学家。当时也有很多优秀的心理学家,但很少人做精神卫生的工作。龚耀先是个特例,他在精神病学系。我知道很多北大的心理学家,但他们都不做精神科的工作,即便他们中一些是临床心理学家。我从历史中,看到了心理学和社会工作的介入对精神病学的发展大有帮助,这个领域的心理学和社会工作者太少了。现在,已经有了很大的发展,有很多的心理学家,很多的心理治疗师,但这又是另外一回事了。

我见证了中国精神疾病领域的变化,包括"686 项目",中国政府为精神卫生领域投入了相当多的资金。精神病院的改革,解锁,病房的变化,治疗的变化,不再对患者统一着装、统一理发,以那样的住院方式,改善医患关系,看看这些年的变化,专业性的提高让我印象深刻,和医学其他领域相比,在医患关系这一点上,精神科要做的比其他人都好。

(您总结一下当代中国在精神病学上的重要贡献)

1. 专业化,精神科的专业性越来越强。1978年的时候,是单位强、专业弱,每个医疗单位都有自己的精神医学。而且单位间无法合作,北京的精神科医生没法和湖南的精神科医生合作,单位不愿意共享研究工具。现在情况已经不是这样了,专业性增强,但是仍有需要努力的空间,譬如执业资格考试,要专业委员会认证的资质和考试,患者和家属也会受益。中国开始有了私人医院,有的很好,有的不好。有了竞争,是好事。

2. 将精神卫生的工作重点转移到社区,走出医院。同时,改进康复服务。

当代中国精神病学的发展是令人印象深刻的:尤其是学术研究方面,更为专业化,这和中产阶级的发展及他们对医疗要求的提升有关。他们需要素质提高的医务人员,质量更好的服务。譬如建立基本卫生服务体系和预约系统。

3. 从全世界的精神科服务学来看,无论是美洲、欧洲、非洲,在农村和小镇,不一定需要精神科医生,社区卫生工作者就可以了,通过远程联系专科医生指导诊疗。这是未来对抑郁和焦虑的诊疗方向。需要高质量的护士和社工。

## 第二节　WHO对中国精神病学界的巨大帮助

### 人物专访:WHO精神卫生与物质依赖司前任司长 Norman Sartorius教授

北京大学第六医院　于欣

Norman Sartorius教授1967年加入WHO,1977年担任WHO精神卫生与物质依赖司司长直至1993年。在任期间,他大力推进与中国的合作,上至原卫生部，下至大学或医院，都有WHO官员特别是他本人、特邀专家留下的足迹。卸任司长后，他在世界精神病学会、欧洲精神病学和精神卫生促进会主席的任上，继续开展在中国的学术交流和教学培训合作，每年多次访问中国，也为中国年轻学者提供去国外参会和进修的机会。他被聘为北京大学的名誉教授，在中国精神科同道中享有很高威望。2016年4月，中国医师协会精神科医师分会在厦门召开年会，年届八旬的Sartorius教授再次应邀做大会报告，趁此机会，笔者专门就中国改革开放之初，WHO对中国精神卫生学界的支持采访了他。

中国在联合国的合法席位恢复之后，Sartorius教授就一直尝试接触中国的精神卫生工作者。他认为，全球的精神卫生发展，如果中国不在其中，是不可接受的。20世纪70年代末，他通过原卫生部，联系到了北京医科大学的沈渔邨教授，设法资助沈渔邨教授到WHO总部以及日内瓦大学、克罗地亚、英国、奥地利和丹麦的精神卫生机构参观，了解发达国家精神卫生的发展状况。与世界隔绝近30年后，中国精神科专家第一次走出国门，全方位考察精神科的发展。尽管沈渔邨教授20世纪50年代是在苏联获得了精神病学博士学位，中国与国外发达国家在学科和服务的巨大差距还是让沈渔邨教授十分震惊。她向WHO提出要求，希望能够尽快帮助中国的精神科医生提高业务水平。在当时WHO总干事马勒博士的支持下，Sartorius教授获得了一定的经费。在沈渔邨大夫的具体运作下，他开始在中国举办系列的精神医学学科知识讲座，内容涉及精神医学的各个专业：精神药理学、精神科流行病学、司法精神病学、心理治疗等。同时，他在沈渔邨大夫的陪同下，走访了中国十几个省市，考察中国的精神卫生。他建议先开展精神疾病流行病学调查，了解精神疾病的负担，为中国政府制定相关政策提供决策参考。Sartorius教授记得，他邀请了国际著名的精神病流行病学专家来中国培训，受训学员两极分化十分严重：年纪很大的医生甚至有一部分在苏联接受过培训，年纪很轻的医生刚刚从医学院校毕业，在中间年龄段的人非常少。他毫不掩饰地告诉笔者，当时中国医生对如何开展精神疾病流行病学调查"几乎一无所知"，但是却充满着学习的热情。一位Sartorius请来授课的讲员，深有感触地告诉Sartorius教授：他发现中国学员上午听课的时候会录音，下午围坐在一起反复听录音带,然后写下授课要点,再来跟讲员核实。这位讲员说,他从来没有像在中国工作那样有成就感。而马勒博士听取了中国项目的汇报后,也认为如果WHO为中国花一些钱,那在WHO的项目中是最值得的。中国的第一个方法学上得到国际公认的精神疾病流行病学调查在20世纪80年代中期完成,其调查结果先后用中英文发表,引起了中国政府的重视,精神卫生事业开始进入发展的快车道。

在帮助中国快速追赶世界的同时,Sartorius教授特别注意培养中国年轻的精神科医生,他寻找各种机会,从WHO总部、WHO西太区办公室、国际基金会等寻找资源,资助中国医生出国学习。但是当时中国与世界差距太大,"尽管沈渔邨大夫一直在争取政府支持,但是当时政府对精神卫生的投入毕竟有限,不少年轻人出国后选择留在当地发展"。针对此,Sartorius教授倒是十分豁达,他认为虽然有些年轻人培训结束后没有回到中国,"但这不代表他们今后不再回来。他们总会在适当的时机回来,用自己的所学回馈中国"。

当问到Sartorius教授对中国的精神卫生发展有什么值得总结的经验教训的时候,他说道:中国精神卫生事业的进步本身就是对世界精神卫生发展的巨大贡献。中国是他看到少有的国家,将本土医学(中医)与外来医学(西医)结合的比较好。两个医学体系没有剧烈对抗,而是相互配合。他同时特别希望中国的医生能够提升英语的交流能力,及时准确地把自己的临床发现和研究成果报告给世界的同行。Sartorius教授还回忆起20世纪70年代末,为了加强跟中国的联系,他特意报了中文课程班,每周三次,学习了近一年的中文。但最后因为与工作冲突,他不得不放弃了中文的学习,这也为他的多语言天赋(英、德、法、西、意、俄、克罗地亚)中留下了一个小小的遗憾。

Sartorius教授还回忆起与他有过交道的中国老一辈精神科医生,如沈渔邨教授的执着和领导力,杨德森教授是一个"了不起的教育家",而刘协和教授充满了"人性的力量"。略显遗憾的是,这些新中国第一代精神科医生,或者已经过世,或者已经退出了工作岗位,而只有Sartorius教授,仍然精力充沛地活跃在世界的学术舞台上。

## 第三节　中国精神障碍流行病学研究历程和成就

北京大学第六医院　黄悦勤

精神障碍流行病学是将现代流行病学的原理和方法应用于精神医学领域，描述精神障碍在人群中的分布和发生、发展的规律，探讨精神障碍的病因和危险因素，并制定预防控制措施的一门交叉学科。20世纪一些国家开展过精神障碍流行病学调查，获得了不同人群精神障碍流行强度的数据。进入21世纪以来，国际上开展了许多大型的精神障碍流行病学调查，在方法学上取得了重大成果。我国在精神障碍流行病学领域的研究也在不断进展。

### 1982年12地区调查

从1949年新中国成立到20世纪80年代初，我国没有正规的精神障碍的流行病学研究。随着改革开放和科技的对外交流，世界卫生组织与我国合作，首先与原卫生部联系，有关精神卫生的项目，被时任卫生部部长钱信忠介绍给北京医学院精神卫生研究所所长沈渔邨教授，促使我国的精神病学家将国际精神障碍流行病学研究的先进调查方法引进到国内。1982年，在原卫生部的领导和资助下，由时任北京医学院精神卫生研究所所长沈渔邨教授负责，联系了有较好合作关系的北京安定医院、大庆、广州、湖南、吉林、兰州、辽宁、南京、上海、四川、新疆的同行组成了12地区调查协作组，开展了全国第一次大样本的精神疾病流行病学现况调查。这次调查在中国是史无前例的研究，成为其后十多年我国精神疾病的人群研究的模板，为我国精神卫生事业开创了与国际接轨的良好开端。

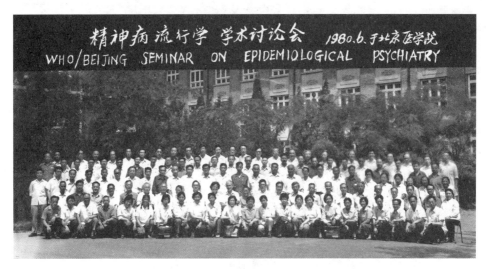

1980 年 6 月于北京医学院召开的精神病流行学学术讨论会

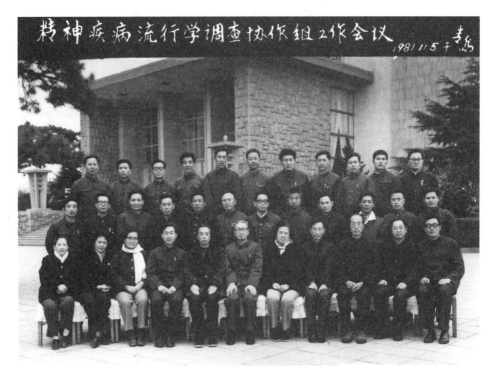

1981 年 11 月 5 日在青岛召开的精神疾病流行学调查协作组工作会议

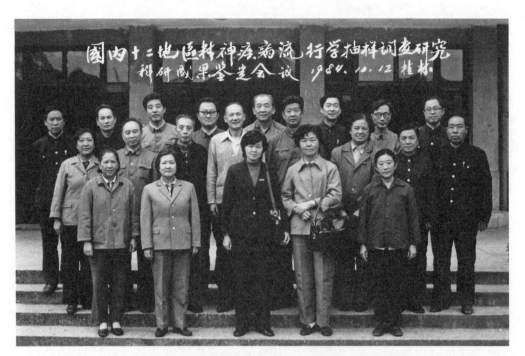

1984 年 10 月 12 日在桂林召开的国内十二地区精神疾病流行病学抽样调查
研究科研成果鉴定会议

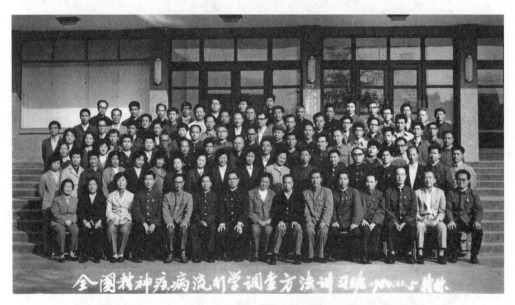

1984 年 11 月 5 日在桂林开办的全国精神疾病流行学调查方法讲习班

　　23 年以后,当我的硕士生撰写综述时疑惑不解地问我,为什么这次调查只有 11 个地区,我澄清是因为北医精研所和北京安定医院都参加了调查,就一直写成 12 地区了,其实确切地说应该是 12 家单位参加了调查。

当时沈渔邨所长找到北京医学院卫生系的流行病学教授连志浩、卫生统计学教授李天霖等专家参与研究设计,与调查协作组的11个单位共同设计了调查方案,采用整群、分层、随机三阶段的多级抽样的方法,每个单位调查城乡各500户,共调查12 000户,51 982人。这次大样本的现况调查,获得了所调查的各类精神疾病的时点患病率为1.054%,终生患病率为1.269%。此调查数据一直是我国开展精神卫生健康促进的"法宝",因为这是第一次精神疾病的基础资料,也在全国范围内提供了精神疾病流行病学调查的方法学,从而开创了我国精神疾病流行病学研究的新阶段。

1982年,12家单位调查时我还在北京医学院卫生系读本科,两年之后考取流行病学硕士生,师从连志浩教授。直到我1987年毕业分配在北京医学院精神卫生研究所工作之后,才知道上述的历史。记得我曾经疑惑地问导师,中国城乡人口并非各半,为什么要城乡各抽样500户呢? 连志浩老师告诉我,因为农村家庭人口数多于城市,所以最终农村样本量肯定大于城市;而且城乡各500户比较好组织协调,可行性比较好。

### 1993年7地区调查

在第一次全国大样本精神疾病流行病学调查之后,经过10年改革开放的发展,全国的政治、经济都有很大变化。为了了解时代变迁之后我国的精神卫生现况,在第一次调查的12个地区中的北京、大庆、湖南、吉林、辽宁、南京、上海7个地区1993年进行了第二次大样本的精神疾病流行病学现况调查,仍然由沈渔邨所长为首的北京医学院精神卫生研究所牵头。记得当时原卫生部仅给了10万元经费。沈渔邨所长到中国残联找到时任主席邓朴方等领导,提出精神残疾预防的重要性,结果又获得了中国残联的5万元经费。但是一共15万元调查经费,显然不足以完成预计的调查。据说当时要求所有参加单位都必须自筹一部分经费,因此参加1982年第一次调查的12家单位中就有5家单位望而却步了。

1993年的调查为了与1982年的调查有较好的可比性,采用了同样的方法,在每个地区调查城乡各500户,共调查7 000户,23 333人。调查结果显示,7个地区1993年各类精神疾病(不包括神经症)的时点患病率为1.118%,终生患病率1.347%。我们以1993年调查的数据与1982年调查的数据进行比较,说明精神疾病患病率有上升的趋势,反反复复地开发领导,力促政府对精神卫生给予足够的重视。

　　1993年我已经是北京医学院精神卫生研究所社会精神病学研究室的助理研究员,全程参加了这次调查。我在设计阶段参与了调查表的设计,在培训阶段到南京脑科医院接受了儿童精神发育迟滞调查所需的韦氏智力测验的培训,在现场调查阶段带领北京医学院精神卫生系的本科生到调查地区的派出所抄写户口资料,并进行了入户调查。5年之后发表调查文章时,沈渔邨所长、社会室老主任陈昌惠、张维熙、李淑然三位前辈执笔的文章均将我列为共同作者,这是我的荣幸,因为这次7地区精神疾病调查是我职业生涯中参加的第一次大型流行病学调查。

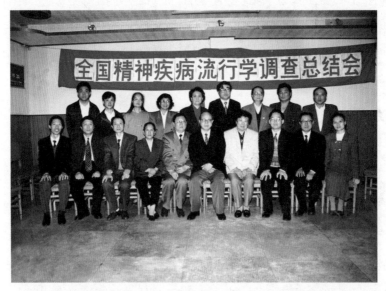

1997年4月14日召开的全国精神疾病流行学调查总结会

## 2013年全国精神障碍流行病学调查

　　随着我国社会经济水平快速发展,家庭结构和生活方式变化巨大,影响人们身心健康的多种因素持续存在,心境障碍、焦虑障碍等常见的精神障碍患者有增加趋势,精神分裂症等严重精神障碍患者救治问题尚未全面解决,精神障碍疾病负担日显严重,精神卫生问题成为我国重要的公共卫生问题。以往精神障碍流行病学的数据均来自区域性调查,且调查的方法、工具、诊断标准、调查结果均不尽相同,不利于我国精神卫生事业的发展。从 1993 年以后,国内陆续有一些省市在地方政府的支持下开展了精神障碍流行病学调查,而结果差别较大。

2002 年,北京医科大学党委安排我到精研所担任党委书记,精研所所长于欣和党委书记周东丰力邀我担任中国疾控中心精卫中心主任,并说将进行全中国精神障碍的流行病学调查,这对于我是最大的吸引力。从此,我带领精研所社会室团队,与全国精神科同事一起努力,积极倡议开展“第三次全国流行病学调查”。从 2003 年 SARS 流行过后开始,我们联合全国精神科同事,多次向原卫生部申请经费进行全国精神障碍流行病学调查。2006 年 4 月 8—11 日,原卫生部疾控局在北京组织了“全国第三次精神疾病流行病学调查方案设计讨论会”,以积极支持的态度组织全国专家讨论开展精神障碍流行病学调查的实施方案。时任精卫处处长的严俊要求我准备流行病学调查综述,我组织社会室师生夜以继日准备了国内外精神障碍流行病学文献,包括调查工具、方法、病种的三大厚本文献综述材料。但是,在会上专家们就调查工具和调查病种有各种意见,难以达成共识。记得我要报告流行病学调查综述、陈述流行病学调查方案时,接到老爸在家跌倒、头部受伤的紧急电话。我身边的张立副巡视员催我赶快去医院。我火速赶到医院,老爸已做了检查,缝合好头部伤口,脱离了危险。我随后赶回会场,但会议已经结束,结果是流行病学调查不做了。后来我慢慢体会,否决的原因主要是全国精神科专家意见不统一,调查工具不成熟,方案设计可行性有缺陷,而且调查预算过千万元,原卫生部难以资助。

此后,我和我的团队为“全国流行病学调查”多次申请各种科研基金,屡战屡败,屡败屡战。前后历时 10 年,参与了北京、广州、深圳、西安、大连、吉林、赤峰等地的精神障碍流行病学调查,完成了调查工具的研发,积累了大量现场调查经验。期间,费立鹏教授在 Lancet 发表了由美国中华医学基金会资助的中国四省市精神障碍流行病学调查结果,在社会上有相当大的影响力。我们一直锲而不舍地努力争取开展全国范围调查,终于在 2012 年经过答辩,获得了原卫生部和科技部的共同立项资助,由北京大学第六医院作为承担单位,开展了首次“中国精神障碍疾病负担及卫生服务利用的研究”,简称中国精神卫生调查(China Mental Health Survey,CMHS)。

CMHS 旨在遵循最新的精神医学基础理论和诊断标准,采用流行病学研究方法,在我国近 30 年精神障碍社区研究成果的基础上,以国际公认的调查工具和一流的现场调查质量控制和组织管理方法,对我国各类常见、多发、严重的精神障碍进行全国抽样调查。研究采用观察性和分析性流行病学研究方法,获得心境障碍、焦虑障碍、酒精药物使用障碍、间歇暴发性障碍、进食障碍、精神分裂症及其他精神病性障碍、老年期痴呆等 7 大类 36 小类的精神障碍患病率、残疾率及其分布特点,探讨各类精神障碍的发病机制和危险因素,获得精神障碍患者卫生服务利用的信息;并研发符合中国国情的精神障碍流行病学调查的诊断和质量控制技术系统。

CMHS 于 2012 年正式立项后,经过组建项目合作团队、多领域专家论证、确定调查方法,包括诊断标准、调查工具、抽样方法、质控方法;建立现场协调工作网络;调查员和精神科医生招募、培训,调查样本抽样、预试验;现场调查实施;数据清理和核查。2015 年顺利通过部委结题验收。

CMHS 启动之时,恰逢与中国疾病预防控制中心(Center for Disease Control and Prevention,CDC)慢性非传染性疾病预防控制中心(以下简称"慢病中心")组织的"2013 年中国慢性病及其危险因素监测"(简称慢病监测)同步,经过原卫生部统计信息中心主任陈育德教授极力推动,CDC 时任主任王宇同意合作,慢病中心时任主任王临虹组织,监测室主任王丽敏具体实施,在慢病监测之后,CMHS 序贯进行,在慢病监测抽样基础上进行二重抽样。慢病监测由于其良好的全国代表性,历次监测结果均已被政府、国际组织和国内外研究机构等广泛使用。CMHS 与慢病监测共同展开,获得了受访者躯体和精神健康方面的宝贵数据。

CMHS 共分两阶段。第一阶段由调查员采用复合性国际诊断交谈量表(composite international diagnostic interview,CIDI)和社区痴呆筛查表(community screening interview for dementia,CSID)对心境障碍、焦虑障碍、酒精药物使用障碍、间歇爆发性障碍、进食障碍进行诊断,并对精神分裂症及其他精神病性障碍、老年期痴呆进行筛查。对于拒绝访问和中途退出访问的受访者,将分别进行受访者无法访谈原因列表(A1 卷)以及受访者中途退出原因列表(A2 卷)的记录。调查采用计算机辅助个人访谈(computer-assisted personal interview,CAPI)的方式进行访谈。第二阶段由精神科医生采用 DSM- Ⅳ轴 Ⅰ诊断定式临床访谈诊断表(structured clinical interview for DSM-Ⅳ Axis Ⅰ disorders,SCID)对精神分裂症及其他精神病性障碍进行确诊,同时,采用 10/66 痴呆诊断问卷对老年期痴呆进行确诊。调查采用纸笔版访谈(paper and pencil interview,PAPI)与 CAPI 调查相结合的方式完成。

CMHS 第一阶段的现场调查由北京大学中国社会科学调查中心实施,第二阶段的调查由北京大学第六医院及其他 10 家医院和大学组成的 11 个协调中心完成。现场调查从 2013 年 7 月 22 日至 2015 年 3 月 5 日结束,在全国 31 个省 157 个县 / 区 268 个乡镇 / 街道 1 256 个村 / 居委会中符合调查资格的样本 38 593 户,完成住户问卷 32 552 份,应答率为 84.3%(32 552/38 593)。

CMHS 调查的六大类中任何一种精神障碍(不含老年期痴呆)终生患病率为 16.57%(95% 置信区间:12.97%~20.18%),12 月患病率为 9.32%(95% 置信区间:5.37%~13.28%)。65 岁及以上人群老年期痴呆加权后的患病率为 5.56%。关于精神障碍患者卫生服务利用状况的调查结果显示,上述任何一种精神障碍患者(不含老年期痴呆)精神卫生服务的咨询率为 15.29%,治疗率为 13.55%。调查结果还显示,仅 32% 的精神障碍患者选择在精神科接受治疗,34% 的患者向精神科或心理科医务工作者求助。

CMHS 从 2011 年申请立项开始,经过 2012 年项目启动,2013—2015 年现场实施,并顺利结题。随后我们完成了大量复杂的数据清理和分析,撰写调查报告,反复修改,六易其稿,提交原国家卫生计生委疾控局。经过严格审查,终于在 2017 年 4 月 7 日世界卫生日由原国家卫生计生委疾控局于新闻发布会上公布了 CMHS 的主要调查结果;而第一篇系统全面的学术论著在 Lancet Psychiatry 于 2019 年 2 月 18 日在线发表,3 月刊登文章。

CMHS 是全国(除港澳台)范围开展的多学科合作的大型精神障碍流行病学研究,在原国家卫生计生委、科技部的经费支持下,项目立题、方案设计、现场实施、资料分析,联合了全国的精神病学、流行病学、卫生统计学、社会学、卫生管理学、卫生经济学等多学科专家。通过项目承担单位以于欣院长为首的北大六院的大力支持,项目负责人黄悦勤、刘肇瑞等及其团队骨干的辛勤工作,合作单位及负责人中南大学肖水源、中南大学湘雅二医院李凌江、上海市精神卫生中心徐一峰、四川大学李涛、昆明医科大学第一附属医院许秀峰、吉林大学于雅琴、中国人民解放军第四军医大学闫永平、宁夏医科大学王志忠、乌鲁木齐市第四人民医院徐向东的精诚合作,协作单位及负责人CDC王宇、王临虹和王丽敏、北京大学中国社会科学调查中心严洁和李强、天津市安定医院徐广明和田红军的全力配合,以及全国31所精神专科医院和综合医院精神科参加单位的通力合作,历时3年多完成了现场调查。CMHS是我国精神障碍流行病学研究中涉及的相关学科最多、调查包含的精神障碍最多、现场实施的质量控制最严格、数据管理的计算机化程度最高、资料分析的方法最复杂、参与的合作单位最多的全国抽样调查,成为多学科合作、多单位联合进行大型精神障碍流行病学研究的成功范例。调查所获得的高质量精神障碍疾病负担和卫生服务利用的全国基础数据将有利于有效和公平地利用国家卫生资源,为制定宏观精神卫生政策提供了科学依据;同时,CMHS采用与国际接轨的调查工具和方法,研究结果有利于国际跨国家、跨地区、跨文化比较,调查成果将提升我国在精神障碍疾病负担研究领域的国际学术地位,为全球精神卫生事业的发展作出了贡献。

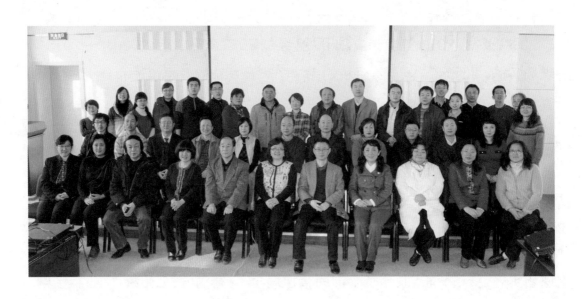

## 做流调，从方法学培训开始

### 人物专访：上海市精神卫生中心费立鹏教授

上海市精神卫生中心 何燕玲

费立鹏教授（Michael R.Phillips），加拿大人。他先后获得了麦吉尔大学心理学学士、麦克马斯特大学医学博士、华盛顿大学人类学硕士和公共卫生硕士（流行病学）学位。现任上海交通大学医学院附属精神卫生中心自杀研究与预防中心主任，北京回龙观医院世界卫生组织自杀预防研究与培训合作中心执行主任，上海交通大学医学院精神病学教授，哥伦比亚大学精神病学和流行病学临床教授，世界卫生组织中国精神卫生事务顾问，以及柳叶刀中国精神卫生委员会联合主席。费立鹏博士目前担任多项关于自杀、抑郁症和精神分裂症的多中心合作项目的学术带头人。他每年开展多个研究培训课程，督导中外研究生，帮助协调中国的 WHO 精神卫生活动，提高对中国自杀问题重要性的认识，倡导提高全国各地精神卫生服务的质量、全面性和可及性。2013年，他获得了中国国际科学技术奖，这是中国政府颁发给外国人科学成就的最高荣誉。2014年，他获得了加拿大勋章（The Order of Canada）。

费立鹏教授首次踏上中国的土地是 1976年，至今已经在这片土地上生活了 43年。当年他随新西兰奥克兰大学的学生代表团第一次来中国考察 3周，就感觉毛泽东时代的公共卫生服务做得很好，可是当时的中国公共卫生学校不接受他留学。后来在北京外国语学校和南京大学读了 2年语言后，费教授改变了要去非洲工作的计划，决定以后要来中国从事他所感兴趣的两个专业方向之一：与心理学有关的精神卫生。为此他特意联系了凯博文教授，去华盛顿西雅图跟凯博文教授学习人类学，又得到一项专门培训公共卫生方法学的奖学金，获得了人类学和流行病学两个硕士学位。在那里，他有机会经常接触凯博文教授邀请来的中国精神科专家，特别是来自湖南的杨德森教授、沈其杰教授等。他于 1985年来到中国做访问学者后便留了下来，直到今天。在湖南沙市（现在的荆州市）复员退伍军人精神病医院工作期间，费立鹏教授逐步建立与国际学术界的联系，成为国际精神疾病流行病学界在国内的联络人，后来又成为 WHO 顾问。

刚来中国的那个年代,精神科医生是很不受欢迎的,谁都不愿意做精神科大夫,毕业生分配到精神病医院也想尽办法离开。他记得,每年有院际运动会,精神病医院的人不愿意穿印有医院名称的服装去参会。那时的精神科基本就是重性精神病科,基本看不到其他病种,也没有独立的精神科专业学会,专业杂志只有1本。大部分发表的文章都不合格,杂志把文章的方法部分压缩得很少很少。医生的流行病学研究方法缺乏科学性。费立鹏教授就开始推动精神科做临床流行病学研究的方法学培训,建立培训中心。他的培训工作主要基于2个美国华人设立的中国医学基金会(CMB)项目。一个是专门培养精神科的研究水平,一个是做健康服务。他的培训方式是在研究实践中学习。他邀请国内的医生申请课题,先提交研究计划,他提供研究方法的培训和针对课题的指导,申请者接受培训后修改研究方案,他再审核,淘汰率约有50%。获得批准后的课题便给经费做研究,或者先给一部分做预实验,1年之后审核通过再给全部费用。当时收到的申请课题中有很多是希望做精神疾病流行病学调查的。1999年世界卫生组织总干事布伦特兰教授来中国开精神卫生高层动员会,她和时任卫生部副部长殷大奎分别做了报告。在这个会上,同意采用国际上最新的疾病负担调查数据,说明精神疾病是重要的公共卫生问题。从此,精神卫生日益受到重视,特别是其公共卫生属性。于是,在费立鹏教授的指导下,这几个流行病学调查课题统一设计,采用相同的方法,费立鹏教授帮助做质量控制和后续数据分析。由于采用客观的方法和统一设计,几个地区的流行病学调查先后完成后,数据得以合并形成大规模样本,所以影响比较大。

关于中国的精神疾病流行病学研究,费立鹏教授指出4个主要问题,是今后研究的方向。首先是缺少发病率数据。"除了物质滥用和老年性痴呆,我并不认为抑郁和焦虑有明显上升的趋势,与精神分裂症一样,基本就是这样的患病率。"费立鹏教授认为各种精神障碍的患病率数据基本都有了,而且也相对稳定。但我们没有权威的精神疾病发病率数据。应该要求有能力的地方每5年做一次流行病学调查,对同一批人进行调查,既有动态的患病率数据,也能获得发病率数据。二是方法严谨的儿童精神疾病的流行病学调查数据缺如。三是流行病调查的方法和执行中的质控问题,和抽样代表性的问题。四是应该建立出生队列,随访危险因素。这个工作比较难,但是很有意义。

费立鹏教授认为他做的工作中另一个比较大的突破是提出了自杀问题并引起关注。第一篇文章发表于2002年,首次报告中国的自杀率,引起了关注。后来与中国疾控中心的杨功焕主任一起做自杀的心理解剖研究并在北京成立WHO自杀与危机干预研究合作中心。费立鹏教授认为,印度的自杀率在上升,中国在下降,但与精神科干预无关。精神科干预最多只能占到10%,系统综述显示一半的自杀没有精神疾病。自杀率下降更多的是通过控制自杀途径,是随着城市化和经济发展而自然下降。

# 第四节 第二次全国精神卫生工作会议 1986年10月在上海召开

## 人物专访:上海市精神卫生中心张明园教授

上海市精神卫生中心 何燕玲

中国精神卫生工作的里程碑——第二次全国精神卫生工作会议。

### 筹备工作

第二次全国精神卫生工作会议的筹备工作始于1985年,约历时1年。在北京开过两次讨论会,一次是原卫生部内部会议,一次是卫生、民政和公安联合会议,当时还没有残联,残联是1990年才成立的。会议决定了两件事:

一是决定了要召开这个全国会议,会前需要先做调研。调研分两部分,现场调研和各地报材料。当时精神卫生工作归属原卫生部医政司老年康复处管,主管此会筹备工作的是原医政司时任副司长潘光田。老年康复处副处长王秋悦负责具体调研工作。现场调研主要是北京医科大学沈渔邨负责。行政和专业人员一起调研东北、北京、天津,上海、浙江和山东等几个地方,调研很辛苦,发现了很多问题,譬如发现东北有的精神病防治院不在省会城市;为了方便老百姓看病,省会城市又自己建了精神病防治院,原来的省级精神病防治院起不到省内的领头作用。同时发现专业人员缺乏。各地报告材料汇总,当时全国大概1万名医生从事精神科工作,本科学历者仅 3 000 人。

二是确定了会议的时间、地点和内容。除了核心部门卫生、民政和公安,还决定邀请教育部和劳动部参加会议。地点定在上海。会议主要内容包括:①总结从 1958 年南京会议以来精神卫生工作队伍的变化,成绩和不足;②讨论"七五"精神卫生工作计划草案;③经验交流。会议决定取名为"精神卫生工作会议"。1958 年的第一次会议名称叫"精神病防治工作会议"。当时经费紧张,找了刚开业的仙霞宾馆作为会议地点。

1986 年初开始起草原卫生部时任副部长何界生题为"努力开创精神卫生工作新局面"的主题报告,由时任上海市精神卫生中心防治科科长的张明园执笔。现场调研为主题报告提供了很多素材。

### 会议内容

第二次全国精神卫生工作会议于 1986 年 10 月 16 日在上海召开。会上,除了卫生、民政、公安各自报告了精神卫生方面的工作外,时任全国人大常委会副委员长的费孝通做了《积极加强精神卫生工作》的即兴发言;沈渔邨代表大会做了关于《精神卫生工作"七五"计划草案》的几点说明,她致谢陈昌惠提供了很多资料;严和骏撰稿并做了《新时期对精神卫生的需求》报告。会上重点交流了社区精神卫生工作经验。北京、天津市卫生局介绍他们是如何开展这方面工作的;上海、杭州市由专业机构介绍。会上确认了上海、北京、辽宁铁岭、山东烟台等地的社区防治模式,主要是以上海市三级防治网为主的城市模式,和其他地区以家庭病床为主的模式。会议主要报告都刊登在《中国心理卫生杂志》1987 年开刊的第 1、2、3 期上。

### 几点体会

作为这个精神卫生盛会的筹备者、参与者和一名精神科医师,张明园教授谈到了他的一些体会。

从 1958 年到 1986 年,时隔 28 年,国家再次把精神卫生作为一个大卫生的格局提出来,组织这么一个全国性工作会议。如果说南京会议是第一个里程碑的话,那么这是中国精神卫生第二个里程碑,对今后的工作有推动作用。当时为了准备这个会,成立了中国精神卫生协调小组。开始是卫生、民政、公安 3 个部门,后来扩大到教育部和劳动部,这是行政层面的;在专业层面,成立了"精神卫生专家咨询组",当时约19人,沈渔邨和夏镇夷任双主席,下分若干组,有社区服务、儿童、老年、司法、教育各组,当时广东的赵耕源已提出心理咨询。(花絮:会前筹备刚成立咨询组时,张明园因还年轻,职称不够只能列席,到会议结束后已经晋升副高了,成为咨询组正式成员)。咨询组负责起草了首个国家层面的精神卫生计划,即"七五"计划。当时提的目标挺高,如5年内要把精神科医生从1万增加到2万。当时就提出了要在综合性医院设精神科或心理咨询科。会议对精神卫生机构、人员队伍和康复工作都有推动。举例:辽宁省在此会后一下子发展了200多家工疗站,沈阳做得特别好。1990年或1991年在沈阳召开卫生、民政、公安为主的精神卫生现场交流会。现在回顾,精神卫生"七五"计划执行得不好。原因有两个,一个是经济体制变化了,譬如辽宁的工疗站,之后绝大多数都消亡了;烟台地区家庭病床曾经多达7 000张,实际开放3 000多张,后来做不下去了,因为医院要挣钱,而家庭病床不赚钱。做得好的都靠当地政府重视,一旦当地政府不重视了就维持不下去了。第二个原因就是没有法律法规的保障。

# 第五节　"非卫生口"建立的精神卫生服务机构

## 一、公安系统的安康医院的建立

天津市公安局安康医院　张宝华

在新中国成立后,随着社会的发展,由于工业化进程的加速,劳动力的重新组合,价值观念的改变,家庭结构和人口结构的变化及社会竞争的不断加剧,导致生活中的应激因素增加,尤其在改革开放以后,心理问题和精神障碍的发生大幅度上升,部分重性精神病患者肇事肇祸问题突出,严重危害人民群众生命财产安全,是社会治安中一个不可忽视的问题。为了社会稳定和人民群众生命财产的安全,各地区设立了专门机构对严重肇事肇祸的精神病患者进行管理,安康医院应运而生。

### 安康医院建立的法律依据

1979 年，我国制定的《中华人民共和国刑法》第十五条规定："精神病人在不能辨认或者不能控制自己行为的时候造成危害结果的，不负刑事责任；但是应当责令他的家属或者监护人严加看管和医疗。"1997 年，新修订的《中华人民共和国刑法》第十八条规定："精神病人在不能辨认或者不能控制自己行为的时候造成危害结果，经法定程序鉴定确认的，不负刑事责任，但是应当责令他的家属或者监护人严加看管和医疗；在必要的时候，由政府强制医疗。"1995 年，《中华人民共和国人民警察法》第二章第十四条规定："公安机关的人民警察对严重危害公共安全或者他人人身安全的精神病患者，可以采取保护性约束措施。需要送往指定单位、场所加以监护的，应当报请县级人民政府公安机关批准，并及时通知监护人。"目前我国部分省市（如北京、上海、天津、杭州等）有相应的地方法规，颁布了收治管理危害社会治安精神病患者相关办法。

上海：1986 年 9 月 11 日，《上海市监护治疗肇事肇祸精神病患者条例》（以下简称《条例》）由上海市第八届人民代表大会常务委员会第二十三次会议通过，1986 年 10 月 1 日实行。该《条例》明确提出"肇事精神病患者"的概念：肇事精神病患者指不能辨认或者不能控制自己行为而违反《中华人民共和国治安处罚条例》后果严重的精神病患者；肇祸精神病患者指不能辨认或者不能控制自己行为而违反《中华人民共和国刑法》以及其他严重危害社会治安的精神病患者。该条例还对精神病患者的监护人及职责、肇事精神病患者的管理治疗（送往安康医院强制治疗）、肇祸精神病患者的监护治疗及出院等问题进行了界定，可操作性强，工作起来有据可依。2002 年 4 月 27 日起施行的《上海精神卫生条例》也对精神病患者的监护和医疗作了明确规定。

天津：1991 年 12 月 18 日，《天津市收治管理危害社会治安精神病患者办法》（以下简称《办法》），以天津市人民政府令的形式予以发布实施。该《办法》规定：对危害社会治安的精神病患者，由天津市公安局安康医院予以强制治疗。确定安康医院具有治安管理和监护医疗的职能。患者入院，凭《收治危害社会治安精神病患者入院通知书》办理入院手续。《办法》还明确了安康医院与各公安分县局治安部门在监控、防治危害社会治安精神病患者方面各自承担的责任以及如何协调相互之间的关系等问题。该《办法》对精神病患者以及其监护人的责任和权益都作了界定，该办法可操作性较强。

北京：北京市公安局文件（京公字〔1992〕第653号）《关于加强对危害社会治安精神病患者管治工作的通知》中规定：①对辖区精神病患者要摸清底细，对危害治安的送安康医院治疗；②在办案中，怀疑有精神病的要及时送安康医院做司法鉴定，对无责任能力的，结案后送安康医院治疗；③安康医院要加强司法鉴定工作。1992年北京市安康医院拟订了《关于肇事肇祸精神病患者出院手续问题的请示》，北京市公安局治安处（治安字〔1992〕95号）《关于对北京市安康医院有关肇事肇祸精神病患者出院手续问题的意见》中基本同意安康医院的意见，但是补充两条：一是在审批手续中通知治安处及患者户口所在地治安科；二是节假日停止办理患者出院手续。

### 安康医院的性质与任务

目前《中华人民共和国刑法》第十八条第一款规定："精神病患者在不能辨认或者不能控制自己行为的时候造成危害结果，经法定程序鉴定确认的，不负刑事责任，但是应当责令他的家属或者监护人严加看管和医疗；在必要的时候，由政府强制医疗"。对于经过司法精神鉴定评定为无责任能力的精神病患者进行强制性医疗，不是一种刑罚处罚，而是一种维护社会安全的措施。另外还有一些在受审期间和服刑期间出现精神障碍而经司法精神鉴定评定为无受审能力、无服刑能力的罪犯，也予以短期收治医疗。这些患者收住在普通精神病院或监狱医院都是不合适的。安康医院的宗旨是医疗和监护，具有强制医疗和监护的性质。对无责任能力和有社会危险性的精神病患者强制医疗监护，目的是保障肇事肇祸无责任能力的精神病患者和社会安全。我国在《刑法》上有明文规定，其特点是在限制患者人身自由的条件下，通过强制住院治疗和监护，使病情缓解、痊愈，以达到消除患者的人身危险性，防止其再危害社会的目的。我国1979年的《刑法》第十五条第一款规定"应当责令他的家属或者监护人严加看管和医疗"，因无责任能力而不负刑事责任的精神病患者，这些人社会危险性很大，家属和监护人很难落实管理责任。实际上，这类患者交家属或监护人看管和医疗（往往得不到医疗）后，重新实施危害社会的重大案件，使周围群众恐惧不安的事件在全国各地均有发生。群众不能谅解,家属监护人感到为难,患者也得不到应有的治疗。因此,1997年新修订的《刑法》增加了"在必要的时候,由政府强制医疗"。对社会危险性很大又无刑事责任的精神病患者在必要时实行强制医疗的监护措施,应当是国家维护社会安全义不容辞的责任。安康医院收容对象大致为:①有严重妨碍社会治安行为,经司法精神鉴定为精神病(处于发病期),评定为无责任能力的而又不属于民政系统精神病院收容对象的;②有危害社会安全行为需住院观察的精神病嫌疑人;③评定有部分或完全责任能力(作案时精神正常),但目前经司法精神鉴定确诊为精神病态(处于发病期)并缺乏受审或服刑能力者;④在监管场所因精神病发作经司法精神鉴定确定为拘禁性精神病者(经治疗痊愈或缓解后再转回原监管场所)。同时,安康医院也对社会开放,收治社会上各种精神病患者。对社会有严重危险性的精神病患者实施强制医疗监护,许多国家由特设的精神病监护医院来承担,如英美;有些国家由普通精神病院的监护病房来承担。

公安机关管理的安康医院具有治安管理和医疗的双重职能,其体制属于行政或公安事业编制,同时在业务上接受卫生部门的指导。安康医院的这一性质有两方面含义:一是医疗的性质,安康医院是精神专科医院,收治的对象为精神病患者和戒毒人员,他们虽然多数有严重危害社会治安的行为,但他们不同于触犯刑律的罪犯,应当像对待其他患者一样给予精心治疗。二是管理的性质,这些严重危害社会治安的精神病患者不同于一般的患者,将他们收入院后要进行适宜的监督和控制,这就需要科学的管理。

### 安康医院的办院方针

长期以来,对住院肇事肇祸精神病患者究竟以看管为主还是以治疗为主,国内外法学界与医学界认识不一,法学界强调法,医学界强调医。事实证明,精神病患者的危害行为是病态的结果,只有通过医学的手段才能有效解决疾病的本质问题,而绝不能够以法学的观点和方法去解决疾病本质问题。根据我国近几十年的办院经验,可以得出以下结论:即安康医院必须贯彻管理与治疗相结合的方针,也就是两者并重。没有科学的管理,无法保证有效地治疗,不进行治疗就管不好。管和治疗是辩证统一的,是相辅相成的关系。1987年10月,我国公安机关在天津精神病管治工作会议上确定了"科学管理,精心治疗,管制结合,服务治安"的办院方针。

**安康医院的发展与前景**

新中国成立后的 50 年代初期，由于客观历史的原因，我国成立由卫生、民政及公安 3 个部门协同管理、收治精神病患者的医疗机构，以适应管理严重危害社会治安的精神病患者的需要。其主要任务是收治严重扰乱社会治安的各种精神病患者，以管为主、辅以精神科药物治疗。与国外的监狱精神病院和苏联的特别精神病院均完全不同。

1950 年 9 月 18 日，天津市公安局和市卫生局联合成立精神病管治所，对社会上的精神病患者进行收治。至 1987 年，全国各省市有此类精神病院约 16 所。1987 年 3 月，召开了全国精神卫生工作会议后，国务院审核同意了原卫生部、民政部、公安部《关于加强精神卫生工作的意见》，意见明确指出了"公安机关从速组建精神病管治院"。1987 年 10 月 10 日，公安部在天津市公安局精神病管治院召开全国公安第一次精神病管治工作会议，28 个省份的治安处长和精管院长 90 余人参加了会议。时任公安部三局局长牟新生作工作报告。会议决定成立了全国公安机关精神病管治协调组，明确了协调组设在天津市公安局安康医院，并将全国公安机关收治、管理肇事肇祸精神病患者的机构统一改称为"安康医院"。会议就精神病管治院工作特点、宗旨和办院方针进行了研讨。会议明确了安康医院的主要任务是收治危害社会治安的各类精神病患者（同时也可收治社会上各种精神病患者）。体制上采取医疗和管理并举，突出治疗作用。除对司法精神病被鉴定者住院观察外，对所有患者进行积极、有效的精神科正规治疗，同时加强对慢性精神病患者的康复治疗。

通过几十年的发展，全国安康医院（强制医疗所）在公安部、卫生部及各级党委、政府的关心和支持下，由 1987 年前的 16 所增加到 2020 年 28 所（表 1），分布在 20 个省份，自 2004 年后，全国各地多家安康医院由事业编，改制为行政编，部分医院名称改称为"强制治疗管理处"或者"强制医疗所"。

在 2013 年 1 月 1 日，新的《中华人民共和国刑事诉讼法》规定"经法定程序鉴定依法不负刑事责任的精神病患者，有继续危害社会可能的，可以予以强制医疗。"但该部分人员的入院必须由人民法院决定。"对于已不具有人身危险性，不需要继续强制医疗的，应当及时提出解除意见，报决定强制医疗的人民法院批准"。"被强制医疗的人及其近亲属有权申请解除强制医疗。"根据各地情况的不同,国家为了规范对该类人员的收治,没有建立安康医院的地方,要求"设区的市、州、盟人民政府需要设置强制医疗所",公安机关负责该人员的监管,政府通过花钱买服务的方式满足对该类人员的医疗服务。目前,全国各地专门收治肇事肇祸依法不负刑事责任的精神病患者的强制医疗机构正在逐步建立之中,因此,原来部分公安系统的安康医院也加挂或者改称强制医疗所。

表1　我国安康医院(强制医疗所)的分布状况(2020年)

| 所在省市 | 安康医院(强制医疗所)名称 |
| --- | --- |
| 北京市 | 北京市公安局安康医院 |
| 天津市 | 天津市公安局安康医院 |
| 广东省 | 广州市强制医疗所 |
| 内蒙古自治区 | 内蒙古公安厅安康医院 |
| 辽宁省 | 沈阳市公安局安康医院 |
| | 大连市公安局安康医院 |
| 吉林省 | 吉林省公安厅安康医院 |
| 黑龙江省 | 黑龙江省公安厅安康医院 |
| 上海市 | 上海市公安局安康医院 |
| 江西省 | 江西省公安厅强制医疗所 |
| 浙江省 | 杭州市公安局安康医院 |
| | 宁波市公安局安康医院 |
| | 绍兴市公安局安康医院 |
| | 金华市公安局安康医院 |
| 安徽省 | 合肥市公安局安康医院 |
| 福建省 | 福州市公安局安康医院 |
| 贵州省 | 贵州省公安厅强制医疗所 |
| 湖南省 | 湖南省强制医疗所 |
| 湖北省 | 武汉市公安局安康医院 |
| 四川省 | 成都市公安局安康医院 |
| | 达州市强制医疗所 |
| | 泸州市强制医疗所 |
| | 遂宁市强制医疗所 |
| | 宜宾市强制医疗所 |
| 陕西省 | 西安市公安局安康医院 |
| 宁夏回族自治区 | 宁夏公安厅安康医院 |
| 广西壮族自治区 | 南宁市公安局强制医疗所 |
| 海南省 | 海南省公安厅安康医院 |

## 参 考 文 献

［1］亢明.安康医院的性质、任务、作用.临床精神医学杂志,2002,12(1):60-61
［2］郭凤岐.天津通志.公安志.天津:天津人民出版社,2000.

# 二、民政系统的民康系列医院

荆州市精神卫生中心　刘波

对精神病患者的治疗及管理,自新中国成立初期就逐渐形成了由卫生、民政、公安三家共同管理的格局。隶属民政系统且为精神疾病患者服务的医院和相关机构,其发展历史比较悠久。以下就它们的发展过程及现状作一介绍。

**民政系统医院的分类**

我国的医院有许多种类型。从不同角度可以划分出不同类型的医院,如从专科设置可分为综合医院和专科医院。若以行政隶属及所服务的人群来划分则有卫生系统医院、军队系统医院、行业系统医院、民政系统医院等。民政系统医院分为两大类:优抚医院和社会福利院。优抚医院是为在乡的伤残、复员、退伍军人的防病治病和康复工作服务的事业机构。目前我国优抚医院共有三种类型:一是供特、一等伤残军人治疗、康复和休养的荣誉军人康复医院,简称"荣康医院";二是收治在乡的复员军人和伤残军人中以慢性病为主的荣誉复员军人医院,简称"荣军医院";三是收治在乡的复员、退伍军人中精神病患者的复员退伍军人精神病医院,简称"复退军人精神病院"。社会福利所辖的负责收治"三无"(无家可归、无生活来源、无依靠)社会救济对象中的精神病患者的机构,可分为民政福利精神病医院(也常被称为"民康医院")和供养性质的精神病社会福利院。从上述情况来看,民政系统为精神病患者提供医疗及服务的机构为两类,即复员退伍军人精神病医院和民政福利精神病医院(包括精神病社会福利院)。

**民政精神卫生服务机构的发展历史**

1949 年前后,为解决复员退伍军人中的精神病患者住院治疗问题,兴办了复员退伍军人精神病医院。这些医院隶属于民政系统优抚部门,主要负责收治优抚对象(复员、退伍军人,烈、军属)中的精神病患者。它们一部分是新建的,一部分是从部队转交过来的,一部分是从卫生系统转交过来的,还有一部分是由几方面组合而成的。复员退伍军人精神病医院中的主体部分是从荣军学校衍化来的,从 1950 年起,有一部分荣军学校相继被改成荣誉军人精神病疗养院(全国有 16 所),一些大、中城市建起的精神病患者收容所(有一部分属于旧时期的"救济院""慈善堂"被改造为精神病患者收容所),后来其中一部分发展成复员退伍军人精神病医院。截止到 1991 年底,全国共有优抚医院 110 所,包括荣康医院 26 所,荣军医院 28 所,复退军人精神病医院 56 所,这些医院由各省、地、市民政部门直接领导。在新中国成立初期,根据政务院有关精神病患者的相关管理规定,当时民政部门的社会福利事业单位不负责收治精神病患者,只是协助收养"三无"精神病患者。据统计,1956 年和 1957 年,全国民政部门收养"三无"精神病患者分别为 6 681 人和 5 448 人。

1958 年,在南京召开了第一届全国精神病防治工作会议,提出了"积极防治,就地管理,重点收容和开放治疗"的指导原则。1959 年内务部在湖北省沙市召开了全国精神病患者收容管治工作现场会,提出要新建和扩充精神病院。有的医院提出了"教、劳、治、娱"相结合的综合治疗的方针,对精神病的治疗和管理产生了积极影响。据统计,1958 年隶属民政系统的精神病医院有 86 所,收养 7 985 人;到 1964 年,全国民政部门共办精神病院 203 所,收养 16 528 名精神病患者。

### 改革开放后民政精神卫生事业的发展

党的十一届三中全会以后,精神卫生工作进入了恢复和重新发展的历史时期,各地民政部门又相继恢复和重建了一批精神病医院。1980—1986 年,原卫生部、民政部、公安部相继在上海市、江西省临江镇、福建省漳州市分别召开了全国的精神卫生工作会议,就精神病群防群治、分级护理、工娱治疗等进行了交流和座谈,促进了精神病医院管理工作的进一步发展。

1985 年,民政部在原沙市精神病医院(即现在的荆州市精神卫生中心)建立了"中国民政精神医学培训中心",学员除了民政系统的医生、护士外,卫生部门和部队也有派人参加学习。在沙市精神病医院内办了 28 期培训班,聘请了沈渔邨教授、刘协和教授、杨德森教授等数十名全国知名的老专家为任课老师，学员普遍感到教学效果很好，在培训中都有了长足的进步。2000 年后，培训中心迁往北京市民康医院又继续开办了几期。1989 年该中心与湖北省卫生职工医学院联合开办精神医学专业大专班，毕业了七届学员约 300 人。培训中心和大专班一共培训了 3 000 多名精神科医生和护士，培养的医务人员现在都是各精神病专科医院的技术骨干和医院领导。据统计，1986 年全国民政系统有 118 所精神病院，收养 21 347 名精神病患者。在培训中心开办 15 年后，到 2000 年时发展到 257 家精神卫生机构（包括社会福利精神病院 130 家，复员退伍军人精神病医院、疗养院 127 家），共收养 3.78 万名精神病患者。通过近二十余年的精神卫生人才队伍的培养，我们认为培训中心为民政系统乃至中国精神卫生事业发展做出了贡献。

为了提高民政系统医疗机构的医疗业务水平，民政部在 1985 年 9 月批准成立了"全国民政康复医学会"。2003 年又经民政部批准改名为中国社会工作联合会康复医学工作委员会，现成立了精神医学、护理学、心脑血管、医院管理、残疾儿童和聋儿言语听力障碍 5 个专业学组，到目前为止会员单位已达400 余个。该学会（工作委员会）成立至今已召开各种学术交流会议数十场。为了进一步提高民政系统医务人员业务素质和能力，提供民政系统医务人员发表科研论文的阵地，学会决定办一个医学期刊。1987 年就试办了《中国民政医学与康复实践》期刊，1988 年正式出版时改名为《中国民政医学》，2003年又改名为《中国民康医学》发行至今，该刊物前期所发表论文多涉及精神卫生方面的内容。

1993 年 3 月，民政部制定了《国家级福利院评定标准》，对福利院的规模、功能、管理和质量等方面提出了明确的要求。2011 年民政部颁发了《优抚医院管理办法》，明确提出按照卫生部门的医院建设标准，要求各级各类优抚医院包括复员退伍军人精神病医院，分不同级别建设成为二、三级医院。民政部的这两个法规对推动民政系统精神卫生机构的规范化管理、建设和发展起到了极大的作用。

近几年，民政系统精神卫生机构的发展成绩喜人，医院床位数增加 1.75 万张(增长26%)、职工人数增加0.45万(增长20%)。到2016年底,民政系统精神卫生机构当年门诊量超过350万人次,住院床位超过8万张(约占全国精神科床位的1/5),300张床位以上的医院有120家(其中有65家医院床位超过500张)。近几年来的主要相关数据见表1、表2、表3(数据来源于《中国民政统计年鉴》,表3为表1和表2的合计数)。

表1　福利类精神病院和医院

| 年份 | 单位数 | 年末职工人数 | 年末床位数 |
| --- | --- | --- | --- |
| 2012 | 156 | 12 983 | 40 913 |
| 2016 | 150 | 15 079 | 53 373 |

表2　复退军人精神病院

| 年份 | 单位数 | 年末职工人数 | 年末床位数 |
| --- | --- | --- | --- |
| 2012 | 101 | 10 447 | 26 261 |
| 2016 | 94 | 13 016 | 31 371 |

表3　精神疾病服务机构汇总表

| 年份 | 单位数 | 年末职工人数 | 年末床位数 |
| --- | --- | --- | --- |
| 2012 | 257 | 23 430 | 67 174 |
| 2016 | 244 | 28 095 | 84 744 |

随着这些年国家对精神卫生工作的高度重视,各级政府和民政部门加大了对精神病医疗机构的投入,《中华人民共和国精神卫生法》的实施对民政系统精神卫生工作起到了很好的推动作用。全国民政系统精神病院在硬件设施设备、人才引进和培养、学术交流等方面都发生了翻天覆地的变化。很多单位由原来的"疯人收容所""精神病患者福利院"向精神病专科医院和精神卫生中心转变,有的成为医学院校的附属医院,很多单位被评审为"三级精神病专科医院"。在治疗上从原来的以收容收养为主发展到现在的以提供临床、教学、科研、康复、社区防治为一体的多学科的规范化诊疗和康复服务,为中国的精神卫生事业发展作出了贡献。我们相信,随着我国经济社会的全面发展,国家各级政府、各部门都将更加重视精神卫生工作,民政系统精神卫生机构的发展会更加迅速,也会为全民的精神健康服务作出更大的贡献。

## 参 考 文 献

[1] 范宝俊.优抚医院管理学.北京:中国社会出版社,1993:4-7.
[2] 王萍.关于中国精神卫生福利事业的研究报告.民政部政策研究中心.中国社会福利与社会进步报告.北京:社会科学文献出版社,2003:131-142.
[3] 中华人民共和国民政部.2013中国民政统计年鉴:中国社会服务统计资料.北京:中国统计出版社,2013:356-367.
[4] 中华人民共和国民政部.2017中国民政统计年鉴:中国社会服务统计资料.北京:中国统计出版社,2017:372-391.

### 人物专访:湖北省荆州市复员退伍军人精神病医院前院长田维才教授

荆州市精神卫生中心　刘波　杨平

田维才教授1966—1998年期间任湖北省荆州市复员退伍军人精神病医院院长、兼任中国民政康复医学会理事长、中华医学会精神科分会常务理事、《中国民康医学》主编、全国民政精神医学培训中心副主任、卫生部门康复医学会副主任、中国残疾人联合会精神康复医学副主任等十余个社会职务。出版5本医学书籍,发表过20多篇学术论文。他是全国第三届优秀院长和全国杰出精神科医师,民政部康复医学会优秀工作者。在他32年的任期内,见证了中国民政系统精神卫生事业的逐步发展。

以下为对田维才教授的采访稿:

采访时间:2017年11月6日。

采访地点:湖北省荆州市田维才教授家中。

1. 我们在整理中国精神卫生发展情况,其中有民政系统精神卫生发展的章节,您在中国民政系统精神卫生事业发展中作出了重要贡献,所以很想听听您的看法。首先请您谈谈改革开放前民政系统精神病医院的情况。

田院长:改革开放前,民政精神病医院状况用四句话可以概括:起步晚、底子薄、基础差、人才匮乏。当时精神病医院是由卫生、民政和公安三个政府机构共同管理,卫生部门的医院主要负责治疗,民政精神病医院主要负责管理和收养民政工作对象中的精神病患者。这些患者为特殊群体,一部分是复员退伍军人、军烈属这些优抚对象中的精神病患者,另一部分是"三无"群体、社会救济对象人员中的精神病患者。当时的管理办法,主要以收容为主,实行终身供养和生活管理的封闭型管理模式。

民政精神病医院在改革开放前的发展大体可分为三个阶段:1950—1957年为创建初期,那时候有一部分荣军学校被更改为荣誉军人精神病疗养院,还有一部分属于旧时期的"救济院""慈善堂"被改造为精神病患者收容所。

1958—1966年为发展时期,1958年在南京召开了全国第一次精神卫生工作会议,这次会议是新中国成立后精神卫生工作发展的里程碑,会议提出"积极预防、就地管理、重点收养和开放治疗"的指导原则,受到了各方面的重视。1959年国家内务部(现为民政部)在湖北沙市召开了"全国精神病患者收容管理工作现场会",这次会议后,民政部门的精神病医院有了较大增长。

1967—1976年为停滞期,到1973年,民政部门的精神病医院萎缩到16家。1963年,我大学毕业到沙市精神病医院时,我是医院的第一个大学生,学的专业是医疗系大综合,到1978年时医院的大学生才陆续增加到三人,护士只有一个是正规护士学校毕业。医院的其他精神科医生主要靠对招工进来的人员和复员退伍安置过来的军人,采取带徒弟和进修学习等方式培养,护理人员只能由医院自己办培训班来培养。患者的治疗以中医药为主,1962年开始采用了氯丙嗪治疗,从此我院就开展了中西医结合治疗精神病人。

那些年医院管理住院精神病患者就是高墙、铁门铁窗。医院房屋陈旧,基本没有医疗设备,就我来沙市精神病医院工作时只有"老三样":听诊器、体温计和简单的化验。卫生人员很少,基本上是3至4张病床才配1个工作人员。技术力量薄弱,卫生技术人员90%都不是医药院校毕业生,只能通过招工和安置进来的工人、农民、复退军人担任,对患者只能采取简单粗暴的"管"和"关",结果导致患者社会功能衰退。

2. 请您谈谈改革开放后的民政精神卫生事业的发展情况。

1978年以后,民政精神卫生事业进入了恢复和重新发展时期,各地民政部门对精神病医院进行了全面整顿,恢复和重建了一批精神病医院,到1985年全国共有161所,床位29 000张,收治26 000余患者。随着社会的进步,"三无"精神病患者越来越少,民政医院突破了原来只收"三无"对象和复退军人中的精神人的限制,开始收治社会精神病患者和收费的托养业务。

1983年"全国精神病医院经验交流会"在上海召开,对精神病防治康复工作认真总结了三种模式:一是由我提出"综合治疗、三级护理、开放管理"的沙市精神病医院精神康复模式;二是群防群治三级防治网的常州模式;三是"教、治、劳、娱"四结合疗法的海伦模式,推动了民政精神康复医学事业发展。

1984年,民政部在漳州召开的全国城市社会福利事业单位改革经验交流会议上,对民政精神病医院业务指导思想明确提出三个转变:由封闭型向开放型转变,由社会救济型向福利型方向转变,由单纯供养向供养和康复相结合转变。1986年召开的全国优抚医院现场观摩经验交流会议上,又提出由关门办院向开门办院转变,从此民政系统精神病医院进入了一个新的发展时期。

改革开放以来,精神卫生事业发生了天翻地覆的变化,政府比以前更加重视了,出台了一系列政策法规,像《中华人民共和国精神卫生法》《精神卫生"十三五"规划》。宣传也加强了,全国人民也重视了,以前对精神病患者歧视的多些,现在要强好多了。各级政府的投入加大了,现在各种国际会议中国精神科同道也都参加了,基本上可以和国际接轨,学术活动比较活跃。医疗设备添置,现在有些医院都有了大型CT、MRI、全自动生化仪,这和综合医院的设备都差不多了。医院的基本建设也逐渐搞好了,患者的住院条件也明显改善。

3. 您认为在民政精神卫生事业发展中比较重要的事件有哪些?

由于特殊的性质,民政部门不是医疗机构,专业技术人员一直比较匮乏,作为一般的福利院的管理方法,1985年民政部在桂林召开了"民政系统高级知识分子座谈会",当时整个民政系统只有16个高级知识分子、13个副主任医师。在会议上我提出三个解决人才匮乏的办法。一是要办一个民政部自己的医学培训中心来提高人的素质,当年民政部就在我们医院(沙市精神病医院)建立了"中国民政精神医学培训中心";二是要成立学会,要有学术交流的平台来提高医疗质量,于是在1985年9月份就成立了全国民政康复医学会;三是办一个民政部管理的医学期刊,这可以互相交流互通情报,后于1987年就创办了《中国民政医学与康复实践》,1988年出版,改刊物名称为《中国民政医学》,1992年《中国民政医学》编辑部由北京搬到了沙市精神病医院,由我们负责,当时我任主编,

2000年该编辑部又搬回到北京。

这三个方面的工作都是由我最先提出并创办的,我是培训中心副主任、《中国民政医学》的主编、民政康复医学会理事长。全国民政精神医学培训中心主任是由时任民政部科技处处长和沙市民政局局长担任,具体由我们操办。学员除了民政系统医生以外,还有卫生部门和部队也有派人来学习,共举办了28期,1989年又与湖北省卫生职工医学院联合开办有学历的精神医学专业大专班,培训中心和大专班一共培训了3 000多医生和护士,为民政系统培养的医生现在都是各医院的技术骨干。

《中国民政医学与康复实践》试办一年,于1988年改为《中国民政医学》,可能是2002年改为《中国民康医学》。原来是季刊,后改为月刊,现在是半月刊。原来是48页,现在是100多页,增加了几倍。该学术刊物发表的论文对民政部门(包括卫生部门)专业技术人员晋升职称提供了很大帮助,对广大医务人员尤其是地市级和县乡医生的业务能力提高起到了重要作用。

中国民政系统康复医学会1985年成立,在全国三大康复医学会中我们是第一个成立的。原卫生部部长曾经说过:中国民政系统康复医学会是中国康复医学的一个缩影,对国家作出了很大贡献。我们除了每两年开一次全国学术会议以外,还出了不少书籍,我参加了100多万字的《中国康复医学》一书的编写工作,负责精神病康复的章节。我还参与起草了民政部优抚司制定全国优抚医院达标创优和十佳医院标准,对各个优抚医院的事业发展起了很大作用。

沙市精神病医院也连续出了7本书籍对社会公开发行,其中老中医张鉴修撰写的《中医治疗精神病》影响比较大,当时很多患者慕名来求治,很多医生为此专门来进修学习;我为副主编的《优抚医院管理学》出版,对整个优抚医院的医院管理起到了领航引导作用;还有一本《优抚医院护理学》也有沙市精神病医院人员参与编写。

最大的是科研成果方面的成绩,沙市精神病医院开展的六个课题,得了民政部科技成果二等奖1个、三等奖4个、四等奖1个,"精神病计算机诊断学"获得二等奖,我参与的"慢性精神病患者康复量表"等2个科研项目获得三等奖。

1987年,在一次学术会议上我得知有位美国的加拿大籍医学博士费立鹏,当时他是美国华盛顿医学院在我国的交换学者,交换两年的时间已到,但是他想继续留在中国做科研,我把他引进到沙市精神病医院工作。他在沙市工作期间做了很多工作,一是他参与了《中国民政医学》期刊的编辑和审稿,英文部分由他把关。二是在科研能力培训方面,他在沙市精神病医院内办了三期科研学习班,他在院外办了两期,给整个精神卫生系统都留下很好的印象,大家都觉得收获很大。学员不仅来自精神病医院、优抚医院,还有综合医院也派人学习,每期培训 30 人左右,总共培训了近 200 名科研人员,对整个民政系统的科研能力提高和科研风气的形成都有很大的作用。通过费立鹏教授牵线,引进了专家和洛克菲勒基金,创办了美国哈佛大学与沙市精神病医院心理咨询门诊;还有开展"精神病家庭治疗"项目的费用,也由洛克菲勒基金负责。三是我院引进了七名外籍人员来教授职工英语和做医疗业务指导。美籍护士毕曼丽在我们医院女病房办了一个示范病区,要求英语查房,费立鹏当病房主任,毕曼丽当护理院主任,这个项目执行一年多。当年我们引进外籍专家,这在全国民政精神病医院中是唯一的,在沙市的医院中是最早的。费立鹏教授把我院医师联系到美国华盛顿医学院客座学习,一共培训了五六人,费用由洛克菲勒基金出,还有几个人参加国际学术会议,还派员跟国际有名的专家进行专题学习,比如"情感量表""家庭治疗"。20 世纪 80 年代,我院就组织参加在香港召开的亚太地区精神病学术会议,我们这边负责组织交流论文,费立鹏教授负责审稿,中国去了 70 多人,这是我国民政精神病医院第一次参加国际会议。后来我们又承办了两次国际会议,一是 1989 年的"中国精神残疾康复"会议;二是 20 世纪 80 年代召开的"社会精神病学术会议",7 个国家来人参加。

20 世纪 90 年代初,我引进华西医科大学毕业的精神医学硕士研究生刘波来医院工作,他现任荆州市精神卫生中心院长。

4. 您印象中有哪些民政系统精神卫生专家对民政精神卫生事业发展作出重要贡献?

第一个是张鉴修(沙市精神病医院的中医师),他的中医治疗精神病在国内是名气比较大的,工作态度比较好。第二个是 20 世纪 60 年代开始任新疆民政康复医院院长的魏琛,他比较全面,既懂医院管理,又懂学术研究,思路比较开阔。还有王惜时,沈阳康复工疗站的站长,现在好像也叫康复医院,她的贡献主要在精神病人的职业康复。还有上海市民政第一精神病医院的院长丁关元,他的专业知识还是比较好的,他也是在康复方面做了一些工作,提出"家庭模拟病房"模式。

## 三、中国特色的企业办医——开滦精神卫生中心的建立

河北医科大学第一医院精神卫生中心 / 河北医科大学
精神卫生研究所　王学义

俗话说:人生如歌,是生命之歌,也是岁月之歌,生命的每一寸时光里,无论坦途还是逆境,都有一首如泣如诉的里程之歌相伴。在我的生命旅程中深深地嵌入心底、融入血脉的是我为之挥洒青春,为之倾尽心力,并将每一个生命年轮紧紧与精神卫生工作相融。

**应需而设,从无到有**

说起我入行精神卫生工作,是在煤炭部所属的开滦矿务局精神病院。早在1958年,开滦煤矿因有部分精神病患者需要治疗,与辽宁抚顺矿务局精神病院协议每年支付医疗费用给予包床50张,用以解决精神病患者的治疗难题。历经十几年后的1970年,开滦煤矿领导决定在唐山市郊区冶里村(开滦结核病防治医院位置)建立开滦精神病院,从而解决精神病患者就医过程中的人力、物力浪费现象。经过三年的筹建,开滦精神病院于1973年正式开诊。为有效利用医疗资源,由开滦煤矿后勤部卫生组领导下的结核病防治院对精神病院统一领导和管理,定名为"开滦煤矿结核精神病医院",下设结核科和精神科两个医疗组。拥有职工126人,其中结核科医护人员23人,精神科医护人员41人,行政管理人员19人,后勤工人43人,实行医疗组长负责制。为保证医疗质量,建院初期聘请抚顺煤矿精神病院张燕峰主治医师来院指导医疗工作近1年。1974年,开滦煤矿结核精神病医院归属开滦煤矿医院领导,改称开滦煤矿医院冶里结核精神病医院。当时的医院由于远离市区(36华里),交通不便,患者到医院就诊困难,直接到医院门诊就诊者寥寥,主要由各矿专科医生或非专科医生将精神病患者护送到医院治疗。由于各矿精神科大夫缺乏,致使开滦大部分患者得不到及时治疗,为此,先后在林西矿医院、赵各庄医院、开滦矿务局医院建立了精神科门诊,对于没有精神科门诊的矿区,医院克服困

难,每周派出精神专科医生前往巡诊,保障患者方便及时的诊治。在领导重视和医护人员的共同努力下,精神病患者就诊治疗问题得到了很大的改善。就在我们怀揣理想,一步步跋涉向前,为矿区职工以及当地百姓搭建精神卫生服务良好平台的时候,一场天灾不期而遇——唐山大地震。

### 天灾无情,医者有心

1976 年 7 月 28 日,"唐山大地震"给这座城市的人民带来了毁灭性的灾难! 开滦精神病院也遭受了人、财、物的巨大损失,灾难使得医疗工作一度处于瘫痪状态。经过短期休整后,1977 年 1 月,医院临危决断,整合现有的人力资源,克服困难,开始派医生下到矿区巡诊,与矿区医院医生协管收治患者等。由于灾难的影响及灾后医疗资源困难,矿区精神疾病患者急需收治场所,心急如焚的矿区及医院领导,没有摆困难,更没有等靠要,而是干群同心,积极组织人力资源,没有条件创造条件,最先恢复了门诊工作,后又多方联络,寻找资源,利用援助的帐篷成立了"帐篷简易病房",暂时解决了患者的就诊治疗之难。想起当年的"帐篷医院",迄今难忘,那真是小帐篷解决了大问题,不出半月,小小的 4 顶帐篷中竟然收住了男、女患者 50 余人。看着帐篷里安然休养的患者,使人不禁感叹,人的力量是伟大的! 在劫后余生、百废待兴的境况下,困难不但没有吓倒我们,反而使大家心往一处想,劲往一处使,迎难而上,砥砺前行,是"医者为民"的信念使一切不可能成为了可能。正是有了这样的信念和艰苦的经历,"没有克服不了的困难"就成为我们这一代人的人生压舱石。

度过了那一段最困难的时期后,在开滦煤矿医院的统筹安排下,震后病房重建有序展开,新建病房于 1979 年 12 月正式投入使用,我们也从"帐篷医院"喜迁新址,拥有了设置床位 100 张的精神科病房,其中分设男病区 50 张床,女病区 50 张床。有了新的病房做基础,我们就可以在精神科这块不被人看好的领域里显一番身手了。

### 夯实基础,跋涉前行

从 20 世纪 80 年代开始,我们着手夯实精神卫生基础建设,根据实际需要,前后为各矿区培训一批批精神科专业医生,担负矿区精神科门诊工作,使精神科门诊向专业化迈进。同时,不断完善原精神病院人员组织结构,敢于为先,开拓病房,增加住院容量,用来担负日益增加的门诊及住院患者诊治工作。随着医院一步步的发展,于1985年,开滦矿务局医院冶里结核精神病医院正式更名为"开滦矿务局医院精神病院",也就是说,精神病医院独立成院了,为开滦乃至唐山市精神卫生的发展注入了生机和活力。同年医院应需面向社会开放,时至床位150张,全院拥有职工149人,其中医生21人,护士49人,医技9人,行政管理人员9人,后勤工人61人。精神病院也不断向更为专业化的方向发展,先后开展了精神疾病分级诊疗护理,分病种收治,如:神经症、各种心理障碍、社会或环境适应不良患者的收治等。为方便就医和医院的发展,1988年10月,医院整体迁入唐山市路南区。为满足患者后期康复需要,帮助他们进一步恢复社会功能,医院专门开设了康复病房和森田疗法病房,每天让慢性期患者打理菜园、养花、饲养猪羊、看护果树、打扫卫生等。那时开展的工娱疗法有声有色,让患者享受自己的劳动成果,分享蔬菜和水果等,患者的体力和精神状态明显改善。那个时期就有让患者恢复功能的理念,并为恢复期患者提供人性化和社会化的康复训练,促进更好的恢复各种功能,为回归社会做有益的尝试。

医院的每一步发展都离不开干部职工的团结奋斗和凝聚实干。说起来几句话,做起来常常要克服各种各样的困难,但凭着甘于吃苦,无私奉献的精神,有着凝心聚力、锐意进取的拼劲,再加上"以人为本,造福一方"的坚定信念,我们的医院沿着良性发展的轨迹不断前行;后历经几次迁址新建,于1993年在开滦精神病院基础上正式成立开滦矿务局精神卫生中心,医院也从十几年的夯实基础,寻求发展之路,步入了精神卫生发展的快车道。

# 第六节 综合医院精神科发展

四川大学华西医院 李涛 郭万军

同济大学附属精神卫生中心 赵旭东

综合医院精神科多创建于医学院校的附属医院,对我国精神卫生人才的培养起到了重要作用。早期在综合医院精神科的临床服务模式与精神专科医院基本相同,直到 20 世纪 70 年代末,我国社会进入改革开放时代,综合医院精神专科的发展迎来了春天,除了开展与专科精神病院相同的传统精神卫生服务之外,还具有以下两个方面的特色:一是引领了我国精神专科住院病房开放式服务模式的探索,二是积极开拓联络会诊精神医学以及心身医学服务方面的临床服务及研究。至 21 世纪初,我国卫生行政部门开始要求三级以上综合医院设立精神卫生专科,综合医院精神专科(或命名为心理科、临床心理科或心身医学科)的数量和规模迅速发展。据我国卫生统计数据报告,截至 2012 年底,综合医院精神科已占我国精神卫生专业机构数量的 36%,综合医院完成的诊疗人次及出院人数均已超过所有精神卫生服务机构的 20%(2013 年)。2015 年颁布的《全国精神卫生工作规划(2015—2020 年)》进一步提出了"开展在精神科从业但执业范围为非精神卫生专业医师的变更执业范围培训,以及县级综合医院和乡镇卫生院(社区卫生服务中心)中临床类别执业医师或全科医师增加精神卫生执业范围的上岗培训",并要求健全省、市、县 3 级精神卫生专业机构,在符合条件的县级综合性医院设立精神科的要求,提高精神卫生服务可及性,进一步促进了我国综合医院精神卫生服务的发展。

回顾我国综合医院精神卫生专科的发展历史,不同地区和机构均有其独特的精彩与魅力:有的作为我国精神医学的重要发源地建立于 20 世纪早期,并有幸数十年得以持续发展(如:四川大学华西医院心理卫生中心、中南大学湘雅二医院精神科/精神卫生研究所、复旦大学华山医院精神科等);有的历史悠久但由于历史原因有过中断,在 21 世纪初得以重建(如:北京协和医院心理医学科);有的建立于新中国成立早期并于改革开放后迎来大的发展(如:武汉大学人民医院精神卫生中心、昆明医科大学第一附属医院精神科、山西医科大学第一医院精神卫生科、重庆医科大学附属第一医院精神科、哈尔滨医科大学附属第一医院精神卫生中心、西京医院心身科等);有的创建于改革开放后并发展迅速(如:同济大学附属同济医院精神医学科、西安交通大学第一附属医院精神心理科、河北医科大学精神卫生研究所、新疆医科大学第一附属医院等);有的由老牌精神专科医院与大型综合医院合并而成(如:广东省人民医院精神卫生研究所、中国医科大学附属一院精神医学科）。本节将以四川大学华西医院心理卫生中心、中南大学湘雅二医院精神科及昆明医科大学第一附属医院精神科为代表，介绍我国综合医院精神科的发展历程，特别是在精神专科病房开放式服务模式中作出的开创性的工作。

## 一、四川大学华西医院心理卫生中心的建立与发展

四川大学华西医院　李涛　郭万军

四川大学华西医院心理卫生中心前身可以追溯至开设于 1914 年的华西协合大学医科（1910 年成立）的神经精神病学教学组，是我国历史最悠久的精神病学及精神卫生学科之一，也是我国精神医学临床、教学和科研的主要发源地之一。在为编写本部分内容进行资料采集的过程中，我们收集到了已故刘协和教授撰写的关于华西精神医学学科发展历史（1914—1994 年）文稿，该文曾载于 1994 年底的内部资料《四川精神卫生事业》一书。该文对了解我国综合医院精神科建设以及我国精神医学学科的发展具有重要参考价值，在本书中将该文稿不修改（确有必要处，在后接"【 】"进行了编者注）予以呈现。在刘协和教授的文稿后，我们安排了对创建我国首个全开放式精神专科病房的主要执行者（华西医院心理卫生中心朱昌明教授）的采访。最后，简要介绍了我国综合医院会诊联络精神卫生服务的发展状况。

### （一）华西精神医学学科发展历史（1914—1994 年）

回顾过去豪情满怀，展望未来任重道远

——记华西医大精神病学科的发展历程

刘协和

华西医科大学精神病学科是我国精神病学临床、教学和科学研究人材重要培训基地之一。本世纪【编者注：20 世纪】30 年代后期开始创建 50 年代稳步发展，形成了一支骨干教师队伍；60—70 年代经历了动荡时期的考验；到了 90 年代，从一个纯临床学科发展成为具有现代先进水平的综合性精神医学学科体系。目前正在为下一世纪我国精神卫生事业的迅速发展"厉兵秣马"，储备力量。五十余年来它所走过的道路，从一个侧面反映我国精神卫生教育事业和精神病学科的发展历程。

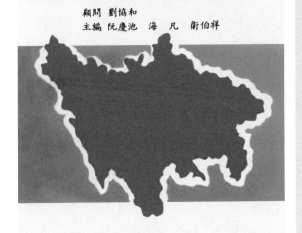

四川精神卫生事业

顾问 刘协和
主编 阮庆池 海凡 衡伯祥

四川精神卫生事业编辑委员会

## 目 录

## 回顾过去豪情满怀 展望未来任重道远

### ——记华西医大精神病学科的发展历程

● 刘协和

华西医科大学精神病学科是我国精神病学临床、教学和科学研究人材重要培训基地之一。本世纪30年代后期开始创建;50年代稳步发展,形成了一支骨干教师队伍;60—70年代经历了动荡时期的考验;到了90年代,从一个纯临床学科发展成为具有现代先进水平的综合性精神医学学科体系。目前正在为下一世纪我国精神卫生事业的迅速发展"厉兵秣马",储备力量。五十余年来它所走过的道路,从一个侧面反映我国精神卫生教育事业和精神病学科的发展历程。

·1·

明生、刘志中三位教授任研究室(组)主任。同年精神病学教研室被华西医科大学评为学校重点学科点。华西医科大学精神病学科当前面临的主要任务是,提高各级教师和医护职工的业务能力和水平,健全学科梯队;巩固博士生点,努力完成和继续开发一系列高难度的科研课题;搞好博士生、硕士生、进修生、大专班、本科生和卫生学校的教学工作;为21世纪培养高质量的精神卫生专业人材;在学科跨入下一世纪时进入国际先进行列。这是一项崇高的历史使命,有待我们努力去完成。

·9·

已故刘协和教授关于华西精神医学学科发展史(1914—1994年)书稿部分扫描资料

### 初创阶段

华西医科大学的前身为华西协合大学,创建于 1910 年,是一所文理兼备的综合大学。1914 年设医科,学制 6 年,神经与精神病学安排在其教学计划的第 6 学年,每周 1 学时。初由外籍内科学教授讲述,抗日战争期间我国著名神经病学先驱程玉麟教授到成都。1938 年在四圣祠街华西协合、中央、齐鲁三大学联合医院内科病房设精神病床,用胰岛素昏迷疗法和发热疗法治疗精神病患者,开创国内精神病现代治疗之先河,当时距 Sakel(1935)创用胰岛素疗法治疗精神分裂症仅三年。1940 年,他在成都政府街中央大学医院创建精神病房,设病床 15 张,开始用戊四氮抽搐疗法治疗精神病患者,距 Meduna(1936)创用此法也只四年之久。在此期间,他为医学院的学生讲授精神病学、神经病学和神经病理学,培养了一批精神病学专门人才,如伍正谊、刘昌永、陶国泰、陈学诗、洪士元等,成为 40 年代成都、南京精神病学发展的骨干力量;并为华西协合大学神经精神病学的发展奠定了基础。1944 年成都市政府提供经费,在文庙前街何公巷,与华西协合大学联合创办成都市精神病院,设病床 20 张,由刘昌永任院长,这是当时我国采用现代疗法最早的精神病院。1947 年邓长安、陶国泰合著 Manual of Neuropsychiaty【编者注:原稿印刷错误,应为 Manual of Neuropsychiatry】(神经精神病学手册)英文木刻本,由华西协合大学出版,为我国较早编著的精神病学教学参考书。1948 年刘昌永赴加拿大 Magill 大学进修精神病学,成都市精神病院则因经费困难而关闭。

### 重建阶段

1950 年,华西协合大学医学院成立神经精神科学系,任命刘昌永为主任,在内科病房设置床位收治精神病患者。1952 年四川省卫生厅在成都市小学路建川西精神病院。1954 年 6 月将该院移交华西协合大学作为教学基地。同年 10 月更名为四川医学院第二附属医院,设精神科病床 60 张,神经科病床 25 张,刘昌永任院长,并成立神经精神病学教研组,作为教学机构,由刘昌永任主任,开始接收省内外在职医师进修,培养专门人才。1954 年采用电抽搐疗法替代戊四氮治疗精神病,随后相继开展睡眠疗法,个别和集体心理疗法,胰岛素低血糖症法和集体综合疗法等多种方式治疗神经症,取得显著效果。

1957 年采用氯丙嗪和利血平治疗精神病,开始进入精神药物治疗时代。1958 年附属医院机构调整,取消第二附属医院建制,改设精神科和神经科,属四川医学院附属医院。同年受四川省卫生厅委托,主办精神科医师培训班,为期一年,在省内培养了一批具有精神病学知识的基层医生。1959 年在成都市开展了 91 万人口精神病和癫痫的流行学线索调查,精神病患病率为 2.2‰,其中精神分裂症患病率为 1.28‰,癫痫患病率 0.78‰。1961 年由教研组集体编写的精神病学讲义被卫生部选为全国高等医药院校教材,由人民卫生出版社出版。该书随即由刘昌永主编,向孟泽、何慕陶、刘协和参加修订,1964 年再版,受到国内精神病学界的称道。

这一时期,随着医疗和教学工作的发展,教研组的人员逐年增加,从事精神科工作的教师从 1950 年 2 人至 1965 年增加为 21 人,形成了一支骨干教师队伍,并建立了一个较稳固的临床教学基地,为以后学科的发展打下了良好的基础。

### 动荡时期

1966—1976 年,全国经历了 10 年动乱,学科发展受到了严重影响。在此期间,教师经历了动荡时期的考验,主要完成了三项工作:其一是与湖南医学院、上海精神病防治院、重庆医学院合编《精神病学》,于 1974 年由湖南人民出版社出版,以适应当时专业人员的迫切需要;其二是 1973 年协助自贡精神病医院举办精神科医师培训班,为期半年,以改善川南精神卫生服务系统;随后(1973—1975)在自贡、乐山、泸州、犍为、仁寿、双流开展了 47 万余人口的精神病、癫痫和精神发育迟滞的整群取样挨户调查,发现患病率分别为 3.5‰,4.8‰,5.2‰。其中精神分裂症的现患病率 3.1‰;其三是从 1969 年延续到 1984 年的马桑寄生和马桑治疗精神分裂症的临床和药学研究,这是一项大协作课题,省内外十余所精神病医院参加了临床疗效观察,肯定了临床效果,同时也观察到伴随的反复抽搐和剧烈呕吐等严重副反应。我校药学研究,分离出两种植物的主要化学成分:马桑毒素(Coriamyrtin)和土亭(Tutin),分别测定了其分子结构,这一综合研究成果获 1978 年四川省人民政府重大科学技术成果奖。

### 发展阶段

1978年，四川医学院受卫生部委托开始举办学制一年的精神科医师进修班，对国内各地精神科在职医师进行继续教育。16年来已毕业16批，共200余人。许多进修医师回到单位成为业务骨干，在医疗和医院管理中发挥重要作用。同年，精神科开始招收硕士研究生，培养高层次专业人才，到1994年已有10余届硕士研究生毕业，取得硕士学位者40人，在读硕士生10人。

1980年，精神医学研究室成立，陆续建立了精神病的遗传、电生理、生化、精神药理及医学心理四个实验室；并设置临床、社会、儿童精神病学和行为医学研究组，为研究生的培养和分支学科的发展创立了条件，从而促进了科研工作的迅速开展。自研究室成立以来，完成的重大研究课题有1982年全国十二地区精神疾病流行学调查，采取挨户调查和定式精神检查的方法，在成都市区和新津县农村调查居民各500户，总人口数2 931人。其结果是：精神病总患病率为8‰，时点患病率为6‰；其中精神分裂症的终身患病率为3.7‰，时点患病率为3.2‰。7岁以上人口，中度以上精神发育迟滞的时点患病率为6.6‰。该课题获1985年原卫生部乙级科学技术进步奖。同年获省科学技术三等奖的课题有：德昌县傈僳族的社会生活与医学综合考察。1986年获四川省科学进步二等奖的课题有：渡口市攀钢和城区职工社会心理调查。其他课题如：傣族、羌族、彝族跨文化精神卫生调查；老年和儿童精神卫生调查；神经症的遗传流行学调查；抑郁症和神经症的临床研究。实验室研究如：精神分裂症的体液免疫和酶学；抑郁症的神经内分泌；神经衰弱、抑郁症和精神分裂症的多导睡眠图；双生子的指纹和行为遗传研究等。1983年，卫生部指定本研究室为精神药物研究基地之一，相继开展了锂盐和抗癫痫药物的血药浓度监测，阿米替林临床药理和抗精神药物的遗传毒理学研究等。上述研究成果表明20世纪80年代华西医科大学精神病学研究领域明显扩大，研究范围包括了临床、儿童和老年精神病学，社会精神病学，生物精神病学和心理卫生等广泛领域，而且研究水平也有显著提高。1984年精神病学教研室、精神科和精神医学研究室主任刘昌永教授退休，由刘协和教授继任，对这一医、教、研联合体实行经济体制改革；附属医院赋于科室较多自主经营权，财务管理独立核算，为学科的进一步发展创造了良好条件。1987年教研室和科主任由黄明生教授继任,医疗基础设施进一步改善,科室经济实力得到加强。在学术领导人刘协和、黄明生、向孟泽、何慕陶、朱昌明五位教授的带领下,分别形成了临床精神病学、生物精神病学、社会精神病学、医学心理学和行为医学的学术梯队,承担硕士研究生培养和一系列教学、科研任务。

## 20 世纪 90 年代

1991年,精神病学教研室被国家学位委员会评定为博士研究生培养点;刘协和、黄明生于1991年、1993年相继评为博士生导师,开始招收博士研究生。到1994年已有一人获得博士学位,现有在读博士5人。为了满足国内精神科在职医务人员接受继续教育的需要,1993年在华西医科大学开始举办了精神病学成人教育大学专科班,学制3年,学生毕业后主要承担精神科临床工作或从事科研辅助工作。进入20世纪90年代以来,本研究室承担的重大课题有向孟泽的中国农村社区精神卫生教育及模式探讨,刘协和的双相情感障碍的遗传学研究,黄明生的Alzheimer病分子遗传学研究和鸦片类药物依赖的研究,朱昌明的绝育术后妇女心理健康调查等。1991年刘协和参加的中国精神疾病诊断标准和分类方案研究获卫生部科技进步三等奖;1992年杨权、刘志中等的抑郁症和神经症的临床实验研究获四川省科技进步二等奖;1993年黄明生等的阿片类药物依赖获卫生部科技进步三等奖。1993年朱昌明继任精神病学教研室和科主任,为研究室添置了一系列实验设备,对提高研究质量和水平,具有重要作用。到了20世纪90年代中期,研究室的总体水平较80年代又有提高,包括临床精神病学、生物精神病学、社会精神病学、精神康复医学和精神卫生学的综合性精神医学学科体系已经形成。1994年,精神医学研究室改制为心理卫生研究所,刘协和、朱昌明教授任正、副所长,向孟泽、黄明生、刘志中三位教授任研究室(组)主任。同年精神病学教研室被华西医科大学评为学校重点学科点。华西医科大学精神病学科当前面临的主要任务是,提高各级教师和医护职工的业务能力和水平,健全学科梯队;巩固博士生点,努力完成和继续开发一系列高难度的科研课题;搞好博士生、硕士生、进修生、大专班、本科生和卫生学校的教学工作;为21世纪培养高质量的精神卫生专业人才;在学科跨入下一世纪时进入国际先进行列。这是一项崇高的历史使命，有待我们努力去完成。

### （二）创建我国首个精神专科开放式病房

四川大学华西医院心理卫生中心朱昌明教授采访记录

问：您作为华西医院心理卫生中心的知名专家，在这里工作已50余个春秋，期间曾担任中心主任、心理卫生研究所副所长、中国心理卫生协会常务理事、四川省心理卫生协会理事长、中华精神科杂志编委等职务，并享受国务院特殊津贴待遇，为华西精神医学学科的发展作出了巨大贡献，同时也见证了学科发展变化。今天，为了编写我国精神卫生发展史方面的书籍，我们有几个问题想请教您，谢谢！

答：过奖了！很高兴接受采访，希望我的回忆能为我国精神卫生历史的记录有所帮助。

问：据资料显示，华西精神医学专科是我国最早开设精神专科开放式病房的单位，您是当时创建这种病房服务模式的主要执行者。华西医学从1938年开设精神病病床，1953年建立了拥有近100张床位的神经精神科病房，由于精神疾病患者较其他患者更多地存在冲动攻击、自杀、自伤等风险行为，早期采用的精神专科病房管理模式是全封闭式。在华西开展由封闭式病房向开放式病房的管理模式改革，最早是从什么时候开始的？实施这种改革是出于怎样的考虑或初衷？

答：关于精神科开放式病房管理模式的探索，可以追溯至20世纪60年代末70年代初期。当时，党教育我们要全心全意为伤病员服务，把患者当亲人，急患者之所急，想患者之所想，解除患者的实际困难和疾苦。这种精神深入人心，并成为指导我们医疗行为的指南。但当时华西精神科的实际开放病床数仅50张（男病房30张床，女病房20张床），而精神科的治疗手段有限，存在着住院时间长、费用高的问题，我们拥有的床位数远远不能满足患者的住院需求，费用也难以承受；而有些患者和家属看到全封闭式管理的精神科病房则心有余悸，望而止步。眼看不少来自边远贫困地区的患者，被绳索五花大绑而来，但却因一床难求，被拒之门外，感到无能为力，却又心有不甘。为此，我们就尝试在医院附近寻找了一家旅馆，向旅馆负责同志说明情况，进行详细解释，打消顾虑；我们向他们承诺保证旅馆职工及家属人员安全,保证旅馆设施不受损坏,如有损必赔,并同意他们可以随时电话联系医务人员,随叫随到,该旅馆最终同意接纳患者入住。同时,为确保患者及时得到医治,科室安排医生和护士各一名,一周七天,每天夜幕降临,即背上药箱去旅馆查看每位患者,并向家属与旅馆职工交代护理患者的注意事项;对兴奋躁动的患者,采用氯丙嗪注射;对病情不稳的患者,由医生指导家属调整口服药物剂量;对次日需要电休克治疗的患者,叮嘱家属在前夜及第二天清晨监督患者禁食等。特别值得指出的是,在我们的指导下,旅馆的职工主动协助我们做了不少对家属和患者的安抚、劝说及控制躁动患者等简单护理工作。但由于该地区被拆迁,以上工作大约持续了 1~2 年的时间,“旅馆式的病房”只能终止。值得庆幸的是,从创办以来,从未发生一件恶性事件,医护人员的业务水平得到了锻炼和提高,为在开放式环境中诊治和管理精神疾病患者积累了初步经验。

后来随着学科的发展,病房扩建,我们于 1984 年在科室新建办公楼(映雪楼)的底楼和邻近的一栋旧式洋房(梅香居)内建立了全开放式的精神专科病房。

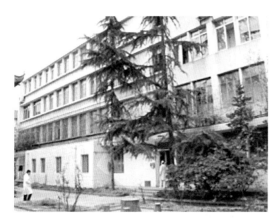 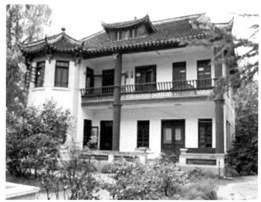

映雪楼(左)与梅香居(右)

问:中心病房管理从封闭式向开放式的改革,是否借鉴了国外经验或模式?具体是如何实施的?

答:当时国内尚没有开展精神科开放式病房的经验,刘协和主任出国访问后为我们介绍了国外开放治疗精神病患者的实例,结合我们以前开设旅馆式病房管理的经验,经科室讨论,初步制定了建立开放式病房的方案,并开始探索性的实施。其中,我主要参与了方案的起草,以及病房管理制度的制定。首先,我们在科室设置全开放式短程治疗病房,当时有 20 多张床位。患者在住院期间,家属全程陪伴,在不影响患者治疗的情况下,家属可以带领患者外出就餐、散步或购物等,为患者提供了出入病房的自由,满足了患者和家属的需求。其次,在病房管理制度上,制定严格的三级查房制度和一线、二线值班医生制度,对每一个患者的病情制定详细的治疗计划;制定开放式病房交接班制度,做到床旁交接班,尤其是对患者可能发生的安全风险进行交接班,比如:患者病情的变化情况,需要注意防范哪些安全意外风险,以及向患者家属及时告知患者病情,要求 24 小时陪护,要求值班医生及时对患者的病情进行处理等措施。

问:在改革中,遇到了什么困难吗? 是如何克服、解决的?

答:在改革过程中,遇到的困难主要有两方面,一方面是医疗护理人员参与度的问题。由于开放式病房需要及时了解患者的情况并进行处理,同时也需要开展一些适合开放病房的工娱活动,以免让患者及其家属在开放式病房里感觉枯燥无聊,并有益于促进患者的康复。这些工作增加了医护人员的临床工作量,因此在早期有部分工作人员还是有一些顾虑,出现不愿参与进来的情况。但随着改革的深入,管理的规范化,越来越多的医护人员打消了顾虑,逐渐加入到了开放式病房管理的改革实践中来。另一个非常重要的问题就是患者的安全。以往封闭式病房,患者的活动空间有限,能够方便医护人员对患者的观察和监护,患者如果突发安全意外,医护人员能够及时进行处理。而对于开放式病房,患者的活动空间不仅在病房,还可能发生走失、自杀等安全意外,医护人员可能不能及时发现,有可能造成不良的后果。对于这个问题的解决,我们是要求患者家属全程陪同患者。因此,对于患者安全的监护工作,主要由患者家属承担。同时,我们也制定了相应的制度,加强对患者的病情进行评估和处理,对安全风险较高的患者,我们会与患者家属沟通,提醒他们加强对患者的看护,同时建议他们暂时不要将患者带离病房活动,以免发生安全意外,必要时转入封闭式病房治疗。这些措施都有效保障了患者的安全。

问:和改革前比较,心理卫生中心的病房管理从封闭走向了开放,改革给中心的发展、管理带来了哪些影响? 又给我们的医务人员工作及患者医疗带来了哪些变化?

答:和开放式病房改革前相比,我们中心发生的变化是非常显著的。主要包括:患者就医体验改善,有家属陪同,患者的安全感得到提升,对治疗的配合度也增加,住院治疗时间明显缩短,使他们能尽早康复、回归家庭、回归社会。与此同时,也增加了科室床位的周转率,就诊的患者增多,到我们中心治疗的精神疾病病种也随之增加,为中心各亚专业的发展提供了资源,也促进了人才多元化培养,学科多方向发展,有利于医生临床专业能力的全面提升。同时,科研、教学等水平也不断提高,提升了中心在国内精神卫生领域的影响力和知名度,为国内精神专科医院建立开放式病房提供了参考学习的先例。

问:如果一家综合医院需要建立精神科开放式病房,他们需要做哪些准备工作,需要注意些什么问题?

答:对于综合医院开展精神科开放式病房,需要两个基本条件。首先,在硬件方面,病房基础设施的建设,包括对患者的治疗和康复设施,必须在保证安全的前提下,尽量做到能够从患者的角度考虑,避免让患者觉得自己被"关起来"的感觉。同时,也需要为患者家属提供陪同患者的条件和环境。其次,在软件方面,要注意医务人员的培养,不断提高他们的专业水平。针对不同种类的患者,还应该开展和尝试多种形式的工娱康复技术,促进患者更好地康复,能更好地回归家庭、回归社会。

问:谢谢您对以上问题的解答,最后一个问题,对于综合医院精神科开放式病房的未来,您是如何看待的? 有什么建议或者期望?

答:对于开放式病房管理治疗模式,我们取得了一些成绩,不仅提升了医护人员的业务水平,也造福了无数的精神疾病患者及其家庭。当然,在改革过程中,特别是早期,也经历过不少的挫折,比如政策的不支持、人员的配备不足、经济缺乏以及患者家庭乃至社会的偏见等。因此,我们应该进一步总结以往的经验和教训,更加深入地改革。或许在将来,应该进一步建立以家庭、社区治疗为主、医院治疗为辅的更加开放、更加人性化的治疗模式。要实现这一目标,我们还有很长的路要走,还需要更多的探索。但是只要是有利于患者的治疗和康复,有利于减轻精神疾病患者的家庭和社会的负担,我们就应该去尝试、去改革、去坚持。

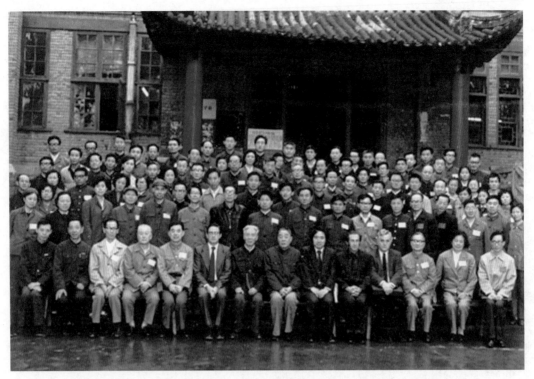

世界卫生组织（WHO）中国综合医院精神卫生保健讲习班合影（成都，1982）

　　采访后记：华西医院创建我国首个精神专科开放式病房的过程没有正式的文字记录，本次对这一历史事件的主要亲历者进行采访，在前辈们留下的文字和图片资料中去寻觅失落的记忆和故事，希望能在一定程度上弥补这一遗憾。采访中朱昌明教授强调了刘协和教授出国访问后介绍的国外开放治疗实例的影响；资料还显示华西医院曾于 1982 年在成都承办 WHO 中国综合医院精神卫生保健讲习班（上图），提示国际先进理念的影响起了一定作用。另一方面，从朱昌明教授提供的信息来看，在改革开放之前，华西心理卫生中心的前辈们就已在自己专业直觉及社会责任感的推动下，对精神疾病患者开展了开放式、具有中国时代特色的"旅馆式病房"服务模式的探索，尽管这项工作持续了不到两年就被迫停止，但前辈们即使在非常时期也在为学科发展而努力探索的精神令我们深深感动。1984 年始建的精神专科开放式病房最初命名为"神经症病房"（又名"三病房"），主要收治"神经症"患者及少数抑郁、双相和精神分裂症患者。1995 年开放式病房规模扩大至 50 余张；2006 年中心因原址改扩建而暂时搬迁至"西藏成办医院"，开放式管理的病房规模进一步扩大,并在全国首创了精神科全开放式病房中精神科医生和临床心理工作者双轨制三级诊疗服务模式。精神科医生和临床心理工作者均形成三级指导、督导和查房的制度,分别从各自专业角度为住院患者提供服务,提高了情绪相关障碍及心身障碍等疾病治疗的医疗质量,得到患者好评,取得了良好的社会效益。2009 年搬回原址新建大楼后,全科 5 个病区,仅精神科加强监护病房(PICU,拥有病床约 40 张)实施封闭式管理,其他 4 个病区(共约 300 张病床)均实行开放式管理。目前,自愿住院的精神疾病患者(包括大部分重性精神障碍患者)能够在全开放式的病房得到更人性化的治疗,尽可能避免了患者被社会隔离,病耻感降低,就诊意愿提升,利于社会功能的保持和恢复。同时,针对符合《中华人民共和国精神卫生法》非自愿住院治疗条件的患者,加强了 PICU 的专业化建设。在全开放式病房与 PICU 病房之间形成良性双向转诊模式,及时为需要紧急封闭式管理的兴奋冲动及严重自杀风险患者提供适当的医疗服务,还能在其危险症状得到控制后尽快转诊到开放式病房接受继续治疗,有效减少了患者在封闭病房滞留的时间,使多数患者能得到更为科学和人性化的诊疗。

### (三) 综合医院会诊联络精神卫生服务在我国的发展

会诊联络精神医学(Consultation-Liaison psychiatry,CLP)是连接精神病学和其他临床医学学科的一座桥梁,主要通过两种形式得以实现。第一种是会诊为主的组织形式:CLP 医生根据非精神科医师要求提供精神病学会诊,但不直接作为非精神科医疗团队的成员参与患者的日常诊疗活动,也不对非精神科医生进行系统教学和培训;另一种是以联络为主的组织形式:CLP 医生加入到一个面向非精神卫生专科就诊或住院患者的医疗小组,从事会诊、检查和教学,为有必要得到精神专科治疗的患者提供会诊意见。联络为主的组织形式可以为患者提供更为人性化的服务,更能体现心理—社会—医学模式。

在华西医院于 1982 年承办的 WHO 中国精神卫生保健讲习班上,Cooper教授介绍了会诊联络精神病学的相关知识(黄明生教授任翻译),同年天津医学院精神医学教研组陈钟舜以“精神病学会诊共管服务”的译名在《国外医学·精神病学分册》介绍了会诊联络精神卫生服务。1985 年首钢医院古城门诊部钟友彬在同一杂志发表了题为《联络精神病学必将大发展》的评述,同年湖南医科大学左成业教授在《中华神经精神科杂志》发表论著《综合医院住院患者的精神科会诊》。20世纪90年代更多精神医学学者关注会诊联络精神卫生服务,其中昆明医学院第一附属医院精神科赵旭东、许秀峰等于1998年在《中华精神科杂志》发表论著《综合医院内精神科会诊的回顾性分析》,编辑部编后语称"在综合医院中开展联络精神病学工作是一项具有现实意义的重要工作"。

然而,我国会诊联络精神卫生服务长期处于以会诊为主的模式。在该模式下,非精神科求治精神障碍患者得到精神科会诊取决于非精神科医生的识别。然而,由于多种原因造成我国非精神科医生对非精神科求治精神障碍的识别率低,患者常得不到及时有效诊疗,致患者、家庭及社会的疾病负担加重。针对这一情况,华西医院开展了适宜我国精神卫生现状的非精神专科求治患者心理健康问题快速筛查及分级管理服务项目(阳光医院项目)。华西医院心理卫生中心于2011年起开始设计该项目,于2013年形成初步技术体系,在中华医学会精神病学分会于北京举办的第11次全国精神医学学术会议上,在李涛教授的主持下,分别由郭万军和张岚做了《非精神科求治患者严重精神障碍的快速筛查与识别策略》《精神卫生如何融入大医学——华西模式的思考》的报告。此后,华西医院自主研发了具有良好信度和效度的综合医院患者心理健康问题快速筛查分级工具——华西心晴指数问卷(HEI)及相应的分级管理技术体系和服务团队,为非精神科住院患者提供分级的联络会诊精神卫生服务:经过培训的主管医生及护士构成第一级管理服务体系,主要负责筛查量表的测试、核实,提供简单心理支持,必要时邀请精神科会诊等;经过培训具有一定专业技术资质的专职或兼职心理健康服务人员构成二级服务体系,主要负责对轻度及中度患者在所在科室进行个别及团体心理干预;心理卫生中心为第三级服务体系,主要负责筛查分级评估结果分析、报告、对中重度患者提供必要的会诊及转诊服务。随着该项目在华西医院的全面开展,由于其在成本效应方面的突出表现,获得业内同行及卫生行政部门的关注,对我国综合医院精神卫生服务产生了重要促进作用,促成了我国"阳光医院联盟"于2016年成立,并逐步发展壮大。华西医院于2017年被原卫生计生委及国家标准委批准成为我国首家"综合医院心理健康服务综合标准化试点",并在原卫生计生委支持下于2017年底与"健康界"媒体合作,针对阳光医院模式举办了"中国标杆医院学习之旅"四川大学华西医院心理卫生中心专场。此后,国家卫生健康委于2018年1月3日在其发布的《进一步改善医疗服务行动计划(2018—2020年)》中明确提出:鼓励有条件的医疗机构探索开展心血管疾病、肿瘤疾病、糖尿病等慢性病相关临床科室与精神科、心理科的协作,为患者同时提供诊疗服务和心理指导。2018年11月7日还发布该行动计划的实施细则,对开展综合医院非精神科求治患者的心理健康问题筛查及服务提出了更具体的考核指标,为进一步推动我国综合医院精神卫生服务乃至整体精神卫生事业的发展指明了方向。

## 二、中南大学湘雅二医院精神科的建立与发展

中南大学湘雅二医院　王小平　李凌江

湘雅的精神科临床住院服务,始于1948年在湘雅医院内科设置了5张神经精神科床位。至1950年8月,湘雅医院单独设置了精神科病室,有病床15张,是湘雅有史以来为精神障碍患者设置专门病室之始。

实际上,湘雅的精神科最早可以追溯到1920年版的湘雅医学专门学校课程表,这份课程表在内科学范围内设有系统内科学、实验诊断学、检体诊断学、内科临床实习、内科寄生虫学、儿科学、精神病学、皮肤病学、裁判医学等九门课程。精神病学自医本科的四年一期开课,共要完成168小时的学习和30小时的临床实习。首位从事神经精神病学临床与教学的是美国的医学博士G.S.薛伯理,第二位做内科临床兼精神病学教学的美国医学博士范美英女士。1933年11月—1936年8月,凌敏猷教授受命前往协和进修神经精神科,师从美籍神经精神病学专家R.S.Lymen博士。期间,每两个月凌敏猷教授回湘雅一次,为湘雅学生们讲授神经精神病学;因此,自1934年湘雅正式有了自己的精神科老师和精神病学教学。1939年,凌敏猷在湘雅专门开神经及精神病学课程;《私立湘雅医学院章程》的入学规程载入"入学或转学试验除笔试外,须及心理测验,不合格者不录"。1956年8月20日,湘雅医学院发布第一版《关于招考和招收本年度副博士研究生的几项补充规定》。同年学校首次招收的7

名副博士研究生报到入学，其中神经精神病学各2名，杨德森教授是其中之一，导师是黄友岐教授。

精神科临床治疗方面，1948年凌敏猷教授就从美国引进了电休克治疗，1950年开始在门诊对精神病人实施电休克治疗，并先后开展了电休克、胰岛素昏迷和中医中药治疗精神分裂症的临床研究。1953年，为了治疗癔症，经科室讨论后对暗示治疗进行了改良，形成了非常有特色的诱导治疗，即以乙醚0.5ml静注，并配合言语暗示，告之嗅到某种特殊气味后老病便会发作。让患者无需顾虑，任其发作，发作得越彻底越好。待其发作高峰期过后，以适量蒸馏水胸前皮内注射，并配合言语暗示，称病已发作完毕，此针注射后便可病愈了。这种先诱发出其症状再终止其症状的暗示疗法，比通常只打一支蒸馏水的暗示疗法效果要好。诱导疗法充分利用了患者易在暗示下发病的临床特点，采取欲擒先纵的方法，使患者相信医生既能"呼之即来"，必能"挥之即去"。

湘雅精神科真正独立成科始于1958年，湖南医学院第二附属医院建成，设立了精神科（十三病室），编制床位数70张。从20世纪70年代末期，湘雅精神科率先在国内相继开设了儿童精神卫生、神经症、情感性精神障碍、器质性精神障碍、心理咨询与心理治疗、药物依赖、家庭治疗等专科门诊，大部分专科的水平在国内处于领先地位，坚持了门诊三次就诊确诊率。自1980年以后，湘雅精神科实行门诊病历回收制度，建立了门诊病历室。1989年，精神科楼建成，共有床位80张，精神科男、女病区各设病床40张，病房内配有暖气设备及现代化的医疗护理设备，每个病区均有工娱室、治疗室、抢救室、进餐室、配餐间、隔音室、淋浴室及厕所等；门诊部设有教授、副教授、主治医师等各级诊室及多种专科门诊，配有临床心理测验室、脑电图室、脑血流图室等辅助检查科室。

临床服务和教学之外，湘雅精神科在1974年创办了《国外医学·精神病学分册》，每期一万份以上，向全国发行。同时与四川医学院、上海精神病防治院、重庆医学院合编了《精神病学》，成为当时全国性教学与临床参考书。杨德森教授还在《新医学》杂志上公开撰文呼吁"不能把精神病视为思想毛病"，在国内发起对精神疾病本质的讨论。

湘雅精神科一直非常重视人才队伍的培养，1978年恢复研究生招生，1986

年建立精神病学博士点，1987年成立精神卫生研究所，1988年创立精神卫生系，自此，湖南医学院开始大规模培养精神病学专、本科生，研究生，为我国精神病学学科发展大规模培养、输送高级人才。学科建设至21世纪末，培养的一大批研究生在学术上、专业上已经逐渐成熟，成为国内精神病学界的骨干。围绕精神病学的国际临床科学前沿和国家重大需求，湘雅精神科也逐步凝练出了四个重要的临床研究方向，包括重大神经发育性精神疾病（精神分裂症、孤独症）、重大应激性精神疾病（抑郁症、创伤后应激障碍）、酒和毒品成瘾性疾病、临床心理评估与心理干预研究方向。此后，湘雅精神科不断发展，1994年成为世界卫生组织合作研究中心，2001年被批准为国家211高等学校全国精神病学两个重点学科之一，2012年成为国家临床重点专科，2014年成为我国三个国家精神心理疾病临床医学研究中心之一。湘雅的精神科一直位居我国综合医院精神科排行榜的第一名。

2003年，湘雅精神科首设开放式管理的心理与心身疾病病区，床位40张。2016年8月，湘雅精神科搬入新的精卫楼，病房扩大为两个重性精神病病区（男女病区各一个）和四个开放式临床心理病区（包括情感障碍病区、心身病区、儿童/老年病区及睡眠/康复病区），共设床位238张，收治来自全国各地的精神科疑难病例，服务住院病人平均每月400人次，平均住院日约17天；门诊服务则提供精神科急诊、普通精神科综合门诊和多个特色专科门诊服务，包括抑郁焦虑专科、头痛失眠专科、儿童青少年专科、成瘾戒毒专科、神经症专科、康复专科、心理健康咨询和体重管理门诊等；以及为医院其他各个科室和门急诊提供精神科联络会诊服务。2019年全年数据显示，湘雅精神科的门急诊共服务16万余人次，年联络会诊约2 500余人次。2010年以后，湘雅二医院精神科的专家教授主持编写了11个由中华医学会发布的精神科相关疾病的诊疗指南、共识和标准，例如：中国精神分裂症防治指南（第2版）、中国抑郁障碍防治指南（第2版）、全国医疗机构戒毒治疗科基本标准和戒毒医疗基本标准。主持制定首部正式出版的《中国精神疾病分类与诊断标准》《中国创伤后应激障碍防治指南》；主持修订《中国精神分裂症治疗指南》《中国抑郁障碍治疗指南》；主编了我国首部《心理咨询与心理治疗技术操作规范》《酒精相关障碍的诊断与治疗指南》；主持编写我国《苯二氮䓬类临床使用专家共识》《医疗机构戒毒治疗科基本标准》《戒毒医疗基本标准》与国际疾病分类标准 ICD-11 行为成瘾部分;授权译校美国最新精神疾病分类与诊断标准 DSM-5(2013)。

在科学研究方面,自 2000 年以来,湘雅精神科主持国家科技支撑计划项目、"973"课题、国家自然科学基金重点项目等国家级项目 117 项,国际合作课题 20 项。2000 年至 2019 年,发表 SCI 论文 544 篇,三次获得国家科技进步二等奖,21 项省部级科技进步奖或自然科学奖。

在人才培养方面,至 2019 年底,湘雅精神科为我国培养了精神卫生本科生 850 人;硕士和博士研究生 755 人。占 20 年以来我国培养的精神病学科博士生一半以上(54.96%)。

经过近一个世纪的发展,湘雅精神科已经成为我国精神病学临床、教学和科研的一流学术平台与人才培养基地。

## 三、昆明医科大学附一院精神科的发展

同济大学附属精神卫生中心 赵旭东

### 云南边陲的精神医学事业发端于 20 世纪 50 年代

云南的医学事业在 20 世纪三四十年代曾经有过一段辉煌的时光。当时的昆明作为抗日战争时期的大后方,容纳了很多从内地撤退、疏散来的大学,还有从各个省份来的名医,有些人在 1937 年成立的云南大学医学院任教。尤其是留法回国的一批医生,在云大形成了"法派医学"品牌。云南大学于 1941 年成立了"云大医院",1954 年昆明医学院从云南大学分离出来,云大医院改名为昆明医学院第一附属医院,现为昆明医科大学第一附属医院。

该院的神经精神科门诊由王荪与李秉权创立于 1955 年,并于 1960 年有了 30 张病床的病房。王荪 1954—1955 年参加由原卫生部在长沙湖南医学院举办的为期一年的"神经精神病学高级讲师进修班",教师包括神经病学家黄友岐,神经精神病学家李心天等。

神经精神科也称脑系科,同时也是神经精神病学教研室,包括了神经内科、神经外科、精神科三个专业,开展的临床业务在云南省内、西南地区有良好的声誉。1957—1963 年,用自编教材进行《神经病学》《精神病学》教学。三个专科

没有分化,共同管理患者,但医生皆是一专多能,有相对强化发展的专长;病区内三个科患者有相对固定的病房,其中有封闭式的精神科病房。1966年后,因管理精神病患者有很高的政治风险,精神病房被关闭、取缔,后来不再收住所谓"功能性精神病",业务内容局限于神经内科、神经外科。

1977年恢复高考后,对五年制临床医学本科生开设《精神病学》课程,专任教师是李荫,另一位主讲教师是云南省精神病院的兼职教师万文鹏。使用的教材是人民卫生出版社出版的第一轮统编教材,但《精神病学》在此套教材里并没有独立成一本,而是由夏镇夷教授等作者写在《内科学》教材里。笔者对这门1982年上的课还有较清晰的印象,因为当时就对精神病学十分感兴趣,学得很专注,并在见到万文鹏教授第一次来上课后便请教他如何能考上精神病学研究生、当上精神科医生。

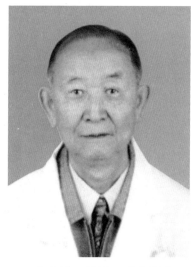

云南省神经精神医学奠基人
王荪教授

王荪、万文鹏、李荫等老一辈专家在20世纪80年代初就对恢复综合医院精神科、发展边疆的精神医学有长远的考虑,计划培养年轻人。他们十分重视与精神医学密切相关的医学心理学的发展,开展大量科研工作,曾经在神经心理学研究方面取得过全国领先的成就。1984年开始,逐步将《医学心理学》开设成为常设课程,但该课程一直由精神医学教学人员授课,没有为其单独成立教研室。

本人于1983年留校,在昆医附一院神经内科任助教、住院医师。关于此事,还有个有趣的小插曲,反映出20世纪60年代省精神病院普遍被下放到市级的历史现实,以及当时的人事政策:我们七八级的430多名学生的五年学习成绩在分配工作前被全部公示出来。本人成绩是够留校条件的,但填分配志愿时我填了去位于郊区长坡的省精神病院。因为那时没有人愿当精神科医生,好多人都笑我说:"你是不是疯了?"但意外的是,后来万文鹏先生说,因为省精神病院归昆明市管,我的父母在曲靖,迁不了户口,不能去。结果王荪主任说服了医学院领导,要求为精神科储备人才,就把我留下了。

从1983年到1986年,昆明医学院每年安排教学编制的本科毕业生作为精神科师资进入昆医附一院神经科。1986年已经有6名年轻教医师、2名技师、1名护士,于是正式成立了独立的精神科及精神医学教研室,由李荫教授担任主任。成立之初的头两年,只有门诊服务。

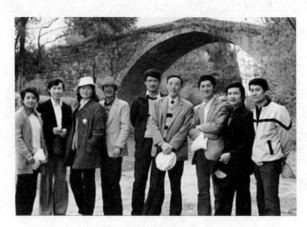

1986年恢复精神科,李荫教授(右四)任主任

## 1988年创立国内第一个完全开放式管理的精神科病房

1988年,是精神科创新、开拓而且出彩的一年。徐飞医生率领曾勇、杨昆、梁志忠几位医生及护士长万琨,借医院建东方医院分院的机会,在一栋原为旅馆的大楼五楼,开设了拥有16张病床的精神科病房。3个月后的8月份,本人从华西硕士研究生毕业归来,加入了临床工作。

这个病房当时是第一个在综合医院里开设的开放式管理的精神科病房。此前,华西医科大学华西医院精神科已经有了开放式病房,叫作"神经症病房"。本人当硕士生临床轮转期间曾经在那里管理过患者,受到老师们非常宝贵的训练。但昆医附一院这个病房之所以也敢号称"第一",是因为这个混合收治患者的病房同时就对精神分裂症、双相障碍等重性精神障碍患者进行开放式管理。这里很早就实行"知情同意、自愿住院"的原则。在给患者开入院证之前,我们可能会请患者先参观病房,然后请他们自行决定是否住院。在住院后,非常重视发展良好的医患关系,重视患者体验;不论是重性还是轻型障碍,都提供较精细的心理咨询、辅导和治疗。在20世纪80年代,精神科患者还普遍受忽视、歧视,精神科也被大众甚至同行害怕、轻待。但该科的工作才开展3个月左右,就在社会上形成了良好的声誉,靠口碑引来了大量患者,出现了要排队2~3周候床的情况。同样让大家感到意外的是,这个科不仅社会效益好,医生收入还居于全院的前列。

1989年,许秀峰也从华西医院硕士毕业,回科里工作。在随后的4年中,李荫教授和年轻医生们在临床、教学、科研方面稳步前进。1993年,精神科在院本部也获得了11张病床,1994年初,本人从德国海德堡大学博士毕业后回科里工作,又将床位扩至25张。

1994年以后,昆医附一院精神科的工作有了较大的拓展。有特色的工作是创建了国内第一个有多间心理治疗室、重点进行家庭治疗临床研究的专用心理治疗中心;获得了国家自然科学基金对心理治疗项目——《对精神分裂症、躁郁症和神经症的系统式描述与干预》——提供的资助。这是国家自然科学基金首次对心理治疗研究进行资助。该科积极开展会诊联络精神病学服务,受到了全国各地同道的关注。

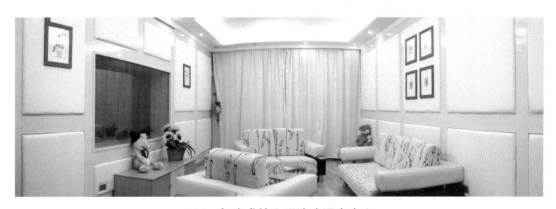

1994年建成的心理治疗研究中心

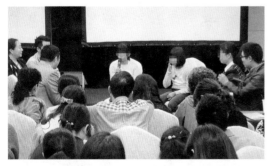

家庭治疗真实案例的现场示教在专业培训中引起浓厚兴趣

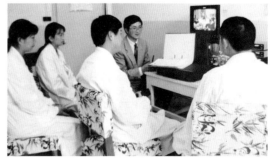

利用心理治疗影像资料进行督导、培训

1994—1997年间,会诊联络精神病学服务的成果发表在中华精神科杂志1998年11月第31卷第4期,供分析的411例案例在当时国内是最大的样本。该文总结出如下几条"会诊业务的意义",受到广泛引用,对促进国内开展临床心身医学服务有很好的启发作用:会诊可提高治疗的有效率及病床周转率;杜绝事故和纠纷隐患;传播新医学模式;通过精神病学"再度医学化",提高精神科地位,以及精神科医师处理躯体问题的能力。

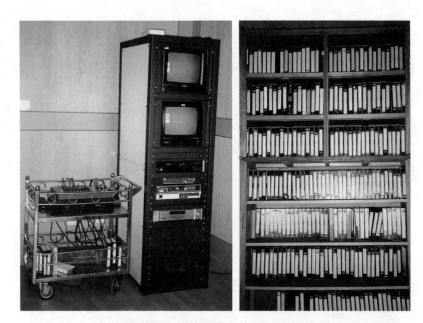

**心理治疗影音系统设备及资料库视频资料**

心理治疗方面的良好设施和工作业绩,为1997年以后成为"中德高级心理治疗师连续培训项目"(后被业界称为"中德班")的基地打下了基础。"中德班"迄今已经持续22年,主要培训基地已经扩展到了北京、上海、南京、成都等地,为我国培养了2 000多名心理治疗师,其中的很多人成为了心理治疗领域最活跃的学科带头人和骨干。

1997年,精神科病房搬进了条件较好的高楼,病床扩至35张,仍然与其他科没有明显的区隔,继续实行全开放管理,而且心理治疗方式增多、强度加强。在业界和社会上引起广泛关注的一个现象,是该病房入口处安置了长约2米的大鱼缸,常年对所有人开放。张明园、蔡焯基等前辈专家曾亲临病房考察、指导,对开放、文明、人道的管理方式和优美的环境大为赞赏。1998年,该精神科成为第一批"国家临床药物实验(GCP)基地"之一。2004 年,该科病床数已达到 100 多张。

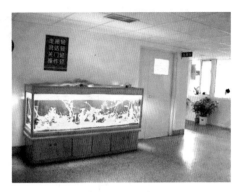

开放式病房门厅的大鱼缸

昆医附一院精神科异军突起,最重要的原因是新型服务模式满足了人民群众多样化、现代化的需求。有两个故事可以说明,精神科医生的积极心理学取向、整体医学观,以及通过制度、技术操作和环境安排而真诚体现出来的对于精神疾病患者民主、平等、开放的态度,有助于改变精神科形象:第一则故事要说的是,最初购置、维护那个著名鱼缸的医生,曾经是一位外科医生,从未想过当精神科医生。可是轮转结束后他却没有岗位,被当时的陶志鹏院长让正好去要人的我接收了过来。院长说:"你不是学心理治疗的吗? 你接去好好培养吧!"这是一位非常聪明的年轻人,特别会"玩"。于是,我们尊重每个人的特长,因人施管,他几年后就成为了"养中国第一缸病房观赏鱼的专家"。与此同时,他后来在临床、研究方面皆有精进,现在是小有成就的专家了。有意思的是,20 年多来,这个大鱼缸几乎从来没有断养过鱼,也几乎没有患者去破坏过,倒是时不时有所谓"正常人"——来自其他科室的陪客、访客等——来"骚扰"!

第二则故事发生在 2003 年 9 月,本人陪同昆明医学院院长冯忠堂访问瑞典 Örebro 大学时。接待我们的神经外科医生 Pekka Mellergard 对我们代表团说,他曾经在中国休假、旅行一年。他对于中国人如何看待精神疾病、精神科很感兴趣,就沿途做了一个非正式的调查——他每到一地,就问碰到的人一个同样的问题:"如果一个人心情不好,他/她应该去哪里寻求帮助?"在他去过的大多数地方,没有几个人回答"应该去找精神科看医生"的,但在昆明却有很多人很快回答:"应该去云大医院精神科看看!"这个结果让他很意外,他因此就专门在昆明多待了一段时间,还跟我们科的医生交上了朋友。

2018 年 4 月,中国医师协会精神科医师分会在昆明举办年会期间,人文与心理工作委员会与综合医院精神卫生联盟联合举办了《云南专场:开放精神 30 年》,纪念昆医附一院设置开放病房 30 周年,同时纪念万文鹏先生在昆明举办

"中德心理治疗讲习班" 30 周年。昆医附一院精神科现任主任许秀峰教授发言说，开放病房建立 30 年来，没有发生过严重的暴力、自杀事件。实践证明，很多对于精神障碍患者的误解，以及对他们的恐惧、歧视、排斥和隔离是没有必要的。

昆医附一院精神科的发展历程还提示，精神医学可以在经济欠发达的地区得到快速、高质量的发展；那种认为精神科服务是发达地区、发达阶段才需要或才有能力来发展的观点，是错误的。按照世界卫生组织和世界银行联合发表的研究报告，对精神卫生的经济投入可以有 1:4 的回报率。精神科对经济成本、物质装备也有需求，但与其他临床部门相比，投入相对较小，受益面却非常大。综合医院应该广泛开设精神科或其二级学科，如心身医学、临床心理学科，但目前普遍以经济效益低、不安全为由不愿开设。消除这个误区的关键是医院、政府部门要重视精神卫生工作，支持精神科用人道、文明、开放的新型模式去服务民众。

# 第七节　精神卫生系的建立与发展

## 一、北大精研所精神卫生系的建立和发展

北京大学第六医院　崔玉华

改革开放以来，中国在各个方面正在飞速发展和变化。社会发展变革带来各方面的激烈竞争，使社会对精神卫生事业提出新的要求，以适应社会发展的需求。在精神卫生领域里也逐渐出现新的现象，如青少年心理行为问题呈上升趋势，大学生因病退学的原因由 20 世纪 50 年代的传染性疾病转变成心理障碍或精神疾病；老年人尤其是高龄化的趋势，老年人的精神障碍及多种心理卫生问题也逐渐被社会广泛关注；酒及药物依赖的问题均呈上升趋势。相比较，从事精神卫生服务的专业人员却远远不能满足需求。长期以来，由于我国精神卫生事业的落后和社会的偏见，许多医学院校的毕业生不愿从事此专业工作。因此，在全国绝大多数的精神卫生医疗机构中存在临床医学学历低、专业水平差的问题，尤其在中小城市的专科医院中，临床医生绝大多数是专科学历，有的医院甚至没有一位本科学历的医生。

　　为改变我国精神卫生事业落后的现状,适应现代社会的需求,促进学科的发展,培养一支具有专业水平的素质高的精神卫生专业人才队伍迫在眉睫。1988年在沈渔邨院士(当时任所长)领导下,所长会多次研究讨论,由当时主管教学的副所长陈昌惠教授具体操办,向全国各省的医学院校及各省的精神病医院发出书面调查信函,了解精神病学科的设置,教学内容,授课学时及临床见习学时,师资力量及各省的精神病医院设置等情况,沈渔邨教授多次组织本专业的老专家论证,向原卫生部及北京医科大学申报,建议成立旨在培养精神卫生专科队伍的"精神卫生学系"。在北京医科大学院领导支持下经过多次论证后,北京医科大学于1989年成立了精神卫生学系,并于当年9月招收第一届五年制精神卫生学本科专业。在前后的几年中,湖南医科大学、首都医科大学、河南医学院、济宁医学院、潍坊医学院也相继设立了精神卫生本科专业。

　　精神卫生学系的学生来自全国各地,但绝大多数的学生报考的是临床医学专业,录取后被调剂到精神卫生专业,这与社会长期以来存在的偏见和人们普遍缺乏精神卫生知识有关。精神卫生学系的考生录取分数在北医的录取分数线处于中上水平,学生基本素质好、学习勤奋,在学校组织的各种文体活动及比赛中为学校争得荣誉。一名学生曾担任了校学生会副主席,并成立了学生心理卫生协会,极大地扩大了精神卫生学系在学校的知名度。

　　精神卫生学系的毕业生主要择业于全国大城市的精神病专科医院或继续攻读学位,也有部分毕业生选择出国深造,下海经商等。在毕业生就业问题上供需发生矛盾,一方面是基层精神病院缺乏高学历医生,另一方面是学生不愿到基层精神病院工作,学生们希望考研、留校、留京,在综合医院或大城市精神病院工作。

　　1995年高等院校压缩小专业,北京医科大学从学科建设的方面出发,停止了精神卫生学系等几个专业的招生,1999年7月最后一届学生毕业。

　　北京医科大学精神卫生学系只招收了六届学生,至今仍在从事精神卫生工作的毕业生不完全统计仅有半数,但是留下的毕业生都是优秀的人才,他们在各自的岗位上为精神卫生事业作出了贡献。其中许多人成为各自单位的各级领导、博士生导师等。"学风好、素质高、能力强、医疗水平高"等都是对我们精神卫生学系毕业生经常的评价。这表明我们的学生受到广泛的赞誉。

精神卫生学系六届学生分别来自北京、天津、上海、内蒙古等22个省、直辖市、自治区，毕业后服务于全国各地的专科医院或综合医院，全系141名学生中30多人获得研究生学历甚至成为研究生的导师，20多人在国外学习或工作。

## 二、我心中的中南大学湘雅精神卫生系

### （一）人物专访：中南大学湘雅二医院李凌江教授

中南大学湘雅二医院　张燕

问：李教授，您作为湘雅精神卫生系第三任系主任（1999—2014年），能否给我们简单介绍一下中南大学精神卫生系？

答：现在的中南大学湘雅医学院精神卫生系是1988年5月10日经教育部批准，当时的湖南医科大学正式下文建立的（校人字第27号）。湘雅精神卫生系前身是由我国著名精神病学家凌敏猷先生创建于1934年的湘雅神经精神病学科，学科的发展大约可以分为三个时期：

1. 学科创业期（1934—1964年）

新中国成立前后30年，可以看成是学科创业期。学科创业初期，国家正值战乱，民不聊生。学科主要是开设门诊，开展精神病学教学，从国外引进当时先进的临床医疗技术如电抽搐治疗、胰岛素治疗等方法开展临床治疗。新中国成立初期，国家一穷二白，人才奇缺。学科正式成立湖南医学院神经精神科（1951年），同时成为国家卫生部神经精神病学高级师资培训基地；1956年开始招收研究生，为国家开始培养精神神经科高级人才，当时沿用的是苏联模式，即副博士研究生（相当现在的硕士生），湘雅精神科也逐渐初具规模，成为我国当时著名的精神病学科之一。

2. 学科复兴期（1965—1995年）

1965年开始，精神科受到重创，学科发展几乎处于停滞或倒退状态。1977年，国家百废待兴，精神科人才奇缺。幸存的一批学者如杨德森、沈其杰、龚耀先等知名教授在原老主任凌敏猷先生的指导下，迅速恢复学科建设，走出国门与美国等一些著名大学建立人才交流渠道，培养骨干医师；恢复研究生招生；通过严格专业考试筛选留科工作的医务人员（俗称"工农兵学员"），不及格者一律改行从事非医疗工作或者调出本学科。同时创立精神卫生系（1988），建立精神病学

博士点(1986)，开始大规模培养精神病学专科、本科生、研究生，为我国精神病学学科发展大规模地培养高级人才。积极组织编写我国第一套大型精神病学丛书，出版我国第一本精神科专业杂志《国外医学·精神病学分册》，主持制定我国第一部精神疾病分类与诊断标准，成为我国首家精神药物临床研究基地。同时，凝练学术团队与开展临床科学研究，成立精神卫生研究所，逐渐形成社会精神病学、生物精神病学、临床心理学几个重要的学科团队与临床研究方向。这一个阶段的人才培养为本学科以及我国精神病学科的发展打下了坚实的基础。

3. 学科薄发期(1995 年至今)

学科发展至 20 世纪末，一批研究生在学术上已经逐渐成熟，在国内精神病学界开始崭露头角。学科也逐步凝练成重大神经发育性精神疾病、重大应激性精神疾病、酒和毒品成瘾性疾病、临床心理评估与心理干预研究四个重要的临床研究方向，成为世界卫生组织合作研究中心(1994 年)，建立博士后流动站(2000 年)，成为国家 211 高等学校全国两个重点学科之一 (2001 年 ) 和国家临床重点专科(2012 年);在 2013 年建立了我国首个精神疾病诊治技术国家地方联合工程实验室;2014 年 6 月成为我国三个精神心理疾病临床医学研究中心之一。

在科学研究方面，近 10 年以来，主持国家科技支撑计划项目、"973"课题、国家自然科学基金重点项目等国家级项目 66 项，省部级科研项目 30 项，国际合作课题 14 项。发表 SCI 论文 544 篇，三次获得国家科技进步二等奖，21 项省部级科技进步奖或自然科学奖;主持制定首部正式出版的《中国精神疾病分类与诊断标准》《中国创伤后应激障碍防治指南》;主持修订《中国精神分裂症治疗指南》《中国抑郁障碍治疗指南》与国际疾病分类标准 ICD-11 行为成瘾部分;授权译校美国最新精神疾病分类与诊断标准 DSM-5 (2013)。主编出版著作及教材 51 部，译著 3 部。

在人才培养方面，相继获得国家特色教育专业、国家精品课程、国家优秀教学团队、国家教学名师等称号以及国家教学成果二等奖。主编了全国高等医学院校 16 部规划教材，至 2019 年底，为我国培养了精神卫生本科生 850 人，硕士和博士研究生 755 人，接近 20 年以来我国培养的精神病学科博士生一半以上(54.96%)。同时，举办精神、心理学培训班 153 届;培养 33 000 多名临床心理学工作者、中高级心理咨询师和精神科医师。姚树桥教授指导的朱雪玲博士 2013 年获我国精神科第一篇全国优秀博士论文。学科与美国哈佛大学、UCLA、杜克大学、澳大利亚墨尔本大学等世界各地 12 所知名大学以及世界卫生组织保持着定期的学术交流与人才交流。

湘雅精神病学科目前已经初步成为我国精神病学临床、科研、教学的一流学术平台与人才培养基地。

问：李教授，您觉得我国在大学本科建立精神卫生系，有何特色？

答：我国从大学本科开始建立精神卫生系，可以说是中国特色之一，也是我国发展过程中的权宜之计。众所周知，国际上发达国家的医学专科教育都是建立在临床医学教育的基础之上，也就是完成临床医学教育后再接受专科医学的再教育。而在中国，如果在当时的发展阶段也按照国外发达国家模式来进行专科教育，不大符合国情。这表现在两个方面：第一，我国精神病学人才紧缺，而精神卫生机构建设人才需求极大。30 年前，我国精神卫生机构数量不多，县一级基本上没有精神卫生机构，而在最基础的地市级精神卫生机构中，医务人员基本是以中专生、大专生为主，甚至还有许多是中学毕业后经过一年左右的医学培训就从事精神科医师的工作。当时，很多大学医学院里的精神病学教学几乎为零。而国家发展急需建立的精神卫生体系需要大量的高级人才来引领。第二，精神病学科当时不但科研教学发展滞后，精神病院条件也非常简陋，许多基层精神卫生机构病房是水泥墙里一个水泥床一个铁门，精神卫生工作者服务待遇差，社会地位低。我记得大学毕业后曾在一个地市精神卫生机构工作，有次市里医疗机构文艺汇演，我院表演节目报幕，"下一个节目，由 ×× 市精神病院表演"，台下哄然大笑。所以，绝大多数临床医学学生毕业后不愿意从事精神病学工作，也不愿意攻读精神病学研究生，这种社会压力也加剧了精神病学科人才培养尤其是高级人才的紧缺现况。我们在 10 年前曾经在医学本科一年级大学生中做过一个调查，愿意毕业后从事精神病学工作的不到百分之一，究其原因主要有三，一是认为待遇差，二是认为社会地位低，三是家里人不同意，可见这一学科的社会标签作用至今依然存在。

因此，要尽快建立我国精神病学高级人才队伍，在大学本科阶段就开始定向培养精神病学专业学生，虽为权宜之计，但在我国发展中阶段，可以迅速聚集专业人才,为今后的规范化专业培训打好基础。从我校精神卫生系 30 年建系的经验看,这条路走对了。目前,我国医学院校中建立有精神卫生系或者精神心理专业的院系达到 30 所,招收精神病学研究生的院校达到 53 所,精神卫生系本科生毕业后从事本专业的比例达到 50% 以上。2016 年我们做了一个调查,发现 32.6% 的我系毕业生已经成为我国各大精神卫生机构中专科主任以上的学术骨干。

当然,随着社会的发展,精神科人才队伍的逐渐壮大与成熟,紧缺型的现状得到缓解,这种在大学本科直接建立精神卫生系有可能成为历史。也许依然会沿袭大医学的模式,即从临床医学专业的毕业生中再开始接受精神病学专科教育深造,来培养我国精神病学的高级人才。

### (二)回忆录:鱼与渔——我与恩师杨德森教授

中南大学湘雅二医院　李凌江

我担任博士研究生导师近 20 年了,培养研究生 50 名有余,但为师之道几乎还是遵循恩师杨德森教授的模式,这种模式影响了我们这一代,也福及我们的下一代学生。因此中国精神科学术圈子里对湘雅研究生有一句俗称:"杨家将"。如今恩师人已仙逝,然精神依旧,真应了那句老话:"他永远活在我们心里。"

总结恩师的治学之道,主要有三点:第一是坚守与创新。即坚持认定的科学思想与观点,不人云亦云,哪怕不同观点来自国际著名权威;但又能高瞻远瞩,与时俱进,跟踪科学前沿进展,及时修正科学研究方向,预测新的科学问题。第二是实干与论道。杨德森老师最常对我们说的两句话是:"读万卷书行万里路""草鞋没样边打边像"。特别强调动手做,边做边改,不要永远停留在坐而论道上。与当年邓小平同志的思想"摸着石头过河"如出一辙。杨德森老师又特别强调实践经验需要及时总结,上升到理论,从理论又回到指导实践,因此"白天多干活,晚上多读书"是杨德森老师的另一句至理名言。第三是授人以渔。这一点我体会最为深刻,限于篇幅,我将这一点作为本文的主体。

中国有句老话:授人以鱼不如授人以渔。当年师从恩师,研究精神应激,除了每周三晚上的读书报告会与研究讨论会,杨德森老师极少管我们,其他科的同届研究生都羡慕我们宽松自由。但我们师兄弟都最怕过三关。第一关是写文献综述,入学半年内必须完成一篇围绕今后研究主题的综述;我记得当时入学后不久,杨德森老师说你就去研究离婚对精神健康的影响吧。我当时一头雾水,觉得精神科医师与离婚这个话题风马牛不相及啊,我问老师,这个问题我完全不懂,怎么研究啊,为何研究应激要关注离婚? 杨老师说,就是因为不懂才需要你去研究,自己去想吧。师命不可违,只好硬着头皮上。记得当时没有电子文档,读书看文献需要查阅纸质文档,读后手抄卡片。而且国内离婚与精神健康关系的研究文献极少,许多国外文献查阅全文又很难……半年后综述写成,深有感悟,一是明白了研究一个医学上的问题,比如精神应激与精神疾病的关系,只懂医学或者临床知识是远远不够的,更需要涉猎和掌握更广泛深厚的社会人文心理学等知识;二是大量国内外文献的阅读与思考,留下了数尺高的读书卡片,极大提高了我快速阅读英文文献的能力,这种能力是一个学者必备的基础。第二关是开题,入学一年内必须开题,而且在周三的小组例会上要仔细严格的反复讨论,记得我的开题报告讨论了4次才得以通过,从立论到每一个研究步骤,包括怎样建立对照组,怎样入户收集资料等每一个细节都反复质疑、思考、讨论、建议。那段时间面临周三开讨论会,我在会前,从周一开始焦虑,周三会后开始抑郁,几乎精疲力竭,变成"周三小组会恐惧症"。然而,经过这种集体智慧的洗礼,我后来深深体会到,这种"磨刀不误砍柴工"的过程,不但对我完成研究生课题帮助巨大,而且为我此后申请科研项目写好标书打下了至关重要的基础。第三关是毕业论文初稿集体会诊。做离婚研究是非常辛苦的,我起早摸黑去基层法院,给那些离婚的个体做评估与心理治疗,晚上走乡串户去收集正常对照者数据。有一次我对杨德森老师说,我真的坚持不下去了,我换个题目做吧。杨德森老师说,你师兄刘铁榜,在农村做神经症的流行学调查,白天帮受试者干农活,晚上给受试者做评估,以提高受试者合作性。你知道为何世界上成功者永远只是少数吗? 那是因为多数人面对困境都很难坚持那最后五分钟。后来,我的毕业论文终于写成,结果小组讨论会上被杨德森老师全盘否定,其主要原因是我把一年多辛辛苦苦收集到的所有研究资料都堆积在论文中,舍不得割去任何一条汗水换来的信息,结果反而没有去伪存真,理出一条思路来阐明论文的主题。"一篇论文解决一个科学问题,我们临床医师做研究,最忌大而浅,而应小而深。"在杨德森老师和师兄弟们的帮助下,我终于完成了我的毕业论文,并且发表了我平生第一篇SCI论文,那是1990年。

　　我记得一个电视剧里的情节,一个大人问一个聪明伶俐的小孩,你为何这么聪明和成熟？那个小女孩说，因为我爸从来不把我当小孩，我们父女像朋友，我爸说，父母如果把小孩当小孩，那她永远长不大。我想导师和研究生也是这样，把握关键节点，注重学生独立思考与工作能力的培养，才是最有价值的为师之道。

### （三）中国精神卫生领域的教育家——人物追忆：

## 中南大学湘雅二医院杨德森教授

中南大学湘雅二医院　王建新　王小平

杨德森教授，1929年出生于湖南湘阴，中共党员，1959年湖南医学院（今中南大学湘雅医学院）精神科硕士研究生（副博士）毕业，1990年被聘为博士研究生导师，1992年起成为享受国务院特殊津贴专家并受聘为国务院学位委员会临床医学评议组成员，2000年5月退休，2017年去世。创建湖南医科大学（今中南大学）精神卫生研究所并担任所长，曾任湖南医科大学副校长、中华医学会精神病学分会副主任委员，世界卫生组织中国心理社会因素、成瘾行为与健康协作研究中心主任，世界卫生组织精神卫生专家顾问组成员；主持制定了我国第一部《中国精神障碍分类与诊断标准》；开创了我国行为医学事业，重建了湖南省司法精神医学鉴定体系。杨德森教授是享誉国内外的科学家和临床医学家，创建了国内第一个行为医学研究室，在国内率先开展行为治疗，并创建了中国道家认知心理治疗。曾荣获中国医师协会中国杰出精神科医师奖、中国医师协会中国医师奖，世界文化精神医学协会文化精神医学终身成就奖，成为第三位获得此奖的精神医学权威华人专家。

### 他是一位卓有创见的医学家

在相当长的一段时期里，我国精神病诊断全凭医生的临床经验。1987年，杨德森教授受中华神经精神科学会的委托，带领我国精神病学界专家学者，主持制定了"中国精神疾病诊断标准（CCMD）"，从此结束了我国精神疾病诊断无统一标准、随意性大的局面。他在国内率先引进美国的精神应激测定工具，并在此基础上反复实践，重新构思，编制出适合我国国情的精神应激测定工具。

面对我国精神疾病的心理疗法几乎都来自西方的现实，杨德森教授深知中国人的文化传统、思维、表达和接受方式与西方人有诸多不同，原封不动地照搬西方的心理疗法很难奏效，因此，他在国内很早就开始了心理治疗本土化的研究与实践。他带领大家广泛研习我国传统文化，吸收老庄哲学思想中顺应自然的思维方式、为而不争的行为原则和返璞归真的价值取向,运用道家哲学思想,并借鉴中西方认知疗法的成功经验,创建了适合中国人的心理疗法——道家认知疗法。

20 世纪 80 年代,改革开放带来了市场经济的蓬勃发展。杨德森教授敏锐地感觉到,社会经济发展的同时,吸毒、赌博、网瘾、性禁锢与性放纵等不良行为因素将上升为精神疾病的诱因。于是,他把目光瞄准了精神病学相关的一个新领域:行为医学。这些当时还不为普通百姓所注意的精神心理问题,已经成为杨德森教授关注的焦点。此举不仅使湖南医科大学精神科单靠抗精神病药物治疗重性精神病的局面由此画上了句号,还实现了我国行为医学的临床研究与国外基本同步,甚至个别方面还有所创新。就连当时世界卫生组织西太区精神卫生顾问 Shinfuku(新福尚隆)教授也对此赞叹不已。

**杨德森教授也是一位独具个性的教育家,他主张医教无类,不拘一格育人才**

作为精神卫生系开创者,杨德森教授可以说为我国精神卫生人才培养倾注了全部的心血。建系之初,为了使学生能有一套优质教材,他四处奔波。1992 年,他发起组织了全国精神卫生系(专业)面向 21 世纪教改和教材编写会议,约请国内精神科知名教授编写教材,其中他主编、参编的 6 本教材至今仍是精神科医生的"宝典"。此外,他还发起成立了全国精神医学著作出版基金会,着力改善我国精神医学书籍陈旧、匮乏的窘境。迄今,该基金会已资助出版了 10 余部精神医学著作。退休之后,还倾其一生积累,建立"杨德森精神医学基金会"。80 岁时,耄耋之年的他又筹集 40 万元给基金会,用于每年评选研究生优秀论文、精神医学优秀著作和精神科最佳住院医师奖、外语应用奖等,奖掖年轻学子。在杨德森教授的带领下,精神卫生系也取得了快速的发展。1993 年,由 3 年制改为 5 年制。2002 年,被教育部特批为特色专业,成为湖南省普通高等学校重点建设专业,学科评估名列所属专业的中国大学研究生教育质量第一名,从中南大学湘雅二医院精神卫生研究所毕业的硕士生、博士生将近 500 名,占据了我国精神病学专业现有研究生的半壁江山,逐渐成为我国精神病学界的"黄埔军校"。

**杨德森教授是一位情怀满满的医学哲学家,他性格既"直"又"怪",是跳出精神医学的思考者**

道家思想是中国最为重要也是最有影响力的哲学思想之一。1990 年,杨德森带领学生开始道家处世养生方法研究。以道家的哲学思想指导，吸收现代认知疗法的成功经验，制定了可操作的治疗程序，建立了道家认知疗法，总结了处世养生32字原则，即："利而不害，为而不争""少私寡欲，知足知止""知和处下，以柔胜刚""返璞归真，顺其自然"。

在学科发展上，他提出分灶吃饭，各奔前程，鼓励学生们开展多领域科研，互相竞争，互助合作，互不干扰，使得湘雅二医院精神病学科很早就形成了重大神经发育性精神疾病（精神分裂症、孤独症）、重大应激性精神疾病（抑郁症、创伤后应激障碍）、成瘾性疾病、临床心理评估与心理治疗四大研究方向，并发展成为我国四大区域精神卫生中心之一和国家精神心理疾病临床医学研究中心。

很多人都用"直"和"怪"来概括杨德森教授的性格。说起这"直"，主要体现在他直言无忌，敢说敢做。对需要帮助之人总是十分大方，但批评起学生来他不留情面，学生论文出现语法错误，他在旁边标注"什么文化，什么文法？博士文化，小学文法！""怪"，则是他"不听招呼"的特立独行和"语不惊人誓不休""标新立异二月花"的脾气。

国际友人、哈佛大学终身教授Arthur Kleinman一度与杨德森教授关系十分密切，但两人因中国人精神疾病发病原因学术见解不一，曾在国际学术期刊上进行过公开"论战"，双方都无法接受对方观点，以致"不欢而散"，但得知杨德森教授去世后，他仍给出了这样的评价："杨德森教授是一个个性鲜明的人，一个成就卓越的精神病学教授，一个著名的精神科医生，一个严谨苛刻的导师，一个地道纯粹的湖南人……他的一生阐释并演绎了如何把本质的真实与信仰的忠诚协调统一起来"。

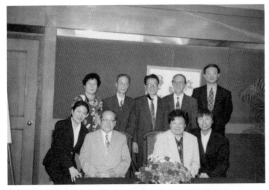

1995年在北京王府饭店，杨德森和老朋友相聚合影

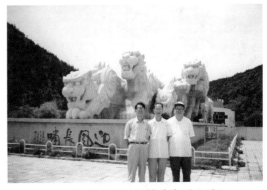

1993年在大连，杨德森与许又新、刘协和教授合影

# 三、济宁医学院精神医学专业的建设和发展

济宁医学院精神卫生学院 王克勤

## 精神医学专业诞生与冠名

济宁医学院前身是创建于1952年的山东省济宁医士学校,1958年更名为济宁医学院,招收医疗专业四年制本科生;1959年全国院系调整改为济宁医学专科学校。1987年1月,经原国家教委批准,学校专升本,定名为济宁医学院,设置临床医学、预防医学专业,筹建精神医学专业,修业年限均为五年。1988年原国家教委批文将精神医学专业改为精神病学与精神卫生专业,1989年开始招生。1998年教育部专业目录调整,取消了精神病学与精神卫生专业。经山东省教育厅批准,我校精神医学专业以临床医学(精神病学与精神卫生方向)为名继续招生。2014年经教育部批准,恢复为精神医学专业。

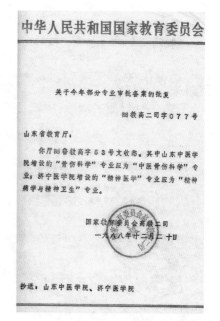

1958年原国家教委通知,将济宁医士学校更名为济宁医学院,开始招收医疗专业4年制本科生

1988年原国家教委批文,将济宁医学院"精神医学专业"改为"精神病学与精神卫生专业"

### 专业起步阶段(1989—1998年)

专业招生初期,只有一名校编专业教师,没有专业教材,没有培养经验,师资力量薄弱,教学条件差,一切均在教学过程中摸索。专业教学条件和师资力量完全依靠济宁市精神病防治院,医院在自身艰难发展的情况下,整个领导班子从陈微老院长到1992年以后的成义仁院长、马恩轩副院长、何及副院长以及医务科陆继德科长对本专业的建设给予了巨大的支持和帮助。学生住在医院简陋的平房内,教室借用医院子弟小学的教室。没有教材,院领导就组织医院的临床教师编写教材,编教材缺乏外文参考资料,我们就去多个大学查资料,做卡片。原北医精研所买的新版专业外文参考书较多,放在一个单独房间,被锁在书橱中,图书室的王老师特别好,每次去王老师都不嫌麻烦给我们开门开橱,让我们看,现在想起来还感动。

由于当时各级精神卫生机构急需精神科医生,我们采用了三段式培养模式:基础医学三年在校本部,临床医学一年在综合医院,精神医学一年在精神病专科医院。培养目的以临床应用为主,学生毕业后约有一半去了精神卫生专业机构工作,应届毕业生考研录取率在10%左右。

### 专业积累阶段(1998—2008年)

办专业10年,问题逐渐凸显。首先是师资力量没改变,10年中,医院和学校没进一名硕士以上的医生和专业教师。生源不足一直没有解决,每年要动员其他医学专业的新生转到精神医学专业,学生的专业思想也不稳定。学校不强,医院困难,医生人心不稳,专业又受病耻感影响,老师学生自然都不愿意来,问题还在我们自身。好在机遇使然,医院开始改革,当时采取的措施有,提高医生地位,改善医疗条件,调动医生工作积极性,尽快改善医院经济状况,逐渐提高职工待遇,督促医生考研成才,带动影响校编教师、辅导员和学生,形成考研氛围和风气。

教学方面,首先改善学生住宿学习条件,医院腾出一栋1906年建的旧楼供学生居住学习,一位临床教师将回国科研启动费5万元投入装修自习教室,学校又追加20余万元装修了整栋楼,冬天有暖气,夏天宿舍有电扇,教室有空调。医院又将一个会议室腾出作为上课教室。第二,专业课程开展双语教学,增加学生自信。1999年《精神药理学》课程试用英文原版教材,《精神病学基础》的部分内容使用英文教材。至2006年有四门专业课使用改编的英文教材。为开展双语教学,在与国外机构合作科研时,以不在论文署名作为交换,由对方赞助原版专业参考书,买来书还要扫描成电子版,工作量又大又痛苦,难以坚持。2004年开始自建英文电子图书数据库,彻夜在网上淘书。第三,开展多媒体教学。双语教学需多用图和表,利于学生在不认识英文单词的情况下也能看懂,以便课后复习,这就需要使用多媒体教学。开始没条件,先把自家的电脑搬到教室,再买个幕布,开始试用。很快医院买了两台电脑用于教学。这事现在看好像匪夷所思,当时医院自身建网络也不舍得买电脑,还是由企业赞助10台电脑,先建了个小网络。学校则在2007年教育部本科教学水平评估前,给配置了40台办公电脑,两套多媒体教学设备,整体改善了教师办公与教学条件。第四,强化学生考研意识,名校是名师出高徒,生以校荣;地方院校是高徒出名师,校以生贵。当时有人反对、指责、讽刺;我们说,把学生当成自己的儿女,把国家当成自己的家,你会怎么办。当学校2004年开始统计各专业应届毕业生考研录取率后,我们的努力得到认可。第五,支持鼓励青年教师积极参与编写教材,当写出经验、养成习惯后,教学效果明显改善。第六,增设支撑专业,完善师资构成。办好精神医学专业需要有较强的心理学师资力量,没有相应专业难有编制。2004年学校增设了应用心理专业,很快充实了心理学师资力量。不像当初一个精神病学临床教师又讲医学心理学、又讲医学英语、又讲精神药理、又讲精神病学基础,还给留学生讲过神经解剖。不是教师聪明,实在是缺师资没办法。

## 专业发展阶段(2008年至今)

经过又一个10年的努力,陆续有考硕考博的教师毕业后返回,医院也有了许多硕士,还有了两个博士,师资力量明显提高。我们仍自感太差,科研论文成了我们的短板。2008年教育部本科教学水平评估专家组来校评估,在校本部两个校区评估了两天,认真考察了学校推荐的特色专业,结论是没有特色。好在有校领导临时想到了精神医学专业,专家来了、看了、问了,发现了学校的特色专业,当时精神卫生学院杨洪峰院长请专家组组长孙宝志教授给提出宝贵意见,孙宝志校长挥笔写下："精神卫生专业成为济宁医学院特色专业名副其实，为现代医学增光添彩"。

成了学校的特色专业后，学校支持力度加大，我们的工作重点开始调整，开始加强学科建设，首先建设科研平台，引进高水平师资，重视科研引领作用，科研立项逐年增多，项目级别逐年提高，国家自然科学基金项目已获批三项，发表 SCI 收录论文逐年增多，可还是缺乏高水平科研成果。

济宁医学院精神医学专业，孕育于 1987 年，诞生于 1989 年。得益于党和国家对精神卫生事业的重视，受惠于学校历届领导的培育支持，仰仗众教师员工同心同德、殚精竭虑，得以生存壮大。

精神医学专业首责为立德树人，德智体美、爱国忧民是为育人标准。昔毕业学子已过 1800 有余，考取硕士研究生者亦 700 有余，唯遗憾者考取博士研究生者仅 150 余名。然进入社会者犹如精神卫生界的群星，在华夏之地争相闪烁，熟悉的校友名字，遍及各级精神卫生机构的学科带头人之中，更有佼佼者大器早成，已成精神医学少壮领军人物。

精神医学专业现为山东省特色专业，拥有省级行为医学优秀教学团队、省级精品课程群、省级双语教学示范课程、高校省级行为医学重点实验室和省医药卫生精神医学重点实验室，高水平三级甲等精神卫生专科实践教学医院已达十多所。专业建设形成的神经生物学 - 心理学 - 行为医学 - 精神医学学科群已朦胧有型。师资提升、教材建设、科研论文、专硕培养，共促专业发展。省校两级，重视支持，为专业发展持续提供动力之源。

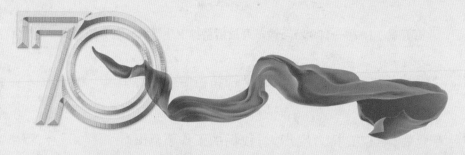

## 第六章

## 1992—2001 年："部分市场化"为导向的医疗改革中的探索与坚守

### 第一节　医疗"部分市场化"改革期间"医疗联合体"的历程

北京大学第六医院　甘一方

现在谈"医疗联合体"，可能人们往往会首先想到，发布于 2016 年 12 月 29 日的《国家卫生计生委关于开展医疗联合体建设试点工作的指导意见》（以下简称《指导意见》）。在《指导意见》中，原国家卫生计生委为我国 2017—2020 年提出和规划了整套的"科学医联体组织模式"，为我们描绘了一幅政府主导，统筹规划，合理资源配置，公平公益，分级诊疗，方便就医等健康中国的美好蓝图。

其实，"医疗联合体"并不是什么新鲜事物，第二次世界大战结束后，随着世界人口和经济的发展，为了适应和满足快速发展的医疗需要，欧美以及澳大利亚、日本等发达或较发达的国家经过多年的探索和实践，已逐步建立了符合各自国情的模式。我国也经历了自己的"医疗联合体"探索和发展过程。这一过程可追溯到 20 世纪 80 年代，是和我国 20 世纪 80 年代的改革开放，初步建立和不断发展社会主义市场化经济密切相关，是和以"部分市场化"甚至"完全市场化"为导向的医疗改革密切相关。在回顾我国 70 年的精神卫生发展史时，不可避免地要回顾 20 世纪 80 年代末至 2001 年医疗改革部分市场化期间的精神病院"医疗联合体"发展经历，这应是一段令人难忘的历程。当然，这不仅仅是为了回忆，更是为了更好地理解目前国务院以及原国家卫生计生委有关"医疗联合体"的文件精神，更快地建立起符合当代我国国情的科学的"医疗联合体"模式，为此，亦需要对这段历史客观总结和评说。

受大环境影响，甚至可以说是"改革大潮的席卷"，我院在 1987 年就"勇敢而大胆"的迈出了探讨和组建"医疗联合体"改革步伐，至 2001 年，剔除"露水夫妻""口头联合"以及"个人走穴"等形式，作为医院实体，先后经历了最初和区级精神病防治所尝试合作，以后和私立医院联合，和区级精神病院联合的过程，组建过不同模式但又具我院自己特色的三个联合体，分别为与西城精神病防治所联合组建的"联合病房"（1987 年 12 月—1988 年 6 月）；与圆明园医院联合组建的"圆明园分院"（1988 年 5 月—1992 年）；与大兴精神病院联合组建的"大兴精神病康复基地"（2001年 10 月—2009 年 10 月）。作为曾经的主要组织者之一，并身为主要亲历者，回想往事，那些绞尽脑汁，四处奔波，酸甜苦辣的日月，历历在目，久久不能忘怀。

在细说医院三个联合体之前，有必要先说说背景，主要是医疗卫生改革（简称医改）政策背景和医院当时的状况。

医改的时间界定，据相关资料和学界公认的观点，应从 1985 年算起，1979年至 1984 年，被认为是医疗卫生系统向医疗卫生改革过渡的"过渡期"，期间，1979 年原卫生部等三部委联合发布了"关于加强医院经济管理试点工作的通知"；1980 年国务院转批原卫生部"关于允许个体医生开业行医问题的请示报告"。这些文件提出了公立医院的经济经营问题，以及开放个体医生行医等政策，为了落实文件精神，医疗卫生领域就要适合当时各领域"市场化"改革的大潮，医改的"市场化"方向初露端倪。1985 年我国正式启动医改，至 1991 年被称为医改的"初级阶段"。1985 年 1 月召开全国卫生厅局长会议，贯彻中共十二届三中全会"关于经济体制改革的决定"精神，部署全面开展城市医改工作；4 月国务院批转原卫生部"关于卫生工作改革若干政策问题的报告"，主要的改革内容为医院的管理体制和运营机制，国家"给政策不给钱"，投入逐步减少，放权让利，扩大医院经营自主权，医院开始模仿其他领域的市场化改革。

1992年9月，国务院下发《关于深化卫生医疗体制改革的几点意见》，医改全面向"市场化"进军。当时，原卫生部提出"建设靠国家，吃饭靠自己"，"以工补医，以副补主"等精神，医院不断扩大自主经营，努力创收。2000—2001年，放眼全国，一派"欣欣向荣""群雄四起"景象。据专家统计，1980年我国有卫生机构18万家，到2000年时已发展到32万家。就精神病院来说，则是"几家欢乐几家愁"，我们医院应算是紧跟形势，发展不错的。但就全国范围来说，受私立（个体）精神病医院的冲击，有相当多的公立精神病院病员流失，再加上政府投入不足，医生护士收入很低，甚至出现有些精神病院开不出工资，濒临关门歇业的"悲壮"情景。

上面讲了医改的政策背景，再说当时我院的情况，当时医院额定床位只有100余张，在编职工100多人，由于收费标准低，也不太懂得经营，医院年年亏损，甚至还以此为借口，美其名曰"好向上级要钱"；在个人收入方面，职工只有国家发放的标准工资，没有什么奖金，只是由于我院有较好的医风和传统，医务人员本着自己的良心和基本素质还算在"努力"工作着，但"干好干坏"基本一样，没有能充分调动和发挥职工应有的积极性，受外面世界市场化经济蓬勃发展的影响，一些年轻医生开始不安心工作，陆续有人"下海跳槽"。另一方面，由于医疗市场开放，门诊患者逐渐增多，尤其是外省市患者不断增加，需要住院的患者也同步增多，但医院床位少，患者经常要候床，长者甚至要1个月，对急重症患者医院领导虽然要求尽力急收，但实际做不到，不仅患者得不到及时治疗，而且有可能加大医疗安全风险，家属的意见也很大。

正是基于上述的大小环境背景，为适应医疗改革形势要求，也是为了生存，我院组建了不同形式的"医疗联合体"。

第一个医疗联合体，是尝试和西城区精神病防治所本着"合作共赢，互惠互利"的原则，组建"联合病房"。当时，西城区精神病防治所所长为许亮，对组建"联合病房"非常支持，病房设在防治所内，床位50~60张，医院向"联合病房"转诊患者，并派医生查房，主要收住慢性或恢复期的精神分裂症患者和老年病患者，效益五五分成。按双方最初设想，计划通过合作，不仅可以提高防治所的技术水平，增加防治所的收入，同时还可以提高医院的床位使用率，周转率，减低平均住院日，增加医院经济效益。另外，还可进行精神病防治所与精神病专科医院之间，社区与医院之间一条龙服务管理方法的尝试。但是，由于多方面的原因，联合病房只存在了半年，之后西城区精神病防治所"单飞了"。"联合病房"存在时间虽短，却产生了非常积极的作用，从第一个医疗联合体中，医院获得了一些经验，还取得了约1万余元的经济效益。西城精神病防治所也有了"长足"的发展，在政府的安排下，防治所与一所定编的一级医院合并，组建和发展为西城区精神卫生保健院。在以后的多年里，我院和西城区精神卫生保健院还一直保持着社区精神卫生科研协作关系，按许亮所长的话讲，北医所办的医疗联合体促进了西城区社区精神卫生事业的发展。自己客观认为，应是以联合体为契机，开始了医院和西城区精神卫生保健院的各种协作关系，从而推动了西城区社区精神卫生事业的发展。

第二个医疗联合体建于1988年5月，名称叫"北医大精研所圆明园分院"，但实际是和某个体私立医院联合，私立医院当时还有内科、神经科等科室，考虑医院环境不错，加上还有其他科室，对一般躯体疾病可以处理，就包了私立医院的一个平房院落，组建了单独的病区。病区设床位60张，由私立医院提供基本床位、医疗设备和药品，提供必要的辅助人员，以及后勤保证等；我院则派驻主任和主要医生护士，负责患者来源，患者的医疗护理，以及病区经营等；创造的效益按合同规定"分成"。这应是20世纪90年代前后，以"部分市场化"为导向的医疗改革产物，也是全国医疗改革初期"医疗联合体"模式的缩影或代表类型之一。

为了表示公平，也为了保证医院的医疗质量，保证医院的"名声"，对第一批派驻联合体的主任和护士长，还进行了公开"招标"，在招标会上，领导和群众提问题，想"承包"的主任和护士长自行组合后"答辩"，最后确立的基本原则为，所有的规章制度，病历书写等都按医院的要求执行，但"拾遗补缺""经济独立"，精研所不收的患者，或不能急收的患者，要"随到随收"；在经济上，自主经营，所里只给基本工资，承包人其他个人收入多少，所里不干涉；联合体创造的总收入，所里要按与私立医院的合同，定时提回"医院部分"，提回的部分，又按相应规定作为奖金发放给所里职工。关于"招标会"，记得好像是第一次开这样的会，气氛特别活跃，田运华主任和张立英护士长镇定自若，一一回答各种问题，"舍我其谁"，勇吃"第一口螃蟹"之精神，值得钦佩。

"圆明园分院"前后存在了约3年,医院医务处、护理部和财务处等部门参与了联合体的医疗护理和财务管理监督,据回忆,实际平均使用或说开放床位40余张,相当于扩大医院40%的床位数,期间共收住患者约200余人次,解决了部分患者住院难,或当时一些长期住院患者的问题;在经济上,承包医务人员的奖金收入,远远超过本院职工,约为职工的5~10倍;医院从联合体也拿回了一定效益,如1989年财务结算11次,纯利润9万余元,部分作为奖金额外补充了医院职工的收入。

和圆明园医院终止合同,主要是合作层次不高、不规范,且"越来越不愉快"。按当时财务处长的话讲,病员以及医疗护理我们都管了,结账时却像要小钱的,拖拉不说,甚至有时可以说是"刁难",明明有效益,硬说没钱,没办法继续合作。当然,终止合同,更多是医院本身发展的结果,当时我院在国内外的学术地位快速提升,为了学科发展,也为了避免医患矛盾等干扰医院声誉,自然要把工作重心转回院内的发展上。

第三个医疗联合体,是我院经过较深入的了解和讨论,与大兴精神病院(二级精神病专科医院)的联合。当时,精神康复的理念引起了国内外学界的重视,尤其是针对精神分裂症患者。国外开展了多种卓有成效的康复治疗,国内康复治疗开展不多,没有好的模式,需要积极探讨,经过考察,于欣院长和我看到大兴精神病院有几个农业种植大棚,还饲养了一些家禽,而大兴精神病院病员不多,病区利用率低,于是与大兴精神病院多次商讨,决定本着互惠互利等原则,联合建立"大兴康复基地",目的是想探索住院患者精神康复的模式,设想让住院患者在病情稳定后转到大兴康复基地,通过特色的"农疗"等康复治疗方法尽快回归社会。

基地占用了大兴精神病院的一个病区,床位20~30张,从2001年10月10日精神卫生日正式运行,历时9年,病历书写和质量保证同本院的病区要求,但自负盈亏,全成本核算,工资奖金自己负责,工作人员不够,要自行招聘,招聘的人员工资奖金也要自行解决。基地由姚贵忠主任负责。姚贵忠主任表现出了极大的工作热情,9年间,一直坚守岗位,兢兢业业,艰苦奋斗,而且不断摸索,勇于创新,不仅在经济运营上获得了成功,如基地不仅养活了15位工作人员,至停止合作,还有约25万元的结余。更要特别称道的是,基地摸索了一套可行的精神综合康复模式,创造和规范了系列康复技术,开展了国际合作和国内的康复技术推广,建立和培训出一支康复服务专业队伍,为我院康复中心的建立,并通过康复中心联合社区进行社区康复,精神分裂症的全程干预等科学精神康复治疗奠定了基础。

上面讲的是我院的"医疗联合体"。最后,再让我们从当时全国精神病院的情况,进一步客观评说"医疗联合体"。当然,要评说其是非功过,不可避免也要对医疗卫生"部分市场化"改革加以评说。

由于我国的社会主义国家性质,以及医疗卫生与一般产品不同的特殊性,医疗服务要不要市场化,如何市场化,至今仍是在不断争论、探讨和实践的过程中。按自己的认识,在国家保证公共卫生,保证人人享有基本医疗服务的基础上,医疗卫生"部分市场化",应是符合医疗卫生改革和医疗卫生发展内在规律的,没有医疗的部分市场化,就不可能满足不同人群的医疗需求,不可能充分调动社会的有限资源,焕发广大医生护士的工作热情和积极性。虽然,在我国医疗市场化的过程中,出现了一些问题,如忽略了公共卫生,片面强调经济收入,服务质量下降,医患矛盾、医患纠纷增加等问题,但其在我国医疗卫生改革历史中的积极作用是不能否定的,发展的必然性是显而易见的。

按1993年全国流行病学抽样调查资料显示,我国各类精神障碍患者的总患病率为1.347‰,依次推算,全国约有各类严重精神障碍患者1 600余万,精神分裂症患者约780余万。另据统计,1 000万余名患者应接受精神病专科治疗,300万余名患者需住院治疗。而当时我国县级以上的大中型精神病院只有657所,床位11万余张,专科医生1.3万余人,绝对数上明显不能满足患者的需要,再加上精神病院规划和配置不合理,一些地区没有精神病院,缺医少药"雪上加霜",很多精神障碍患者甚至从来都没有能得到过最基本的治疗。而正是当时的医疗卫生改革,开放了医疗市场,允许私人开业,补充了精神病院和专科医生的不足,使得患者在较短的时间内,得到了最基本的治疗。

随着民营医疗的快速补充和发展,民营医院暴露的问题也越来越多,如一些地区盲目批准和建立非正规的个体小型精神病院,对患者进行"捆绑式看管",使用低廉的价格以及"医托",抢夺和不公平竞争公立精神病院患者,以致有些地区的精神病院床位使用率下降至58%,其结果是造成医疗市场混乱,不仅造成公立精神病院生存困难,而且不少患者受骗上当,加重病情,不利于患者的诊治,给患者和患者家庭,甚至社会造成严重危害。

而另一方面,当时政府对精神病院的投入明显低于同级综合医院,加上精神病患者自费患者多,且反复住院,支付能力低。据相关数据资料显示,当时公立精神病院每人每月平均住院费约为 1 000~1 200 元,有的医院低至 600~800元,平均住院费不足综合医院的 1/5,而医院的支出却和综合医院大体相当。再加上上面谈到的民营医院的无序竞争,病员减少,以致不少精神病院难以生存,有欠外债 500 余万的,有累计亏损 1 000 余万的,一些医院甚至连工资发放都很困难。因医务人员收入太低,在职的医务人员人心浮动,受此影响,新来的毕业生不报到,北京、上海等大城市的不少精神卫生专业毕业生下海经商,人才流失,后继无人。这些情况明显阻碍了我国精神卫生事业的发展。

我国多地区精神病院不同模式的"医疗联合体",就是在这样的背景下应运而生,如果没有积极作用,医疗联合体是不可能出现并持续存在和发展多年的。以个人之见,其积极作用可以概括为,适应了当时的医疗改革形势,在较短的时间内,通过"医疗联合体",快速增加床位,为满足国家、政府以及社会对精神卫生的要求,满足快速发展的精神病患者医疗需求,起到了积极的作用;同时,通过"医疗联合体"模式,公立精神病专科医院进入医疗市场,进入民营医院,一定时间内,对平衡医疗市场,规范医疗秩序起到了积极的作用。由于公立精神病专科医院的介入,一定程度上,对提高私立、民营医院的精神卫生技术水平,使患者在正规精神病院外也能得到较规范正规的医疗服务,起到了积极的作用。另外,对调动公立精神病院医务人员的积极性,增加精神病院以及医务人员收入,稳定队伍,也起到了一定积极的作用。像我院的"大兴康复基地"式的医疗联合体,客观地说,还有更大的积极作用,个人认为,应是科学医疗联合体的初步尝试和雏形,对现在的医院—社区联合模式都有一定的借鉴意义。当然,我们也不得不承认,在医疗改革部分市场化时期,绝大多数的"医联体"只能是历史的"过客",和当前政府主导,充分科学论证,符合国情,适应未来精神卫生事业发展的"医疗联合体"相差甚远。主要问题可以概括如下,当时的医疗联合体缺乏统一和长远的科学规划,为医院自发行为,很盲目;联合方式不规范,管理困难甚至混乱,且利益多冲突,矛盾时有发生;联合的主要目的多数仍以增加收入、挣钱为主,不仅不能为患者提供高质量高水平的医疗护理服务,也不利于医务人员技术业务水平和良好医德的全面提升,有的医院因联合对象层次不高、条件差,患者甚至得不到一般的治疗护理,而且乱收费等带坏了部分医务人员的医德医风。当时还有一些所谓的"联合体",实际为个别医生护士,拉走了医院的患者,自己在院外开病房,由于缺少应有的条件,又缺乏上级医师指导,缺乏必要的监管,发生重大医疗护理问题,给患者、患者家庭造成了无法弥补的损失,也给社会造成了恶劣的影响,这些亦应铭记在心,引以为戒。

对医疗联合体的评价,特别是对医疗改革初期,医疗部分市场化时医疗联合体的评价,仁者见仁智者见智,但历史就是历史,从历史走到现在,不争的事实是,医疗联合的步伐从来没有停止过,"医疗联合体"在争论中不断发展、壮大、完善,正扮演和发挥着越来越重要的作用,其历史地位和作用是不能抹杀和替代的。

注:感谢提供历史片段的各位领导和同仁。并以此文表示对我院以及其他医院,那些曾在医疗联合体中辛勤工作过的各位医生护士们的敬意。

## 第二节 大型精神病院的"改革创收":得失评说

北京大学第六医院 王向群

20世纪90年代初,我国精神病专科医院没有大型检查仪器设备,医务人员劳务价值完全没有得到体现,患者住院一天的床位费加一级护理费不超过30元,精神科使用药品价格低廉,平均每个月药品费用30元左右,医院每年医疗总收入无法与综合医院相提并论,以年医疗收入总额计算属于医疗系统"第三世界的第三世界"。在精神病院工作的医务人员薪酬收入达不到"温饱",处于"半饥饿状态",医护人员流失严重。国外药品企业进入中国市场需要聘用中国籍员工,某知名三级甲等精神专科医院2年内就有10余名优秀青年临床医生辞去公职,加入医药公司的"卖药"行列,其收入是当精神科医生的5~10倍。精神病专科医院的管理者意识到在国家和地方财政投入严重不足的情况下,必须采取有效措施减少专业人才流失,提高医护人员的薪酬待遇迫在眉睫,在"建设靠国家,吃饭靠自己"的政策鼓励下,只有提高医院的医疗收入,医务人员的待遇才可能相应提高,于是"改革创收"的各项刺激政策、绩效工资考核方案应运而生,如根据医院医疗年收入目标给临床和医技科室下达经济指标、门诊医生绩效考核(开单提成)等,要求临床科室提高床位使用率(在院患者越多越好),降低药占比,尽量增加检查和治疗项目,提高收入的"含金量",门诊医生要多开检查才能完成考核指标。有的精神病专科医院开设神经内科、神经外科、老年病科等收入较高的科室,医疗收入有了较大幅度的提高,医务人员的待遇也得到相应改善,逐渐达到"温饱"水平。时至今日,医院的创收意识仍然强烈,医院的管理者需要对员工负责,不能在综合医改的大潮中降低医务人员的收入。

本人经历了我国医改的过程,总结"改革创收"的得失,评说如下:

**改革创收的"得"**

1. 在各级政府投入不足的情况下,精神病专科医院在改革大潮中得到一定的发展,精神科医护人员的收入得以低水平保障。

2. 在医保、物价部门的协助下,精神科特有的检查和治疗项目在临床广泛使用。

3. "大专科小综合"的办院思路不但提高了医院的医疗收入,也为住院精神病患者伴发的非精神科疾病提供了诊疗的便利。

4. 国家投入专项建设资金使省市级精神病专科医院的住院条件得到改善,住院床位数增加。

**改革创收的"失"**

1. "改革创收"的结果,使大型精神病专科医院坚持公立医院的公益性,坚持以人民健康为中心,把人民健康放在优先发展的战略地位的宗旨大打折扣,引发医护人员和人民群众的不满,甚至激化了医患矛盾。已经被原卫生部叫停的"神经外科手术戒毒"和"氦氖激光血管内照射治疗精神分裂症"等的"新技术新疗法"的出现,与经济利益驱动有直接关系。

2. 医院的管理者不能一门心思抓医疗质量管理,要想方设法与医保、物价部门沟通协调,增加新的收费项目,提高医保付费的额度。医院为吸引更多患者来就诊、住院,有的公立医院职工集资或向银行贷款扩大门诊与住院能力,盖楼买仪器,成本增加就要挣更多的钱,结果是医疗费用的快速上升。

3. 科室主任经济压力大,科室医护人员的绩效收入与主任的创收能力直接相关,因此出现"过度医疗"现象,增加了患者的负担,导致医患纠纷的发生。"过度医疗"现象背后是创收机制问题,该机制以"经济指标"为核心,把职工收入与患者收费挂钩,是医院运转的核心机制。

4. "改革创收"的压力传导给每一位临床医生,医生"组合"各种医嘱以完成每一张床的创收指标,医生不得不疏离了"救死扶伤"的人道主义精神和"全心全意地为人民服务"的工作目标。在这种氛围里,医生之间收入的差距并不能体现技术水平差距,医生的社会地位和职业神圣感大打折扣!

5. 由于医保和新农合政策不支付门诊患者的医药费用,导致不该收住院的患者也收住院治疗。病情稳定的患者尽量延长住院时间以提高病床使用率,造成医疗资源的浪费和患者权益受损。

6. 社区精神康复没有医保收费项目,大型精神病院的医生在社区工作没有价值体现,医院没有积极性派医生下社区,医生也不愿意到社区服务,使社区精神卫生管理工作弱化,复发再住院患者增多,形成"旋转门"现象。

个人认为,大型精神病专科医院"改革创收"的结果是弊大于利,失大于得。

大型精神病专科医院首先应坚持公立医院的公益性,坚持以人民健康为中心,把人民健康放在优先发展的战略地位。各级政府应该全额补偿其人力和运营成本,以此作为医院放弃追求收入最大化的条件。

2017年1月24日,人力资源和社会保障部、财政部、原卫生计生委等印发《关于开展公立医院薪酬制度改革试点工作的指导意见》(人社部发〔2017〕10号)。指导意见指出,公立医院要制定内部考核评价办法,综合考虑岗位工作量、服务质量、行为规范、技术能力、医德医风和患者满意度等因素,考核结果与医务人员薪酬挂钩。严禁向科室和医务人员下达创收指标,医务人员个人薪酬不得与药品、卫生材料、检查、化验等业务收入挂钩,这完全符合医疗卫生事业进步的方向。

## 第三节 区级精神病院的转型——迫不得已还是蓄势而发

### 人物专访:上海市虹口区精神卫生中心前院长周天骍

上海市虹口区精神卫生中心 汪作为 谢迎迎

**1. 听说您之前在三级医院从事精神卫生工作?**

我是1963毕业于上海第二医科大学,就是现在的上海交通大学医学院。医学院学习不分专业,毕业时分配到医院某一个专科才决定你做某个专科医生。当时国家统一分配,我被分配到精神病院感到很不幸、很难受。所有临床医学中,最差的是精神病和麻风病,这两个是有耻感的,别人会看不起;医生呢,也会让人家看不起,不想到这种专业去。我毕业时工作单位是上海市精神卫生中心,以前叫上海市精神病院。当时上海市精神卫生中心是非常正规的教学医院,承担上海医科大学(上医)、上海第二医科大学(二医)的教研工作,这为我打下了很好的专业技术基础。我住在虹口区,七点半就上班,冬天要提前一个小时,周六还要义务加班。如果是住院医生,还要在医院住三年。当时医院管理非常严格,上级医生查房问得很仔细,要求床位医生提前熟记病史以及阅读文献。我在那工作到1985年。我在医生基础上还做过护士和工务员,这叫"医护工"一条龙,医生、护士一起排班。这样的工作使我对临床工作各方面非常熟悉,我那会儿打针比护士还好,谁不行就叫我帮忙。也学到了病房工务员的一套技术,以前工务员很有技术的。

**2. 后来为什么选择到二级医院工作?**

基层人才非常缺乏,国家对于基层医疗机构引进人才在政策方面给予优惠,希望把大医院的医生引到小医院去。当时我在上海市精神卫生中心已经是一名主治医生,而且还做了不少科研,发表了20篇论文,对于我来说感觉很了不起。

但是,以前工作从虹口骑车到上海市精神卫生中心要花一个小时,感觉路程太远了。当时虹口区卫生局副局长找到我,说虹口区精神病医院缺少像我这样的人才,问我愿不愿意来虹口区,作为人才引进虹口区可以分配一套房子,我于是就同意了。我是第一批调离上海市精神卫生中心到区级精神卫生中心来的。

3. 当时区级的精神卫生治疗和防治是一种什么状况?

当时 1985 年,虹口区精神卫生中心还叫精神病防治站,在长阳路的犹太教堂。防治站的前身叫精神病管理站,1964 年国庆前夕为庆祝上海解放 15 周年,根据上海市政府的指示精神要确保国庆节安全,成立临时医疗管束站。从公安、卫生、民政抽调几个工作人员,把流散在社会上的精神病患者临时收容在管束站。国庆后,这些精神病患者没有去向,临时医疗管束站因而被保留下来,更名为精神病管理站,一年后又更名为精神病防治站,增加了医务人员,防治站较管理站有明显变化,患者可以获得一定治疗。1987 年更名为精神病防治院。我来虹口区精神病防治站的时候,患者有四五十个,职工有二三十个,医生有七八个,医护人员职称、学历都比较低。硬件也很破旧的,比提篮桥监狱条件还要差。从1964 年管理站建立到我到任,医院已有 11 任院长,做了一两年就换。专业技术水平低、管理能力差,基本上没有什么医疗活动,也没有比较好的医生。我来的时候,医院正式职工中没有主治医生,我等于是权威。好多医务人员都曾到上海市精神卫生中心进修,我相当于他们的老师,大家都比较尊重我,就这样我管理了医院 15 年。

4. 您在这 15 年间对医院做了哪些改变?

我主要做了两件事:一件事造房子,另一件事引进人才。当时医院只有两层楼,地方太小,没有发展空间。我当时是区政协委员,通过政协开发领导层,将精神病防治的重要性告诉领导,并且和领导据理力争:"建房子是国家的事情,给患者看病是我们医生的责任。"当时这个房子在建造时预算是三百多万,后来建成花了一千五百多万,这个缺口医院一分钱也没出。医院建好后请区长来参观,区长眼界更高,对于医院的建设表示肯定,说我们很有远见,超前了十年。当时设计每层 1 000 平方米,收治 60 个患者,每层 3 个医生管理患者,条件还是比较好的。我们医院这幢房子,从设计到施工到具体落实我全面把控。当时刚建好这个房子后楼道没有窗户,我要求一定要开窗户,工程队说不行,我说不行也要开,没有光线肯定是不行的。我当时就住在医院对面,每天看着医院建起来。

到虹口来第二个体会就是人才太少,必须培养。当时培养人才主要有两种方法:先是自主培养,医院内部自助;另一方面是主动招录大学生。当时医院都是医士,还没有医师。于是,我们一方面是把护士转为医师,送出去进行大学培养,然后再回到医院工作。当时男青年做护士是非常受歧视的,只有在精神病院才有男护士。当时医院将三名男护士送出去培训,转为医士,再培养成为医师、主治医师等。我非常看重人才,只要有这方面的才能我都尽可能帮助培养。我想人才有三大要素:首先要有才华,第二要勤奋,第三就是机遇,善抓机会。后来医院又主动到高校招大学生。人才培养是任何专科医院都要重视的,作为管理人员必须要重视。

另外,我发现临床科研我们区级精神卫生中心和三级医院相比没有优势,我就转向联合地段医院搞社区科研,做社区有特色的研究。申请市级特色项目,之前是没有类似项目的;当时市卫生局发给我们"精神障碍社区研究与发展示范基地"的奖牌,肯定我们在社区科研方面所做的工作。直到现在我们的科研应该是比较领先的,我们由此延伸了以往的直接防治到间接防治的转变,现在社区医院也可以为患者看病,进一步提升了上海市的三级防治网络,拓展到了居委会。由于我在社区防治工作所作出的贡献,荣获第一批国务院颁布的特殊津贴,是象征性荣誉。以后,医院的功能逐渐扩展,有门诊、临床、住院,同时承担了一部分科研工作,扩大了社区防治。上海的精神疾病三级防治网络建设,我们虹口发挥了很重要的作用。

5. 从您开始从事精神科医疗,至今已有几十年时间,这期间您对哪些人、哪些事印象比较深刻?

有一件事、一个人印象很深刻,就是张明园教授。张明园教授实际上是我的师兄。我俩都是二医大毕业的,他和我同龄,但是比我高两级,他跳过级。他人很有才华、事业心强,工作负责,对大家又比较诚恳。他当时做了一件事大家都是比较认可的。改革开放后第一批出国留学,他到美国去学习了医学计算机专业。20世纪80年代初,我们国家基本没有计算机。他学习回来后成立生物统计室,我是最早同他一起工作的。他还开发领导层,说生物统计很重要,需要抽调人员专门从事这项工作。紧跟着,他又把精神科量表从美国引进过来,专门做量表培训,认证量表可靠性和实用性,并在全国推广,从而打破了我国的科研不能与国际接轨的困境。我们之前的研究是很难量化的,比如说患者有幻听,然后就结束了,没有量化。量化后按照统一的尺度来衡量,这样就做到与国际接轨了。他虽然不是第一个引进的,但是第一个推广的。我们国家精神科的学术地位也有了很大提升。引进量表同时进来的就是诊断标准,现在我们使用的 ICD 与张明园老师的努力分不开。

还有一件事对于我们精神卫生发展就像第二季革命浪潮一样,就是抑郁症、情感性障碍在我国的推广。事实上作为专科医生,当时我们都不知道抑郁症的,以前在专家中认知度也是很低的。比如当时在上海精神病防治院,有 1 000 个床位,800 多个都是精神分裂症;区级医院更是,住院患者百分之百都是精神分裂症。对抑郁症认识的变化主要是新一代抗抑郁症药物的推广,药品生产企业给我们做了大量的宣传和培训。抑郁症诊治技术的普及,在国内还是要感谢这些企业的培训、支持。随后,我们对抑郁症的认知有了明显的提高,治疗也有了很大提升,后来还出了治疗指南,教育培训了一代,从此心理咨询、心理治疗开始发展起来,综合性医院心理科也发展起来。

6. 从 20 世纪 60 年代,精神病院经历了从精神病管理站、精神病防治站、精神病防治院直至精神卫生中心一系列名称的变化,您觉得这些名称的变化如何体现了精神卫生机构定位和功能的改变?

精神病院的更名主要是因为名称同功能是紧密相连的,更名体现了功能的发展。管理站是管理患者的,防治站、防治院是预防、治疗患者的,精卫中心的功能更强大,承担着医、防、教、研,还有社区健康宣教和培训工作,成为一个独立体。我的意思是区级完全可以做到像市级的独立体,主要是人才、资金和设备到位。精神科在药物治疗方面并没有很大的突破。我当时的老师告诉我,"他们这辈没有希望了,希望我们这辈可以有所突破。"我现在 78 岁了,我看到治疗并没有很大突破,有了新的药物,但是从诊断框架、治疗方面看并没有发生大的变化。我希望在你们身上有所突破,但是也很难,今后发展重点,社区应该发展一个网络联系,深入到基层。最好学习国外,全科医生也需要学习精神科知识,放在全科医生诊疗的框架。另一方面,要建立良好的信息反馈制度,多做跨系统联合。现在是先实现区级联网,今后再扩大到市级联网。还有就是加强精神卫生的宣传,要到位,对于精神病患者的病耻感方面要做一些工作,要消除患者病耻感,帮助患者争取更多的福利,保障人权。

## 第四节　精神专科医院的坚守与挣扎

### 一、记哈尔滨市第一专科医院 60 年风雨历程

哈尔滨市第一专科医院　张聪沛

我是一名精神科医生,今年是我从事精神卫生临床工作的第 34 个年头,也是我来到哈尔滨市第一专科医院的第 34 个年头。虽然我没能目睹哈尔滨市第一专科医院从无到有,但是我却见证了她从小到大、从弱到强、从落后到先进这天翻地覆的变化。

新中国成立后,随着我国经济社会快速发展,工业化、城市化、市场化、人口老龄化呈现加速趋势,精神疾病的患病率逐年增高,精神卫生问题越来越严重,全国各地精神卫生医疗机构应运而生。医院始建于 1953 年,那时正处于我国精神卫生事业蓬勃发展的初期阶段。纵观医院六十多年发展史,虽说在历史长河中仅可谓是沧海一粟,但对于一个单位、一个组织来讲,60 年绝不是一个短暂的瞬间,其中的挫折与成功、忧与喜、苦与乐,想必只有经历过的人才能体会的更深更透。正是这不平凡的成长过程,使得我们“一专人”无比珍惜多年来奋斗所取得的成就。哈尔滨市第一专科医院的发展历程正是我国精神专科医院成长壮大过程的缩影。

**在挣扎中应运而生**

新中国成立以前,哈尔滨市的精神卫生状况不容乐观,1927 年以前我市没有任何一家精神病医院,市内所有精神疾病患者根据发病性质分别送至东铁路局中央医院和西马家沟慈善会代为疗养,全部疗养费用由市政府援助。后来疗养费用严重超出政府预算,市政府决定自建医院进行疗养。1927 年 2 月 1 日,哈尔滨市精神病院成立,院址系租西马家沟忠骏楼一所;1930 年 7 月 10 日,迁

址至南岗区东大直街25号（原哈医大卫生系）；1934年7月，与铁路医院精神病科收容所合并，同时更名为哈尔滨市立精神病院；1935年5月，哈尔滨市立精神病院迁移到王兆屯精神病院（该院原属铁路医院的精神神经科）；1947年，迁到南岗（现南岗消防队址）后，医院解散，归属于市立第一医院精神科；1953年初，哈尔滨市政府利用日伪时期留下的一座神社，几经修复创建了新中国成立后哈尔滨市第一家精神病专科医院（即现在的哈尔滨市第一专科医院前身）。建院不久，医院就收治了一批患有精神疾病的抗美援朝志愿军战士。

### 在迷茫中摸索前行

医院成立之初，条件极其简陋、艰苦，业务技术、医疗设备更无从谈起。几十名工作人员白手起家，艰苦创业，结束了我市没有精神病院的历史。当时只有五十张病床，工作人员三十余人，其中大部分来自部队的转业军人。虽然医院的初创使得我市患有精神科疾病的患者从此有了求医问药、住院疗养的地方，但是医院当时的地理位置十分偏远，交通不便，条件和环境均不利于患者休养治疗。为了医院的长远发展，市政府规划在市区内建立一所比较正规、大型的精神病专科医院，地址选在太平区卫星路（哈尔滨市第一专科医院现址），并于当年开工兴建。1954年末，一座占地4万多平方米，建筑面积1.2万平方米，开放病床250张的精神病专科医院竣工，标志着精神卫生事业在哈尔滨市占有一席之地。在硬件得到保障的基础上，医院进一步加强医资队伍建设，先后吸引了张湖、华西医科大学的赵亚忠、周郁荷夫妇等精神科前辈从北京、四川等地来医院工作，并成为业务骨干（20世纪60年代末，赵亚忠调入大顶子山精神病院，即大庆三院前身，后又调入哈医大，他的女儿赵菊丛20世纪70年代在哈医大毕业后，也来到了医院工作直至退休）。1961年，医院已有床位500余张，职工人数241人，其中医师17人；1964年全年完成门诊量21 756人次，住院患者为1 582人次，完成业务收入32.65万元。

20世纪80年代初，我刚到医院上班，当时各病房热衷于开展胰岛素休克疗法，即用胰岛素降低血糖，使患者昏迷，催醒时再用鼻饲法将高浓度糖浆注入，用这种疗法治疗的患者三周后平均体重增加10公斤。对躁动患者的管理，当时还有一种比较通用的疗法，把休克机电量调制50毫安左右，给患者做"电刺"。

还有一种疗法,是用75~100毫克的氯丙嗪对患者进行静推,经过这种治疗的患者会静脉硬化,不易恢复。

1985年,时任院长张湖到日本进修三个月,这是医院历史上出国进修的第一人。张湖院长把发给他个人的2万日元补助费(约合1 200元人民币)全部用来购买各种精神科书籍,带回医院给大家学习,让全院医生开阔了眼界。因为此事,那时年轻的我对张湖院长的尊重和崇敬油然而生,并一直作为榜样。

1986年,日本某精神病院代表团第一次访问医院,我作为刚毕业的大学生被院里安排参与接待。为表达我方的礼貌和热情,我花几元钱买了几个陶瓷做的"弥勒佛"赠予日本友人。日本友人离院后,院党委找我谈话,认为我是在向外国友人宣传封建迷信,要求我马上追回。我骑上自行车以最快的速度飞奔到机场,可惜飞机已经起飞,礼品再也追不回来了。回医院后,我被院领导在全院大会上严厉批评,现在想来记忆犹新。

### 在改革中加快步伐

20世纪80年代末,哈尔滨市卫生局正式批准医院全面实行院长负责制,标志着医院体制改革向前迈出了重要一步。但在计划经济条件下,医疗卫生单位仍长期依赖国家拨款,这一经营模式严重制约了医疗卫生事业的发展,作为精神病专科医院,面对收费单一、资金不足、设备陈旧简陋、基础设施老化等现实,医院的发展受到了一定程度的影响。1988年,根据中共中央《关于经济体制改革的决定》中的有关要求,医院决定进行医疗体制和经济管理体制的改革,《哈尔滨市第一专科医院改革方案》正式出台。改革方案第一次提出了由"供给型"向"经营型"转换的运行机制,以经济管理带动医疗服务,以经济效益为社会效益服务,从经济管理制度和分配制度两个方面对医院经济工作进行较大幅度的调整。与此同时,医院首次提出了"大专科、小综合"的办院模式和医疗框架,以此拓宽治疗领域,提高医院的经济效益和生存能力。

20世纪90年代,改革和对外开放的步伐不断加快,医疗卫生领域的改革进一步向纵深发展。面对市场经济的挑战,医疗卫生市场竞争愈加激烈,精神病专科医院办院难、生存发展更难的现实,更加坚定了医院改革的信念。院领导班子打破常规、不断创新,在办院模式、经营理念等方面的改革取得了突破性进展。一是改变了沿袭几十年的传统医疗管理体制,把大病房划分成小疗科,实行科主任负责制;二是打破男女病房分设的旧框框,实行男女患者混收同一病房,这样既解决了男女病房患者不均的现象,也有利于患者康复;三是在全国首创家庭化、开放式、高档次病房,并实行股份制管理,"一院两制"投入运行;四是相继开设了心理卫生门诊、成立哈尔滨市精神疾病防治研究所,并成立全国第一家戒酒俱乐部;五是对医院八个病房进行分类,专病专治、专病专攻,把临床与科研结合在一起,形成每个病房独具的优势和特色,拿出属于自己病房的"拳头产品"。这一系列尝试,不仅给医院带来了生机与活力,也为医院的发展注入了动力。

21世纪初,新世纪、新卫生、新形象成为新千年卫生工作的主流,医院也呈现出了新面貌。经过广泛调研、充分酝酿,将原有的14个行政职能科室精简为"八部一公司",即党群部、行政部、信息部、人事部、医务部、护理部、财务部、保卫部和后勤服务公司;成为齐齐哈尔医学院临床教学医院,在医院建立齐齐哈尔医学院精神科本科教学基地,每年接纳学生来院临床教学实习,意味着医院将在"教学相长"中全面发展;2001年,新建7 000平方米住院大楼竣工并投入使用。医院面貌较之前发生了很大变化,在省内外都有了一定的知名度。2005年,医院业务收入达到2 400万元,固定资产为2 300万元。尽管医院有了一定发展,但是,由于精神专科的特殊性以及医院经营方式的诸多问题,不管从经济效益还是整体层次,比起哈尔滨市直卫生系统其他兄弟单位,都非常落后,属于市直卫生系统的末位单位。

### 在困境中开拓进取

2006年,我担任院长,是医院近几十年来第一个精神科大夫出身的院长。作为医院的管理者和第一责任人,面对着医院欠账上千万、职工发不满工资、550张床位使用率不足50%、设施设备千疮百孔、管理效益百废待兴的困难局面,我常常辗转反侧,彻夜难眠。虽然国家对精神卫生工作的支持力度很大,但是我决定不等不靠,毅然决然地带领院领导班子开拓创新,准确把握医院的发展方向,引领医院驶入发展的快车道。

院领导班子结合医院实际情况和我市精神卫生现状,提出了"一个总院,三个分院"的业务格局。总院于2012年建成建筑面积达2万平方米的新门诊住院大楼,编制床位900张,主要收治新发、急重性精神病患者;一分院哈尔滨市心理卫生中心以精神疾病的防治为主;二分院哈尔滨第一专科白渔泡医院是目前国内最大的以"农疗"为特色的、以精神康复医疗和托养为主的特色医院,主要收治康复期、慢性期、恢复期精神病患者,拥有床位600张(由于发展需要,白渔泡医院后改制为我院医联体合作单位);三分院哈尔滨市第一专科医院平济分院以收治冲动及有肇事肇祸倾向精神疾病患者为主,拥有床位200张。总院分院既各司其职,又相互补充。

医院坚持"院有专科、科有专病、人有专长"的学科发展原则,遵循"做大精神科、做强心理科、做精特色科"的学科建设方针,制定了"一科三中心"的学科发展布局,即以省级重点学科——精神科的建设为主线,大力发展心理卫生中心、科研教学中心和精神疾病防治中心。

短短几年时间,医院就走出低谷,现已实现登记床位900张,床位使用率超过100%,业务收入、固定资产双超2亿,综合实力跃居国内先进水平的三级甲等精神专科医院。随着医院做大、做强,效益不断提升,不仅补齐了以前对职工的亏欠,还较大幅度地提高了职工的待遇,使医院职工在卫生系统抬起了头,有了尊严,职工幸福感大幅度提升,工作热情高涨,医院一片积极向上的工作氛围。

哈尔滨市第一专科医院,64年的风雨历程,从只有几十个人、居无定处的区区小院,跻身到如今上规模、有档次、人才济济、设施先进的三级甲等医院行列,饱含着几代人的艰苦创业,其中有举步维艰的心酸,也有开拓创新的喜悦。医院发展,得益党和政府福祉民生,得益于医院职工同舟共济、图强发奋、开拓创新的精神!哈一专的成长缩影只是我国精神专科医院发展中的一角,全国还有成千上万家精神专科医院在不断探索、继续坚守着!愿我们全国的精神科同行携手共进,百尺竿头再争上游!

## 二、前进中的北京市精神卫生防治机构——北京市精神卫生保健所的历史回顾及现况

北京安定医院 闫芳 黄庆之 海慧芝 马辛

### 成立背景

根据"积极防治、就地管理、重点收容、开放治疗"的工作方针,1958年9月

我院在北锣鼓巷38号(当时为北京安定医院总院),成立了"北京市东城区精神病防治所",这是全市第一个由北京安定医院直接管理的社区精神病防治机构。同年,派出53名医务人员到当时市属的14个区(县),加之后来平谷、密云、延庆和石景山,至1964年,18区(县)精神卫生防治机构全部配齐并正式运转,北京安定医院亦成为全市精防工作的核心指导。

1970—1980年,北京安定医院重整防治队伍,开展全市精神病防治工作。建立家庭病床,送医送药到家,建立基层防治网,培训基层防治人员;建立完善的登记、统计、卡片书写和病历书写制度,密切掌握老患者流动及病情变化,新患者出现和补卡,至1985年止,共建精神病防治网点109个,为北京市社区精神卫生三级防治网络的建设总结了成功的经验,并及时推广到全市及全国。

根据《京政发〔1982〕119号》文件,成立了北京市精神病防治管理工作领导小组(1987年正式更名为"北京市精神卫生工作领导小组"),由主管副市长任组长,市卫生局、市民政局、市公安局、市建委、市经委、市财政局、市房管局、市劳动局等领导组成,下设办公室,由卫生、公安、民政部门抽调工作人员,办公室设在了市卫生局。同时要求"各区(县)人民政府和城近郊区的街道办事处也要根据工作需要,落实组织领导",开展群众性的精神病防治工作。"八五"期间市残联加入到办公室,共同推动我市精神病防治康复工作。各区(县)、千人以上的企业及本市大专院校也成立了相应的领导小组。至此,我市区(县)精神卫生的行政管理网络已基本形成,医疗业务网络也在逐步建立。

1989年7月5日,在北京市政府、市精神卫生工作领导小组的关怀下,在安定医院防治科的基础上正式成立了北京市精神卫生保健所,直属市卫生局领导,挂靠北京安定医院,由安定医院院长兼任第一任所长。

### 北京市精神卫生保健所功能定位和主要任务

北京市精神卫生保健所(以下简称"市精保所")是新中国成立以来,建立的第一个省级精神疾病预防控制机构。1989年成立初期,市精保所的工作定位是"承担对全市精神卫生工作的业务指导、人员培训、监督管理"。随着《精神卫生法》的贯彻实施,国家及我市对精神卫生工作提出的新要求、新任务,对精神卫生防治技术管理和指导机构的职能进行了重新定位,即"承担精神疾病和心理行为问题的预防、医疗、康复、健康教育、信息收集等培训与指导工作,以及严重精神障碍治疗的工作"。

主要工作内容是在北京市卫生健康委员会的领导下,负责对全市社区精神卫生工作进行指导和管理。协助卫生行政部门起草有关严重精神障碍患者社区管理治疗的实施方案等文件;参与对全市社区精防机构工作绩效、各项精神卫生政策法规落实情况、专项经费落实使用情况的督导考评;组织建设北京市精神卫生信息管理系统,对上报并登记在册的严重精神障碍信息进行实时监测和动态管理,建立健全我市精神疾病突发应急处置机制;参与并组织全市精神疾病的流行病学调查,为政府决策、行业管理提供科学依据;组建并依托专家团队,对各级各类社区精神卫生从业人员开展相关业务培训;组织开展社区精神卫生宣传教育和心理健康促进工作。

**工作效果及主要经验**

1. 健全精神卫生服务体系和三级防治网络。自1988年开始,北京市各区(县)采取"院所合一""一套班子,两块牌子"等方式,建立精神病房,成立区县精神卫生保健所(院)。1993年4月2日,通县精神卫生保健所成立,标志着全市各区(县)全部成立区级精神卫生保健所(院)。

北京市现已形成了综治部门牵头抓总,卫生健康、公安、民政、残联为核心单位,其他部门协调配合,齐抓共管、综合施策的工作格局;基本构建并完善了由北京市精神疾病预防控制体系、医疗救治体系、护理康复体系和重大灾害及突发公共事件心理危机干预服务组成的精神卫生服务框架。

2. 规范精神卫生法治化制度化建设。2007年3月1日,《北京市精神卫生条例》(简称《条例》)正式施行,并出台了相关的配套文件。2007年,依据《条例》,推动出台了全国首个精神疾病报告制度——《北京市精神疾病信息报告管理办法》,规定卫生行政部门负责领导和建立精神疾病信息分类报告和管理系统。该系统已涵盖了精神卫生专业机构诊疗、社区管理服务等信息,实现了医院诊疗信息与随访信息的互联互通。

3. 制定标准、提升能力,政策惠民,提升严重精神障碍服务管理水平

自成立以来,北京市精保所配合卫生行政部门制定了《北京市社区精神卫生防治工作实用手册》《北京市重性精神疾病社区个案管理工作指南》等一系列技术规范和工作标准,指导全市全面落实国家基本和重大公共卫生服务项目,做好我市社区严重精神障碍患者登记随访、评估、分类管理、免费体检和应急处置工作。

截至目前,我市16家区属精神专科医疗机构均升级为二级专科医院。为推进分级诊疗工作,在朝阳区开展了精神卫生分级诊疗管理试点,将符合条件的社区卫生服务中心纳入试点,与有关医院建立合作转诊关系。推动市级精神专科医院与各区签订了技术帮扶协议,承担疑似患者诊断、随访技术指导、应急医疗处置、人员培训、技术督导与质控职责。

2013年10月出台的《北京市门诊使用免费基本药品治疗严重精神障碍管理办法(试行)》,率先为所有在册患者提供免费基本药品治疗,并适时根据患者需求进行增加药物目录。2015年出台的"北京市严重精神障碍患者监护人看护补助办法",也是全国率先覆盖全部在册患者的惠民政策。

4. 不断完善精神卫生服务信息化建设。北京市精神卫生信息管理系统经过了两次改造和升级建设。2015年1月14日,Ⅱ期正式上线,提高了精防医务人员的工作效率,实现了医院社区病例的治疗信息和管理信息联网,动态掌握患者信息。卫生、公安、民政、残联、人力资源社会保障等5个部门建立了北京市严重精神障碍患者信息交换共享机制,使各部门及时准确掌握患者动态情况,强化了高风险及贫困患者的信息甄别,最大限度地将有肇事肇祸危险的严重精神障碍患者纳入视线,防止出现失访、漏管情况。

5. 打造"四心"工程,促进心理健康服务发展。2015年制定的《健康北京人阳光长城计划——心理健康促进行动》,发挥了专业机构的心理健康守门人作用,通过实施明心、知心、舒心、安心的"四心工程",从而提高全社会对心理健康重要性的认识,促进本市居民的心理健康,达到了解心理状态(明心)、树立心理健康意识(知心)、疏解心理问题(舒心)、维护社会和谐(安心)的效果。制定《北京市社区心理健康宣传与教育技术指南》,规范开展心理健康促进活动的内容和标准。

# 第五节 1999年精神卫生工作高层研讨会纪实

北京大学第六医院 甘一方

1999年11月11—13日,在北京的国际会议中心召开精神卫生工作高层研讨会,资料记载出席会议的代表约300余人,有来自世界卫生组织的官员,非政府组织代表;中国政府各相关部委,主要有原卫生部、原国家计划发展委员会、原劳保部、教育部、财政部、公安部、司法部、民政部、残联的部长或副部长们以及各省市的相关领导;除上述官员和领导外,还有来自全国各大精神病院、研究机构的院长、专家学者等精神卫生工作者以及关心精神卫生工作的社会各界代表。

会议开幕式隆重热烈,开幕式由原卫生部时任部长张文康主持并做了重要讲话。国务院时任副总理李岚清为大会致信,表示中国政府愿意加强与世界卫生组织、各国政府与非政府组织的交流与合作,推动中国精神卫生工作的健康发展,更好地造福于广大的精神障碍患者。李岚清指出,中国政府历来十分关心人民群众的健康问题,精神卫生是卫生工作的重要组成部分。他代表国务院向长期从事精神卫生工作的广大医务工作者表示衷心感谢。李岚清还指出,精神卫生问题越来越突出,已成为重要的公共卫生问题和社会问题,精神卫生工作艰巨而繁重,要求各级政府,有关部门社会各界提高认识,动员全社会,继续发扬部门协调、社会参与的优良传统,为促进中国人民健康作出更大的贡献。世界卫生组织总干事布伦特兰博士,世界卫生组织西太地区代表林达米兰,时任全国人大常委会副委员长吴阶平,时任中国残疾人联合会主席邓朴方等出席了开幕式。

开幕式后时任中国残疾人联合会主席邓朴方、时任卫生部副部长殷大奎、时任民政部副部长杨衍银以及世界卫生组织总干事布伦特兰博士等先后做了重要报告或讲话。

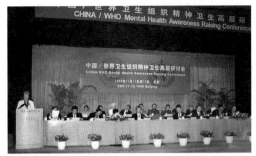
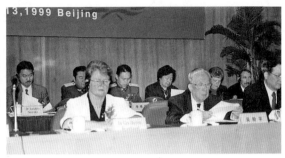
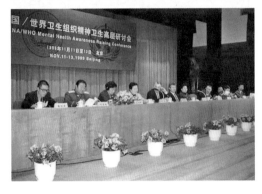

1999年精神卫生工作高层研讨会开幕式(右上图前排左一WHO总干事布伦特兰博士,左二全国人大常委会副委员长吴阶平,左下图左三沈渔邨院士)

　　原卫生部时任副部长殷大奎做了大会主题报告:中国精神卫生工作的现状、问题及对策。报告指出,中国各类精神障碍患者约有1 600余万,总患病率由1982年的12.6‰上升至13.4‰(不包括神经症),而20世纪50年代为2.7‰;其中精神分裂症患病率最高,其次是精神发育迟滞;各类精神障碍致残问题严重,已占中国全部疾病和外伤所致残疾及丧失劳动能力的1/5,以伤残调整年指标(DALY)评价,精神障碍总负担的排名已跃居首位,超过了心血管、呼吸系统及恶性肿瘤等疾病。报告还指出,儿童行为问题,大中学生的心理卫生问题,老年期精神障碍,酒药依赖滥用以及自杀等问题将越来越严重。殷大奎副部长在报告中指出当时存在的主要问题有:精神卫生资源不足与浪费并存;社区服务不平衡;社会保障体系不健全;精神卫生知识匮乏、社会偏见严重;原有的管理模式已不适应现代社会需求。报告的第三部分为对策,主要有:加强各部门协作,保证工作计划的落实;合理配置精神卫生资源;扶持和发展社区服务;加强精神卫生知识的宣传活动;加大对精神卫生工作的投入,加强立法等。

　　中国残疾人联合会时任主席邓朴方讲话的题目为"努力实现人人享有精神保健的崇高目标"。就目标问题,邓朴方主席指出,到2010年基本实现人人享有精神保健，即在占全国总人口85%的地区，使精神病患者得到治疗，重性精神病患者的监护率达到90%、显好率60%、社会参与率50%，肇事率降低到0.5%以下。现在回过头来看，经10余年的努力，我国绝大多数地区的精神障碍患者都已经能得到及时治疗。目前，国家提出精准扶贫，精神卫生服务正向边远农村不断延伸挺进。这里还要特别提到“686”项目的实施，使得我国多地区，对重性精神障碍患者的诊治和监管，迈上了科学、规范、有效的全程管理新台阶。但以个人之见，“人人享有精神保健”的目标，就患者而言，实事求是地说，尚有一段距离要走，如果不仅局限为患者，则任重道远，更需同仁并全社会努力奋斗。

　　布伦特兰博士在讲话中高度评价了我国经政府和人民的艰苦奋斗，在国民健康水平上取得了全面并且是突飞猛进的发展；之后介绍了全世界的精神卫生状况，布伦特兰博士称，展望世界未来，有三个特点，首先是我们生活在迅速转型、变化多端的世界中；其次是贫困，绝对贫困或相对贫困；第三个特点则是人口老龄化。布伦特兰博士还介绍了精神疾病给人类和社会带来的负担，如世界上前十种致人残疾或失去劳动能力的主要疾病中有五种是精神疾病。全世界范围内，约有3.4亿抑郁症患者，4 500万精神分裂症患者，并且每年还有1 000万~2 000万人有自杀的企图。布伦特兰博士称，中国也非常关注自杀问题，但世界上20%的自杀发生在中国，即每年有20万人以这种方式结束自己的生命；中国大约有600万癫痫患者，精神发育迟滞可能是中国最为常见的精神疾病，老年痴呆患者的数目预计今后会在中国增加。布伦特兰博士强调，医疗健康部门、政治家、政府官员和决策人员必须要加强对精神卫生问题的重视。布伦特兰博士讲话的后半部分，主要是阐述了世界卫生组织面对精神卫生问题的目标、战略、措施等内容，最后她称：“精神卫生问题的范围与我们所建议的针对性措施给我们提出了非常艰巨的任务，但是这是可以完成的。完成这项任务需要我们的决心、努力、能力和我们的创造性。技术人员、政治家和社会各界代表们，我诚心地邀请你们贡献你们的聪明才智，改变当前的局面并且推动全世界精神卫生事业的迅速发展。”

　　会议期间，世界卫生组织官员还报告了WHO西太区精神卫生现状、分析和展望。国内外多位专家、学者以及非政府组织代表还分组报告和讨论了有关精神病医院以及社区相关的精神卫生议题，讨论了自杀、抑郁症、精神分裂症等专题报告。最后,会议通过了"中国/世界卫生组织精神卫生高层研讨会宣言"。

宣言包括六点,主要内容依次为:①中国响应联合国大会《保护精神障碍患者和改善精神卫生保障决议》和世界卫生组织发起的"各国携起手来,推动精神卫生"的全球倡议及全球战略,致力于改善中国精神卫生状况;②各类精神疾病和心理行为问题等精神障碍,是严重威胁人民心身健康的一类重要疾病,我国的现状及发展趋势;③明确提出我国精神卫生工作的总要求;④呼吁各级政府和社会各界高度重视精神卫生问题,并采取切实措施;⑤坚持贯彻"预防为主"的卫生工作方针,积极推广"开放式、社会化、综合性"的精神卫生社区防治康复试点经验等精神卫生工作;⑥全社会广泛开展精神卫生健康教育,普及精神卫生知识,反对歧视,消除偏见等。宣言最后写道:"一个充满机遇与挑战的新世纪正在到来,让我们携起手来,努力推动精神卫生工作登上新台阶,实现人人享有精神卫生保健,为提高人民心身健康水平,为促进我国社会经济的繁荣与持续发展作出应有的贡献。"

后记。时光冉冉,不觉中1999年召开的精神卫生高层研讨会已经过去了20年。当记录这段历史时,除了上述自己的片段回忆和查阅的有限相关资料外,还非常有幸的采访了当年具体负责会议的原卫生部疾控司慢性非传染性疾病处张立处长(后为副巡视员,现已退休)。张立处长身体不好,说会议的具体过程记不清楚了,但当我希望他能谈谈对会议的评价时,却满口答应下来。第二次采访时,张立处长显然是做了认真准备,言谈中时而感慨万分,时而激情涌动,所谈内容深深触动、感染自己,似乎又把自己带回那个年代,带回那个会议。

张立讲,精神卫生高层研讨会是在我国疾病管理体制改革的时刻召开的,原来主要是医疗,改革后工作重心扩大并转向预防和公共卫生;会议对我国精神卫生工作产生了巨大的影响,引起全社会对精神卫生工作的重视并达成共识——精神疾病严重影响社会安定,并可以造成患者家庭贫困影响人民生活,精神疾病已不仅是医疗部门的医疗问题,既是公共卫生问题,也是严重的社会问题。这种共识还体现在,国务院以及所属政府各部门进一步重视精神卫生工作,加强领导,并加强多部门的协调和协作,会议前虽然民政、公安、残联等部门做了很多工作,但主要还是医疗部门单打独斗,通过会议,财政、计划等多部门也都参与进来，会后才有了精神卫生工作快速的发展，如建立了政府各部门的协调机制；国务院办公厅制定和发布了精神卫生规划；有力地推动了精神卫生立法，在会议几年后得以加快推进并在2013年颁布实施；由于多部门协调并动员全社会力量，很多具体措施得以真正落实到患者身上。会议为我国的精神卫生工作开辟了广阔的发展前景，从思想上、目标上、实施上都提出了可遵循的东西，而精神疾病流行学调查的数据，为精神卫生工作的全面开展奠定了基础。

最后，张立还特别感慨地说"我已经退休多年，对过去的很多事情淡忘了，但一提到会议，就想起一起奋斗的日月，怀念那个时代，怀念那个会议，非常想念大家。""是会议把大家聚到一起，不仅有国内的同道，也有国际组织，如世界卫生组织，儿基会，澳大利亚等同道的支持。""没有高层研讨会，没有近20年大家一起的努力奋斗，就不可能有今日精神卫生工作如此大的局面和大的发展，不仅非常想念大家，还非常感谢你们这些医生护士，感谢参与组织会议的所有同志们。"

张立的上述一番话，也许不能诠释或不能完全诠释会议的作用和意义，但却代表了会议组织者的心声。当我写这篇纪实或侧记时，不由亦思绪万千，不仅怀念那个年代，怀念高层研讨会的情景，想念一起组织会议和一起为我国精神卫生事业兢兢业业工作的领导、前辈和同道们，更想到身上肩负的责任和使命，让我们为我国精神卫生工作的进一步全面发展，为不久的将来在我国乃至全世界实现"人人享有精神卫生保健"继续努力奋斗。

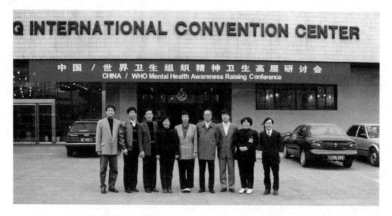

北京大学第六医院参加会议部分人员会场外合影
（左五为崔玉华教授，左六为张维熙教授）

# 第六节 为培养合格的精神科医生而努力

北京大学第六医院 唐宏宇

合格的精神科医生，根子在医学教育，关键发育期是住院医师阶段，成型期是专科医师阶段。我国精神科医生的培养，在相当长的时期并非是这样的过程，直到 21 世纪才开始逐渐改观。

## 精神病学本科教学

新中国成立时，由历史渊源而形成华西、北京、上海、湖南、南京等教学中心。经过 20 世纪 50 年代的院系大调整和神经 - 精神科“分家”，大部分医学院校成立了精神病学教研室或教学组，但专职从事精神病学教学的教师仍然屈指可数（有文献称，至 1965 年仅 21 人）。1978 年以后齐齐哈尔医学院设立精神卫生专业。至 20 世纪 80 年代末，全国约有 10 所医学院校开设了精神卫生系或专业。其后 20 年间一直存在办学条件和教学水平差异大、教学内容和方式不统一、毕业生流失严重等问题，导致精神卫生系存废争议不断，曾一度有停办或改名（如临床心理专业方向）以求夹缝中求生存之举。2010 年以后，随着精神卫生工作的大势发展，精神卫生系（学院）的设立在争论中上了一个新台阶。至 2016 年底，22 家医学院校获准设立精神卫生系。

精神卫生系的设立，在客观上大幅度增加了精神科医生的来源储备，如湖南医科大学、齐齐哈尔医学院、济宁医学院等几家医学院校的精神卫生系，成为近 40 年来我国精神卫生人才的最大“蓄水池”。

## 精神病学教材的改革

20 世纪 50 年代精神病学的教学多采用各院校自编的教学讲义，英文版的《Textbook of Psychiatry》和翻译版的前苏联《精神病学》教科书，均只用作教学参考书。1960 年由四川医学院主编的部编教材《精神病学》正式出版，1963 年南京也出版了一本《精神病学》教材。1966—1984 年，精神病学的教学内容又变成内科学的一章。

1984年,原卫生部统编教材《精神病学》第1版出版,至2013年已至第7版。此教材被全国医学院校广泛采用,内容不断增多和完善,总字数增加近3倍,但医学院校本科精神病学教学时数却始终没有明显增加,在不均衡之中留有遗憾。此期,为适应长学制和研究生教学的需要,相应的统编教材也相继出版。为适应"精神卫生系"的教学需要,2009年原卫生部还组织编写"全国高等院校精神医学专业教材"。

### 精神科住院医师的规范化培训

1950年以来,临床医学系毕业生选择从事精神科的比例在各科中一直属于队尾状态,精神科医生来源紧缺。直至20世纪80年代,大部分精神科医生是中专学历,两头的小部分是本科以上或护校毕业。这种结构从20世纪90年代开始变化,大学以上学历的毕业生比例大幅度增加,中专学历的自然退休,不再有中专及护校毕业生新进精神科,这与整个医疗卫生体系的变革有密切关系,精神科医生的来源和毕业后培训的问题依旧突出,导致2014年被列入需要政府扶持的"紧缺专业"。

20世纪50年代初,原卫生部即委托前述几个精神科优势单位举办师资和专业培训班,短则十多天长达几个月,以解燃眉之急。此后半个世纪,精神科医师培养的主要方式有:①在单位工作中成长,②到上级单位进修,③参加短期培训班。

2001年至今,原国家卫生计生委组织或委托几家教学中心、中国医师协会精神科医师分会(CPA)等,举办了一系列的精神科培训项目,其中影响较大的有"高级师资班""双基班""精神卫生能力建设试点项目""转岗培训"等,为缓解精神科人力资源短缺产生了积极作用,但是从人才培养的角度来看,都难以做到"规范化"和"同质性"。

1990—2002年,国内较高水平的精神卫生中心和教学医院各自开展了住院医师培训的制度建设和实践,积累了宝贵经验。由于专业观点和教学条件存在差异,培训方案和执行情况也自然有差别,又由于缺乏全国统一的评估和考试制度,所以只能说是"门派内"的规范化。

2003 年，由北京大学精神卫生研究所牵头，联合上海市精神卫生中心、四川大学华西医学中心精神卫生中心、中南大学湘雅二院精神卫生中心为协作单位，申请 WHO 项目支持，启动全国精神科住院医师/专科医师规范化培训大纲研究项目，确立培训的基本原则和框架。

2004 年，原卫生部启动了“建立我国专科医师培训与准入制度研究”，当时“专科医师”和“住院医师”的概念是混淆不清的，经过近 10 年的讨论之后，才将二者明确区分。

2005 年，中国医师协会精神科医师分会(CPA)成立，住院医师规范化培训细则与基地标准的讨论和制订是分会的重点工作。2006 年完成精神科住院医师(专科医师)规范化培训细则和基地标准初稿，成立培训基地评审专家团，上报首批 13 家试点基地。

2007 年，首批全国 13 家精神科(专科医师)培训基地获得批准，上海市单独批准了上海市精神卫生中心等 3 家培训基地。全国 13 家基地是北京大学第六医院、首都医科大学附属安定医院、北京回龙观医院、四川大学华西医院、广东省人民医院精神卫生研究所、哈尔滨医科大学第一临床医学院、中国科技大学同济医学院附属精神卫生中心、南京医科大学附属脑科医院、中国医科大学附属盛京医院、浙江大学医学院附属第二医院、浙江大学医学院附属第一医院、中南大学湘雅二医院精神卫生研究所、中山大学附属第三医院。

2008 年开始，各省市较高水平的医院按照首批基地的申报条件积极申报住培基地。CPA 和原卫生部疾控局合作，在全国范围内开展广泛而深入地宣传和培训，按照基地申报的要求指导各地进行基地建设。CPA 多次召开经验总结会，进一步完善培训细则和基地标准，于 2012 年底完成精神科住院医师培训细则和基地标准的修订稿，2014 年随国卫办科教发〔2014〕48 号文件《国家住院医师规范化培训内容与标准》公布。

2013 年 12 月 31 日，国家七部委联合发布国卫科教发〔2013〕56 号文件《关于建立住院医师规范化培训制度的指导意见》，被称为中国医师培养制度的里程碑。精神科乘政策东风，仗身轻便利，迅速开展相关工作。

2014 年，共有 5 家精神专科医院获批国家首批住培基地(北京大学第六医院、北京安定医院、北京回龙观医院、上海市精神卫生中心、广州脑科医院），150余家医院或精神科获批国家住培精神科专业基地。

2015年，中国医师协会批准成立"住院医师规范化培训精神科专业委员会"（2017年改称"中国医师协会毕业后医学教育精神科专业委员会"），全面负责精神科住培和专培工作。2016年精神科专业委员会组织完成《住培精神科基地评估指标》《精神科住院医师规范化培训结业考试大纲》等，并随原国家卫生计生委《2017年住院医师规范化培训结业理论考核大纲（试行）》和《2017年住院医师规范化培训结业实践技能考核指导标准（试行）》文件下发。

2014年以来，CPA同步开展了精神科专科培训制度的建设和标准制定，2017年上报了5个精神专科，分别是老年精神病学、儿童精神病学、司法精神病学、成瘾精神医学、心身医学。

2014年是中国住院医师规范化培训的元年，精神科既有"船小好调头"之利，又有"巧妇难为无米之炊"之忧。相比其他临床专业，精神科住培生源惨淡，从2014年首次招生以来连续3年没有完成每年额定招收1 000名的任务，最多的2016年也只招到849名。医学院校毕业生不愿进入精神科的问题，半个多世纪以来没有找到突破性的解决办法。培训基地水平差别较大，也是制约规范化培训的重要因素，目前全国150多家精神科专业基地，据CPA内部评价只有50家左右具备培养合格精神科住培教学能力。任重道远。

## 中国精神病学继续医学教育的历史和展望

上海同济医院 陆峥

上海市精神卫生中心 李清伟

新中国的精神病学临床基础差、底子薄弱，尤其是基于西方医学的精神病学继续教育领域更是如此。新中国成立以前，全国从事精神病学的专业医师仅有50余位，精神病院在辽阔的国土上也只是在极有限的几座城市里有，比如广州（1898年）、北京（1906年）、苏州（1923年）、上海（1935年）、成都（1939年）和南京（1947年），当时全国总床位数在1 000张左右。在党和国家卫生政策方针的指引下，新中国花费较大的精力和物力促进了精神病学在医疗、教学和科研方面的发展,也相应扩建了精神病防治机构,至 1958 年,新建精神卫生医疗机构达到 62 所。这些都离不开专科人才的培养。各医学院相继开办了精神病学课程,编写了相应教材,如 1960 年出版了四川医学院编写的高等院校教材《精神病学》。除了在各医学院校中接受了系统临床医学学历教育的毕业生进入精神专科医院工作之外,新中国成立以来,尤其是 1952 年以来的 67 年中,我国精神病学人才培养,主要还是依赖于各层级、各专业的精神病学继续教育项目。全国和区域范围内开办的精神专科医师培训班,培养了许多专业人才,促进了我国精神科的发展。

### 1952 年到改革开放前

20 世纪 50 年代,精神科专科人员严重短缺。各地条件较好的大学附属精神卫生机构,相继举办了各种类型的、一般为期数周或数月,最长为一年的精神病学进修班、培训班进行补课,比较有影响的举办单位是南京市神经精神病防治院、上海医学院和湖南医学院的精神科等。他们主要是受原卫生部、民政部的委托,讲授的内容较全面,甚至采用"一对一培训"模式,这类培训班一般为期一年,培养了高中级专科医师数百人,尤其是南京培养的精神科专科人才,有许多成为之后 20~30 年中全国多家精神病院的骨干,如严和骎教授、徐韬园教授、秦政教授、万文鹏教授、严善明教授等都在这些学习班进行了系统的培训。1951年,湖南医学院神经精神科也成为卫生部神经精神病学高级师资培训基地,培养了很多人才和学科骨干。

1954 年,在川西精神病院移交给四川医学院成为其附属医院后,在刘昌勇教授带领下也开始招收精神科专业人员进修;1958 年,主要是面向四川当地,开始举办学制一年的系统精神科医师培训班。1958 年,上海集中了全市的精神专科人才成立了上海市精神病防治院,成为上海市精神科的医疗、教学和科研中心,在 20 世纪 60 年代已成为全国精神科最有影响的单位之一,也吸引了全国各地进修医生前来接受培训。在此同时,北京医学院的精神科也发展很快,成为全国精神专科的另一中心。在这一段时期,湖南医学院精神科和南京神经精神病防治院仍起着传统的中心作用。

南京脑科医院在 1973 年以后逐步小规模恢复了精神神经科的进修班,部分缓解了一些医院的专业人才紧缺状况。

## 改革开放以后

精神病学的继续教育需求增长迅速,相关专业人才的短缺现象在全国范围突显。1980年,原卫生部指定北京医科大学精神科、北京市安定医院、华西医科大学、湖南医科大学、哈尔滨医科大学的精神科、南京神经精神病防治院和上海市精神卫生中心(包含上海医科大学、上海第二医科大学和上海铁道医学院的精神医学教研室)作为全国精神科医生继续教育的中心,每年举办进修班(1年期),为各地培养相当于主治医师的专科骨干。1982年在北京、上海两地建立了世界卫生组织精神卫生研究所和培训中心;1986年,南京还成立了儿童精神卫生研究和协作培训中心,并广泛开展了精神科专业人员的继续教育工作。随着医学院学历教育的逐渐完善和全国精神科医师临床技能逐渐提高,20世纪90年代以后,进修时间均缩减到半年。

上海的"全国精神科医师进修班"迄今已有59届,且仍在持续发展中,成为国内精神科医师进修的一个品牌项目。它依托上海市精神卫生中心作为世界卫生组织精神卫生培训中心和三所大学(上海医科大学、上海第二医科大学和上海铁道医学院)教学医院的优势,师资力量雄厚,重点关注基础理论与临床技能的体系化培养,在不断发展中,形成了自己的特色。夏镇夷教授、严和骎教授、徐声汉教授等相继亲自做了多届的进修班班主任。依托该项目累积的进修班讲义,还形成了系统培训教材,如1978年徐韬园教授主持编写了第一版《精神医学进修讲座》,并于1985年修订再版。1999年,顾牛范教授和王祖承教授主编了该教材的第3版,在全国进修医生中获得了广泛好评,成为了很多省市的精神科职称晋升指定参考书。

截至2017年,北京安定医院的"全国精神科主治医师进修班"也完成了48届。北京大学第六医院、湖南医科大学(现中南大学湘雅医学院)、四川大学华西医学中心(原华西医科大学)等也主办了多层次学习班和进修班;苏州市广济医院陈一鸣院长等也牵头开展了当地的精神科进修班。

20世纪80年代后期以来,各地精神专科医师的培养制度及职称晋升逐渐走向正规化,远赴外地作较长时期进修者逐渐减少,而短期的、针对某个专题的培训班逐渐增加,如 1981 年轻微脑功能失调讲习班、1982 年的生物精神病学学习班、1982 年综合医院精神卫生讲习班、1985 年 11 月的临床科研方法学习班、1992 年 WHO/ 中国精神疾病社区康复评价讲习班等。近 20 年来,针对特殊疾病和精神状态或者紧跟国际新进展的学习班也逐渐增加,如针对司法精神病学的全国培训和交流、2005 年北京大学精神卫生研究所的自杀干预短期进修班、2005 年同济大学附属同济医院的心身医学进修班和巴林特小组进修班等,都在国内相应领域产生了较大反响。同济大学附属同济医院的心身医学培训项目,在吴文源教授带领下,从立足综合医院精神卫生,系统培训非精神科的其他临床科室医护人员的心身医学技能开始,成为首个获得欧盟 Asia-Link 项目资助的国内精神医学科室,传播了国内外先进的心身医学理念和技能实践,培养了中国、老挝、越南等国家最早一批巴林特小组和心身医学骨干人员。目前,巴林特小组已经在国内多家大学和医院开花结果。

1992 年,面对精神科医师对科研需求越来越重视,但缺乏系统、规范化培训的现实,由上海市精神卫生中心王祖承教授牵头,联合上海医科大学、上海第二医科大学和上海铁道医学院等的师资,开展了采用"一对一带教"形式、兼顾临床和科研能力培养的"全国精神科医师研究进修班",每年两届,每届半年,进修期间要求系统学习科研思路和科研方法,并进行开题和结题答辩,学员还要至少完成一篇综述或研究论文。根据师资力量,每届学员均限制在 20~30 人以内,分别由临床研究老师一对一带教。随着精神科研究生教育的逐渐深入和常态化,到 2003 年正式停办时,一共开办了 16 期,不仅促进了当时精神科高端人才培养,也为精神科研究生培养作了很好的过渡和补充。

2013 年,中华医学会精神医学分会专门成立了继续教育协作组,首任组长是施慎逊教授,2016 年,陆峥教授为第二任组长,2019 年 10 月,李涛教授继任第三任组长,陆峥教授任顾问。在以上教授等的积极呼吁和奔走参与下,全国在原有基础上开展了大量的继续教育工作。同时,继续医学教育资源近 5 年来也有意向西部地区和基层医疗机构倾斜,多个学习班或者全国年会都给西部地区参与人员专项资助,甚至在多方资助下,在西部地区和基层开展百场继续教育下基层活动。例如,上海近五年来依托上海各所大学医学院和上海市精神卫生中心,开展了面向全国、针对专项诊疗技术、学科进展或研究方法的各级继续医学教育项目。近五年,上海市每年举办继续教育学习班 50 余项,每年学员合计近5 000 人。这些学习班有力地促进了全国各地精神科人才培养。

在新世纪,住院医师规范化培训和专科医师规范化培训项目是近年来国家医学毕业后继续教育的重点改革推进项目。精神科也位列其中,上海作为试点区域在国内最早开展,吴文源教授作为上海市精神科住院医师和专科医师规范化培训专家组首任组长,带领上海的培训专家在上海市精神卫生中心和同济大学附属同济医院两个基地构建了较为完整的培训方案和考核体系,取得了较好反响。目前北京、成都、湖南等地也在国家的统一安排下不断探索和开展中,构建了精神科毕业后医学继续教育的新形式和新内容。

根据原国家卫生计生委等十部门制定的《全国精神卫生工作规划(2015—2020 年)》,2016 年开始,全国各地还逐步开展了针对非精神卫生专业临床医师的不少于 1 年的精神科医师转岗培训,培训了多批能提供精神卫生专业服务的临床医师。

**不断深入发展的心理治疗和咨询培训与“中德班”**

心理治疗是精神医学中重要的治疗方式之一,但国内发展较晚。1987 年 7月,受原卫生部委托,由复旦大学附属中山医院的徐俊冕教授担任班主任的上海市首届医学心理咨询专业人员培训班在上海市精神卫生中心举办,脱产培训 35天,邀请了原上海医科大学、上海第二医科大学、上海铁道医学院、华东师范大学、上海师范大学和上海市社科院的专家教授授课,正式学员 34 名,均由上海市卫生局从各大学附属医院及三甲医院主治以上的骨干中选派,包括旁听生共78 人,陆峥、史以珏、陈福国、金嘉翔、王崇顺、张懋贞等都是首届学员,考核合格后获颁由上海市卫生局签发的医学心理咨询开诊资格。该学习班在 1988 年和1989 年又续办 2 届,每期 2 周,培养了我国第一批骨干心理咨询和治疗人才,也有效促进了上海市综合性医院心理卫生工作的发展。由该学习班讲义改编的《医学心理学》教材,1995 年荣获上海医科大学优秀教材特等奖,1996 年荣获国家卫生部全国高等院校优秀教材一等奖(原卫生部曾发文指出,该奖相当于科技进步一等奖),并被我国台湾五南出版社买断繁体字版权,在我国台湾出版,作为我国台湾地区大专学术用书。

中国心理治疗的继续教育培训,要提及 1988 年万文鹏教授和玛加丽教授在昆明发起的首届“中德心理治疗讲习班”,第 2 届和第 3 届分别在青岛(1990 年)和杭州(1994 年)举办。这些讲习班汇聚了国内大批专家,徐韬园教授、许又新教授、左成业教授等还担任了第 1 届学习班的翻译工作。在上述讲习班基础上,为进一步促进理论强化和做到连续督导,“中德高级心理治疗师连续培训项目”从 1997 开始,先后在昆明、北京、上海、成都、武汉等地连续举办,每期 3 年,分为初级班和高级班,进行集中授课,目前已是第 6 期。这是中国第一次在行为 - 催眠治疗、精神分析和系统家庭治疗等专业方面开展的国际水准连续培训,为中国心理治疗储备了大量的心理治疗人才。

## 参考文献


[1] 陈一鸣 . 岁月有痕情谊无价——梦回南京脑科医院[J]. 精神医学杂志,2010,23(5):384-386.

[2] 蒋春燕,唐妘,郑宏 . 上海市精神科医师继续医学教育现状分析 . 中国医院 .2014,18(07):49-51.

[3] 刘潇 . 现代精神病学在我国的建制化进程(1891–1979 年). 黑龙江中医药大学,2012.

[4] 王高华,刘浩 . 中国司法精神医学的发展与展望[J]. 中华精神科杂志 .2015.48(3):160-163.

[5] 王祖承,黄玉仙,刘义兰,等 . 培养有科研能力的精神科医师的实践——“全国精神医学研究进修班”5 年回顾(1992–1996)[J]. 上海精神医学,1997,9(S1):192-195.

[6] 肖泽萍 . 不寻常的学习班——“中德高级心理治疗师连续培训班”[J]. 上海精神医学,1998,10(01):62-63.

[7] 徐韬园 . 综合医院精神卫生讲习班报导[J]. 上海精神医学,1983,(01):54.

[8] 徐韬园 . 我国现代精神病学发展史[J]. 中华神经精神科杂志,1995,28(03):168-176.

[9] 颜文伟 . 从华山医院到上海市精神病防治院——夏镇夷教授谈往事[J]. 上海精神医学,2000,12(S1):13-18.

[10] 杨德森 . 精神医学进修讲座 . 第 3 版[J]. 上海精神医学,2000,12(S1):59-61.

[11] 张明园 . 生物精神病学讲习班在上海举办[J]. 中国神经精神疾病杂志,1982,8(5):260.

[12] 郑瞻培,谢斌 . 我国司法精神病学的历史与发展 . 上海精神医学,2006,18(Z1):386-389.

[13] Haaβ-Wiesegart,万文鹏,赵旭东 . 中德高级心理治疗师连续培训项目简介[J]. 德国医学,1998,(04):199.

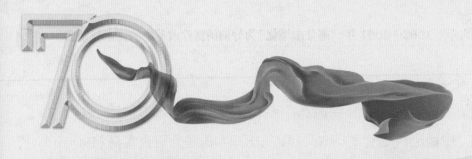

# 第七章

## 2001—2013 年：从规划到法制，精神卫生在国家层面上的推动

### 第一节　2001 年"第三次全国精神卫生工作会"及《中国精神卫生工作规划（2002—2010 年）》

世界卫生组织资深慢性病专家　邵瑞太

**制定中国精神卫生工作规划过程中的小插曲**

在 1998—2001 年间，原卫生部疾控司领导让我分管慢病和精神卫生等项工作。在此期间，根据司里的工作计划，除了继续推动中国精神卫生的立法以外，在行政管理工作方面，我们启动了三件事情：一是调研，了解各地精神卫生工作进展情况，做到心中有数；二是启动制定精神卫生工作规划，确定未来五到十年中国精神卫生工作的方向、目标、任务和行动计划；三是组织召开第三次全国精神卫生工作大会并贯彻落实。后来按照当时原卫生部疾控司的工作安排，我不再继续分管精神卫生，这一短暂地和精神卫生专家们的工作，让我体会很深，学习很多，当然也留有遗憾。

当时对于精神卫生的认识还是很粗浅和表面的。只是根据以往做传染病工作的经验，并不是想法明确、思路清楚、措施明确等。记得经过调研之后，随后在北京的友谊宾馆召开了一个小型座谈会，启动制定全国精神卫生工作规划工作。

参加人员有精神卫生专家和卫生管理人员,座谈讨论全国精神卫生工作规划的主要策略、目标以及实施计划等。按照惯例,会议开始时我做一个简短的开场白,介绍会议背景,关于精神卫生工作规划的一些想法,问题以及会议的安排,但是还没有说完就被坐在我旁边的北医精神卫生研究所的沈渔邨院士打断了:

"小邵,我知道你们要搞全国精神卫生工作规划,这很好。不过,如果你能告诉我,你手里有多少钱,我告诉你怎么花这些钱!"。面对母校老师的提问,我一时有点发愣,以前做传染病和其他公共卫生规划,没有专家这么问过我们这样的问题。看见老师问我这样的问题,就实话实说:

"沈老师,不瞒你说,我们没有精神卫生工作经费。"

"你们没有钱,做什么规划啊,这不是耽误大家的时间嘛,我们在医院都很忙,没空在这里务虚,等你们有经费有钱了,我们再帮你们如何花这些钱,精神卫生很需要经费。"

沈老师的问题其实应该是当时参加会议多数专家的意思,原卫生部既然认识到精神卫生很重要,就需要投入经费,修建更多医院,培养更多的精神卫生专家,给精神疾患人群看病是专家的事情。这个时候,我意识到我们和专家们之间存在隔阂,这个隔阂既在专家和行政管理人员之间存在,也是医疗和公共卫生之间常见的,我们需要在制定这个规划的目标、方法、程序、途径以及实施计划方面寻求一致。因此,我当即请求沈老师和各位会议代表同意休会30分钟,以便让我们组织会议的同事们先讨论如何开好这个会议再复会。

复会之后,我们就制定卫生工作规划的一般方法、程序做了简短介绍,然后结合中国精神卫生工作现状就制定中国中长期精神卫生工作规划的必要性、方向、预期目标作了介绍。上午会议结束的时候,沈渔邨老师很高兴地说,"小邵,我这下明白了,你们不是仅仅关心精神卫生医疗相关问题,而是要把精神卫生工作纳入卫生和社会发展规划,促使全社会关注和支持精神卫生工作,这是好事也是希望。推动临床和人群精神卫生预防相结合也是正确的方向,我们支持你们。等候你们的初稿,一定帮你们把关提出修改意见。"

精神卫生专家除了具有和其他专家一样的敬业和解除精神疾患痛苦的能力以外,专家们对于社会和环境以及人们之间关系的深刻理解和沟通能力也是将精神卫生工作迅速推动的原因之一。专家们善于倾听和学习,养成了善于倾听和善于沟通的特殊技能,这是精神卫生工作纳入国家公共卫生途径之后进展很大的一个重要原因。虽然我和精神卫生专家一起工作时间很短暂,但是这段经历是一段非常愉快的时期,不仅对我们后来的工作影响和促进比较大,对我自己工作的帮助也很大。

这里想到社会环境与精神卫生相关的一个案例。前年我们应邀访问不丹讨论该国的慢病规划。在与该国卫生官员讨论存在的健康问题时,了解到心脑血管病、糖尿病等慢性病近年发病率有所上升,该国卫生官员能够理解,是发展中国家的一个普遍现象。他们不解的是过去10多年里20岁左右年轻女性自杀率上升数倍,与不丹这样一个"世界上幸福指数最高的国家"的名誉不相符合。这个现象应当是发展中国家尤其是社会快速变化的国家常见的精神健康问题,其实其他人群如中年人群由于工作家庭生活而产生的紧张和压力、老年人群因为孤独、失能产生的抑郁等精神心理健康都需要社会关注,不是医院能够完全解决的问题。精神疾患、心理问题和不适与躯体健康同等重要,除了需要良好的卫生保健咨询和诊断、治疗服务以外,还需要社会环境的理解和支持,积极关注人群的精神疾患和心理问题,专业部门对于人群精神心理问题给予技术指导,采取积极措施预防,将会减少这些问题的发生,或者及早得到预防与控制,将会大大促进整个人群的精神心理健康,也会促进实现健康的老龄化社会。

## 第二节 严重精神障碍管理治疗项目

国家卫生健康委员会疾病预防控制局 严俊

### 2006—2013年,任原卫生部、国家卫生计生委疾病预防控制局精神卫生处处长

2001年10月,原卫生部、公安部、民政部、中国残联联合召开了"全国第三次精神卫生工作会议",提出"预防为主,防治结合,重点干预,广泛覆盖,依法管

理"的新时期精神卫生工作指导原则。会后，原卫生部、公安部、民政部、中国残联在2002年联合下发《中国精神卫生工作规划（2002—2010年）》，国务院办公厅于2004年9月转发了原卫生部等7个部门制定的《关于进一步加强精神卫生工作的指导意见》，两个文件都要求建立健全精神卫生服务网络，把防治工作重点逐步转移到社区和基层，积极开展精神障碍患者治疗和随访，逐步提高患者社会适应能力，使其回归社会。受到全国大会和国家发展精神卫生工作的文件精神鼓舞，原卫生部疾控局组织北京大学第六医院、上海市精神卫生中心、中南大学湘雅二医院、四川大学华西医院等精神卫生医疗机构的专家，开展了全国性的宣传和专业人员培训活动。许多省市的精神病医院、国家和省市精神病学会、精神病医院协会等，都开展了政策文件的宣传、专业人员培训等活动。在连续的、多层面的人员培训和健康教育宣传下，在专业人员和卫生部门管理人员中发展社区精神卫生服务的共识逐步形成。

2003年，我国遭受SARS侵袭。2004年国家决定加强公共卫生服务，财政部和原卫生部设立了第一个为期3年的中央转移支付地方公共卫生项目，精神卫生抓住了这一难得的发展机遇。在筹备全国第三次工作会议以及起草国家规划文件期间参与工作的部分精神卫生专家们，再一次聚集起来。经过多次讨论，向当时卫生部疾控局主管精神卫生工作的处室（慢性非传染病管理处），递交设立"重性精神疾病管理治疗项目"（原用名"重性精神疾病监管治疗项目"）申请。申请中，项目目标暂定为借鉴发达国家开展社区精神卫生服务经验，以重点控制精神分裂症和双相情感障碍等重性精神障碍为对象，建立医院—社区一体化的中国社区精神卫生服务模式。

由于是新增项目，之前没有实施类似项目的经验，经过众多专家一年的考察、调研、评估，最终通过了项目立项审核。但是，评估中考虑到各省市执行能力有差异，评估建议项目第一年先培训人员、提升能力，患者发现、诊断、康复、管理等干预内容留待后续开展。尽管批准的立项与原项目申请内容有所减少，重性精神疾病管理治疗项目作为当年唯一的非传染性疾病预防控制项目，成功地进入国家公共卫生改革的行列。2004年底，项目经费686万元到位，在2005年实施。因为第一年获得686万元经费支持，"686

项目"因此得名。

"686 项目"的实施,开启了中国政府主导的精神卫生全程服务模式转变的改革进程。按照"每省、自治区、直辖市、选农村和城市示范区各 1 个,每示范区覆盖人口至少 40 万"的要求,2005 年全国 30 个省(自治区、直辖市)共在区(县)一级建立了"686 项目"示范区 60 个(城市 30 个、农村 30 个),覆盖人口 4 291.52 万。在多数省,执行"686 项目"和承担管理任务的,为该省 1~2 家医疗能力较强的精神卫生专业机构,少数省份(如四川省)则由各省份疾病预防控制中心负责项目执行和管理。项目第一年的活动内容以能力建设为主,针对精神科医生、护士、项目管理人员、居委会干部、警察、患者家属开展培训。在核心专家组成员与原卫生部疾控局主管人员多次讨论后,决定采用公共卫生管理的人员培训中,常用的逐级培训方式开展培训,核心专家组人员逐一分工,分别组织更多的专家完成培训教材编写。全部培训班由原卫生部疾控局发文,要求 30 个项目省份选派本省份专家担任省级师资参加培训,然后各省份卫生厅(局)再举办类似的省级培训班。

2005 年,"686 项目"在国家级和 30 个省份共举办精神科医生、护士、项目管理人员、居委会干部、民警、患者家属等 6 类人员培训班,共计 5 期,培训了310 人。承担国家级培训的师资,主要来自北京、上海、长沙、成都、南京等精神卫生医疗机构。时任中华医学会精神病学分委会主任委员的张明园教授(上海市精神卫生中心),不仅亲自领导、参加核心专家组工作,还带领中华医学会精神病学分委会的众多专家支持培训。核心专家组成员几乎都来自 2005 年 7 月刚刚成立的中国医师协会精神科医师分会,在其第一任会长于欣教授(北京大学第六医院)带领下,精神科医师分会的大多数领导成员都参与了"686 项目"工作。同年,原卫生部疾控局投入 10 万元建立了"重性精神障碍信息管理系统",覆盖 60 个项目示范区,系统的技术支持和管理委托上海市精神卫生中心承担。2006 年,"686 项目"增加了患者治疗、登记和管理等干预内容,要求执行项目的精神卫生专业机构主动派精神科医生和护士到示范区,在城市的社区卫生服务中心(站)和农村的乡镇卫生院、居委会和村委会等社区机构和组织协助下,发现社区患者,开展诊断、治疗、康复和患者管理等工作。

伴随全国精神卫生工作规划、指导意见的实施，精神卫生体系建设也提上了原卫生部议事日程，加上大量的"686 项目"具体执行和管理事务，原卫生部内部精神卫生管理工作量迅速增加。2006 年初，原卫生部决定在疾病预防控制局成立精神卫生处。精神卫生处的成立极大强化了"686 项目"的管理力度。2006 年 4 月，原卫生部办公厅印发《重性精神疾病监管治疗项目管理办法（试行）》和《重性精神疾病监管治疗项目技术指导方案（试行）》，对各地项目执行提出统一的管理要求和技术措施，初步规范了项目执行。同时，批准成立"重性精神疾病监管治疗项目国家指导组"建立指导项目执行的专业技术智囊团队，从国内公认的精神科医疗能力顶尖的北京、上海、长沙、成都的精神专科医院和综合医院精神卫生中心聘请专家；批准成立国家精神卫生项目办公室，设在中国疾病预防控制中心精神卫生中心，授权其承担项目日常管理工作。

精神卫生处的成立，极大鼓励了一直推动发展社区精神卫生服务的专家们的工作热情。在当时精神卫生处的中央本级工作经费不太充裕的情况下，精神卫生工作的行政主管人员与学界专家们达成共识，大家共同想办法将能够筹集到的其他精神卫生资源，例如原卫生部国际交流中心与强生、礼来公司的项目经费等，集中用于社区精神卫生服务培训上，并尽可能向"686 项目"地区的执行机构倾斜。培训内容上，除了社区精神卫生服务相关内容以外，还涉及精神障碍的诊疗标准、精神障碍评估一致性以及精神科标准化病历书写等，大受执行"686 项目"的基层精神专科医院的好评，各地方精神专科医院参与项目的积极性高涨。

2007 年，"686 项目"进入了干预实施第二年。围绕加强项目质量管理，在示范区（县）开展诊疗标准、评估一致性、标准化病历书写等系列培训活动，全国性的学术团体和行业组织的更多的学术带头人、社团领导人和专家深入参与了项目的培训、督导工作。以促进社区精神卫生服务为目标的"686 项目"的工作内容和方法，在全国精神卫生专业机构和行业组织内部进一步得到了高度的认识统一和一致共识。当时，更多的精神科制药企业的援助项目（如，康华药业、恩华药业培训项目等）和国际合作项目（如，中国 - 挪威精神卫生立法培训合作项目等）也参加到对"686项目"执行单位的技术和管理能力培训中。"686项目"的实施，建立了精神卫生专业机构之间上级医院与下级医院的协作通道，以项目为平台建立了各省精神专科医院之间的"官方"交流平台，改变了既往医院间交流较少、各自为政的状况。一时间，某医院执行了"686项目"，便意味着医院步入了中国精神卫生的"发展俱乐部"，进入精神卫生机构发展的先遣队，项目地区众多的市（州）级医院和区（县）级医院以能够执行"686项目"为荣。这一阶段，"686项目"的实施，实现了开展社区精神卫生服务的广泛行业动员。一些精神专科医院院长带头到社区和农村发现和诊断患者，有的医院甚至在当地卫生行政部门不甚积极的情况下，医院主动出配套经费、选派专业人员参加项目实施。

　　2007年下半年，原卫生部疾控局组织开展的精神卫生专业机构资源配置、财政保障机制、人力资源配置标准等3项精神卫生体系建设相关的研究报告完成，专家学者们对中国精神卫生工作体系建设的讨论也得出基本建议。研究发现：①全国精神卫生服务资源数量不足。2006年全国精神科床位数平均仅为每万人1.12张（2005年世界卫生组织公布，世界精神科床位数平均水平为每万人4.3张）。②全国精神卫生专业机构布局不合理。东西部之间、城乡之间差距较大，大多数精神卫生资源集中在东部沿海地区的大城市；精神卫生人力资源主要分布在东部和东北地区，西部地区相对匮乏。③精神专科医院中政府举办者占87.3%，地市级机构数量最多，县级机构主要分布在东部和沿海发达地区；卫生技术人员主要工作在精神专科医院，在地区上主要分布于东部地区和城市。同期，由几十位精神医学、心理卫生、公共卫生、卫生管理等专家参与讨论和完成了《全国精神卫生工作体系发展建议》，在开展社区精神卫生服务方面提出：①加快精神卫生专业机构建设，实行区域规划、合理布局、归口管理；②明确划分各类精神专科机构功能，实行分类建设、分类管理；③加强机构建设与扩展机构的防治功能、提高防治能力并举，建设完善医院社区一体化防治网络，建立精神卫生服务的无缝衔接机制。

　　通过精神卫生体系建设相关的研究发现，中国服务能力较强的精神卫生专业机构主要在省级和地市级，而"686项目"以区（县）为执行单位，执行项目的县级卫生行政部门没有相应专业机构作技术支撑，而地市级精神卫生专业机构有技术能力但又没有项目执行权，原"686项目"方案设计与地方实际不相符合，项目实施中执行权与技术能力脱节严重。2008年3月，原卫生部办公厅发文将"686项目"示范区的实施主体从区（县）升级为区（县）所在的地市，将项目执行权授予地市卫生局，地市卫生局有权选择辖区内有能力的精神卫生专业机构承担项目执行和技术管理，原执行项目的区（县）不变，更名为项目县（区）。由此，"686项目"示范区变为45个市（州）和4个直辖市，直辖市和地市卫生局承担了项目的领导和执行的责任。由于中国地市级行政部门和专业机构的工作能力和协调、动员资源的能力大大高于区县级的部门和机构，"686项目"示范区的执行力得到较大提升。同期，"686项目"的专业技术内容又进一步扩展，引进澳大利亚维多利亚州精神病患者个体服务计划（ISP）。

2009年3月，中国政府批准印发《深化医药卫生体制改革的意见》，明确提出"完善以基层医疗卫生服务网络为基础的医疗服务体系的公共卫生服务功能，建立分工明确、信息互通、资源共享、协调互动的公共卫生服务体系"。2009年起，全国社区卫生服务中心和乡镇卫生院实施基本公共卫生服务，社区重性精神障碍患者的管理服务是国家基本公共卫生服务项目的9项工作之一。在医改资金支持下，居家重性精神障碍患者在社区接受服务的覆盖面，随着国家基本公共卫生项目的迅速普及，从"686项目"示范区迅速扩大到全国。为及时向社区卫生服务机构提供精神卫生专业技术指导，满足社区重性精神障碍患者管理服务需要，2009年3月，原卫生部办公厅发文，调整了"686项目"的设立机制，放权允许各示范市（州）自行增加区域内项目区（县）的数量，扩大覆盖范围，同时，要求各省积极申报新的"686项目"示范市（州）。到2009年底，全国"686项目"示范区增加到58个市（州）。同年，原卫生部总结、归纳"686项目"实施经验，形成2份规范性文件——《重性精神疾病管理治疗工作规范》和《国家基本公共卫生服务规范——重性精神疾病患者管理服务规范》于2009年10月先后发布。

2010年7月，原卫生部疾控局在成都召开"全国重性精神疾病管理治疗工作会议"，推广成都市在全市所有区（县）实施"686项目"的经验。原卫生部时任副部长尹力出席会议并作重要指示,要求各地应逐步将"686 项目"逐渐转化为重性精神疾病管理治疗工作(以下简称"686 工作"),纳入地方政府部门的日常管理工作。据原卫生部统计,2010 年底已经有 80% 的区(县)实施了国家基本公共卫生服务项目,开始为社区的重性精神疾病患者建立健康档案,进行随访,全国发现并登记和确诊的重性精神障碍患者达到 300 万人。同年,重性精神障碍防治工作纳入了各级卫生部门创建"平安医院"工作考评。在不断改善的外部环境条件支持下,"686 项目"快速发展,到 2010 年底,全国实施"686 项目"的示范市(州)增加到 151 个,项目区(县)增加到 671 个。

到 2012 年底,全国有 226 个地市的 1 652 个区(县)建立了重性精神疾病管理治疗网络,已经有 300 多万重性精神疾病患者建立了社区档案。通过"686 项目"经验的推广实施,中国建立了堪称全世界最大的精神专科疾病服务网络;网络中有各类机构 40 万个,其中医院 1 110 家,平均服务半径达到 182 公里;定期随访患者 200 万例,686 项目直接免费治疗患者近 10 万例,解除关锁患者 2 000 余例,公共卫生服务的公平性和可及性得到了体现。2004—2013 年的近 10 年间,"686 项目"在全国社区精神卫生服务从无到有、从点到面,发展迅速,不仅建立完善了服务体系,壮大了专业服务机构和人员队伍,中国精神卫生服务模式经历了以精神专科医院为主的服务过渡到医院—社区一体化的全程服务,由"孤岛式"的横断面服务逐步转变为连续的包括治疗、管理和康复的一条龙式的服务。

### 世界最大的严重精神障碍防控项目——"686"侧写

北京大学第六医院 / 中国疾控中心精神卫生中心　马弘

#### "686"前的故事

谈及中国的严重精神障碍防控,不可能不谈"686 项目",这个项目在 2004 年启动时的名字叫作中央补助地方卫生项目重性精神疾病监管治疗项目。是当年唯一一个以非传染病身份进入中国公共卫生体系建设的项目。上海市精神卫生中心张明园教授在"686 项目"启动会上说:这是中国精神卫生工作第一次花上了中央财政的钱,第一次被纳进公共卫生系统,别看今年只有 686(万),将来会有 1 686(万),甚至 6 860(万)！这段话至今都极为振奋人心。

"686 项目"和我的职业生涯密切相关,我从一名标准的医院精神科医生转变为医院社区两栖的医生及政策研究者,与 2000 年 3 月一个周末早上的电话直接有关。当我接到时任北京大学精神卫生研究所所长崔玉华老师的电话时,我有点懵了。她让我去国家卫生部借调 3 个月,协助原卫生部组织第三次全国精神卫生工作会。仗着已有 WPA,IPA 和 CINP 三次国际会议的组织经验,我去了当时主管精神卫生的疾控司慢病处。张立处长笑眯眯地问我,会用电脑吗？会英语吗？都会的话你把这些两会提案看看,试着回复一下,再起个文回复岚清同志。啥是两会提案？谁是岚清同志？我在慢病处将近两年的借调工作就这样开始了。

当时任世卫组织总干事的布伦特兰女士正在大力推进精神卫生立法,1999 年 11 月,世界卫生组织(WHO)/中国精神卫生高层会在北京召开,原计生委、财政部、原卫生部、民政部、公安部、司法部、教育部、劳动保障部等部委和中国残联等联合发布了《中国/世界卫生组织精神卫生高层研讨会宣言》,提出要分阶段制订中国精神卫生工作五年计划纲要(2001—2005 年及 2006—2010 年)。会议之后布伦特兰总干事见中国动静不大,就不断写信给中国卫生部部长,国务院副总理,以及国家主席,要求中国落实上述两个文件的内容。

我的主要任务就是配合回信以及协助组织第三次全国精神卫生工作会,主要准备大会主报告、会上准备讨论的中国精神卫生五年规划,以及希望国务院出台的中国精神卫生工作指导意见,一年之后还加上了精神卫生法立法调研协调等工作。因为完全不熟悉这些工作,张立处长把我带去了档案馆,我复习了新中国成立以来中国精神卫生所有管理文件,翻散页了一本最全的国家卫生统计年鉴,在原卫生部大楼里上上下下找资料,认识了很多人。同时,密切咨询 1985 年第二届全国精神卫生工作会秘书组的张明园老师,几乎每天一封邮件或者电话,他夫人甚至接起电话就知道是我,"马弘啊,张老师刚吃完饭,马上就来。"

当时慢病处孔灵芝处长和雷正龙主管慢病等工作,张立处长和严俊主管精神卫生,雷正龙之后是宁毅主管,宁毅在时任国家主席江泽民同志给布伦特兰总干事的回信中,为以后的宣传做好了准备。说起这件事,一定要提当时在国际司借调的北京大学公共卫生学院的李爱兰(现任世界卫生组织西太区局长级干部),她的全力配合才使得这封回信成功送出。为了准备这些文件,在北大六院崔玉华院长和上海市精神卫生中心肖泽萍院长的支持下,成立了一个写作组,有北大六院的于欣、汪向东和刘津,上海市精神卫生中心的徐一峰、谢斌和何燕玲,组长是张明园教授。我们单位的唐宏宇、湘雅二院的郝伟也参与了大量的立法调研工作。我是协调员。几个文件到最后几稿都由司长亲自把关指导,捉刀的主要是汪向东和谢斌,何燕玲以国内资料和逻辑线为主,刘津以国外资料整理为主,我主要收集部委和司局的反馈意见,汇总整理提炼,同时做相关的政策文献复习。张明园老师是组长。这个超有战斗力的小组和具体分管精神卫生的张立处长、严俊配合极为密切。2001 年10 月,第三次全国精神卫生工作会终于在北京顺利召开了。2002 年 4 月,中国精神卫生工作规划(2002—2010 年)出台了。五年规划改为了十年规划,是因为从立项到完成两年已经过去了。2004 年 9 月,国务院《关于进一步加强精神卫生工作的指导意见》出台,至此,各项工作基本都有了要求和目标,只是没有经费。

将近两年的会议准备梳理了新中国成立以后的精神卫生工作发展,深度调研了供需双方的现状,分析了当前服务形势和政策现况,明确了到 2010 年的工作目标,为紧随而来的公共卫生体系建设、500 多所精神病院硬件改造以及中国精神卫生法出台奠定了坚实的基础。

### "686"之诞生

2001 年 10 月,全国精神卫生工作会开完之后,这个组转向了住院医师培训准备、师资班、双基班、立法资料准备等工作。2003 年 3 月初,张立处长,徐一峰、郭延庆和我一起去了英国和德国,专项考察住院医师规范化培训和临床研究工作。当我们回国的时候,"非典"已经开始蔓延。我们甚至没有时间总结考察结果就分别投入了抗击"非典"的战斗中。当年 7 月,在初步赢得了抗击非典的胜利后,兼任卫生部部长的吴仪副总理提出了要重建我国公共卫生体系,打造出一支"拉的出,顶得住,战得胜"的公共卫生队伍。年底,原卫生部紧急上下动员,各司局开始准备申请中央投入的 40 亿元经费。责无旁贷,我们的工作会准备队又全力转战到了项目经费的申请。

2004 年 2 月,原卫生部规财司已经搬到了国二招工作,我们第一次开会时记得严俊说,咱们按照两个亿来申请! 何燕玲说,两个亿,没见过这么多钱啊,不会算啊。申请经费工作真的极为艰苦,当时齐小秋任疾控司司长,开会时按病种点名:艾滋病到了吗,结核病,精神病……在答到时心里总是想,我们精神病终于上得算钱的台面了! 按照要求写论证背景、重要性、必要性、目的、防控措施、效果、预算等。这时,才明确感到精神卫生工作和传染病防控真的不一样。每每写到防控措施时就卡住了。于是开始提前沟通。张立处长领着我们来到规财司,找到孟建国处长,希望他听一下精神卫生为啥要钱。他听了一会儿就说,"重要性必要性不用说了,说说措施吧,拿钱干什么? "我们语塞。他启发到,"有没有防治精神疾病的疫苗? ""有没有像艾滋病防控那样的安全套措施? "我灵机一动窜到白板前,画了个多层安全套,说,"有! 您看,第一层是预防,然后是治疗,康复,"我画了一个多层的安全套告诉他,精神疾病防控需要多层的安全套。"行了行了,给你钱上哪买去啊,中央经费每一笔都要说清楚干什么。"2004 年 2 月到 4 月,精神卫生的经费申请出了慢病处、出了疾控司,然后就卡在部级讨论了。重要必要但没有手段和措施防控。眼看着 40 个亿就是拿不到,全队都心情极差。

关键时刻需要有人担当,当时已经担任北大六院执行院长的于欣提出,去澳大利亚看看吧。他说他到澳大利亚读博士时,第一周就是帮着导师把老年精神科从一个专科精神病院搬到了一个综合医院配置下的 44 张床的老年精神卫生中心,开始了医院社区一体化的服务。全世界都是这样搞精神卫生的,我们去看看吧。于是,在中国疾控中心副主任许桂华的带领下,于欣、刘津和我于四月底到了墨尔本。一周紧锣密鼓的洗脑式灌输社区防治概念和参观之后,他们三人回国了,留下我继续学习 4 周。我问学什么? 于欣说,学习社区服务的组织和管理。他的老师 Edmond Yu-Kuen Chiu 出钱给我租了公寓，从银行取了五百澳元塞到我手里，说，"我知道于欣给你的生活费很少，他没有钱，这钱是我补贴给你的。"然后转头就走了。此后的大约 5 年里，Uncle Ed 接待了十余批中国的精神病院院长团，一遍遍的讲述老年精神卫生服务。他每次都说，我第一次见到沈渔邨大夫时她对我说，您是华人，要多关心中国的精神卫生服务。他确实这样做的，我们工作队里除了于欣，何燕玲也在他那里学习过。

由于我完全没有社区精神卫生服务的概念和训练，单独留下来之后每天按照日程表跑来跑去，十分不习惯。每周换 2~3 个服务队，跟着去患者家，去养老院，去教堂，带着长效针剂找不能按时服药的患者；参加在社区服务中心的医疗查房，患者权益保护独立审核法庭；去各种康复机构了解患者如何在医院和社区间转接；访谈每一位管理者，了解各自的工作内容及上下级汇报关系；每个周五要向指导我的 Chee Ng 副教授汇报，每周还要向不同的高层管理者汇报。不说这些服务我没见过，光这些服务组织形式的缩略语如 CCT、MST、CCU、CHOPE、CAT 及 CTO 等完全把我搞蒙了。每天的答疑时间都被我用到了极致，甚至纠缠。以至于有一天在解释 CTO（Community Treatment Order，社区强制治疗）时，到晚上快 8 点了我还不明白，苏珊·昂老师直接改说了汉语（马来西亚籍华人）！

### 和"686 项目"有关的重点

每次回圣文森特医院时都能看到一块路标：St.Vincent's Mental Health Service. 我每次都觉得这块路标没有写完，我觉得应该是 St.Vincent's Mental Health Service Centre 或者 St.Vincent's Mental Health Service Department，光写个 Service 算怎么回事啊。我在墨尔本的第五周的第一天，下了电车又看见了这块路牌，突然明白了这个 Service 的意义：医院没有围墙，服务包含社区，医院社区是一个团队，大部分患者住在社区，教授查房直接去社区查，护士巡诊不仅仅是病房，而是开着车巡视整个社区，打针送药到家，个体服务计划在家里制定，需要康复者在社区各种中间机构里过渡……那天，我收到徐一峰的邮件，催我回国继续申请经费，我兴奋地回复：这次我真的学到东西了，中国精神卫生服务要大变样了！

接下来的四天，我和墨大亚联负责中国事务的 Julia Fraser 一起讨论，和当时圣文森特精神卫生服务主任 Margaret Goding、Helen Herrman 教授、Chee Ng 副教授和李粤，梳理了我的学习体会，设计了带团来学习的一周计划。此后，在西安杨森争取了部分资助，2004—2007 年，大约有一百多名精神病院的院长访问过墨尔本，实地考察了社区精神卫生服务。澳洲教授也频频来访，参加了"686 项目"的国家级培训和督导。

回国之后进入了公共卫生队伍建设经费申请的最后阶段，当时我们不确定社区服务是不是国家的发展方向，于是咨询了通过立法认识的国务院和全国人大的同志，回答都是肯定的。因为当时张立处长抽去"三讲回头看"，严俊调去了计免处，上海的同志们不能总待在北京，我和刘津在于欣的带领下承担了申请经费幻灯的制作，经常爬上 18 层找张处，悄悄溜进计免处找严俊商量。

因为 2004 年的 9 月要定最后的项目名单，所有申请人都急红了眼。万没想到 8 月 4 日在北京西城区中南海隔壁，发生了"北大医院幼儿园伤害案"，一名曾因偏执型精神分裂症住院治疗的男子徐某某，在北大第一医院幼儿园内持刀将 1 名儿童砍死，14 名儿童和 3 名教师砍伤。这一事件引起了社会轰动，各界对精神病患者这一特殊群体的社会危害性行为广泛关注。于欣立即要求我们起草给原卫生部领导的"关于紧急加强精神卫生工作的建议"。我们以该事件为例，说明可能造成问题的环节及原因：全社会普遍缺乏精神卫生知识，不清楚需要连续治疗；中国的精神疾病预防控制体系尚未建立起来，无人提供社区服务；缺乏对精神病患者的管理监测网络体系；精神病患者的社会保障体制不健全和精神卫生服务能力有限等问题。提出了要开展精神卫生宣传工作；尽快研究服务模式转变，从政策和经费上保证医院与社区的工作结合；尽快研究建立全国统一的精神病患者管理监测网络体系；争取在"十一五"期间逐步解决贫困患者精神疾病的免费治疗问题；加大对人员培训的经费投入，逐步提高精神卫生服务能力。同时，强烈建议加快《中华人民共和国精神卫生法》的立法工作；设立专门的精神卫生行政管理部门；加强国家级精神卫生机构的建设，和恢复多部委精神卫生工作协调小组。放到现在看,这些措施在当时相当具有前瞻性。我们赶写的同时,于欣联络了中华医学会精神病学分会和北京大学精神卫生研究所、中国疾病预防控制中心精神卫生中心一起作为报送单位。同时,他还联络了8家附议单位:上海市精神卫生中心、北京市安康医院、中南大学湘雅二医院精神卫生研究所、四川大学华西医院心理卫生中心、北京回龙观医院、北京安定医院、杭州市第七人民医院和沈阳市精神卫生中心。

事件发生一周后,8月12日,盖齐了11个单位红章的"建议"交到了原卫生部慢病处。我只能说高度的政治敏感性和组织能力造就了这份建议,而这份建议无疑在关键时刻给精神卫生的申请加了分。我们绝不是希望精神卫生服务需要这样血的代价来换,但事实上,中国香港、澳大利亚和挪威的相关法律,也是在患者出现肇事肇祸事件后迅速出台的。

在最后一轮的汇报幻灯中,于欣手绘了一张医院社区一体化服务示意图,说实话图比较丑,但非常直观。当郝阳副司长带着于欣、我和刘津汇报完毕后,国家评审团的杨团老师直接表扬了我们:这是今天下午最好的一个方案,因为他们谈到了社区。参加评审的精神卫生专家有北京回龙观医院的曹连元院长和北大六院的张维熙教授。其余大腕我都不认识。

后来我们得知,精神卫生项目是当年唯一一个进入公共卫生体系建设的非传染病项目。最后获得的686万国家经费申请过程都在我计算机里,现在看着很好玩。

"686"正式开始实施之前,于欣提议在中国疾病预防控制中心精神卫生中心下面设个执委会,邀请省市大精神病院的正院长参加,第一届主席是上海市精神卫生中心的姜龙虎书记,首批委员18名,还有2位顾问。门槛特高,副院长都不行。他说这个执委会主要是给政府干事的,医院不归疾控司管,不弄个组织把院长们拢起来,谁干社区卫生啊。果然,在请来原卫生部领导做了各种报告之后,这些医院全都积极报名参加试点工作了。

2005年,"686项目"开始正式实施,30个省每省两个示范区,农村一个城市一个,60个项目示范区直接参加国家级培训。因为整个项目名字太长了,很快就被简化为了"686项目"(好像是太原精神病院的车志强院长叫起来的)。

这个用经费数目命名的项目现在已经名扬国外了，因为我们后来经常在国际舞台上说"中国有个686"。

"686项目"每年都有总结会和部署，具体发展过程就不啰唆了。现在的督导专家多，第一年只有我，刘津和于欣分别去了山西和宁夏看了看，算是督导吧。严俊知道后说："你们怎么什么也不会啊，和癫痫督导一起去吧，起码的督言导语得会说啊。"

有三件重要的事情必须说明：一是信息系统，我记不清是张明园老师还是于欣先提出的必须要有这个系统，但是他们两人比较坚持，但这个立项各种原因始终没有落实。精神卫生经费太少，被归在第13项"其他"，每次都是前面12个大项调整完之后，规财司的王辉才会喊我们去拾遗补缺的调整。到最后一次调整前，信息系统也没有被列上。我记得2004年12月28日前后，王辉突然喊我去最后调整预算，说要对齐整个经费申请，问我还有什么需要增加的费用。他当时两眼血红，极为疲惫。我说，还是加上患者登记费用吧，于是悄悄地写成了信息收集（大概）。他见钱数对上了，就没有再说什么。因为那天那时已经是这40亿上报的最后期限了。大约2周后，他找我说，你还是把信息系统加上了！我吓得不行，问他是不是出大错了。他说，也不是，钱不多，先干着看，不行以后不给就是了。其实当时的系统真不能称为系统，一共10万元建的"信息系统"，难为上海市精神卫生中心信息科和何燕玲了。2011年，真正的国家严重精神障碍信息系统才开始建成使用。参与前期调研的主力有国家精神卫生项目办的刘津和在国家项目办学习的深圳精神卫生中心的周志坚，这个工作还要特别感谢中国疾控中心信息中心的马家奇和李言飞两位主任的帮助。没有他们的"翻译"，我们一开始和计算机公司之间完全无法沟通，因为说的完全不是一种语言。

第二件事必须说的就是，"686项目"在设计时是第一年培训，从医院到社区，各种和精神卫生相关的人员都得接受培训，第二年才开始在社区收集患者，纳入管理和治疗，但是自2009年基本公共卫生项目接了社区随访这块工作，先培训后干活的模式就不甚清晰了。现在不少社区人员在培训不足的情况下开展工作，特别是大量非卫生专业人员的参与，会重管理而轻治疗，这并不是社区精神卫生服务原本的导向。

第三件事是关于社区免费治疗。"686项目"中的药费，自开始就是按照方便社区管理的长效剂费用计算的，但是除了东北地区有用长效剂习惯外，其他地区都用的不好。精神疾病作为一类疾病，管理是建立在治疗基础之上的，医院社区一体化的精神卫生服务是希望患者能早预防，早发现，早治疗，综合康复，有正常的生活。

有时我们自己也说，咱们几个怎么凑到一起的？其实前前后后有不少同道都参加了国家几个大政策的制定，但是留下的这个组有个共性，大家的专业正好覆盖了精神卫生专业各个亚专科，其次，基本都在国外受过公共卫生、社会学、国际卫生政策等训练。视角、思路容易合拍。最重要的一点，是都有全心全意为人民服务的心，和见钱眼开不拿到手绝不罢休的工作态度。

# 第三节 二十七年磨一剑——
## 《中华人民共和国精神卫生法》出台

上海市精神卫生中心 谢斌

大概在1992年下半年的某天，我已经完成硕士研究生论文答辩，在等待毕业。正百无聊赖时，我导师组的"二老板"王祖承教授以他一贯的略带商量的温和口气给我布置了"写篇小文章"的任务：对台湾地区1990年颁布实施的《中华人民共和国精神卫生法》作一个评述。

在此之前的两年间，我做的研究生课题"精神分裂症患者暴力行为的预测"在境外本就涉及与精神卫生立法有关的一个重要领域——非自愿医疗。但在1992年王祖承教授交给我写这篇文章的任务之前，我对于精神卫生的专门立法还从未做过哪怕是最粗略的了解，只是和我的导师郑瞻培教授一起将我这个课题的目的定位于"精神科病房里防范和干预患者可能产生的暴力攻击"，压根没想过把暴力风险评估或预测跟实施非自愿医疗（条件和程序）联系起来。而我亲眼见到刘协和教授 1985 年 11 月起草的那份油印的《中华人民共和国精神卫生法》初稿时，则已经又是十多年过去了。

那篇"小文章"——《简析台湾的"精神卫生法"》也于 1992 年底发表在了当时的《四川精神卫生》上。巧合的是，该杂志当年的第一篇文章，是刘协和教授仅 2 页篇幅的"精神卫生立法工作的进展"。就这样，我以一位尚未取得毕业证书的研究生身份，懵懵懂懂地拦腰撞进了中国精神卫生立法的坎坷进程之中，与刘教授等前辈专家因缘际会，并在其后一路见证了这部法律的孕育与出台。

有关中国内地精神卫生立法的历史，1991—1992 年还是具有一定特殊性的。虽然从 1985 年到 1991 年 7 月，刘协和教授的团队就已经先后修改了 10 稿《中华人民共和国精神卫生法（草案）》，但此后直到 2000 年初，才有了第十一稿。因此刘教授 1992 年初发表的那篇"精神卫生立法工作的进展"，现在看来就更像是为始自 1985 年的立法第一阶段画上了一个句号。而我在当年发表的那篇介绍我国台湾地区"精神卫生法"的文章，回头来看则更像是对这项立法工作进入长期停滞期的一种反衬。至于 20 世纪 90 年代出现近 10 年停滞的原因，一种说法是因为当时原卫生部医政司负责协调精神卫生立法事宜的某位官员离职，其后没再安排人接替他的工作。但我认为，把它放在中国政府行政和立法的大背景下来看，恐怕更能说明问题。

2013 年，在《中国心理卫生杂志》上发表的一篇文章中，我把中国精神卫生立法的过程大致以 20 世纪 80 年代（实际截止到 1991 年）、20 世纪 90 年代和 21 世纪初（实际自 1999 年算起）划界，分为 3 个时期：即"拓荒期""观望期"和"加速期"。

据刘协和教授回忆，他是在 20 世纪 80 年代于英国进修期间，才首次了解到精神卫生相关立法。而 20 世纪 70 年代末至 80 年代初，正好也是英国立法史上一段重要的时期，经典的 1959 年英国精神卫生法（Mental health Act, 1959）正在专业内和社会上进行着热烈的讨论，最终标志性的成果就是 1983 年英国新的精神卫生法的出台。20 世纪 80 年代应当也是该国修法讨论最激烈的时期。我认为刘协和教授其后致力于推动中国的立法，不仅是出于司法精神病学家的职业需求，肯定也与在英国那段进修经历有着重要联系。

在 1985—1991 年这一"拓荒期"，不仅国内没有可以借鉴的文本或相关规范，国际上可资参考的文献资料也寥寥无几。那时主要就是联合国（UN）、世界卫生组织（WHO）、世界精神病学协会（WPA）等国际组织和学术团体的相关声明、宣言文件，如《精神发育迟滞者权利宣言》（UN，1971）、《残疾人权利宣言》（UN，1975）等，以及 1978 年 WHO 有关各国精神卫生立法状况的一份专家报告。虽然 WHO 先后于 1987 年、1990 年派遣专家来华举办立法培训班，但国际经验本身就有限，国外专家能提供的帮助其实并不多。不过当时在中国，以司法精神病学专家为主的起草组，对这部法律的定位主要是填补精神卫生工作中突出的法律空白，如非自愿住院、司法鉴定程序等问题，因此草案各稿内容涵盖相对较窄，条款也多为原则性表述。其间遇到的困难和争议并不大。

进入 20 世纪 90 年代后，精神卫生立法在国际上形成了高潮。1991 年第 46 届联大 75 次全体会议通过了《保护精神疾病患者和促进精神健康》的第 119 号决议，并以决议附件的形式对精神卫生立法提出了 25 项原则，WHO 据此于 1996 年归纳为 10 项基本原则。这些都对 20 世纪 90 年代各国的立法提供了极大帮助。据 2001 年 WHO 调查，160 个成员国中，已有 3/4 的国家和地区有了精神卫生法，其中近 50% 是在 1990—1999 年间制定和颁布的。虽然 1995 年、1999 年 WHO 仍一如既往地派遣专家协助我国原卫生部举办精神卫生立法讲习班或进行考察指导，力图动员政府和社会重视这一工作。但此期间中国的精神卫生立法进程反而几近停止。宏观社会与微观政策背景可能为我们提供部分解释。首先，经济高速发展使得经济领域的立法成为了当时法制建设的当务之急。其次，1989 年和 1999 年的政治活动也牵扯了社会立法领域的主要精力，对精神卫生这一"边缘"问题的立法意愿整体上不够强烈。第三，精神卫生资源和保障水平的总体落后以及地区间不平衡，也在一定程度上阻碍了立法的顺利进展。第四，精神卫生政策和服务体系从国家层面看尚不健全，也使立法者对法律制度的设计能否真正执行感到为难。当然最后，可能也是最不重要的原因，就是前面提到的分管人事变动造成的立法工作停滞。对这一点支持的证据，就是 1998 年原卫生部将精神卫生工作由医政司调整到疾控司管理以后，该领域无论是政策制定还是立法进程，都有了质的飞跃。

以 1999 年举办的"北京 / WHO 精神卫生高层研讨会"和"上海 / WHO 精神卫生高层动员会"为标志,中国的精神卫生立法在新千年进入了"加速期"。这一年对我本人也极具意义,因为由此开始正式深度介入了我国精神卫生的立法工作。1998—1999 年,我受时任上海市卫生局副局长的著名精神科专家张明岛教授委托,执笔起草了上海 / WHO 高层动员会上市政府领导所作的主报告。该报告的起草过程使我对精神卫生的行政管理、工作体系、政策保障、服务规范等有了更深入的研究。其后受张明园教授指派起草《上海市精神卫生条例》的初稿时,便在相关行政和法律语言的运用上有了一定底气。1999 年底,前往北京参加 WHO 与北京大学合作举办的精神卫生立法培训班,接受国内外专家较为系统的培训后,我对从刘协和教授手中接下精神卫生法草案执笔工作已经充满了信心。并自 2000 年起在原卫生部领导下开始了草案第十一稿以后原卫生部内各稿的调研与修订工作。

上海地方法规的制定,缘起于张明园教授作为市人大代表在 1996—1998 年间多次提交的立法提案。1999 年的高层动员会对市人大和政府接受提案启动立法工作应该是真正起到了"动员"作用。其后上海的立法进度明显加快,终于 2001 年 12 月 28 日经市人大常委会表决通过了我国大陆第一部精神卫生地方性法规《上海市精神卫生条例》。在上海执笔该条例草案各稿以及参与各种调研活动、各界讨论会等经历,是我从该领域"入门"到逐步成熟的一段重要历程。在参与相关条款的讨论甚至激烈争论的同时,我也逐步跳出作为一名精神科医生的角色,不断开阔了眼界,也学会了如何在坚持原则的基础上平衡各种利益,寻找新的突破或者相互进行妥协。在市人大第一次审议该条例草案时,时任人大常委会主任陈铁迪的一句话,"这是我参与审议过的地方条例中,唯一一部没有掺入任何部门利益的草案"令我印象深刻,也倍感欣慰。上海立法成功后,自 2006 年 4 月到 2011 年 8 月,又先后有宁波、北京、杭州、无锡、武汉、深圳等地颁布实施了地方精神卫生条例。

此时,国家精神卫生立法工作也于 2000 年 11 月以后进入了常态化。而卫生行政部门乃至全社会对该法律制定的重视程度也不断提升。此期间我也参与了国家精神卫生工作规划等政策制定工作,对政策与法律的互动有了更深刻的理解。2002年出台的《中国精神卫生工作规划(2002—2010年)》在总目标中,明确提出要"加快制定精神卫生相关法律、法规和政策";并且将"开展《中华人民共和国精神卫生法(草案)》立法调研、起草、论证,及时报请国务院审核并送全国人大审议"列入了保障措施之中。2004年由国务院转发的《关于进一步加强精神卫生工作的若干意见》也对此加以了重申。自2002年以后,全国人大和全国政协代表呼吁尽快出台精神卫生法的提案数和联名数均呈显著增长的趋势。我从个人参加的情况做了一个不完全统计,自2000年到2009年草案正式提交国务院法制办,原卫生部平均每年主持召开立法工作组讨论会或者有相关部门团体人员、法律工作者等参加的讨论座谈会达3~5次;先后在全国范围内广泛征求基层、部门或专业人员意见4次;组织开展立法专题调研活动5次。尤其重要的是,在2001—2003年期间,疾控局当时负责精神卫生工作的慢病处还争取到一点经费,由我和北大六院的马弘、川大华西医院的张伟、北大法学院的孙东东等人一道策划,拟定了立法相关难点问题的技术研究课题25项,委托相关专家或部门开展研究。最后实际完成了20项。在此基础上,北大六院的唐宏宇和马弘、中南大学湘雅二院的王小平又与我一道,根据行政部门和专家的建议在最短时间内编写形成了立法《参阅材料》3本,共计约80万字。这些材料对其后的无论草案修订还是政策制定,都起到了重要支撑作用。此外工作组专家还积极参与了WHO精神卫生立法一系列工作,如《WHO精神卫生,人权与立法资源手册》编写和培训,以及中文版翻译等。挪威医学会(NMA)自2005年以来,先后与中华精神科学会(CSP)(当时是周东丰教授牵头)和中国精神科医师协会(CPA)(当时是于欣教授牵头)合作,通过"精神卫生立法宣传骨干系列培训项目"在我国每年举办一次培训,至精神卫生法出台前夕,已为我国各地培训中青年精神科医生两百余人。至此,精神卫生立法各项准备工作已完全就绪,进入最后冲刺可以说是水到渠成。

此周期中的大部分时段,无论是地方法规还是国家法律草案,在讨论制定中均未遇到非常重大和原则性的争论意见。在这时期,与中国内地具有相同或相似文化传统的日本、中国台湾地区等已经修订或新推出了精神卫生立法,为我们的地方立法提供了有益的参考。各地方立法的成功又为国家法的制定提供了有力的支持。

更为重要的是，随着经济社会的发展、政策措施的不断完善、服务模式和技术的不断积累，许多立法规定比如各级政府职责、精神障碍的预防、患者权益的保障、社区为基础的康复等已不再是"无本之木"，立法者的立法意愿和解决难题的信心大大提高。而且多数法律制度的设计，比如各部门、单位和个体在预防精神障碍中的职责与义务、精神障碍诊疗的自愿原则以及非自愿医疗的条件和程序、患者的医疗保障和康复权益等，都在国际通行的原则基础上体现了中国精神卫生服务传统和资源保障等现实，突出了保障患者权益、规范服务和促进事业发展的宗旨。

但是自 2010 年前后起，各种利益群体的博弈陡然增加。与多数西方国家争论过的主题（如何更好地平衡患者权益与公众利益）略有不同的是，保护正常公民人身自由，即"不被精神病"的呼声日益高涨。而另一方面，随着奥运会、世博会等重大活动的举办以及一些患者肇祸案件的披露，严防精神障碍患者肇事肇祸、加强社会管理的要求也不断提高。大约自 2009 年起，草案进入国务院和人大调研修订阶段后，以精神卫生专业人员为主的"工作组"任务基本告一段落。由法律界和其他相关领域专家主导的草案后期各稿，显然要平衡各方的意见，而在拿不定主意时，需要更多借鉴西方发达国家的经验与做法。因此立法者面临着来自各方的多重压力，包括照搬部分欧美国家法律设计，例如由律师等非精神科专业人员参与，或者通过严格司法程序来决定精神科非自愿医疗；以及把国内部分地方习惯性地对患者危险行为"零容忍"以及治理"责任化"等措施合法化。在这轮争论中，如何保障患者权益和促进精神卫生事业发展反倒成了最不受关注的问题。一个突出的表现，就是将精神卫生服务提供者、患者、患者家属、普通大众等原本没有根本利益冲突甚至在战胜精神障碍方面具有一致利益的群体，人为地对立起来，使精神障碍的诊断、住院治疗等在中国本来较为单纯的医学和公共卫生问题遭到污名化，立法思想也一度变得较为模糊。比如在草案进入人大第一次审议时，有关总体思路的解释就曾包括要"保证公民的合法权益不因滥用非自愿住院治疗措施而受到侵害"。

因此，在 2011—2012 年期间，我们最为忙碌的工作，就是与各界人士在研讨会、杂志专栏（当时微博微信的普及和影响不像现在）等各种场合与媒介上的唇枪舌剑。好在精神卫生领域的专家在多数重要问题上意见基本一致，能够共同发声,从而使草案没有过于偏颇的走向。

最值得纪念的,是为这部法律作出过重大贡献,但在撰写本文时已不在人世的那些人:四川华西医院刘协和教授、北京安康医院张湖教授、国务院研究室社会发展司原司长朱幼棣、原卫生部政法司副巡视员何昌龄、原卫生部卫生经济研究所研究员(后曾任原卫生部政策法规司处长)石光、全国人大常委会法工委行政法室原处长李文阁……

2012年10月26日,第十一届全国人大常委会第二十九次会议表决通过《中华人民共和国精神卫生法》,并自2013年5月1日起正式施行。

## 一、中国精神卫生法的立法先驱——追忆刘协和教授

四川大学华西医院 李涛

刘协和,1928年5月26日生于湖南衡阳。1955年毕业于湖南医学院医学系。1955年10月分配到四川医学院,历任精神病学助教、讲师、副教授、教授,主任医师,教研室主任、研究室主任、研究所所长、大学图书馆馆长、法医学系司法精神病学教研室主任、博士生导师等职。1980年赴英国伦敦精神病学研究所和牛津大学精神科进修。2002年6月后任四川大学华西医院精神病学全职返聘教授,直至2016年2月16日去世。

他受教于名家云集,风流不尽的岳麓之旁,而成一代大家于天府之地。

**医者**——"不为良相,便为良医"的理想,加之亲人因病早逝,坚定了他做医生的终身信念。曾几何时,在华西精神科/心理卫生中心老门诊大楼,最后一个走出来的,常常是这个清瘦的长者。从来没有过医患纠纷,许多病患都有他家里的电话,遇到问题可以直接给他打电话免费咨询。作为我国精神病学泰斗,他用一生的时间见证并亲历了中国精神病学从萌发走向兴起的历程,诠释着仁心仁术、治病救人的医者风范,毕生致力于推动我国精神卫生事业的发展。

**师者**——中心每周六上午的研究生读书报告,每周四上午的教授查房,他坚持了几十年。无论什么亚专业,无论是谁的学生,在他这里都可以得到悉心的指导。3~6年的研究生的学习生涯,再愚钝的学子都会醍醐灌顶,他不能保证每

个学子都能成功，但是一定都会变得更加的优秀。50年的从教生涯，他主编和参与编写的教科书和参考书已出版40余种，其中参编英文著作2部；已发表论文200余篇；此外，主译《牛津精神病学教科书》第4版和第5版。他言传身教、不喜华靡，谦逊的人格和严谨的学风俨然天成，大师的学识令学生和后辈获益终身。他培养了硕士研究生32名，博士研究生23名，博士后2名。这些学生均已经成为精神病学及相关领域的中流砥柱。早在20世纪50年代末和60年代初，参与编写了全国第一部精神病学统编教材，相继出了两版，获得全国同行高度评价。20世纪70年代后期，参与一系列全国统编教材和教学参考书的编写，其中包括中国医学百科全书精神病学分卷和两百多万字的精神医学丛书。从医执教60余载，他还坚持查房和指导学生，直到身体不支不能到科室现场查房，却仍然通过邮件电话指导科室疑难病案的讨论，最后一个关于案例讨论的邮件是他去世前的2个多月。他是将毕生心血付予学生和后辈的医学教育家。

**学者**——他是博学而笃志的研究者。在20世纪80年代初，他创建了国内第一个多导睡眠图实验室，开展了神经衰弱、抑郁症和精神分裂症睡眠障碍的实验研究。该项研究由他的学生继承和发展，成为中国顶尖的睡眠医学中心之一；他本人则于2012年荣获中国医师协会中国睡眠科学技术终身成就奖。20世纪80年代初，他与北京、湖南和上海等地同道共同发起全国12地区精神疾病流行病学调查，参与组织、设计、调查流程制定、调查工具拟订以及试测、调查手册编写等工作，该课题获1985年原卫生部乙等奖。1986年的中国精神疾病分类及标准制定的全国协作课题，为主研人之一，该课题获1991年原卫生部科技进步三等奖。他于20世纪90年代初开始精神疾病遗传病因学研究，开创了在我国临床精神科医生从事精神疾病分子遗传学研究之先河，在20世纪80年代末即获得国家自然基金委的资助，引领了精神疾病临床与基础研究相结合的时代浪潮。该项事业由他的学生不断深入发展，在国际知名杂志发表了大量分子遗传学研究论文，建立了较完善的现代精神病遗传学实验室和人才梯队。

**守望者**——他是《中华人民共和国精神卫生法》最初起草人之一和推动者。1985年原卫生部指派，四川省卫生厅委托主持起草《中华人民共和国精神卫生法》草案，到1999年先后修改十稿，受到国内同行和世界卫生组织专家的肯定。

他几十年如一日,对精神病学司法鉴定保持严谨态度,于 2012 年荣获中国医师协会精神卫生立法特别贡献奖。他几十年如一日,对精神病学司法鉴定保持严谨态度。30 余年来参与精神病司法鉴定三千余例,解决了不少疑难案例,受到司法界的信赖。耄耋之年,他仍然执着地守望着所挚爱的"精神家园",尽其所能推动精神卫生法的解读和实施,被媒体称作"《中华人民共和国精神卫生法》的守望者"。为了适应社会主义法制建设的需要,1986 年在原华西医科大学法医学系,建立了国内第一个司法精神病学教研室,开设司法精神病学和法律心理学课程。他主编的《法医精神病学》为国家教委规划教材,第 1 版于 1997 年由人民卫生出版社出版,2004 年出了第 2 版。于 2009 年与其他法医学教材共同荣获教育部国家级教学成果二等奖。

作为一名医者,他是每位患者无比信赖的精神健康的守护者;作为师者,他就像月空中的太阳,即使你看不见它,但在它的照耀下你能看见许多闪亮的星星;作为学者,他就像那移山的老叟,率有志之士,叩石垦壤,在精神病学的太行王屋之山上,开辟出对后人有所指引的路,其径虽小,精神浩荡;而作为中国精神卫生法最早的制定者之一,其多年耕耘,传承的是一种为民请命,不计名利,甘为人梯,勇于奉献的精神,《中华人民共和国精神卫生法》的守望者的称号当之无愧。在中国精神病学界,这个名字是永远不会被忘记的——刘协和。

## 二、尊重法律,尊重科学——我国司法精神病学的发展

### 人物专访:北京大学第六医院李从培教授

北京大学第六医院  唐宏宇

李从培,1925 年 1 月出生于当时的河北省宝坻县,1950 年毕业于北京大学医学院医疗系,是新中国司法精神病学的开拓者和奠基人之一。首届中华医学会神经精神病学会司法精神病学组副组长、首届中国法医学会司法精神病学专业委员会主任委员,原卫生部咨询委员会司法精神病学鉴定组组长。"首都健康卫士",中国医师协会"杰出精神科医师"。

对李从培教授的采访以谈话结合既往资料的综合方式进行,围绕提纲的问

题，李从培教授以口头和书面文字相结合的方式予以回答。

问：您是如何进入司法精神病学领域的？

答：我1950年从北京大学医学院毕业后当精神科医生，一直没有离开临床，一辈子是个医生。原本没有想到要搞司法鉴定，是在工作中接触到北京市高检高法的一些涉及精神病患者的案件咨询，和司法部门的人成了朋友，逐渐对这方面感兴趣，开始有目的收集文献和案例，在学习中深感和国际上的差距，遂产生确定专业方向的动力和紧迫性，但又苦于条件所限。真正开展鉴定工作是在1956年最高法院的一份文件之后（注：最高法法研字第5674号"关于精神病患者犯罪问题的复函"），可惜工作刚刚开始，就由于众所周知的原因而回到原来状态。20世纪六七十年代我下放到甘肃天水精神病院，临床工作之余，也被动地接受涉及精神病患者案件的咨询，但数量很少。

1982年是我的职业生涯的新起点。我获得公派出国学习半年的机会，到WHO和瑞士、奥地利、英国等国家访问学习，和国外司法精神病学同行进行广泛交流，确定了发展方向和一些研究课题，回国后旋即开展相关工作。几年后我担任中华医学会神经精神病学会司法精神病学组副组长、中国法医学会司法精神病学专业委员会主任委员，开始在全国范围内产生专业影响。

问：我国司法精神病学发展进程是怎样的？

答：我认为，从20世纪50年代起，国内其他单位从事精神病司法鉴定的同道和我有类似经历，也是从解答司法部门的咨询开始的。大约1955年苏联《司法精神病学》教科书传入我国，在当时产生较大影响，我国司法精神病学有前苏联的学术观点的烙印是有历史原因的。1956年最高人民法院的一份"关于精神病患者犯罪问题的复函"文件，明确规定"应由有关医疗部门鉴定"，成为我国司法精神病鉴定的起跑点。当时能上跑道的单位和个人，能数得过来。由于历史原因，新中国成立后的30年内我国司法精神病学都没有成型，一直处于摸索、积累和酝酿阶段，直到1979年我国第一部《中华人民共和国刑法》颁布，其中第15条规定"精神病患者在不能辨认或者不能控制自己行为的时候造成危害结果的，不负刑事责任，但是应当责令他的亲属或者监护人严加看管和医疗。间歇期的精神病患者在精神正常的时候犯罪，应当负刑事责任。醉酒的人犯罪，应当负刑事责任"，这不仅是精神病司法鉴定的最高原则性标准，也是我国司法精神病学发展成为独立学科的催化剂。此后，各单位的司法鉴定实践蓬勃发展，有条件的医学院校相继开设司法精神病学课程，并开始招收研究生。

1986 年，中华医学会精神病学分会成立司法精神病学组，标志着我国司法精神病学成为一门独立的亚专业学科。1987 年召开第一届全国司法精神病学术会议，当时统计全国鉴定案例达到一万多例，这是其他任何国家都难以企及的数量，也隐含了数量优势如何转化成质量优势的问题。此后 20 年，司法精神病学成为中华医学会精神病学分会最活跃的专业。

2005 年是我国司法精神病学发展的另一个转折点。全国人大常委会颁布《关于司法鉴定管理问题的决定》，这是我国关于司法鉴定的最高级别的法律规定，司法鉴定工作统一由司法部门进行管理，司法部成立了"司法鉴定管理局"，2007 年司法部颁布《司法鉴定程序通则》，精神病司法鉴定纳入其中，作为临床精神病学亚专业的司法精神病学，在鉴定工作中面临新的适应问题。比如原来在医疗机构开展鉴定工作，归医疗部门主管的司法鉴定人和鉴定室，要统一归司法部门管理。全国同道积极行动，很快就适应了这一转型。

问：您在我国司法精神病学发展进程中有哪些贡献和作用？

答：我国司法精神病学的发展是国家、政府、全体同仁共同努力的结果，其中有很多杰出人才都作出了很大贡献，我个人也尽了微薄之力。20 世纪 80 年代，我利用自己担任两个协会的司法精神病学学组负责人的机会，大力呼吁和推动我国建立司法精神病学专业，不遗余力地从南到北游说、办学习班，毫无保留地交流经验，在 1986 年终于水到渠成地建立司法精神病学组。1989 年，我主持起草了《精神疾病司法鉴定暂行规定》，由"两高三部委"联合发布，对规范我国司法精神病鉴定工作起到了较大的作用，这个文件据说现在还在用。我在长期积累中总结提炼了几点理论，为我国司法精神病学的基本理论、思维与工作方法搭建结构、添砖加瓦，在业内也产生了广泛影响。如：①我坚持遵循"医学标准与法学标准相结合"的基本原则，同时提出鉴定工作的四条指导原则，即可接受原则、重证据重调查原则、公正原则、合理论证原则；②我提出刑事责任能力判定的方法论，即"分两步走，纵横十字交叉的诊断思维方法"和"刑事责任能力的关联度方法"，指出从直接关联度、部分关联度、整体关联度、特殊关联度来全面考虑疾病和刑事责任能力的关系，综合判定刑事责任能力；③我强调司法精神病学应坚持"一个中心，两个基础"，即鉴定工作为中心，以临床精神病学和法学为基础。我始终认为，牢固的临床精神病学基础是尊重科学，扎实的法学基础是尊重法律。

问：您对我国司法精神病学的发展历程有怎样的感触和评价？

答：专业积累和国家法制建设，是司法精神病学发展的两个根本要素。前面讲到过，我国精神疾病司法鉴定工作的开展是从回答司法部门的咨询开始的，而 1956 年的国家法规文件和 1979 年的《中华人民共和国刑法》颁布，是工作积累变成专业学科的催化剂和方向舵。1997 年新《中华人民共和国刑法》和 2005 年的司法鉴定制度改革对我国司法精神病学的影响，不言而喻。脱离开国家法制建设，司法精神病学就失去方向和着力点；没有深厚的专业积累，就会成为无源之水。

总之，我国司法精神病学的发展和国家发展休戚相关，为国家和社会作出了应有的贡献。除了司法鉴定方面，还要特别指出的是在我国精神卫生立法方面的贡献。众所周知，《中华人民共和国精神卫生法》第一稿由我国司法精神病学专家负责起草，在随后 27 年的进程中，司法精神病学专家团队一直积极参与，是立法的精神医学咨询的绝对主力。

问：您认为存在哪些主要问题，有哪些建议？

答：我国司法精神病学从旨在解决实际问题的鉴定实践开始进行数量积累，也总结升华出一些理论观点。我们的优势在鉴定案例数量，一直存在的问题是理论研究的深入和高度。除我之外，还有其他专家提出过一些理论构想，如刑事责任能力的"动机论"观点，都产生了很大影响，但时至今日，我国司法精神病学的理论体系和国际存在差距，一些重大的理论问题没有突破性进展。老一辈专家的观点需要更新，新一代的观点需要沉淀和纯化，比如"无病推定"之争论。

有几点建议：①夯实临床精神病学专业基础。司法鉴定的诊断环节需要扎实的精神病理学基础，但这方面的培训似乎有退步的迹象；②充实法学基础。我国司法精神病学中的法学基础相对薄弱是老问题，临床出身的鉴定人在这方面的缺陷尤其突出，建议在专科培训中要重点加强；③加强国际交流与合作。④鼓励理论上的讨论与争鸣，使我国司法精神病学的理论体系更加完善。

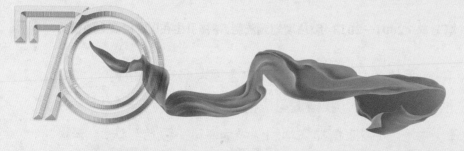

## 第八章

## 2013—2019 年:多部门协作,社区精神卫生和心理健康服务全面推进

### 第一节 "十三五"工作规划出台,精神卫生工作 获得高位推动

#### 人物专访:国家卫生健康委疾控局金同玲处长

国家卫生健康委疾控局精神卫生处 张树彬

北京大学第六医院 陈润滋

金同玲 2011—2015 年原国家卫生计生委疾病预防控制局精神卫生处副处长

**问:请您先谈谈制定《全国精神卫生工作规划(2015—2020 年)》的背景?**

答:在国务院办公厅转发《全国精神卫生工作规划(2015—2020 年)》之前,原卫生部、中宣部、国家发改委等 17 个部门联合出台过《全国精神卫生工作体系发展指导纲要(2008—2015 年)》。2009—2011 年,我们加强了精神卫生服务体系建设;2013 年,《中华人民共和国精神卫生法》正式实施,2013 年国务院办公厅还转发了关于加强肇事肇祸等严重精神障碍患者救治救助工作意见应该说当时的精神卫生工作上升到了空前的高度。在这种情况下,我们希望能把精神卫生工作规划的发文主体提高一些，所以从发文的主体上看，由原来的多部门联合发文改为由国务院办公厅来发；从发文的主要内容看，整个"十三五"期间甚至"十三五"之后，应该是在贯彻落实《中华人民共和国精神卫生法》的基础上，进一步健全精神卫生服务体系，进一步健全服务队伍。当时精神科医生严重缺乏，但需要就医的患者的治疗需求摆在眼前，虽然在"十二五"期间从硬件建设上完善了服务体系，但我们缺人呀。所以通过"十三五"精神卫生工作规划，一是要进一步完善精神卫生服务体系建设，加强专业队伍建设，包括教育部对医学生培养的一些特殊政策；还有目前在做的精神科医师转岗（加注）培训。二是加强严重精神障碍患者的管理，这是从上到下都非常关注的事，"十三五"规划进一步明确了患者管理服务模式，包括筛查发现、随访管理、加强救治救助等。三是对心理健康服务也做了一些设计。原来大家都觉得心理健康相对比较散，心理治疗和心理咨询也不统一；这几年社会心理得到各级领导的重视，在"十三五"规划的推动下，服务体系不断完善，服务队伍随之不断壮大，心理健康已经提升到了一个应有的高度。四是在保障部分，要求各级政府重视精神卫生工作，落实相关部门责任，加强投入与科学研究等。所以说"十三五"规划对2015—2020年期间的精神卫生工作进行了整体的布局，以规划为引领，围绕着贯彻落实《中华人民共和国精神卫生法》这条主线，把精神卫生工作推向一个新高度，应该说这是主要的一个背景和初衷吧。

**问：请您介绍一下当时编制规划经历了怎样的过程？**

答："十三五"规划启动比较早。2012年开始请一些专家就心理健康、严重精神障碍、服务体系等几个方面分别写综述。2013年启动起草工作，以疾控局精神卫生处为主起草，请北大六院协助。之后就征求意见，最开始没有按照国办发文的流程准备，而是按照以往中央综治办等多部门联合发文的形式走程序，后来根据《中华人民共和国精神卫生法》出台以后的新形势，我们又将规划征求意见稿提交到国办。当时还请国办做了些调研来了解我们的工作。然后又在国办层面按照要求反复修改，再次征求意见。在这个过程中，因为范围变大了，好多部委又提出了新的修改意见，反复地协调，最后到2015年6月份才正式印发。

**问：可否请您把规划的主要内容（包括目标、框架、指标等）介绍一下？包括内容和目标设定的考虑等。**

答：有一个总体的指导思想，比如贯彻落实《中华人民共和国精神卫生法》，如何建设精神卫生工作体系等。接下来具体的指标分了几个模块，比如严重精神障碍应管尽管、应治尽治，社会心理服务体系建设等内容。整体的指标要求没有超出2008年发的《全国精神卫生工作体系发展指导纲要（2008—2015年）》，因为在起草规划时，看了2008年的指导纲要，很多指标仍在实施的路上，并没有过时，所以就沿用了指导纲要的指标。对于服务体系和服务人员在具体指标里也提了一些要求，比如健全省、市、县三级精神卫生专业机构，全国精神科执业（助理）医师数量增加到4万名等。另外也包括一些精神康复的内容和要求。2013年以前康复工作主要是残联在做，在制定《中华人民共和国精神卫生法》过程中，大家都比较坚持要由民政部主要负责，认为残联毕竟是一个社团组织，而民政部是一个政府组成部门。所以那几年，我们始终是密切联合民政部来做社区康复工作。残联社会资金比较充足，也做了不少工作，但归口还是民政部。在2013—2015年，不管是严重精神障碍管理治疗项目，还是精神卫生综合管理试点项目，我们也都在其中加了很多康复的内容。我们也配合民政部做了一些相关工作，在以民政部为主起草的文件里，我们提了很多意见建议。后来在制订精神卫生工作规划时就顺理成章了。

**问：您觉得"十三五"精神卫生工作规划对我们后续精神卫生工作有哪些重要意义？**

答：一是发挥规划引领作用。虽然我们有《中华人民共和国精神卫生法》，但法律规定的多是原则性内容。工作规划在每一个工作方面都有相对具体而明确的要求，所以"十三五"规划的引领作用比较突出。二是有利于推动各地开展工作。国办代表中央政府，由国办印发规划，由于发文规格更高，在推动地方政府、甚至有些地方党委对精神卫生和心理健康工作的重视方面，"十三五"规划发挥了很重要的作用。第三，前几年我们把工作重心放在严重精神障碍的救治救助方面，这些年通过实施"十三五"规划，大家更重视精神卫生的整体工作。尤其是对于地方而言，"十三五"规划出台后，地方政府不再只关注精神卫生中心、精神病院或者疾控中心代管的数据库等，而是在整体上谋划精神卫生工作。

第四，"十三五"规划在资源的投入方面发挥了重要作用。原来疾控局疾病防控项目很多，2017—2018年间，一些项目逐渐整合到基本公共卫生服务项目，目前只保留五个重大专项，而精神卫生工作是其中之一；中央财政和地方财政这几年投入力度也比较大，包括医保和各地的救治救助政策等，这都与规划有一定的关系。近几年地方重视精神卫生技术指导机构的建立，比如四川省原来由绵阳精神卫生中心代管全省精神卫生工作，后来由省长直接推动，直接在省人民医院设立精神卫生技术指导机构（四川省精神医学中心）。"十三五"规划对体系建设的方方面面发挥了重要作用。第五，"十三五"规划最后一章为督导评估，通过评价考核，为制订下一个周期规划奠定了良好的基础。

## 第二节　综合和创新，社区精神卫生服务的不断探索

国家卫生健康委疾控局精神卫生处时任处长　王立英

2015年6月，原国家卫生计生委、原中央综治办、公安部、民政部、人力资源社会保障部、中国残联共同发文启动"全国精神卫生综合管理试点"工作。试点以市（州、区）为单位，以"综合"（服务）和（政策）"创新"为目标，旨在进一步健全和完善精神卫生工作体系和服务网络，探索工作模式，完善保障制度，为推动本地区乃至全国精神卫生工作发挥引领和示范作用。中国地大物博，各个省份和地区的经济水平、文化背景、精神卫生工作基础和资源现状差距都比较大，所以想用"先行先试"和"以点带面"的形式在各个省内先建立试点，探索模式，形成经验，然后再进一步推广。全国除西藏的30个省（自治区、直辖市）和新疆生产建设兵团均申报了试点地区，共40个，大多数省份是1个，多的有6个。从2015年到2017年，以省为单位中央财政向每个省的试点地区拨款300万/年。当时是依据人均1元进行的测算，开始提出的试点地区申报条件包括人口200万以上，但有些试点人口非常多，例如深圳、武汉等，所以各个试点也都根据各自实际情况进行了相应的经费配套。

当时能顺利启动综合管理试点工作，有几个重要的基础：

**一是政策基础**。近些年来，党中央非常重视精神卫生工作，已形成共识——严重精神障碍管理治疗工作不仅是医学问题，也不仅仅是公共卫生问题，而是社会和民生问题，需要由政府牵头，多部门齐抓共管，才能做好。国家层面先后出台了《中华人民共和国精神卫生法》《全国精神卫生工作规划(2015—2020年)》等，在顶层进行政策设计，对各部门提出了明确的工作职责和要求，但实际工作中发现政策落地很难，各个行政部门都有精神卫生工作相关的政策和资源，但未能有效统筹、整合和协调。

**二是保障基础**。为了解决实际面临的工作机制和模式建立难、政策突破难、多部门合作难等问题，我委不断跟财政部沟通，同意我们对每年的严重精神障碍管理治疗项目经费进行调整，为设立试点探索解决这些问题提供了经费支持。

**三是工作基础**。2004年底，原卫生部和财政部立项"686项目"，经过10年探索，形成了在社区开展严重精神障碍管理治疗服务的一些经验，而且不同地区各有特点；也充分借鉴学习国外在社区层面开展服务的一些具体做法，这些均为综合管理试点工作的开展奠定了重要基础。

为了更好地推进试点工作，避免发文后试点地区自我摸索缺少方向，我们想了很多办法。

**一是各个行政部门全程参与**。在设计阶段共同起草试点方案、启动阶段联合下发文件、开展阶段联合培训和督导、收尾阶段分工牵头联合评估，把试点工作作为推动整体工作的重要抓手。同时也要求试点地区各级也要参照国家层面的工作模式进行，这种形式让基层收获很大，极大促进了各级多部门的合作。国家层面，各部委分别牵头联合印发文件，包括中央综治办的《关于实施以奖代补政策 落实严重精神障碍患者监护责任的意见》、人社的《关于新增部分医疗康复项目纳入基本医疗保障支付范围的通知》、民政的《关于加快精神障碍社区康复服务发展的意见》、残联的《残疾人精准康复服务行动实施方案》等。

**二是成立多领域专家指导组**。我们联合其他5个部门成立试点工作专家指导组，涵盖中国内地、中国香港和中国澳门地区公共卫生、精神卫生、社会安全、社区康复、福利保障、医保政策等多领域多行业的权威专家，对试点进行技术指导，对形成的经验进行梳理总结。如果简单把试点当成一项工作并不一定需要专家组，但精神疾病有其特殊性，非专业人士对它的认识程度较其他疾病相差很多，针对各个行政部门来说自己范围内的工作还能做好，但综合管理服务就不行了。而专家组不仅可以传播知识、理念和技术，还能随时从临床和研究的循证角度不断修正试点的工作理念。同时，专家组不仅议事，而且执行，我们采用对口帮扶的工作制度，把专家和国家精神卫生项目办（由北大六院公共卫生事业部承担）人员组队进行分片包干、点对点技术指导，每2~3名专家一组负责3个省(东、中、西均有)的试点，最多的有8个(上海市有6个试点区)，最少的3个；把国家项目办人员分为5组，每人负责联络2组专家和6个省的所有试点，每个小组都有自己的"责任田""试验区"，组内也能把不同地区的经验相互传递。试点3年，除了启动当年，专家和行政人员在我们的组织下每年都跑遍了所有试点进行督导调研，并且结合当地需求开展针对性培训，累计督导、调研130次、506人次，举办国家精神卫生政策、社区康复、患者综合服务等有关培训/讲座26场、72人次参与授课，地方多部门学员4 100余人。督导时，有些试点地区存在顾虑或者质疑时，专家们介绍国外和其他地方的经验，对当地的做法给予肯定、鼓励、建议，起到了"定心丸""定盘星"的作用，同时也能及时发现问题。例如有的试点在政策上有突破，开始时所有住院患者全免费，但实际上这是对政策和服务趋势理解上有偏差，专家就会给提供信息和地方经验，建议更加侧重门诊救治救助政策突破。试点启动时我们举办了3个片区的多部门联合培训，帮助各试点制定符合自身实际情况和发展需要的实施方案。这也是首次让同一地区的多部门人员坐在了一起，相知相熟共同努力，专家在培训中也发挥了重要作用。如果只是把国家方案照样翻版一个，并不能针对性的解决各个试点自身的重点和难点问题，例如深圳市户籍和非户籍人口倒挂严重，能否做好非户籍人口中患者的管理是服务的一个制约点；例如西部的精神康复几乎是空白，如何从零起步需要深入研究。培训是解决决定试点主攻方向的问题，督导则是推动各地切实开展工作。

**三是制定年度工作目标任务。** 为切实推进试点工作，我们将试点任务细化分解，先后提出2015年"六个一"、2016年"八个必须"、2017年"八个落实"等年度任务，推动各试点第一年启动，第二年形成几个经验，第三年总结提炼。也有人提出我们管的是不是太细太死了，但是在相当一部分试点地区缺乏思路和推动力时，年度工作任务给大家定了一个底线，帮助基层快速形成了多部门齐抓共管的局面。此外，我们根据试点地区工作完成情况和重难点问题的解决进度，每年进行综合打分排名，督促各试点积极开展工作。在国家卫生健康委每月编印的信息简报中，也向试点地区、各省（自治区、直辖市）和国家相关部门通报试点地区核心指标完成情况。这一做法极大调动了各地推动工作的积极性和紧迫感，试点地区互相走访、参观学习、取长补短蔚然成风，极大促进了各项工作落实。

| 2015年"六个一" | 2016年"八个必须" | 2017年"八个落实" |
|---|---|---|
| 一是成立一个试点工作领导小组，实化细化协调机制，明确流程和责任。<br><br>二是制定下发一个实施方案，切实可行、任务明确、具体详实、易评估。<br><br>三是召开一个全市试点工作启动大会，全市动员，区（县）部署。<br><br>四是开展一次综合试点培训，多部门组织，各街道、乡镇领导参加。<br><br>五是出台至少一个精神卫生综合管理政策文件。<br><br>六是启动一个重点项目或工程，如在街道或乡镇开设精神障碍社区康复机构或委托社会组织开展社区康复工作。 | 一是必须召开1~2次领导小组组长召集的协调会议，集中研究解决1~2个难点问题。<br><br>二是必须强化省、市两级六部门的联合督导，至少每半年开展一次。<br><br>三是必须整合救治救助政策，推动落实一站式服务。<br><br>四是必须按照综治等有关部门要求落实监护责任，探索切实可行的办法和措施。<br><br>五是必须率先成为民政部门重点推动的社区康复试点地区，启动和发展社区康复服务。<br><br>六是必须提高患者报告患病率、规范管理率、治疗率和个案管理数量等。<br><br>七是必须加强多部门、多层次培训，包括多部门联合培训、基层综合管理小组成员培训、转岗培训等。<br><br>八是必须结合本地区工作难点，总结推进1~2个重点措施。 | 一是落实协调会议制度。<br><br>二是落实联合督导。<br><br>三是落实救治救助政策。<br><br>四是落实以奖代补政策。<br><br>五是落实康复服务措施。<br><br>六是落实患者管理服务。<br><br>七是落实多部门多层次培训。<br><br>八是落实心理健康服务措施。 |

**三年试点工作取得了明显成效。**一是各试点地区各级党委政府及有关部门普遍对精神卫生工作的重要性、必要性等有了深刻认识和高度共识，共同研讨工作、解决问题、督促检查成为工作常态，试点工作也被纳入地方政府经济社会发展规划和政府目标管理责任制。截至2017年底，共有39个试点将精神卫生工作专项经费纳入当地财政预算，总额36 568.6万元，较试点前增长47.1%。二

是由上而下的多部门综合管理机制落地生根,形成了切实高效的精神卫生综合管理平台,真正实现了管理服务的综合性和系统化,显著提高了患者管理服务水平。截至2017年12月底,试点地区在册患者规范管理率、服药率均超过全国平均水平;29个试点地区报告患病率、31个试点地区规范管理率同比超过本省(自治区、直辖市)平均水平。三是各项试点任务逐一实现,包括综合管理机制健全,基层综合管理小组覆盖率97%(目标70%);患者发现报告、随访管理、治疗等指标均实现试点目标要求,且处于全国及本省(自治区、直辖市)领先水平;康复体系逐步完善,东部全部试点地区及大部分中西部试点地区均实现了社区康复机构建设目标,很多中西部试点地区实现了"零突破";救治救助政策有效整合衔接,保障水平提高,全部试点地区实现贫困患者住院自付比例低于10%,95%试点地区贫困患者门诊自付比例低于10%;精神卫生服务能力和可及性提高,试点地区每10万人口精神科执业(助理)医师数达4.18名(全国平均2.51),80%的试点地区提前实现"十三五"规划目标。

三年试点工作也形成了很多很好的典型经验,可以在本地区和全国推广应用。

**一是多部门联动,实现常态化综合管理。**为解决精神卫生工作多部门协调难度大这一问题,40个试点地区将部门联动的工作机制实化细化。①均成立了由党委政府分管领导任组长、相关部门参与的领导小组。至少每半年召开1次协调会议,共同研讨制订工作制度与政策。如浙江宁波市委市政府出台《关于进一步加强严重精神障碍患者综合管理的意见》,明确各级政府和有关部门责任,着力构建患者发现、治疗、康复、救助、管控"五个环节"无缝对接的长效工作机制。②基层多部门形成常态化综合管理机制,在街道(乡镇)建立了由综治、卫生健康、公安、民政、人社、残联等单位参与的综合管理小组,在村级建立多部门参与的患者关爱帮扶小组。定期召开会议,共同解决辖区患者在生活、治疗和康复中的难题。如广东深圳74个街道648个社区均建立了由社区工作站专干、民警、精防人员、民政专干、残联专干等组成的关爱帮扶小组,为患者提供随访、救治救助、资源链接等综合服务。③通过多部门联合培训、督导,进一步加强部门协作,促进工作落实。试点地区开展多部门培训270次,75%的试点地区完成了8次以上多部门督导。试点工作从原来各部门"自扫门前雪"转变为无缝衔接的团队协作。④综治部门主动发挥协调作用，利用"挂牌督办""一票否决"等多种手段推进工作机制建立和政策落实。如重庆渝中区和沙坪坝区、黑龙江牡丹江市、甘肃天水市、宁夏银川市等由综治、卫生健康部门共同牵头开展试点工作。

**二是各部门整合救治救助资源，提升患者获得感。**试点地区整合基本医保、大病保险、医疗救助、财政补助等救治救助政策，有效降低患者自付比例，扩大服务覆盖面，减轻了困难人群的医疗负担。75%的试点地区将患者救治救助政策扩大到常住非户籍人口，提高了常住人口的治疗率和管理率。在政策整合的基础上，试点地区还在精神卫生医疗机构实行"一站式"结算服务，简化患者报销流程，实现即时结报，提高就医便利性，并且探索远程医疗、送药下乡等服务模式，实现"信息多跑路，群众少跑腿"。如浙江宁波实行"医保先报、民政救助、残联补助、慈善扶助"的医疗救助政策，并开发即时结算信息系统，将患者基本医疗保险及各项救助资金一次性自动审核和结算。

**三是率先落实以奖代补政策，惠及患者家庭。**2016年，原中央综治办等6部委联合印发文件，实施以奖代补政策，对易肇事肇祸患者的监护人发放监护补贴，以激励家庭履行监护责任的积极性，预防和减少患者肇事肇祸案（事）件发生。截至2017年底，40个试点地区均出台了以奖代补文件，所有区（县）均落实了以奖代补政策。部分试点地区还在提标、扩面、灵活发放奖补资金等方面进行了有益探索。有9个试点地区奖补标准超过2 400元/年，20个试点地区扩大了奖补对象范围，8个试点扩大到所有在管的户籍患者，2个试点进一步扩大到常住非户籍患者。

**四是创新探索康复模式，帮助患者回归社会。**各试点地区积极探索"治疗康复并重、医院社区衔接"的全程服务模式。截至2017年底，40个试点地区均已开展院内康复和社区康复服务，有35个试点地区100%的精神专科医院设有康复科；社区康复机构从试点前的796家增加到1 774家，增幅122.8%。此外，各试点地区在康复内容上不断探索和创新，形成了同伴支持、居住式机构、工疗站、温馨家园等多种形式的康复模式。如广东深圳、上海嘉定等通过购买服务方式引入社工，促进院内和社区康复服务的多学科发展；北京朝阳、重庆沙坪坝、上海虹口等地区开展以"自助助人"为核心理念的"同伴支持"，鼓励恢复良好的患者向其他患者讲述自己的亲身康复经历及感悟，激励他人战胜疾病、回归社会。

**五是探索心理健康服务，促进社会和谐。**各试点地区积极尝试各种形式心理健康服务，包括发挥传统媒体和新媒体优势，广泛开展心理健康知识宣传；加强中小学心理辅导室建设，配备心理教师；建立心理援助热线，提供免费心理咨询和心理援助服务，这些措施提高了试点地区公众心理健康意识，促进了身心健康水平。如浙江宁波建立了17个抑郁症防治宣教基地，河南濮阳的21所市直中小学全部建立了心理咨询室、开设心理健康课堂，北京朝阳建设了社区身心健康服务管理系统移动平台，通过微信公众服务号、APP为居民提供免费心理测查等服务。

**六是创新激励政策，提高专业人员工作积极性。**精神卫生工作任务重、职业风险高、待遇水平低，导致专业人员匮乏，工作积极性不足。部分试点地区针对这一难点问题也进行了积极探索。①增加工作人员补助。如宁夏银川市对综合医院精神科医生给予每月1 500元补助。②设立执业风险津贴。云南玉溪、保山实施精神专科医院财政补偿和精神卫生工作人员特殊职业风险津补贴政策，按当地绩效工资水平控制线10%的标准核入奖励性绩效工资总量，经费由精神专科医院从业务收入中统筹解决，其他事业单位专职精神卫生工作人员参照执行。③设置专项服务费。广东省设立"精防人员防灾防损服务费"，如基层精防人员年度内达到管理服务指标且管理患者未发生肇事肇祸案（事）件，由区（县）精防机构分两次发放服务费。④提高绩效总量水平。重庆市沙坪坝区在精神卫生中心提高绩效工资限额标准，保留"高出部分"10 000元/(人·年)。⑤提升薪级工资。浙江宁波市对精神病院工作人员，在现有工资薪级的基础上浮动一级薪级工资，浮动满八年予以固定。

**七是扶持社会组织参与，增加服务供给。**社会组织在解决精神卫生服务专业人员不足方面能发挥重要作用。部分试点地区通过政府购买等形式，引导多元社会主体参与精神卫生综合服务，充分发挥社工专业优势，运用个案、小组、社区等方法协调各类康复资源和社会关系,为患者、家属及其他相关人员提供多样化的知识普及、政策宣传、资源链接、康复训练等服务,帮助患者恢复社会功能、融入社区。如上海各试点以政府购买服务形式,支持 40 余家社会组织参与社区康复,探索出了入院 - 出院准备 - 社区康复机构 - 居家康复 - 职业实训 - 辅助就业的链条式、医院社区一体化服务;上海长宁区还在精神健康社会组织的机构建立、队伍建设、项目扶持、功能辐射及其可持续发展等方面作了探索;广东深圳市推动专职精神卫生社工开展个案服务,包括科普知识宣传、药物管理、心理辅导、资源链接等。

3 年来,试点工作摸索出了对严重精神障碍患者管理服务的有效经验,改变了各部门单打独斗的局面,推动形成了跨部门的精神卫生工作组,联合研讨工作、解决问题、督促检查已成为试点城市精神卫生工作的常态。部分省(自治区、直辖市)积极主动扩大试点范围,上海扩大到所辖各区,内蒙古自治区新增 4 个盟市和 7 个市旗县(区),山东和湖北分别新增 3 个和 2 个地市,贵州在每个地市选 1~2 个县作为省级试点。国家层面,我们已要求各省份要逐步借鉴和推广已形成的试点经验和工作模式,3 年试点在推进全国精神卫生工作中切实发挥了重要作用。

## 第三节  精神卫生事业任重道远

### (根据对国家卫生健康委疾控局副局长王斌采访的口述稿整理)

北京大学第六医院  马宁

**(王斌,2011 年 11 月—2018 年 3 月主管精神卫生工作)**

我 2011 年来疾控局后开始主管精神卫生工作。有一件印象很深的事,原司局的同事问我"你在疾控局分管什么呀",当听说分管精神卫生后,大家都哈哈一笑,有个老资格的同事还说"估计疾控局没领导愿意管才让你管的吧!"可见即使在原卫生部这样的行政管理部门,也认为精神卫生工作没人愿意管,隐隐地有些偏见，社会公众对精神卫生的认识就更是狭隘。我去北京安定医院调研，了解到这是一所有 100 多年历史的精神病院，国家早在北洋政府时期就开始对在街头流浪的生活无着落的精神病患者提供救济和住院。在当时条件下，政府、慈善组织共同建立精神病院收养精神病患者，给患者提供尽可能好的收养条件，这类机构的建立对精神病患者的救治发挥了重要的作用。新中国成立以后，精神卫生工作逐渐提到议事日程上，每 5~10 年召开一次全国精神卫生工作会议，每次都是原卫生部、民政部、公安部、中国残联等几个部门联合召开、共同参加，这样的会议举办形式充分说明精神卫生工作的组织领导从一开始就需要多部门协调配合。我在对精神卫生工作的组织领导过程中，充分认识到，精神病患者是人类在进化过程中不可避免地异于常人的群体，他们与我们这些所谓的正常人群相伴相生。这个群体的病患程度及康复结局取决于这个社会对他们的包容性和接受度，当他们获得的支持和关爱多时，我们就是安全的，否则我们就有可能处于危险中。2017 年 8 月，我参加宁波精神病院在宁波博物院举办的精神康复者画展，当时我为展览写了这样一段话：每次看到患者的绘画作品，内心都充满难以名状的激动和惊奇！这些流淌着的艳丽色彩是他们内心世界的表达，是他们在用丰沛的情感向这个不能理解他们的世界诉说苦闷、愿望和希冀。在这些灵动、丰富、充满艺术气息的作品前驻足，你很难想象这些创作者是常人眼中的精神异常者，很难想象他们在经历人生的混沌和磨难后仍然对世界报以热烈和向往。精神障碍患者的存在是我们这个世界存在的一部分，有我们的地方就有他们，其实并没有"他们"，只有共同的我们。只有在平等、包容、尊重的环境，这些"艺术家"才能迸发出非凡的灵感，记录下他们的心路历程，把他们的世界呈现出来，我们才有机会享受我们中的"他们"带来的艺术之美！

　　我们国家精神卫生政策是随着对疾病的不断认识、患者对社会的不断影响逐渐发展的。在国家提出"健康中国"的今天，精神卫生、心理健康作为公众健康的一个重要的组成部分纳入《"健康中国 2030"规划纲要》，不能不说是个巨大的进步。精神卫生是一项专业性很强的社会工作，也是社会性很强的专业性工作，其社会性决定了要动员公众认识精神疾病、了解心理健康，注重预防为主，同时要联合更多相关部门协同合作，而不能卫生部门一家单打独斗；其专业性决定了精神疾病、心理行为问题的预防、治疗、保障、康复等要讲究科学，遵循规律。

从具体工作层面看，2000年以后精神卫生工作不断受到重视，2006年疾控局正式成立了精神卫生处，精神卫生工作的力量有所加强，在工作力度、领域、范畴等方面有了更多拓展。最直接的一个感受就是2004年底启动了686项目(因启动时项目资金有686万元而得名)，这个项目的主要工作内容是，把基层医疗机构筛查管理患者和医院诊疗服务患者两个环节的工作进行系统衔接，对严重精神障碍患者实施治疗中的管理、管理下的治疗，同时对政府承担患者管理治疗的责任给予了明确。这个项目实质上是个试点，开始只有60个点，30个农村县、30个城市区，但是它的启动把精神卫生工作逐渐带入新阶段。即便是从2018年精神卫生工作的大环境来看，这个项目的意义也十分深远，它打通了精神卫生工作的不同节点，建立了工作的连续性和系统性，形成了防治结合的工作机制，具有前瞻性，比当前医改推进的医联体、分级诊疗提前了10多年，非常值得肯定。此后，686项目不断扩展范围，试点地区越来越多，经费不断增长，到2012年接近1个亿，2014年开始增长到4.7亿；尤其是2009年以后，严重精神障碍患者管理被纳入国家基本公共卫生服务项目后，686项目不再是项目，而彻底成为了精神卫生的常规工作。精神卫生处从2006年建处到2009年，工作内容不断深化和扩展，在强化工作职责的同时，也充分发挥了专家组的技术支撑作用，出台了数个文件，包括全国精神卫生工作规划，严重精神障碍患者管理治疗工作规范等。

从2012年开始，我在工作中也逐渐发现，随着社会发展和变化，生活节奏越来越快，更多的人不仅关注身体健康，也越来越多的关注精神和心理健康，再加上社会上偶尔发生的精神病患者伤人、抑郁症患者的自杀事件和媒体的报道传播，精神卫生及心理行为问题逐渐成为社会热点。但是，卫生部门一家在找患者、治患者、管患者等各个工作环节上单打独斗，公安、民政、基层政府、居委会等并没有实质性参与进来，例如一个几万人的社区，社区卫生服务中心可能管理了一两百的精神病患者，而与社区卫生服务中心一墙之隔的派出所并不掌握这些患者的情况，有时候个别患者有伤人或者自伤的行为或者风险，非常需要派出所的民警来支持，但因为平时没有建立这样的协作机制，基层卫生人员不知道如何处理，常常面对一个发病患者无所适从。有一段时间，连续发生了几起精神病患者肇事肇祸的事件，认真分析这些事件发现，如果患者的监护职责落实、送医流程顺畅、救治救助到位、随访管理落实，杀人伤人的情况完全可以避免。因此，经过讨论大家达成共识，要在形成多部门齐抓共管的工作局面上下大力气，必须要将各个部门协同工作的制度具体化、各部门的职责明确到发现患者、管理患者的具体工作环节上，才有可能尽量避免患者出问题。因此，2015 年开始我们开展了精神卫生多部门综合管理试点工作，目的就是要在基层建立多部门综合管理机制和工作小组，把多部门协作建立在离患者最近的村 / 居委会、派出所、乡镇等，最基层能把这个工作做起来。随着试点工作的不断推进，多部门协作机制在试点地区逐渐建立了起来。但开始时相关部门并不理解为什么要这么做，我们就想了很多办法，例如在国家层面，每年都召开多部门会议，卫生、综治、公安、民政、残联都参加，既是培训，也是动员和工作研讨，要求试点地区各级也都按照国家层面的工作模式开展工作，这种形式让基层收获非常大。从 2015 年启动到 2017 年，这 3 年试点在推进全国精神卫生工作中发挥了重要作用。试点工作进一步摸索出了对严重精神障碍患者管理办法的有效经验，例如把不同部门对患者救治救助的政策，医保政策、民政医疗救助和低保补助、残疾人两项补贴、综治公安监护人补贴、卫生"686 项目"服药补助以及社会慈善补助等这些整合在一起，切实减轻患者和家庭的负担，并且开展一站式结算便利服务，让患者真正得到实惠。开专家会时，专家对 3 年试点给予了高度的肯定，北大公卫学院的郭岩教授说，WHO 提出的健康的社会决定因素理论，即"寓健康于万策"，在精神卫生工作上真正落了地。试点工作大大推动了精神卫生理念的更新，如果说"686项目"是把互相分隔、碎片化的工作变成了连续、整体性工作，那么综合管理试点则把部门性的工作提升到了多部门、全社会群策群力的高度，这是我这六七年主管精神卫生工作的时间里非常深刻的一个体会。3 年的试点在全国发挥了重要的引领作用，现在试点形成的工作模式在全国逐渐推广。另外，抓试点、以点带面的工作方式也十分奏效，这也成为我今后工作的一个重要方法，尤其是在需要啃硬骨头、攻坚克难的时候。

　　随着工作需要，精神卫生工作越来越细化、实化，如何高效开展管理服务，如何减少肇事肇祸，如何让我们的服务和关爱抵达每一个患者，信息化是一个非常重要而具体的实现手段。从2009年开始，疾控局着手筹建国家精神卫生信息系统，系统建设涉及面广，城市农村、东中西部等，可以说有人的地方就有精神卫生工作。另外，不同省份对信息化的认识不同，软硬件基础差异很大，但我们还是克服诸多困难，建立起这个现在看来有重要历史价值的信息系统。从2011年8月系统一期上线到2015年1月二期上线，系统经历了不断完善和优化。截至2017年底，全国已经有580万在册登记患者，系统中每一个患者的登记、治疗、随访记录都承载了全国基层工作人员的努力。信息系统在全国患者管理服务过程中发挥了巨大的作用，患者确诊信息、基层随访管理等都深刻地植入到系统中，同时患者经济状况、家庭状况等信息也让我们能够更有针对性地了解患者情况，以更翔实的数据为依据对患者开展救助，在制定政策过程中因地制宜。信息系统已经成为对严重精神障碍患者管理的一个重要工具平台。

依法行政让精神卫生进入到一个法制化管理的轨道，是我十多年来的另一个重要感受。《中华人民共和国精神卫生法》经过了20多年的酝酿，终于在2013年5月1日正式实施。法律的颁布是基于社会对精神疾病和精神卫生工作整体认知的提高，也是社会文明进步的表现。法律对政府、社会、公民个人的权利及义务进行了规定，其中对精神疾病的诊断治疗进行了流程上的规定，体现出对患者权益的保护。在法律的规定下，为了更好地管理服务患者，我们建立了严重精神障碍患者的登记报告制度，让医疗机构的工作更规范和细化。同时法律规定了多个政府部门在精神卫生工作中的职责任务，这为确保形成多部门协同合作、全社会齐抓共管的多角度、多层次的工作局面奠定了法律基础。同时，《中华人民共和国精神卫生法》的颁布实施在国际上也产生了非常好的影响，得到国际同行的认可。我在参加精神卫生学术会议的时候，亲耳聆听了一位德国专家对我国《中华人民共和国精神卫生法》有关条款的理解和评论，他对法律给予精神障碍患者人权的保护高度肯定。

我还有一点感受就是，通过这几年多部门的通力协作，精神卫生工作的理念有了很多改观，政府多个部门的政策是真心的给患者提供服务关爱帮助，而不仅仅是监督管制。有两个例子，第一个是随着社会治理的需要，这些年来，综治（政法）系统越来越关注对精神病患者的管理。实际上这个部门是以社会安全稳定为目标，治理、监管、管控等是其基本工作手段，尤其是基层人员甚至把患者等同于犯人。在几年的试点工作中，多个部门多次共同调研工作讨论问题，在研究如何减少患者肇事肇祸的措施上，我们取得一致意见，那就是给予患者和家庭更大的生存空间、更多改善他们的生活条件和就医护理状况，在工作中不断强调人文关怀。在2016年，原中央综治办牵头，联合卫生、民政、公安、残联等，出台了《关于实施以奖代补政策 落实严重精神障碍患者监护责任的意见》，对患者监护人履行监护责任给予补贴奖励的办法。这个文件采用了更加人性化的手段，对一年内未发生肇事肇祸的患者及监护人给予奖励，增加了家庭承担监护责任的积极性和主动性。今天来看，这是非卫生专业部门，管理理念和手段上的一个极大的转变。另一个例子就是民政部门。精神疾病的特点是患者反复发病，经过住院治疗稳定后回家，但没过多久又犯病再来住院，这种"旋转门"现象很难终止在卫生系统里，因为这个反复发病住院的过程缺了一个很重要的环节就是社区康复。如何让病情稳定的患者恢复生活自理、社会交往、成功就业等各方面的能力，是患者治疗管理中最为关键的环节。在以前的工作中虽然民政部门也认同这个观点，但采取相关措施的难度很大。经过这几年的工作，多部门在一起不断的协商讨论，民政部门终于采取行动，将精神病患者的社区精神康复服务纳入到我国社会福利制度中，在全国逐渐推动。在2017年底，民政部、财政部、原国家卫生计生委、中国残联联合出台了《关于加快精神障碍社区康复服务发展的意见》。这对精神障碍患者来说是一个极大的福音，通过有组织、可持续的康复服务，患者的病情能够得到缓解，生活能力、社会功能就有可能得到进一步提高，这对患者、家庭和社会都是长治久安的解决策略，也体现了我们国家精神卫生整体水平的提升。通过精神卫生综合试点工作的推动，政府有关部门将精神卫生工作当成自己工作的一部分，真正实现了通力合作，形成了大家都希望看到的工作局面，在这点上我们非常有成就感。

在我主管精神卫生工作期间，另一个重要的工作内容就是心理健康。虽然"精神卫生"和"心理健康"两个概念的内涵外延界定不很清晰，但我的意识里心理健康应该是精神卫生的非常重要的组成部分，它面向所有人群，面向每一个社会个体。人从一出生到终老,每个人都有心理发展和心理状况不断完善的需求。虽然很早我们就意识到了这个问题,但限于精神卫生处的人手非常有限,所以只能集中时间和精力把工作重点先放在了严重精神障碍管理治疗的政策制定、多部门协同合作等方面。但是随着抑郁症、焦虑症等常见精神障碍发病越来越多,我们必须要把"预防为主"的理念落实到精神卫生工作中。党的十八届五中全会《国民经济和社会发展第十三个五年规划纲要》提出了"加快社会心理服务体系建设"的要求,促使我们的工作从以前严重精神障碍管理为主逐渐过渡到推进严重精神障碍防治和促进心理健康服务两项工作齐头并进的局面。在这样的要求下,我们两条腿走路,不断探索摸索心理健康、精神疾病预防工作,同时进一步细化实化严重精神障碍管理方面的工作并出台更多的政策。2016年,我们开展了大量的调研工作,召开很多次专家研讨会,广泛征求意见,年底前原国家卫生计生委、原中央综治办、教育部、公安部、民政部、财政部等22部门联合下发了《关于加强心理健康服务的指导意见》。这个文件从头到尾我都在组织协调、起草修改、征求意见,花费了大量心血。这是我国第一个就心理健康提出宏观发展目标、工作原则、具体措施的文件,在行业内影响很大,大家都说心理健康发展的春天来了。文件下发后,我们又开始着手研究如何有效落实,大家一致认为要尝试一些新的措施,攻克长期制约心理健康服务中存在的难点问题,如我国的心理治疗和心理咨询专业人员奇缺,如何促使教育部门大力发展临床心理咨询专业的发展?原有的取得水平评价证书的心理咨询师水平低能力差,多数不能为来访者提供服务,这些人如何管理?《中华人民共和国精神卫生法》没有对心理健康专业人员的许可准入留下空间,法制化管理如何实现?几千年来,我国的传统文化影响了国民的心理成长和社会心态,如何将传统文化精髓与西方心理学有机结合,发展出具有中国特色的本土心理学理论滋养更多中国人的心灵?这些问题都需要结合我国的国情和实际认真研究。心理健康的发展刚刚起步,还需要更多的人投身其中,勤奋耕耘。

精神卫生工作虽然取得了一些进展和成绩,但仍然面临诸多挑战,其中有几个重要方面尤为需要关注,第一,对精神卫生来说很多工作都还是刚刚起步,比如社区康复,虽然推动民政部下发了文件,但真正落实到每个患者身上还有很长的一段路要走。卫生部门要帮助民政部门把社区康复网络织得更密,把这项工作作为一个系统性的工作在全国推开。让大部分患者能真正获得有效的社区康复服务,需要政府的投入、多部门的通力协作、社会力量的广泛参与以及工作制度的建立。第二,严重精神障碍的报告患病率全国层面看已经不低了,那些明面上就能看出来是患者的大多数都已经找到了,并登记进入系统了,但如何治疗好、管理好患者,还有很多挑战。目前基层卫生人员数量少,随着患者找到的越来越多,随访服务的工作也越来越重。这几年发现面对面访视患者的工作不到位,有些人员只是给家属打电话,根本不面见患者,不是每个患者的情况都熟悉都掌握。如何让患者吃上药、病情真正稳定下来,这是更难的一个环节。找到、管上、管好,是严重精神障碍患者服务的三部曲。目前还没做到患者都吃上药,尤其是规律服药率还比较低,原因多种多样,有的患者家庭无力负担医疗费用,有的药物疗效不佳或药物副作用导致患者不愿服药,还有的患者不承认自己有病或者觉得好了就可以停药等,不服药或服药不规律是一个工作难点,基层对这些患者的管理手段有限。此外,外出打工患者的管理等也都是目前的工作难点,所以提高基层能力,改善技术水平,进一步优化多部门服务协同合作都还需要加强。第三,精神卫生专业队伍也是制约事业发展的瓶颈问题,当然很多国家都面临这个问题。随着社会的发展,人们的经济条件不断改善,大众对精神卫生服务的需求大大增加,但是精神科医生的培养却是一个缓慢的过程,如何培养出高质量的精神科医生是摆在现实面前的迫切而重要的任务。另外,精神卫生工作还需要很多其他的技术力量,如社工,虽然民政部门在大力推进社工队伍的建设,但是精神卫生领域需要专业化社工,这种卫生和民政部门协同培养精神卫生社工的工作机制还没有建立起来,还需要进一步探索尝试。另外,对精神康复工作来说,我们还需要专业化的职业康复师和康复者职业训练技术人才,这样的人才对我们国家来说还是空白,甚至还没有提到议事日程上,更谈不上专业化。心理治疗师、心理咨询师等专业人员也非常缺乏。第四,提升老百姓的心理健康素养十分重要,作为卫生行业的管理者,我们意识到这个问题很严重,抑郁症、焦虑症等精神障碍患病率很高,就诊率很低,群众对这些问题的认知很有限。普通群众有了情绪问题、行为问题等,还是不知所措,或者隐瞒,或者担心受歧视,这些都是不具备基本心理健康素养的表现。提升大众的心理健康素养,是一个严峻的挑战，一方面需要心理健康专业人员不断去宣传，另一方面也需要媒体承担起更多的责任，宣传科学、理性、具有社会责任感的心理健康知识，这个工作需要全社会的共同努力。同时，还应该广泛宣传每个人也是自己健康的第一责任人，也应该有意识主动学习心理科普知识，积极维护自身心理健康。

总之，精神卫生工作尚有诸多未知领域需要我们去探索，有更多的患者和有心理健康需求的群体需要我们去服务，需要我们承担更多社会责任。我们要建设社会主义现代化强国，健康的国民心态是不可或缺的。十九大报告中提出"培育自尊自信、理性平和、积极向上的社会心态"，这个要求是我们工作和行动的准则。在两个100年奋斗目标实现的征程中，我们要确保公众有更好的心理发展，有能力感受到物质丰富、信息发达的时代带来的幸福感，让公众有更好的心态应对变化、接受挑战，这是至关重要的公共服务和社会治理工作。精神卫生工作前景光明，任重道远，光荣而艰巨。

# 第四节　从疾病到健康，从患者到公众，心理健康服务全面推进

国家卫生健康委疾病预防控制局局长　常继乐

2016年，习近平总书记在全国卫生与健康大会上的重要讲话提出，坚持预防为主，将"以疾病为中心"转变为"以健康为中心"。党的十九大报告提出实施健康中国战略，强调人民健康是民族昌盛和国家富强的重要标志，要完善国民健康政策，为人民群众提供全方位全周期健康服务，倡导健康文明生活方式。毋庸置疑，心理健康是健康的重要内容，从个体角度来讲，健康其实就两种，躯体健康和精神健康。

近些年我国的社会经济高速发展，生活工作的节奏加快，尤其是大城市，公众普遍觉得压力大，抑郁、焦虑等常见精神障碍和心理行为问题的发生也在不断增加，甚至一些地区有因为心理失衡、生活矛盾疏解不及时等导致的极端案事件

发生。其实，每个人一生当中在不同阶段都会遇到各种形式的压力，有些时候自己调整化解不了，就需要外部及时的心理疏导和心理支持，甚至是专业的精神科和心理治疗服务，这些能有效稳定我们的情绪，解决我们面临的问题或消除痛苦，进而营造和谐稳定的社会环境。但是，公众对精神卫生和心理健康的重要性还缺乏认识，普遍缺乏相关知识。很多人出现心理健康问题甚至精神障碍时不能及时识别，或者因为担心歧视而不愿就诊或向专业人员求助。这些都不利于促进公民身心健康，甚至会影响健康中国战略的实施。因此，迫切需要针对大众开展广泛的精神卫生和心理健康科普宣传，并针对重点人群提供适宜的心理健康服务。

开展心理健康服务有法可依，有据可循。2013年5月实施的《中华人民共和国精神卫生法》共7章85条，其中第二章是"心理健康促进和精神障碍预防"，对各行各业如何开展心理健康工作进行了明确规定和要求。2015年，《国民经济和社会发展第十三个五年规划纲要》中也提出要加强心理健康服务、加快社会心理服务体系建设。2016年为发展心理健康服务的重要一年，8月，习近平总书记在全国卫生与健康大会上指出，要加大心理健康问题基础性研究，做好心理健康知识和心理疾病科普工作，规范发展心理治疗、心理咨询等心理健康服务。10月，党中央、国务院发布《"健康中国2030"规划纲要》，对心理健康服务、严重精神障碍综合服务等提出要求。12月，原国家卫生计生委联合原中央综治办、中宣部等22个部门印发了《关于加强心理健康服务的指导意见》。至此，心理健康工作迎来春天，开始进入党和国家发展的重要领域。2017年开始，我局多次与中央政法委、中宣部、教育部、公安部、民政部、司法部、财政部、信访局、中国残联等部门沟通协调，探讨如何在各个领域、各个行业更好地推进心理健康服务、加快实施健康中国战略。2018年11月，我委会同上述9个部门联合印发了《全国社会心理服务体系建设试点工作方案》，要求各省、自治区、直辖市结合自身的服务资源和服务现状，遴选推荐本省试点地区。经地市级申报、省级论证、国家备案，全国确定了64个试点地区，探索如何在党委政府领导和部门协作下，建立健全社会心理服务体系，因地制宜地提供心理健康服务，进而总结提炼典型经验，以便将来在全国范围内推广。2019上半年，多个部门一起联合印发了2019年试点重点工作任务。我委也就儿童青少年心理健康服务及抑郁症、老年痴呆、孤独症等重点精神疾病防治开展相关研究，制定防治行动方案，促进全民精神卫生和心理健康水平。2019年6月，国务院印发《关于实施健康中国行动的意见》，成立健康中国行动推进委员会并发布《健康中国行动（2019—2030年）》。围绕疾病预防和健康促进两大核心，提出15个重大专项行动，促进以治病为中心向以人民健康为中心转变，努力使群众不生病、少生病。心理健康促进行动为15个专项行动之一，主要内容可概括为"二九九"，即提升居民心理健康素养水平和减缓心理相关疾病发生的上升趋势两项行动目标、个人和家庭的九项行动措施、社会和政府的九项行动措施，进一步明确了个人、家庭、社会、政府如何参与心理健康服务。7月23日，健康中国行动推进委员会办公室召开新闻发布会，解读"健康中国行动"之心理健康促进行动有关内容并回答记者提问。

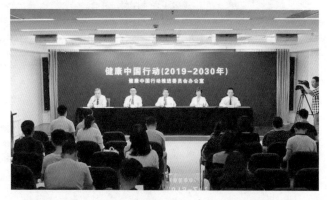

"健康中国行动"之心理健康促进行动新闻发布会

我国开展心理健康服务有一定的工作基础，部分地区之前也积累了一些经验。2004年，国家重大公共卫生服务专项实施，其中包括严重精神障碍管理治疗项目。2009年，国家实施基本公共卫生服务项目，又将严重精神障碍管理服务作为重要内容。近十余年来，随着患者管理服务工作的不断深入，在全国已基本建立了"省市县乡村"五级精神卫生防治网络，也形成了一支精神卫生工作队伍，初步形成了包括精神科医生、护士、精防医生、心理治疗师/咨询师、康复师、社会工作者、志愿者等的服务团队。这个服务网络和队伍也是我们开展心理健康服务的基础网络和队伍。2000年开始，我国每年结合10月10日世界精神卫生日组织开展科普宣传活动，从国家到地方都开展现场主题活动、义诊、科普讲座、印发宣传手册等多种形式的宣传活动，与传统媒体和新媒体合作，通过广播电台、电视台、报纸等主流媒体和微信、微博等平台宣传心理健康知识和理念。2018年我委还推出了"心理健康素养十条"，聘请了多位精神卫生宣传大使，制作系列宣传海报、短视频，通过头条腾讯等媒体广为宣传。另外，针对公众较为关注的精神卫生和心理健康问题，在知乎上开展了为期一周的精神卫生圆桌活动，浏览量有七百余万人次；制作播出《回家之路》视频，指导中国疾控中心精神卫生中心/国家精神卫生项目办公室拍摄多个公益微视频，宣传精神卫生科普知识，提高公众心理健康意识，降低社会歧视，营造包容接纳的社会氛围。按照中组部要求，我们还组织专家编写了《关爱从"心"开始——干部心理素质和心理健康知识读本》，以提高公务员群体心理健康水平。截至2019年底，全国共设置了253条心理热线，为公众提供免费及时的心理健康及精神卫生服务。教育部门积极在高等院校、中小学校建立心理辅导（咨询）室，为学生提供心理健康教育、咨询和危机干预服务。公安、司法部门建立心理健康队伍，并建立专家团队，为系统内工作人员和工作对象开展了大量心理健康服务。2015—2017年开展的精神卫生综合管理试点工作中，也有不少试点地区在心理健康服务方面进行了积极探索和创新，例如浙江宁波出台《宁波市社会心理服务体系建设推广工程实施方案》，将社会心理服务体系纳入城乡基本公共服务体系；上海杨浦区开展心理健康"六进"（妇幼所、校园、园区、机关、社区、睦邻中心）工程，心理健康服务覆盖母婴、儿童青少年、高校大学生、职场白领、机关公务员、社区老龄、特殊人群等全人群；北京海淀区在街镇全面成立心理咨询室，由心理咨询师向辖区居民提供免费心理咨询服务；重庆沙坪坝区司法局购买社会组织服务，对社区服刑矫正人群提供心理咨询、危机干预、法律援助和生活资源链接服务等。

心理健康和精神卫生是重要的社会问题和民生问题，涉及各行各业、多个部门。我们要建统一战线，打人民战争。各行各业齐动员，多部门通力协作，共同推进心理健康服务各项措施。"上医治未病"，疾控局牵头疾病预防控制工作，要进一步坚持预防为主方针，坚持关口前移，加大心理健康服务工作力度，提高全民心理健康素养。党的十九大报告中指出，中国特色社会主义进入新时代。我们要顺应时代发展要求，以"功成不必在我"的精神境界和"功成必定有我"的历史担当，积极投身到心理健康服务的事业中，为国民心理健康、社会和谐作出贡献。

# 第五节 重点人群的心理健康服务

## 一、关注外来务工人群的心理健康问题:富士康"十连跳"

深圳市精神卫生中心/深圳市康宁医院 刘铁榜

### 引子

春天里,他背上行囊,踏上这座繁华的都市,意气风发。

春天里,他站在这城市的十字路口,茫然四顾,纵身一跃……

如果说,21世纪以来,第一次较大的公共卫生事件是2003年的SARS疫情;那么,第一次较大的精神卫生事件当属2010年的"富士康事件"。有专家称,它犹如精神卫生领域发生的SARS疫情。

2010年上半年,深圳龙华富士康厂区发生员工丛集性自杀事件,这一全球500强之一的巨无霸企业深陷"跳楼门",举世瞩目。一时间,富士康被推上了风口浪尖,名声大振;"富士康"成为搜索热词,家喻户晓。多年来高速成长的代工航母,在后工业时代集中暴露出其脆弱的一面。

那一次次用生命发出的呐喊,敲打着富士康人脆弱的神经,挑战着公众的心理承受底线,引发了全社会的高度关注与忧虑。人们除了疑问还是疑问,于是,社会各界意欲探寻究竟,各路人马闻风而动,各种声音见诸报端杂志。

到底怎么了? 该如何解读?

### "紫禁城"的是与非

鸿飞千里,富士则康。这是著名的代工王国——富士康的经营理念,也是富士康人耳熟能详的一句话。

富士康科技集团于1974年在中国台湾创立,1988年在深圳市宝安区龙华工业园区建厂,是全球最大电子产业服务商,世界500强企业,中国内地年度出口额最大企业;拥有百余万员工及全球顶尖客户群……

《郭台铭与富士康》一书总结了富士康的生产模式：以人海战术 24 小时轮班，大量生产，从接单到交货一气呵成，让客户抢得先机。当大部分制造企业只能做到"853"产销，即 85% 的产品 3 天内出货；富士康在 2005 年就达到了"982"，即 98% 的产品在 2 天内出货，这个速度领先同行 3 天。低成本、高效率一直是富士康获取成功的法宝。

中国台湾的施振荣于 1992 年提出了著名的"微笑曲线"理论，产业链如同微笑嘴型的一条两端朝上的曲线，曲线左端是研发，右端是销售，这两端是产业链中附加值更高的地方，而处于中间底端的制造业附加值最低。作为全球最大代工企业的富士康，正是处于产业链中利润最微薄的最底端，因此不得不采取低成本策略。

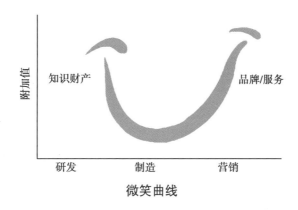

微笑曲线

老福特先生曾有句名言："如果我的工人能够像牛一样的愚蠢，我的效率会更高，我为我的工人不能像牛一样的愚蠢而感到遗憾"。富士康采用的就是典型的福特式"科学管理"模式，这种极度分工、流程式的管理在劳动密集型企业往往产生高效率，在富士康能让一个 40 多万人的集团井然有序步调一致。当然，富士康也遇到了老福特同样的烦恼："为我的工人不能像牛一样的愚蠢而感到遗憾"。而更遗憾的是出现了"连环跳"事件。

多家高校调研组对富士康的管理制度进行了深入调查。调查中一名工人这样说："这富士康厂周围都有墙，里面的人成什么了？就是个'囚'字啊！"40 多万工人被形容"囚"在一座座"紫禁城"中，"我们就是一部机器""我们比机器还快"。在某条生产线上，工人的工作是从流水线上取下电脑主板、扫描商标、装进静电袋、贴上标签、最后重新放入流水线，每个动作被设定为 2 秒，每 10 秒完成5个动作，每天要完成20 000个动作。沉重的工作任务，巨大的生产压力，超长的加班时间，直到累得眼泪掉下来。调查数据显示，工人月平均累计加班时间为83.2小时。除了体力的不堪重负，还有"挨打受骂"的日常难堪体验。一名工人戏称富士康的管理不是所谓的"人性化管理"，而是"人训话管理"。

"成也萧何败也萧何。"等级森严层次繁多的组织机构，半军事化高强度的工作模式，铁血非人性化的管理方式，为富士康铺就了"成功之路"，创造了辉煌今天。但，这是一把"双刃剑"。正是通过控制成本在微利之间险中求胜，造成了一线员工的高强度高压力，让工人感觉像机器，活着没意思。

有人认为，是代工模式瓶颈导致了富士康目前的困局；有人认为，是制度执行有余、关怀不足导致了富士康员工以极端方式表达；还有人认为，事件发生后富士康马上给予自杀员工高额经济赔偿，这种不恰当的善后无异于对自杀行为的奖赏和鼓励……

然而，富士康问题并非个案，像富士康一样拥有几万、十几万、数十万员工的大型企业，在深圳及我国其他地区并非少见，富士康所面临的问题正是"转型中国"问题的缩影。对于大多数企业来说，实施科学的管理方式来提高劳动生产率是十分必要的，如何将科学管理和人本管理有机结合，成为当今时代的一大主题。

### "跳楼门"与"招工热"

2010年1月23日—5月26日，10名员工生死只在顷刻间，他们年龄都在18~24岁之间。当那一个个花样年华，在其生活画卷刚刚展开，甚至还未来得及绽放灿烂时，就戛然而止。一走了之，也许是他们想象中最好的归宿。

是什么，让他们的青春无处安放？

有人认为，这是一种心理上的"感染性"。也有人认为，坠楼员工并非只是单纯心理意义上的模仿、感染。感染仿效模式的前提是他们相似度极高的共同情感感受，产生共同感受的是相似的社会经历、生活环境。

这些悲剧的主角，会有着怎样的个人色彩？为探寻究竟，深圳市精神卫生中心组织国内精神医学与流行病学领域共十位专家，通过现场流行病学调查，查阅事发后警方所做的询问笔录与现场勘查报告，访视幸存者及知情人等方式，从流行病学和精神医学的角度对坠亡员工进行了分析探讨。结果发现，10名死者中，男性8人，女性2人；可初步诊断精神疾病3人，虽有个别症状但不足以诊断精神疾病2人，可初步排除精神疾病诊断5人；入职时间不到1年有7人；自杀前有较明显事前迹象7人，事前迹象不明显1人，未发现事前迹象2人；自杀可能的原因，与精神病态症状（如幻觉、妄想）相关2人，与心理压力过大有关3人，与理想破灭绝望有关1人，与应激性生活事件有关1人，原因不明3人。

专家认为，自杀行为既是一种心理现象，也是一种社会现象。自杀行为成因十分复杂，不宜简单归因，不宜简单批评，不宜简单指责。从宏观角度看，富士康公司和员工的某些特殊因素不过是压垮这些年轻人的最后一根稻草，新生代农民工普遍面临的生存困境才是背后的重要推手。那么，事件的背后，透视着怎样的生存之困呢？

其一，就业困惑——

《流水线上的兵马俑》这是2014年跳楼身亡的富士康员工许立志对自己曾经工作车间冷峻的白描和诗意的批判。"这些不分昼夜工作的打工者……/整装待发/静候军令/只一响铃功夫/悉数回到秦朝。"兵马俑们数量惊人，整齐划一，严阵以待，正如处于准军事化高压管理之下的农民工们。

富士康苹果生产线的工人写过一首名为《在这里》的诗，他们用呐喊的方式表达了工人的迷茫与不满。

"每一颗螺丝钉努力地旋转，却转不出想要的未来。"这大概是那些用生命无声抗争的工人们内心深处最无奈的迷惘与凄凉。螺丝，没有未来的螺丝。

压抑、枯燥、乏味、辛苦、忙碌、累、没前途、无聊、无奈、空虚，这是调查中工人们对于富士康的描述中使用最多的词汇。正如工人们所形容的，富士康帝国训练了他们的身体，改变了他们的性情，格式化了他们的头脑，禁锢了他们的思维。

与老一代农民工进城务工为了解决温饱问题不同的是，新生代农民工进城是为了寻求更好的发展空间，寻找更高品质的工作。可是，与城市居民相比，他们无论在文化程度还是综合素质方面都存在较大差距，这种竞争力的缺乏使他们难以找到理想的工作。

其二，身份困惑——

带着闯天下、寻发展的目的，新生代农民工来到都市，一心想跳出农门入城门。然而,低微的收入使他们难以和城市人一样体面地生活;高企的房价阻挡了他们在城市安居乐业的步伐;社会保障缺乏使他们无法在城市落地生根……有人这样形容新生代农民工:"他们来自农村,却早已离开了土地。他们身在城市,却难以很好地融入都市生活"。他们只能在城市与乡村之间钟摆式来回摆动,游离于城市和农村的边缘,"双重边缘化"是新生代农民工所面临的身份困惑。

其三,精神困惑——

卢新,这个湘潭大学的毕业生,曾参加过湖南卫视的"快乐男声"节目,在富士康入职新人才艺大赛中还获得了二等奖。这个年仅24岁的阳光男孩,在最后的日记清晰记录了对于前途的不知所措:"放弃了最喜欢的公共职业;支持西部建设,为了钱,来到了公司,结果阴差阳错没进研发,来到制造,钱还算多,但在浪费生命和前途……哎,真的很后悔……现在我的人生第一步就走错了,很迷惘……"从中可以看到乐观外向的卢新突发精神异常的深层原因,理想与现实巨大反差造成内心的强烈冲突。因看不到前途,对未来迷茫而自杀具有相当的代表性。

同时,新生代农民工具有强烈的自卑感。与城市居民相比,他们在生活水平、落户、就业、社会保障等方面长期处于弱势地位,自尊心受到严重打击,从而产生严重的自卑心理。

法国著名学者埃米尔·迪尔卡姆在其名著《自杀论》中指出,个体的社会关系越孤立、越疏离,就越容易自杀。尽管富士康视员工为第一宝贵财富,但其实上下级关系和同事关系非常紧张、冷漠。甚至有媒体评论说,富士康员工已陷入"人际荒漠"。同宿舍员工都是"鸡犬之声相闻,老死不相往来"。碎片式人际状态,无处宣泄的情感,让他们独自承受着生命所无法承受的重量。

三困交加,情何以堪!

与"跳楼门"形成鲜明对比的是"招工热",仍有不少人期待加入富士康。富士康有吸引他们的一面,也有让他们迷茫的一面,使人往往徘徊在去与留之间。富士康是一座让人既想冲进去,又想逃出来的"围城"。深圳市工会副主席王同信介绍,深圳富士康45万员工中,工作5年的员工只有2万左右,而工作不到半年的员工高达22万,每年员工流失率达35%以上,这意味着富士康几乎每3年就要完全换一批人。

### "救火队"与"侦查组"

世界卫生组织专家断言，从现在到 21 世纪中叶，没有任何一种灾难能像心理危机那样给人们带来持续而深刻的痛苦。从疾病发展史来看，人类已经进入心理疾病时代。

富士康"十连跳"将新生代打工族的心理健康问题放到了聚光灯下。对于新生代打工者来说，工作、家庭、感情都可能是造成心理压力和心理危机的原因，理想破灭、绝望、归属感缺乏则是引爆心理炸弹的导火索。有的自杀者生前曾遭遇急性事件，例如借钱反复被拒、失恋、与上司吵架等。这些事件的发生，就像扣动扳机一样，触发了自杀行为。

专家表示，对于新来深圳的打工人员中，"适应障碍"是最常见的心理问题，犹如心理上出现了"水土不服"。在"再苦不能苦孩子"的环境下长大，成长中缺少"挫折课程"，因此"磨难期"就会推迟到进入社会时到来。年轻人来到新环境，要融入新氛围、新文化，必然要面对不少困难，会感受到一股无形的心理压力，甚至有可能陷入一种心身不适应的状态，出现所谓"适应障碍"。外来劳务工对来深圳打工的预期往往过高，而现实中达不到，造成理想与现实的冲突，如果不能及时调整，身边又缺乏社会支持系统，就会进一步加剧适应障碍，对环境排斥、拒绝、不接受。

所幸的是，外来劳务工的心理健康问题在较早期就得到了政府部门的重视。早在 2009 年初，原卫生部就将深圳市列为"心理健康指导试点工作"城市之一。市卫生和人口计生委选定宝安区富士康集团为试点企业之一，开展"外来劳务工心理健康指导项目"。在富士康集团配合下，深圳市精神卫生中心在企业开展了系列心理健康促进活动，举办心理卫生联络员培训，协助企业建立心理服务网络，帮助患有心理疾病的员工转诊诊疗，为员工提供多方位的心理保健服务，"百场心理健康讲座进企业"便是当年的品牌行动。但是，囿于非常有限的精神卫生服务资源，"微薄"的心理健康教育和服务对于拥有 40 万员工的巨头而言，可谓杯水车薪。一项调查结果显示，外来劳务工中认为自己需要心理咨询的比例为 41.9%，而曾接受过心理咨询的仅占 2.4%。

不幸的是，2010 年富士康无法预料却不可避免地发生了"连环跳"事件。5

月6日"第七跳"触发媒体热炒后，富士康成为国内外高度关注的焦点，富士康高层发出了紧急心理求援信号。

深圳市原卫生和人口计划生育委员会立即召集心理卫生专家对这一频发性自杀事件进行了分析研究，向深圳市政府提交了《关于对富士康科技集团频发自杀问题干预措施建议的报告》。报告指出，本事件不是简单的员工个人心理与行为问题，也不是一次偶然的、孤立的事件。除了社会层面的原因之外，更主要是该公司长期以来在发展模式、管理方式、企业文化、健康管理等方面累积问题的综合反映；应急性的心理干预固然有其作用，但只能起到治标作用。走出目前危机，还需要从强化公司的人性化管理、强化员工心理健康服务、探索现代企业心理服务模式等方面入手。

心理援助是富士康事件危机处置的一部分。面对紧急态势，深圳市政府亲执"指挥棒"，深圳市原卫计委迅速组建由50名精神卫生专家参与的"救火队"，轮流值班进驻富士康集团，现场为员工提供24小时心理救援服务。专家组迅速制定了心理救援工作守则、工作流程和信息通报等制度，规范有序地开展心理危机干预工作。

专家组划分为行政事务、咨询干预、医学甄别、临床诊疗、宣传教育、信息管理、后勤保障7个工作小组。富士康以"事业群-处-部-课-组-线"为单位进行普查，对发现具有心理、行为、情绪和精神等方面问题，尤其是有自杀风险的员工，及时送专家组处理。专家组对来访者进行心理评估和精神医学筛查，根据筛查结果分为心理问题者、自杀风险者和精神疾患者，实行分级分类干预。从2010年5月18日至7月31日，现场专家组共接诊求助者629人，确诊精神障碍216人，疑似精神障碍121人，转诊住院91人，高危者（包括有消极意念、自杀企图、自伤自杀行为者）181人。所有咨询者都得到了妥善的医学、心理学处置，及时化解了高危者的心理危机，有效避免了坠楼自杀事件的再次发生。

除了"灭火"，还有"造血"。为了充分利用集团内部心理卫生服务资源，专家组对集团龙华、观澜厂区的二个社康中心共60余名医务人员进行了重性精神疾病的识别转诊及应急处理培训；对"员工关爱中心"35名热线接线员、18名心理咨询师和近 100 名心理保健骨干人员进行了自杀干预技巧培训。现场专家组因地制宜，见缝插针，对集团心理卫生工作人员指导分析个案，注重提升他们的能力。同时，协助集团完善心理服务体系，增加心理热线，合理规划心理咨询点，鼓励员工利用心理服务资源；继续招收心理咨询师，使集团自身的心理服务队伍延伸至基层班组。

一方有难，八方支援。5 月底至 6 月初，我国的台湾及其他省份心理专家纷纷抵达深圳富士康。深圳本地专家积极与外地专家沟通联络，交流经验，共商对策。各地专家分工协作，共同开展现场心理危机救援工作。

来自我国台湾永龄健康基金会、马偕医院及彰化基督教医院的 60 余名专家，协助企业组建"自杀防治守门员"队伍，进行集中培训；应用 BSRS-5 自杀高危险群监测量表（心情温度计）对员工进行评估筛查；成立"相亲相爱小组"对员工情绪与行为变化进行监测。

来自四川大学华西心理卫生中心、成都市第四人民医院的 30 余名专家，对富士康 4 000 名员工进行了心理卫生知识讲座、心理状况评估和团体心理咨询。

来自北京、河南、陕西等省份的 40 余名专家，深入企业事业群，与员工进行访谈，开展员工心理疏导和团体活动，对访谈与活动中发现的可疑人员进行进一步的咨询、评估和干预。

为了制止自杀蔓延，富士康集团紧锣密鼓地展开自救行动。根据专家建议，有的放矢采取了一些预防措施。具体包括：在员工中迅速组织"相亲相爱小组"，尽早发现隐性自杀者；打造员工心理健康维护体系，在厂区内培养 1 000 名心理辅导师，开设心理咨询室，建立员工关爱中心，开通 28 条"78585"员工关爱热线，提供心理求助和心理疏导服务，对新进厂的员工进行心理测试；建立联席会议制度，人力资源、党委、工会、卫生、安全等部门每天召开专项会议，现场解决问题；建立信息员制度，发现员工的工作、生活、交友、情感、心理等异常状况及时通报；加强文化建设和心灵关怀，设立宣泄室，播放励志、情感、成长类电影等；增设硬件防护措施，在所有员工宿舍及工作区的高层建筑都设立防坠网。

还有两件事值得一提。

公开道歉。5 月 26 日，在深圳龙华厂，富士康科技集团总裁郭台铭首度公开面对数百家媒体。当着千余人，他深深三鞠躬，"除了道歉还是道歉，除了痛惜还是痛惜"。

二度加薪。6月2日，富士康宣布加薪30%以上，普通员工月工资从900元升至1200元。6月7日，发布公告增加深圳地区生产线员工的薪酬及工资，将经考核合格的一线员工（含作业员及线组长）的基本薪酬及工资由1200元调升至每月2000元，升幅达66%。

与此同时，该事件引起了政府、媒体和学界的特别关注。各级调查组纷纷出动，深入研究富士康的管理和困局，急富士康之所急，忧富士康之所忧。各路记者通过各种渠道对富士康进行"穿刺检查"，努力寻求事件的真相。

2010年5月底，由国家人力资源与社会保障部、全国总工会和公安部组织的中央部委联合调查组进驻富士康进行调查，深入分析自杀事件发生的原因，进一步研究解决问题的对策。原卫生部和广东省原卫生厅领导到富士康现场察看和指导心理危机干预工作，强调要求恰当定位、抓住重点、保护隐私、帮助企业和整合资源。时任深圳市副市长、公安局长李铭与富士康集团高层商讨防范措施。

2010年6—8月底，包括北京大学、清华大学、中山大学、香港中文大学、台湾大学等大学在内，来自海峡两岸20所高校60多名师生分头对富士康的大陆工厂进行了实地调查。通过问卷调查、深度访谈、深入生产线等方式，收集了大量的第一手资料，并最终公开发布了《"海峡两岸"高校富士康调研总报告》。调查报告揭示了富士康存在的问题，提出对策和建议，为相关部门制定政策提供参考依据。

2010年5月，南方周末刊登了《与机器相伴的青春和命运——潜伏富士康28天手记》，披露了富士康"连环跳"事件中部分工人的自杀内幕，感性地描述了中国部分地方产业工人的真实生存状态。

专业救火，专家把脉，有反思，也有启示。

### 前车之鉴

逝者已矣，十年之祭，愿灵魂安然。

生者如斯，痛定思痛，借前车之鉴。

"天之道，损有余而补不足，人之道则不然，损不足以奉有余。"老子《道德经》朴素的法则深刻地体现在当今中国的财富分配模式上，收入差距扩大逐渐严重。根据"二八法则"，20%的人拥有80%的财富，80%的人拥有20%的财富。

前深圳市委书记王荣指出，富士康发生的这一系列事件，是快速工业化、城市化、现代化的特殊阶段出现的特殊问题。

这是一个时代问题，这是一个社会问题，这是偶然中的必然。

正如白岩松所说，时代在变，人们的期待也在变，为人们的健康、幸福和尊严增加成本的时代已经到来。富士康这些年轻生命所承受的沉重，实际上是经济社会所付出的一种代价，帮他们卸掉这些负担，企业的责任不容推卸，政府和社会也有一份应尽的义务。如果漠视这些无形的社会成本，任何经济发展都换不回真正的幸福指数。

2010年，中央一号文件明确指出，要"采取有针对性的措施，着力解决新生代农民工问题"。全国新生代农民工数量达1亿左右，80后已是主流，90后越来越多。他们从70后、60后手中接过接力棒，已成为中国制造的主力军。这是完全不同的一代，他们的童年几乎没有吃不饱饭的记忆，其中相当部分是独生子女，接受了远比他们父辈更好的教育。他们都渴望融入城市社会，享受现代城市文明。他们对自身的权益更了解、更关注。可想而知，他们也没法像其父辈那样任劳任怨，不可能具有父辈那样的承受力。他们肩负着两个使命，一个是改变父辈的生活质量，一个是改变自己的命运。

这是中国整个社会结构的重大变化。未来中国发展面临一种新的博弈，就是成本越来越大，除了工资成本，一个陌生名词逐渐浮出水面——心理资本。美国著名学者Luthans于2004年提出心理资本概念并延伸到人力资源管理领域。心理资本是指个体在成长和发展过程中表现出来的一种积极心理状态，包含自我效能感（自信）、希望、乐观、坚韧、情绪智力等。如同物质资本存在盈利和亏损的问题，心理资本同样存在盈亏，即正面情绪是收入，负面情绪是支出。人的所谓幸福，实际上就是其心理资本能否足够支撑他产生幸福的主观感受。

国外研究通过效用分析发现，心理资本增加2%，每年就可能给公司带来1000多万美元的收入。对于企业而言，拥有出色的企业精神、团队文化、心理资本优秀的管理者和员工，就具备了最有价值的核心竞争力。这是对"中国制造"提出的新的课题。

去过富士康的人都认可这样一个事实:富士康生产区非常好,在工厂里配备网球场、咖啡厅、宣泄室。但是,一杯几十块钱的咖啡,一次几十块钱网球,对工人们来说太奢侈了,所以只能当做一道风景。企业关注员工心理健康,最好的方式就是匹配他们真正的需求。蓝领需要什么? 白领需要什么? 高层管理者需要什么? 迎合他们的共性需求和个性需求,才是最好的方式。或许,这才是治本之策。

世界卫生组织在《预防自杀:一项全球要务》里面说过:"自杀是个复杂现象,极少由单一原因引起。生物、遗传、社会、心理、文化和其他环境因素相互作用下可能引发自杀行为,一些人选择如此,但同样程度甚至更恶劣的遭遇下有一些人仍然选择活着。无论如何,自杀在所有国家都是需要严峻处理的公共健康问题。最重要的是,多数自杀是可以预防的。"对于国家和整个社会来说,建立和完善自杀预防工作体系和工作机制,可谓任重道远。

## 参 考 文 献

[1]陈仁芳.富士康"虎狐"文化管理模式与员工"十二连跳"深层心理冲突之探讨[J].长江师范学院学报,2011,27(2):71-76.

[2]"两岸三地"高校富士康调研组."两岸三地"高校富士康调研总报告.2010 年.

[3]周阁小雪.论企业的人权保障——以富士康"连环跳"事件为例[D].重庆:西南政法大学,2011:1-45.

[4]杨曦,刘铁榜,杨洪,等.富士康深圳工厂 12 名员工丛集性自杀原因的回顾性分析.中国心理卫生杂志,2012,26(2):120-123.

[5]潘毅.富士康:全球产业链低端企业的生态环境[J].经济导刊,2014(5):67-71.

[6]潘毅,郭于华,卢晖临.解构富士康[J].中国工人,2011(1):22-24.

[7]爱米尔.杜尔凯姆.自杀论[M].冯韵文,译.北京:商务印书馆,2001:214-215.

[8]冯占军.从富士康事件透视新生代农民工生存困境[J].长江论坛,2011(4):59-63.

[9]王珊.透过富士康事件看企业文化[J].东方企业文化.商业文化,2010(7):35-36.

[10]游丽琴,刘铁榜,杨洪,等.富士康深圳工厂员工丛集性自杀事件精神卫生干预的主要经验.中国心理卫生杂志,2012,26(2):129-132.

## 二、关注儿童的心理健康问题

### （一）让中国医师认识 ADHD

#### 人物专访：上海市精神卫生中心颜文伟教授

上海市精神卫生中心　徐一峰

注意缺陷多动障碍（attention deficit and hyperactivity disorder，ADHD），一般称为儿童多动症。这个医学概念是由颜文伟教授在 20 世纪 70 年代引入中国大陆的，当时称为 MBD，一般人称之为"多动儿童"。颜文伟教授于 1953 年毕业，是上海市精神卫生中心的精神科主任医师、兼《上海精神医学》副主编。1998 年退休，继续从事门诊工作至 2011 年，此后仍通过网络医疗平台，在为精神疾病的诊断治疗继续着自己的贡献。他是中国研究 ADHD 的先驱。此次笔者有幸对颜文伟教授作了专访，通过他生动的叙述，了解到了这个让中国医师认识 ADHD 的曲折过程。

到 1975 年左右，中国医生能浏览到一些外国文献。就是在这个时候，颜文伟教授第一次看到脑功能轻微失调（minimal brain disfunction，MBD）这个词，他觉得很新奇。对于文献中提到的可以用药物解决小学生的"顽皮"问题，他十分感兴趣。当时学校里，每个班级都有几个顽皮孩子，老师让他们坐在第一排或最后一排，或者用罚站的方法，但是往往都解决不了问题。颜文伟教授就想到，对这些"MBD"儿童，药物治疗或许可以奏效，于是就开始了对于这一问题的研究。

当时中国还没有文献中所提到的药物利他林（哌甲酯），颜文伟教授就采用了药理作用近似的丙咪嗪，在黄浦区肇周路小学进行了实验。（笔者注：当时，学校的管理还是较为宽松的，难以想象如今的学校会允许这样的实验，而中国认识 ADHD 的脚步也可能因此会有所放慢）通过班主任，颜文伟教授在班里选择了几个令老师头痛不已的学生，考虑到丙咪嗪有嗜睡的副作用，就要求孩子回家后在晚上睡前吃两片（每片 25mg）。第二天，老师就给颜文伟教授传来了喜讯：原先听写得 0 分的孩子，今天居然拿了 100 分。老师将两张考卷给颜文伟教授过目，并连连称赞"真灵"。随着实验的扩大，不是一个人而是几十个人都有这样的转变，让颜文伟教授认识到了的确有 MBD 的真实性。

于是，从 1978 年起，颜文伟教授在上海市精神卫生中心就开始了相关的诊疗，可以说这就是迈出了中国研究和治疗 ADHD 的第一步。1979 年，颜文伟教授整理了上述在小学里的实验以及门诊治疗的初步结果等资料，希望整理成文发表，让更多家庭和儿童受益。在前往上海医学会将案例前后对比的试卷等原始资料进行制版时，颜文伟教授偶遇了当时的田会长。田会长建议先在供领导参看的内部资料"医学动态"上刊登，看看领导对这个新概念的看法。当时的科学画报社就是通过这个途径看到了这篇文章，并且找到颜文伟教授，最终促成了 1980 年《一种容易被人忽视的"疾病"》一文的刊登。这篇文章就此在全国范围内引发了轰动效应，科学画报一下子收到了数千封家长来信讲述咨询孩子的问题。后来，科学画报社以这篇文章代表出版社参与了新长征优秀科普作品的评选，获得了二等奖。

在文章发表以后，上海乃至全国的多动儿童的家长带着孩子纷至沓来，寻求诊疗。在 MBD 的治疗过程中，药物渐渐告急。一开始治疗的时候采用丙咪嗪，用完之后改用苯丙胺，最后将全国苯丙胺的存货都调到了上海，仍供不应求。颜文伟教授只得向他的老师夏镇夷教授汇报情况，之后就成立了由夏镇夷教授任组长，颜文伟教授和徐韬园教授任副组长的多动儿童科研组，并联系了上海医药工业研究院的副院长童村研制药物利他林。

有了足够的药品，颜文伟教授就组织医生在原本做研究的肇周路小学的礼堂开始了每周日上午的多动儿童门诊，门诊费只有五分到一角，为家长们更好地解决问题，前来看病的儿童络绎不绝。在这个过程中，颜文伟教授也开始了对于多动儿童更为深入的研究，总结出了三种多动儿童的诊断指标。第一个是"翻手试验"，"翻手"需要比较高的协调能力，而这正是多动儿童的缺陷所在，用来作为辅助诊断的方法，可以达到 70%~80% 的符合率；第二个是"注意检测"，颜文伟教授自行设计了一种长达 20 分钟的测试，可以检测儿童注意力是否不够集中，结果表明这种方法也有高达 70%~80% 的符合率；第三个是"乙酰胆碱皮试"，这是在偶然的机会下发现利他林可以治疗异位性皮炎，通过皮肤科教授的介绍引入了这个试验。这些诊断方法作为辅助诊断多动儿童的生物学标志，是前所未有的方法，它们对 ADHD 的研究发展有着重要的意义。

　　然而，当时很多儿科医生对于"多动儿童"的诊断和治疗，没有足够的认识，往往加以反对。甚至卫生系统的部分领导也曾亲自出面劝阻过家长前来门诊。好在不少多动儿童在治疗后，学业和行为都发生了明显的变化。经过了几年的曲折，"多动儿童"的诊断和治疗，终于在上海、在全国，得到了精神科和儿科的公认和推广。

　　由于工作调动，1989 年，颜文伟教授开始改任上海精神医学杂志的副主编，就不再在一线参与多动儿童的研究和治疗。尽管如此，一直以来，作为国内治疗研究 ADHD 先驱的颜文伟教授仍心系这项事业。对话伊始，颜文伟教授就强调了，对于 ADHD 而言，现在普遍使用的"多动症"这个名称，并不妥切。ADHD 其实并不是一种"病"，只是儿童的自我控制能力发育得晚了些，随着年龄的增长，儿童的自我控制能力会逐步自行改善。他曾对多动儿童进行了三十年随访，发现大部分多动儿童在成年后自己好转了，只是由于当时没有很好地学习，对他们日后的发展总有一些影响。足见颜文伟老教授对于这项事业的感情。也正是当年以颜文伟教授为代表的老一辈医务工作者们，用自己勇于尝试、不怕困难、不怕失败的勇气和作风，才使得中国的医师们可以在那个年代认识到 ADHD 的存在，并为众多多动儿童及其家庭带来了希望。

　　注：以上内容为对颜文伟教授进行专访后整理所得。

## 人物追忆：为独生子女心理健康奔走呼吁的陈学诗教授

北京安定医院　　侯也之

　　陈学诗教授，1917 年 8 月出生于江苏无锡，1942 年毕业于贵阳医学院。毕业后曾先后在华西，齐鲁两大学联合医院、南京中央医院、南京精神病防治院任神经精神科医师、主治医师，北京医院脑系科副主任、主任医师；北京安定医院院长，首都医学院精神卫生教授，北京安定医院名誉院长，北京老年精神卫生中心主任，中国心理卫生协会理事长，中华神经精神科学会主任委员；中华医学会神经精神科杂志总编辑等。1988 年被评为全国优秀院长。1995 年被中华医学会评为"为医学事业作出突出贡献的专家"，同时获得优秀总编辑奖；2005 年获中国医师协会颁发的"中国杰出精神科医师奖"。

　　陈学诗教授从事神经精神科工作四十余年，担任高等医学院校教学三十余年。到北京安定医院后，为了适应单纯的生物医学模式向生物、社会、心理医学模式的转变，提出了打破单一药物治疗的陈规，建立了心理、工娱、行为矫正、音乐等多种综合治疗的新格局。率先建立了临床心理社会科，并着手培养了一批工娱疗员、心理员、社工员，促进了医疗、护理、心理、工娱、社工五支临床队伍建设，推进了精神病临床管理向现代化迈进。

在陈学诗教授的积极倡导下，1985年成立了全国第一所老年精神卫生中心。在老年精神病的临床治疗及开展对延缓衰老过程、老年性痴呆等课题的研究方面，填补了我国的一项空白，得到了国家和社会同行的重视和支持。1987年又建立了心身疾病门诊；完善儿童精神科；精神病司法鉴定等工作使医院逐步形成医、教、研、防一体和具有普通精神病、儿童、老年、中医、中西医结合、防治和司法鉴定等门类较为齐全的精神病专科医院。陈学诗教授自1984年担任北京安定医院院长以后，对建立健全医院的各学科门类付出心血，取得有目共睹的成就。

成立中国心理卫生协会是陈学诗教授多年的愿望。经他与同道们6年的不懈努力和积极筹备，中国心理卫生协会于1985年正式成立，陈学诗教授为第一任理事长。在1990年召开的该协会全国代表大会上，陈学诗教授继任理事长。在有关单位和全体会员的努力下，我国的心理卫生事业不断向广度和深度发展，从而促进了国民的心理健康水平、社会适应能力和人口素质的提高。陈学诗教授曾任中国心理卫生协会主办的《中国心理卫生杂志》第一副总编辑及《心理与健康》杂志总编辑。

陈学诗教授关心着精神疾病患者的治疗和康复，也关心着全社会的精神健康，对于20世纪80年代以后涌现出的独生子女一代的心理健康更为关注。他在不同场合均提到关注独生子女心理健康的重要性。无论是见到上级行政领导，还是同行专家，他总是把独生子女的心理健康问题挂在嘴边。他经常说，在独生子女这一代的培养和教育上，存在的主要问题是重躯体轻心理，重知识轻能力，重智力开发忽视人格培养，重教而不会教的倾向极为严重……因此，培养健全的人格，在实行独生子女政策的中国尤为重要。人格的发展始于生命的开始，早期的生活经验不仅制约着当时的生长发育状况，对以后的儿童期、青少年期乃至整个成人期的人格、智能水平和社会适应能力均具有重大影响。在他的积极倡导下,原卫生部、原国家计生委领导对此问题给予了极大重视。

为了开展对独生子女心理健康的研究,陈学诗教授亲自作为课题负责人,主持并开展了对独生子女心理健康为期五年的研究项目,获得原国家计划生育委员会的资金资助。在他的主持下,全国10个省份(北京、上海、江苏、湖南、四川、浙江、黑龙江、山东、陕西、宁夏)的精神卫生专业机构参加了此项研究,覆盖了我国大部地区,所涉及的案例具有广泛的代表性。本研究采用前瞻性的研究方法,从胎儿期开始,对独生子女进行早期系统干预,并较全面评估了早期干预对培养独生子女健全人格的影响,以期为我国儿童的优育、优教提供理论和方法学的指导。

综合干预是培养儿童健全人格的有效措施。目前的多数干预性研究中,对认知能力提高的研究较多,而对人格发展全面系统干预的研究较少。在目前独生子女问题比较突出的情况下,这个研究就更有现实的指导意义。具体的干预方法有,在胎儿期对孕妇及家庭进行优生指导;进行集体的系统胎教理论学习、操作指导及咨询,并做个别训练指导。在1~3岁的早教组,执行幼儿人格培养方案,包括加强感知觉训练,培养良好的生活习惯、语言训练、智力开发、运动训练等。在3~6岁的幼教组执行幼儿人格培养方案,包括继续培养良好的生活习惯,开发智力,入托前训练,培养儿童自我约束、自我调节和独立生活能力,要求父母提高自身素质,讲究教育方法和态度,定期召开家长座谈会,组织家长进行相互交流。研究显示,研究组的儿童的行为问题检出率为6.2%,低于对照组13.3%的检出率,也明显低于全国22城市样本中4~5岁组14.3%的行为问题检出率。在社会适应能力发展方面、智力水平发展方面、气质特点、人格发展倾向方面,两组相比较,研究组均显著优于对照组。而研究组内部(胎教组、早教组、幼教组)相比较在行为问题、社会适应能力、人格发展倾向方面均显示胎教组最优,其次依次为早教组、幼教组,研究表明,独生子女常合并较多的心理卫生问题,任性娇气、脾气暴躁、侵犯霸占、独立性及社会交往能力差在独生子女中较为突出。健全的人格是心理健康、社会适应良好和道德品质高尚的基础。人格在幼儿期就形成雏形,以后随年龄增加,人格的可塑性也越来越小。因此,在幼儿期培养健全的人格，对预防和早期干预幼儿心理卫生问题，促进儿童身心健康，具有十分重要的意义。正像陈学诗教授经常说的那样：干预越早，效果越好！

### （二）择一事终一生，工匠精神永流传

#### 人物专访：南京脑科医院儿童心理卫生研究中心陶国泰教授

南京脑科医院 张宁

陶国泰（1916—2018年），江苏无锡人，中共党员，主任医师。1941年于中央大学医学院医疗系毕业后，在中央大学医学院、华西大学医学院从事了长达五年的医教工作，1947年回到南京协助程玉麟创建精神病防治院，1948年获世界卫生组织奖学金赴美国加利福尼亚大学兰利·波特精神医学研究所攻读儿童精神医学。1949年，新中国成立之际，陶老毅然回国，开始致力于我国仍是空白的儿童心理卫生事业的发展。1984年，他在南京创立了国内第一所儿童心理卫生研究机构，前后亲自诊治了来自全国各地的患儿近万名，培养了儿童精神病学和儿童心理卫生的专门人才300余人。2000年，美国儿童和少年精神医学会（AACAP）表彰了陶老在中国乃至全世界范围内为推行儿童精神疾病的治疗以及发展儿童和家庭的预防模式所作的贡献，特聘请其为荣誉会员并授予奖牌，确立了他"中国儿童精神医学之父"的重要地位。

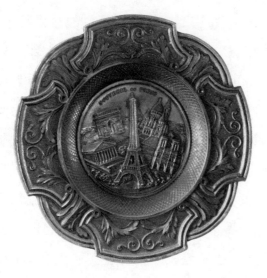
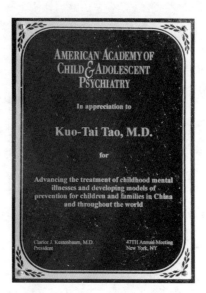

美国儿童少年精神医学学会在第47届年会上表彰陶国泰教授在中国和全世界对推动儿童精神疾病的治疗和发展儿童和家庭心理卫生的预防模式作出的贡献

### 早年经历

20世纪初，在医疗条件极度落后的国内，很多疾病都被认为是不治之症。当时正值青春年少的陶老看着常年被咳疾折磨的父亲以及整日病痛缠身的母亲，便萌生了治病救人的从医之心。父亲去世后，作为家中长子，陶老承担起了一家六口人的生活重担，尽管条件艰苦，但他始终没有放弃从医的理想，而是独自北上，以超越常人的学识与毅力考上了中央大学公费生。陶老异常珍惜这来之不易的学习机会，每次上课都坐在第一排的中间位置，这种勤学好问、孜孜不倦的学习态度贯穿了他的一生，也为他赢得了更多的学习机会。

毕业后，陶老在南京、成都工作了一段时间，五年的医教工作使他深入一线，摸清了我国的医疗水平，也使他深刻地感受到了自己所肩负的责任。其中，国内对精神病学的普遍忽视以及对儿童精神病学研究的匮乏令他尤为担心。1947年3月，在程玉麟的召集下，陶老与神经医学科医师陈学诗、唐培根、洪士元一起回到南京，协同筹备南京神经精神病防治院的建院事宜。1948年，陶老接受了来中国工作的世界卫生组织专家的推荐，以儿童精神病学为方向，远渡重洋赴美国进修。1949年9月，新中国成立之际，身在美国的陶老专程坐飞机回国，并于10月1日当天参加了国庆典礼，回国后的他仍选择来到南京神经精神病防治院任职，将留洋学得的智慧本领奉献给祖国和人民，延续未完成的职责与使命。

抗美援朝是陶老回国后的第一条战线。从1950年10月开始，南京神经精神病防治院就陆续派遣了占全员总人数三分之一的医、护、技、后勤同志组成志愿医疗团第五医疗队，开赴前线为伤病员服务。陶老是首位被派遣的医生，同时也是带队医疗队长，在当时前线尚无接受精神科伤病员医疗机构的情况下，医疗队服从上级安排并积极与部队配合，在长春第一医管局第18陆军医院35队建立了第一个拥有120张床位的精神病房，收治精神科伤员，开展休克治疗、睡眠治疗、营养和工娱治疗，使精神科伤员很快恢复了健康，重返前线战斗，医疗队和志愿军伤病员之间也建立起了深厚的感情。

### 创立儿童中心

陶老是我国研究儿童精神病学的先驱之一。早在1955年3月，陶老就主持进行了儿童神经症和精神病防治的工作，发表了国内第一篇有关儿童精神疾病的论文——《开展儿童神经症和精神病的防治工作》,并在南京神经精神病防治院开设了儿童精神病和行为指导门诊,这项工作实为我国儿童心理卫生工作的开端。次年,陶老在老二病房楼下开设了全国首家儿童精神病房,1958年,占地452平方米、开设24张床位的新儿童精神病专科病房也落成了,这一切都为后期儿童心理卫生研究中心的成立打下了坚实的物质基础。

在临床医疗工作上,陶老在孤独症、儿童多动症等方面都有着高深的造诣和独特的见解。据南京脑科医院儿童心理卫生研究中心所长柯晓燕主任回忆,陶老是我国最早关注儿童精神卫生的专家。早在1978年,他就已经诊断并带领大家认识过孤独症。1982年,陶老报告了《婴儿孤独症的诊断和归属问题》,最早明确指出了我国存在婴儿孤独症,并开创了我国孤独症的研究领域,成为中国儿童孤独症研究领域的"第一人"。

在陶老的不懈努力下,20世纪80年代初,儿童心理卫生研究日益受到人们的重视,陶老也开始着手准备儿童心理卫生研究中心的创建。迎着改革开放的春风,陶老的提议得到了当时南京市委领导的高度重视与支持,在政府的帮助下,我国第一所儿童心理卫生研究中心于1984年6月1日正式揭幕成立。新建的儿童心理卫生研究中心大楼共2 640平方米,可设床位80余张,实开住院部25床,培智部日间住院40床,并设有门诊部、住院部、培智部、社区服务部,以及遗传、脑电图、心理发育评定、电教室、图书室、工疗室和行为矫治室。

1986年9月,为推动全国儿童心理卫生工作的发展和方便患病儿童的预防、诊治工作,促进科研及国际交往,儿童心理卫生研究中心遂与南京神经精神病防治院分开建制,隶属于南京市原卫生局,由陶老亲自担任所长。次年,陶老与世界卫生组织合作,成为"世界卫生组织儿童心理卫生科研和培训合作中心"。1988年,儿童心理卫生研究中心被原卫生部确认为"中国儿童心理卫生指导中心",并增设门诊咨询部、弱智儿童培智部、儿童精神病住院部、孤独症康复训练部以及社区工作部。

儿童心理卫生研究中心的丰硕成果也使其成为了中华医学会精神科分会儿童精神病学组的挂靠单位。目前是第九次被世界卫生组织定为世界卫生组织儿童心理卫生研究和培训合作中心。20世纪90年代以来,开办了多届"儿童心理卫生新进展全国讲习班"，由世界卫生组织顾问、美国夏威夷大学医学院教授波尔曼医生，美国爱荷华大学语言病理系主任汤柏林教授，湖南医科大学杨志伟教授以及南京脑科医院主任医师陶老教授、林节教授等来自国内外多所高校的教授授课，为全国各地的儿童心理卫生研究输送了一批又一批专业人才。

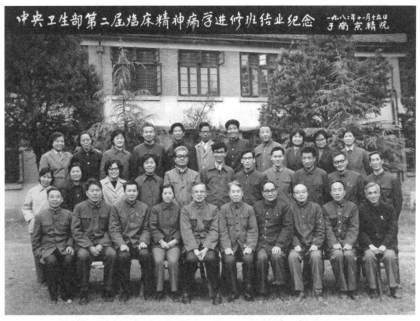

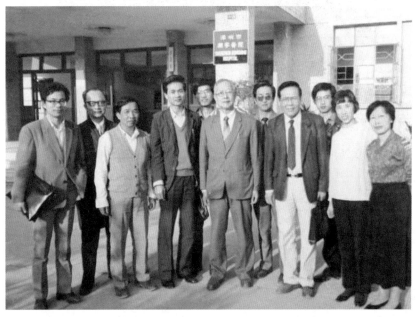

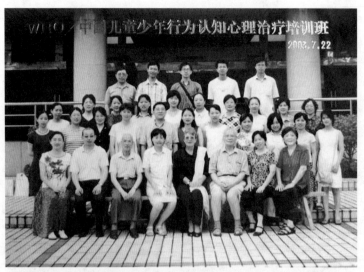

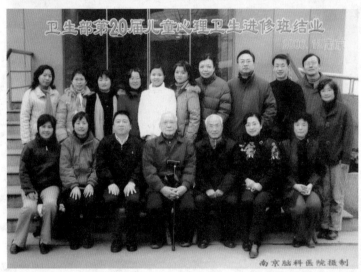

20 世纪 90 年代以来，举办多届"儿童心理卫生新进展全国讲习班"

## 著作与成就

陶老在儿童精神医学方面 60 多年来孜孜不倦的付出，使其当之无愧地被国内外同行誉为"中国儿童精神医学之父"。

陶老也是我国第一批获得国务院政府特殊津贴的专家，还先后获得了第二届全国精神病院院长交流会和全国精神卫生交流协作组（会）卓越贡献奖、中国医师协会第四届杰出精神科医师奖、中华医学会儿童青少年精神医学终身成就奖、南京脑科医院终身贡献奖。美国密歇根州精神卫生部为其颁发嘉奖证，表彰他对全世界儿童心理卫生服务所作出的卓越贡献，还受到过美国里根总统夫人的亲切接见。国际儿童和少年精神医学和有关学科学会主席、德国马伯里菲利浦大学儿童精神科主任赫尔穆特·雷姆斯密脱博士同美国耶鲁大学儿童研究中心主任、康纳德·科恩博士也联名撰写表扬信表彰陶老的特殊贡献，并认为陶老是中国现代儿童和少年精神医学的奠基人，也是中国连接西方世界心理卫生领域的主要桥梁。

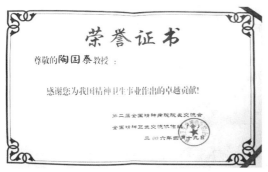
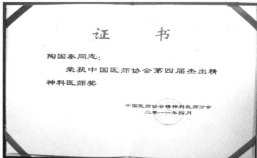
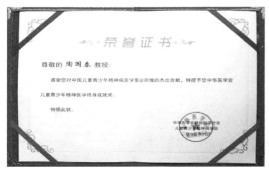
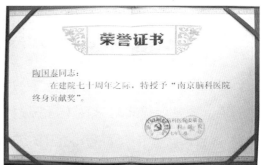
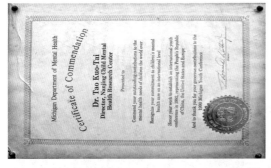
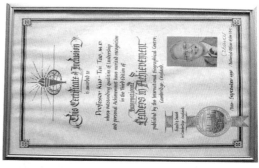
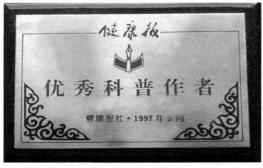
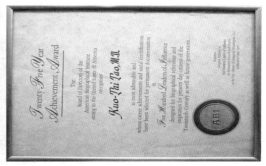

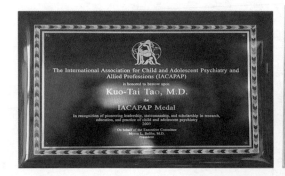

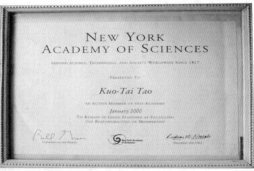

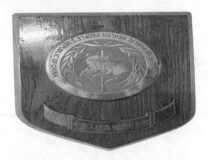

陶国泰教授获得的各种奖励与表彰

作为中国儿童和少年精神医学的学科带头人，陶老也是中国儿童精神医学在国际上的首席代表。早在1945年，陶老就写出了英文版的《神经精神病学手册》。还曾担任美国儿童和少年精神医学荣誉会员、美国韦恩州立大学费尔劳伦中心客座教授、世界卫生组织精神卫生专家咨询团成员以及国际孤独症评论杂志的顾问，并与世界卫生组织合作研究课题"中国智力低下的预防"。1979年起在美、日、法等国参加国际学术会议10数次，讲学6次，与美国夏威夷大学曾文星教授合作"中国独生子女行为发展2年、6年和10年的追踪研究"等多项课题，取得的成果受到了来自国内外的高度评价。

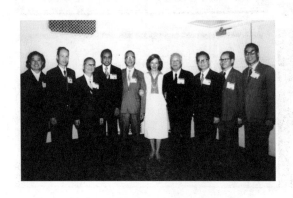

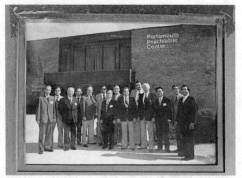

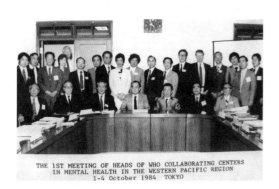

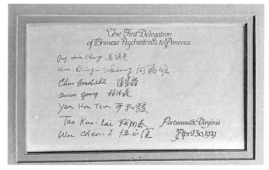

陶国泰教授多次参加国际会议

在 20 世纪末的中国,信息资料的收集还十分困难,陶老就充分利用每一次出国交流的机会,获取第一手的外文资料,并将之运用到具体案例中,帮助国内医生熟悉孤独症的治疗,开启了属于我国自己的临床研究与探索。60 多年来,他先后担任了南京医科大学、北京医科大学兼职教授,南京大学医学院顾问,中国残疾康复协会智弱专业委员会主任委员,亚洲儿童和少年精神医学会副主席,世界卫生组织儿童心理卫生科研培训合作中心主任,中华儿童保健杂志、国际孤独症研究所周报等多家杂志的专业顾问。兼任江苏省老年心理学会副主委、江苏分会神经精神科分会主委、中华医学会神经精神科学会常委、世界精神医学会儿童和少年精神医学专委会理事、世界卫生组织精神卫生专家咨询团成员等职。还发表了《睡眠疗法治疗精神病 100 例》《精神分裂 1 600 病案分析》《266 例胰岛素休克治疗的临床观察》《开展儿童神经官能症和精神病的防治工作》等论文近百篇,其中的《中国的儿童多动症》《中国的婴儿孤独症》《中国的儿童心理卫生》《中国的独生子女家庭计划》等多篇论文引起了国外读者的广泛兴趣。主编了我国第一本精神病学教科书,第一本有关儿童心理卫生的专著——《儿童少年精神医学》,还参写了《精神医学基础》《儿童多动症的研究》《中国文化和精神卫生》《优生优育中心理卫生》《精神障碍诊断和统计手册第三版诊断标准快速检索》中译本以及《DSM-Ⅲ国际展望》等专著。陶老多年的奋斗终于使中国成为了国际儿童和少年精神医学的有关科学学会(LACAPAP)的一员,在研究、教学和服务儿童心理卫生的同时,推动了国际合作,也进一步提高了中国儿童心理卫生的发展。

### 影响与传承

2005 年 11 月，正值首届海峡两岸儿童青少年精神医学高峰论坛召开之际，出席论坛的国内外儿童精神医学专家学者和张颖冬院长、钱群书记等院领导，翟书涛、林节、张心保等专家以及各精神科负责人等 160 人，欢聚在美丽的南京，为陶老举行九十华诞祝寿晚宴。国际儿童和少年精神医学及有关学科学会主席、世界卫生组织高级专员和顾问、美国哈佛大学教授 Myron Belfer 受世界卫生组织之托，专程来中国为陶老颁发"特殊贡献奖"，表彰他的开创性领导才能、活动家风度、学术成就以及对中国和世界发展儿童心理卫生所作出的特殊贡献。南京市卫生局陈天明局长也出席了晚宴并向陶老赠送了贺礼。

在中国和国际的儿童心理卫生研究领域，陶老作出了相当重要的贡献，不仅在科研和治疗方面，陶老还将目光投向了儿童精神障碍的预防、发现以及专业知识的普及、专业人员的培训等多方面，对来自全国各地的患者、医生产生了相当重要的影响。

早年，随着孤独症诊断的例子越来越多，陶老也变得越来越焦虑，在接受媒体采访时，陶老曾遗憾地说："治疗孤独症从来就没有特效药，我非常想帮他们，但我开不出处方。"患儿父母的焦急，陶老看在眼里、急在心上，他想尽一切办法给他们以希望，也加紧了研究孤独症治疗的脚步。在陶老看来，患儿的痛苦就是整个家庭的痛苦，如果能给这些家庭一些希望，同样是为人医者的成就。因而，尽管当时工资很少，但只要患儿家庭有需要，陶老就会拿出一部分来帮助他们渡过难关。随着儿童心理卫生研究中心的创立，陶老离自己的目标越来越近了，这里的墙壁和玻璃窗有着斑斓的颜色，四周还贴有温馨明亮的画，仿佛这里并不是病房，而是一个给儿童带来欢笑和希望的儿童之家。多年前，古稀之年的陶老仍坚持奋斗在临床一线，面诊时，他常常坐着或蹲着和患儿面对面交流，平日里只要有空，就会带着孩子们参加各种活动，做手工、学唱歌、春游、秋游。下班后，陶老也经常到病房看望患儿，为他们买糖果、讲故事，同患儿父母交流，他是这个大家庭的家长，用坚实的臂膀筑起了爱的港湾。多年后，一位来自北京的患者在痊愈回到北京后仍深刻地记得陶老伏案写病历时认真的神情,还有每天查病房时慈爱的目光,陶老兢兢业业的工作态度和服务精神也感染了他们,让每一位患儿都重拾信心,立志好好康复,将来做对社会有用的人。

陶老执着的探究精神和锲而不舍的奋斗精神影响了一代又一代的后辈,在儿童心理卫生研究中心不断发展的过程中,陶老的精神力量也生生不息地传递了下去。

每次去国外开会,陶老总会带回厚厚的外文资料,兴高采烈地拿给同事们翻译、参考,对于一些英语水平欠佳的后辈,陶老坚持给他们开设外语课,并定期开展资料分享会,交流学习心得,共同探讨拥抱疗法、教育行为训练、纳曲酮治疗等一系列学术问题。"师者,所以传道受业解惑也",对于后辈,陶老总能给予莫大的关怀与帮助。江苏省苏州市广济医院的陈一鸣院长每当回忆起自己在南京脑科医院的进修经历,陶老当时给进修医生开展的一次又一次学术讲座总能让他记忆犹新。陶老借助了文摘卡的授课形式也十分新颖,得到了进修医生们的一致好评。无论是国内的学术研讨,还是国外的学术交流,陶老总是尽可能地为后辈提供外出学习的机会。柯晓燕主任回忆道,在陶老的带领下,当年在资料分享会上存疑的纳曲酮治疗被带到了中科院研究所,亲自聆听学术界多位专家的专业意见,对她日后的学习方式的改善和探究精神的提升都有了莫大的帮助。同时,陶老还希望后辈能够始终保持与国际同行的密切交流,八十多岁时还为后辈写推荐信,在陶老的引荐下,前后多人踏上了他曾学习过的土地,追随着陶老的脚步,不放弃、不松懈,一直向前,将他的"工匠精神"完整地传承下去。

陶老为儿童心理卫生研究中心建立的发展框架具有极强的前瞻性与国际化视野,早在20世纪80年代,陶老就确立了儿童中心人员配置的专业性、综合性,要求儿童中心设有医生、护士、心理师、特教老师、康复师、社工等多方面全方位的专业人员。在具体研究中,陶老也注意学科交叉,重视学科渗透,将治疗、保健、疾病预防等多种模块融进了儿童中心的发展规划中,为儿童中心的未来奠定了坚实的基础。

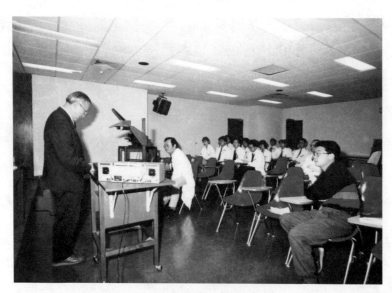

给进修医生上课

陶老对儿童心理卫生的执着影响了一代又一代的后辈，乃至中国、全世界范围内儿童精神疾病的治疗与预防。晚年的陶老由于双目失明、听力减退，行为、活动能力受到了严重的影响，然而他对于儿童心理卫生事业的探究与学习从未停止。每当有同事、后辈来看望他，陶老总会显得非常高兴，尽管彼时的他只能说一些简单的词句，但他总会紧紧握住他们的手，投入地倾听、交谈。在病床上，这一次又一次的握手是托付、是希冀，是对后辈的殷切期望，更是将永恒的精神贯穿到未竟的儿童心理卫生事业的发展中去。

### 三、关注妇女的心理健康问题，让中国医师认识产后抑郁症

南京脑科医院　张宁

南京脑科医院是较早关注女性心理和精神疾病的机构。20 世纪 70 年代，该院翟书涛教授就女性周期性精神病、女性围生期抑郁症、女性围绝经期抑郁症等做了系统的临床和基础研究。在国内诸多杂志上发表了女性心理和精神疾病的相关文章，如《产后精神病的生化、神经内分泌研究》（中华神经精神科杂志，1985.19）、《精神疾病与绝经期综合征》（四川精神卫生，1989.2）、《产后心绪不良的调查分析》（江苏医药 1991.17）、《妇女与癫痫（上下篇）》（四川精神医学杂志 1994.7）等。他带领了医院一批中青年专家持续深入地研究女性精神疾

病,尤其是对于产后抑郁症的关注。1998年,翟书涛教授的专著《妇女精神卫生》(人民卫生出版社,1999.7)详细介绍了国内外妇女精神卫生服务发展的经验和我国在此方面进行的一系列研究,对我国女性精神卫生工作的引领起了至关重要的影响。20世纪90年代,翟书涛教授作为中华医学会精神病学分会妇女学组主任委员,积极推动女性精神卫生的发展,在国内召开了各种女性精神疾病学术会议和学习培训班,使得相关知识从精神专业医师逐渐普及至妇科和产科医生,精神科、妇科和产科医生共同关注女性产后抑郁问题,由此开展了产前后抑郁的筛查,对孕产妇抑郁和胎儿、婴幼儿身心健康早期预防和干预提出了具体的措施。2012年9月,翟书涛教授带领的团队主编了《女性精神卫生》(东南大学出版社,2012.9)。该书从"女性生育与精神卫生""女性精神疾病的治疗""妊娠期和哺乳期用药""女性自杀与干预"等多个章节系统介绍了女性心理及精神疾病,以及相关应对策略。对精神科年轻医生、妇产科医生均有重要的临床指导作用,该书作为工具书广泛被临床医生所喜爱。翟书涛教授还一直负责撰写国内精神病学领域权威性书籍《精神病学》中"妇女精神卫生"章节,从第2版到第5版他不断更新国内外女性精神卫生临床和基础研究进展,对精神科医生和其他学科医生的专业教育有了更好的前沿指导作用。2015年南京脑科医院率先开设了国内首家"妇女精神卫生"门诊,对女性经前期综合征、围生期心理及精神疾病相关问题和围绝经期焦虑抑郁相关问题进行专业指导和干预,对胎儿和婴幼儿良好的发育起了预防性的作用。产后抑郁症已越来越被综合性医院医生及社会普通人群认识,除精神科专业外,其他专业尤其是妇产科专业,在其学术活动中越来越多地增加了女性心理相关问题的主题研讨,将既往仅仅生物学的医学模式,发展为心理—社会—生物学模式,使得女性不仅仅是身体,更是身心得到了全面康复,对女性健康,更对胎儿、婴幼儿和他们将来的健康发育起到预防性作用。在互联网时代的今天,更多人群利用便捷的工具如手机和电脑来抓获有用信息,南京脑科医院已初步开展基于互联网平台的孕产期抑郁症早期识别和干预,这将更好地从备孕、孕期、产后等多个环节尽早地普及心理卫生知识,更早地干预早期症状,真正做到预防医学对于女性和胎儿、婴儿的身心关爱。

## 四、老吾老以及人之老，成功老龄化与老年精神障碍防治

### 人物专访：同济大学附属同济医院精神医学科吴文源教授

上海市精神卫生中心　李春波

同济大学附属同济医院　李清伟

科学发展、社会进步使全球人口老化趋势日益加剧。据预测到2050年，全世界65岁以上老年人将超过11亿。我国的人口老龄化更加突出，作为世界上老年人口最多的国家，正面临前所未有的快速人口老龄化进程。老龄化将给中国的医疗保健系统、家庭和社会带来沉重负担。

如何对老龄人群提供高效率的精神卫生服务很早进入了吴文源教授的视野。从20世纪80年代参加张明园教授与美国加州大学圣地亚哥分校（UCSD）合作的"上海痴呆研究"（1987—1997年）开始，就开始调查社区中老年痴呆患者的照料者负担（吴文源等，中国心理卫生杂志，1995），荣获铁道部科技进步奖。之后针对综合医院住院老年患者的认知功能也进行了调查研究（吴文源等，中国心理卫生杂志，2000）。中国老年痴呆的数量及其带来的影响也随着老龄化而日趋加剧，吴文源教授常常思考，如何从一级预防角度，更加高效地进行防治工作。在早期与张明园教授合作基础上，吴文源教授率领团队开始长达20年的成功老龄系列研究。从成功老龄流行病学、成功老龄化机制的系列研究一直到成功老龄化干预的系列研究，该团队在国内一直处于开拓、领跑者，相关研究成果荣获2006年度（吴文源等）、2017年度（李春波等）上海市科学技术进步奖。

吴文源教授作为国内成功老龄系列研究的领军者，笔者对此进行了专访。吴文源教授从成功老龄的背景以及20年间进行的系列研究，为我们进行了简要总结。

### 成功老龄研究的背景及相关概念

老年人群的认知老化过程和特点不尽相同，大致分为4组人群：成功老龄（successful aging，SA）、常态老龄（usual aging，UA）、轻度认知功能损害（mild cognitive impairment，MCI）和痴呆（dementia）人群。近年来DSM-5将MCI称为轻度神经认知障碍。老化机制研究热点已经由4"D"（disease、disability、death、dementia）转向对老年人群中异质化群体研究，目的探索老化

异质性，区别不同性质老化过程，并提出防治对策。因此，中国迫切需要重大政策和公共卫生计划来遏制其增长趋势，而这需要高质量的研究作为基础。

吴文源教授认为成功老龄，简言之，是指那些与增龄相关功能状况无改变或改变甚微，认知功能保存良好，独立生活在社区，心身相对健康的老年人群。常态老龄是指有与增龄相关改变，但未达到病理变化和残疾程度的老年人群、或介于 MCI 与成功老龄之间的老年人群。对于成功老龄的标准，目前国内外尚无严格统一的标准，各项研究定义不尽相同。张明园教授指导李春波等，通过分析上海痴呆调查及其五年随访的数据库，在国内最早提出了基于中国人群的成功老龄界定标准（李春波等，中国老年学杂志，2000）。

吴文源教授介绍，成功老龄的定义是在实践中不断完善。一般而言，研究者制定的标准越严格，符合成功老龄标准的老人总数就会越少。早期很多研究中都要求无严重躯体疾病、保持较好认知功能。在不同医学模式指导下，成功老龄的概念逐步转变。

社会学、健康心理学模式：成功老龄最初现代概念可追溯到 20 世纪 50 年代。Havighurst RJ（1961）从社会学、健康学高度提出了"成功老龄"理论。他认为个体在社会生活中所能取得最大程度的满意度和幸福度，能维持老年、中年和男女群体之间满意度的平衡。其理论来自相互对比，即活动理论和脱离理论，活动理论认为老年人积极参与社会才能重新认识自我，保持生命活力。脱离理论相反，认为老年人不宜于继续担任角色，应该脱离角色。

生物医学模式：1989 年学者 Guralnik JM 等由单纯生物医学模式／躯体健康方面提出，由"基本功能量表"和"健康量表"着重躯体方面的维持，将量表得分上限规定成功老龄。此后相继有 Stranbridge WJ 等将完成 13 项基本躯体活动及 5 项体力活动老人定为成功老龄。

发展心理学—生命周期模式：1996 年由 Schulg R 和 Heckhausen J 用发展理论—生命周期模式来阐述成功老龄者通过检测相关的适应选择和失败代偿功能所得，选择过程对行动目标的挑选进行调节，以便多样性，代偿机制用来维持、加强和纠正能力，成为失败体验后动机的来源。

生物—心理—社会医学模式：Rowe 和 Kahn 从生物、心理和社会模式，提出成功老龄标准(1997,2000)。其特点是由单一模式向多维模式发展,其包括三方面内容:①发生疾病和疾病相关残疾概率低;②高水平认知功能和躯体功能;③对生活的积极参与(如人际交往和生产活动)。

我们根据基于较大型流行病学研究(上海痴呆调查),从生物—心理—社会医学模式角度,最早提出的界定标准,得到国内相关领域研究者的参考:MMSE总分大于分界值 4 分,即文盲 21/22、小学 24/25、中学及以上 28/29;ADL 总分小于等于 15 分;目前心境及情绪的自我评价一般、好或极好;躯体无伤残(李春波等中国老年学杂志,2000)。

上述标准虽然被广泛应用,但由于老年人完全没有躯体疾病是不现实的,因此近年争论主要集中在,伴有慢性疾病或躯体伤残的老人是否可称为成功老龄。我们认为,即使存在慢性疾病、但只要老年人能够体验自我健康感,对日常生活无影响,则应被纳入成功老龄范围。这项标准越来越多被采纳。

### 成功老龄的流行病学及机制探索

成功老龄起步较晚,由于研究样本和各国文化背景、采用的判别标准等存在众多方面差异,使所得检出率并不相同,使成功老龄检出率跨度很大。

我们在社区对 1 516 名 65 岁以上社区老人进行调查,成功老龄比例 46.2%,上海社区成功老龄占社区全部老龄人口的比例为:≥ 65 岁接近 1/2,75~79 岁占 1/3,80~84 岁占 1/5,85 岁以上者近 1/10(Li C 等 International Psychogeriatrics,2006)。研究显示出高自我效能水平与认知功能状态呈正相关,并且与日后结局变化相关联;发现 SA 组的自我效能水平明显高于非 SA 组、自我效能与老年躯体状态及个性特点相关。通过对 3 024 名老年人五年的随访研究发现,锻炼身体、每天 7~8 小时睡眠是成功老龄化的最重要保护因素。我们为探索成功老龄者外周血单核细胞端粒酶活性的特点,对社区中 70 岁以上老人 248 名,其中成功老龄组 121 名,常态老龄组 68 名,MCI 组 59 名,常规制备外周血单核细胞,运用 TRAP 法测定端粒酶活性,结果发现:成功老龄组的端粒酶活性高于常态老龄、MCI 组($\chi^2$=12.50;$P$=0.00)。按照年龄进行分层后,成功老龄端粒酶活性亦显著高于常态老龄及 MCI($P$<0.05),显示成功老龄的外周血单核细胞具有较高的端粒酶活性(李晨虎等,2006)。

　　脑老化过程中存在着异质性,涉及复杂的脑功能机制。老年流行病学研究随着脑影像学发展,近年来采用功能磁共振成像技术,探索脑功能老化异质性相关机制,也成为当今研究成功老龄的另一热点,为今后成功老龄化干预措施的判定及痴呆高危人群的早期发现和干预提供客观科学依据。其影像学特征如下:①前额叶与脑功能保存的异质性:在研究中发现成功老龄组在词汇流畅任务(verbal fluency task,VFT)下前额叶激活的表现更接近成年人,而轻度认知功能损害组几乎无激活,并伴右侧前额叶激活的显著增加;而常态老龄组介于两者之间,故推断在老化过程中左前额叶尤其是DLPFC功能保存的差异,可能是与认知老化异质性相关的主要脑机制。②扣带前回与脑功能募集机制:我们研究发现成功老龄左侧扣带前回激活体积大于常态老龄,揭示SA能够通过较高水平的注意和抑制能力,使总体认知功能维持较好水平,表明在执行VFTS任务时募集了更广泛的左侧扣带前回区域(李春波等,2005;申远等,2005)。SA、UA、MCI三组间偏侧化指数有差异,揭示了三组不同的脑功能特点和模式:脑功能适度和有效代偿是SA区别于其他二组的特点(李春波等,2005;申远等,2005;Dong等,2012)。成功老龄神经心理特点的深入研究(吴文源等,2006)显示出学习和记忆方式可能与不同老化模式有关,提示认知老化过程的可塑性。

　　吴文源教授带领团队,通过对成功老龄、常态老龄和MCI的2年半左右随访,进一步揭示老年化过程是一个异质性的过程,成功老龄与常态老龄和轻度认知功能障碍存在不同特征,SA化在多个维度具有一定特点,UA的认知功能有可塑性,71~75岁是认知老化的敏感阶段。SA老年人高认知水平与大脑的整合功能及有效代偿相关,认知老化过程中执行功能可能属于易感领域,而71~75岁则可能是老年人认知老化的敏感时期。UA、MCI老年人认知功能仍具一定的可塑性。据此提出了成功老龄化"一级预防"的理论假设,同时提出成功老龄化干预的靶目标人群和靶目标时间(吴文源等,中华精神科杂志,2006;李春波等,中华精神科杂志,2007)。常态老龄与MCI认知功能仍具有一定可塑性,成功老龄化干预具有理论和现实的重要意义。

### 成功老龄化干预的系列研究

　　如何从生物—心理—社会医学模式多维度进行成功老龄化干预,成功老年减缓老龄化所致病理变化，提高老年人群的生活质量。至今，国内很少有大规模系统干预的前瞻性报道。吴文源教授带领团队，通过10年左右不断探索、验证和改进，建立了一套适合我国国情的有效干预方法，并得到国际学术界的认可（薛志强等2007；冯威等2008；Cheng Y等，2012；Li T等，2016）。

成功老龄、常态老龄和轻度认知功能损害组学习效应指数无显著差异（吴文源等，2006；李春波等，2007），说明老人仍有一定学习能力、认知功能减退有一定可塑性。综合认知训练干预在短期内能改善或延缓部分认知功能的衰退，逻辑推理能力是社区老人认知干预的易感领域（薛志强等，2007）。通过随访1年后发现多项认知功能在一年后仍存在一定影响，其中推理能力较为明显（冯威等，2009），五年后随访未发现显著影响，但样本量很小，有待进一步验证（Feng等，2014）。

该研究通过对社区老年人群进行一定时期的多维度认知训练并且设立平行对照组，在干预前后综合使用多种临床、分子生物学检测指标、神经心理评估工具、大脑功能磁共振成像、脑电生理等评价干预效果及可塑性改变的相关机制，通过系列研究探索适合我国老年人群的认知干预方法，明确干预效果及探索延缓老化的影响机制。

首次建立了适合中国国情的城区社区健康老人多维度认知训练的方法学（疗效验证发表在BMC Medicine，2012）；首次探讨ApoE、BDNF、COMT基因多态与多维度认知训练效果的相关性（中国神经精神疾病杂志，2011；Journal of Alzheimer's Disease，2015；Front.Aging Neurosci，2018；等等）；首次同时运用神经心理学、分子遗传学、神经生物学等从多个维度进行前瞻性平行对照研究，探索多维度认知训练的作用机制（BMC Geriatr，2016；Front.Aging Neurosci，2016；Sci.Rep，2016）。通过对社区老人多维度认知训练的相关研究，可为包括阿尔茨海默病、老化相关退行性病变等提供一级预防的具体方案，为大脑可塑性、脑保护提供理论和实践基础，具有非常重要的社会效益。

多维度认知训练干预方法也已得到上海市以及山东、四川等地的应用推广和拓展。目前已在上海市静安区、嘉定区等实施推广并先后建立了老年失智社区预防示范化基地，在静安区建立社区老年失智干预标准化试点；

同时,初期建设已为 8 500 余位社区老人建立记忆档案并进行针对性的干预。

吴文源、李春波团队等发现,执行功能为认知老化的易感领域,常态与轻度认知功能损害老龄仍具一定可塑性;71~75 岁老人是成功老龄化干预的重点人群,建立有效代偿策略是成功老龄化干预的关键,并基于上述发现,持续至今对社区常态老龄和成功老龄的干预、随访,初步论证了综合认知干预和执行功能干预方法的疗效。

相关研究获得上海市科技进步二等奖(2006),获得中华精神科杂志优秀论文一等奖(2007)。更加可喜的是,时隔 10 年,新一代的研究团队在吴文源教授指导下迅速成长起来,并形成一个密切合作的团队:李春波、吴文源、冯威、申远、李清伟、曹歆轶、姜丽娟、李婷、丁晓沧和陈玉明。

吴文源教授带领团队,以认知功能保持相对完好的成功老龄化人群为研究对象,近 20 年如一日,由点及面、由浅到深,进行了涵盖社会心理因素、遗传、神经心理特征、干预和预防等的一系列研究。相应内容获得从国家科技支撑计划、国家自然科学基金到省市重点项目的多项基金资助,相关成果为进一步推动我国成功老龄研究打下坚实基础。正如 Holliday 所展望的:老年医学研究的总体目标不应当为延长寿命,而是为增加健康寿命。它将不仅提高老年人的生活质量,同时还将大大降低医疗费用、减轻众多的照料负担等,从而产生巨大的社会效益和经济效益。

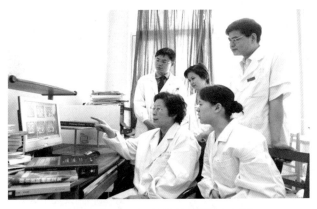

2005 年吴文源教授指导团队合影
(左起:薛志强、方芳、申远、李春波)

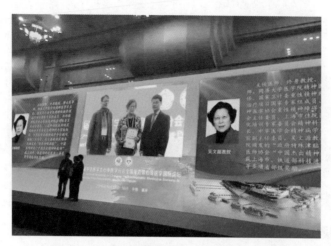

2016 年荣获中华医学会心身医学分会首届
"心身医学终身成就奖"

## 五、关注常见心理卫生问题，让中国医师重视焦虑障碍

### 人物专访：上海市精神卫生中心张明园教授

复旦大学附属华山医院 施慎逊

当初怎么会想到成立焦虑障碍协作组的？

关于中国焦虑障碍研究协作组的成立，我的回忆是这样的：

大概在 1999 年或者是 2000 年，我们一批中国医生在美国参加 APA 美国精神科年会。我们参加了一个焦虑障碍为主题的专题会。专题会的报告给我们启发很大。它内容很丰富，患者样本都很大，而且又讲了很多这方面研究的进展。这对我们参会的同道来说也感到比较新颖。会后大家一起吃饭的时候商议，好像这方面我们以前关注得不够。不但我们关注得不够，国内我们的同道同样关注得也不够。因此在诊断、治疗、研究方面一定有很多不足的地方。也并不奇怪，因为焦虑障碍引进到国内的分类系统其实是较晚的。我们国内在神经官能症（现在叫作"神经症"）这块大领域中间，我们一向是重视不足的。这是由于我们两个背景：因为中国绝大多数精神科在专科医院，因此专科医院门诊和住院患者中间，绝大多数是精神分裂症之类的所谓严重或重性精神障碍，而一般的神经症都被认为是轻性的，轻性的就很少到我们精神科专科来，他们可能在综合医院其他各科就诊。尽管教科书我们也写，医学生的授课我们也上，但是我们自己实际的经验太少，这样即使患者来了，我们也往往"有眼不识泰山"。我们感到这种情况应当加以改变，所以我们商议，能不能在这方面做点工作。当时请我们出去开会的是中美史克公司，当时的总裁叫杨伟强先生，产品经理叫刘伟，他们都在，他们都非常支持这种想法。他们说我们能不能搞一个兴趣团体，大家一起来做这个事，人多力量大嘛。所以当时就起了这样一个名词：中国焦虑障碍协作组（Chinese anxiety collaboration group，CACG）。我们也想过要不要同其他的学术团体挂钩，但当时的情况精神科的团体只有中华医学会的精神医学分会。我当时已经在担任主任委员，我知道当时的一些规定，当时学会不主张成立专病的学组。所以以专病的学组去参加比较难。所以叫协作组，我们挂靠在精神科学会，但没有那么多管束。这大概是我们中国精神科方面第一个专病协作组。

焦虑障碍协作组成立后怎么发展的？

从美国开会回来后，我们联系了各地的同道，于2000年8月7日在上海成立了焦虑障碍协作组。第一批成员有17人，他们是：北京协和医院的李舜伟，北京安定医院的蔡焯基，上海复旦大学附属中山医院的季建林，复旦大学附属华山医院的施慎逊，上海同济大学同济医院的吴文源、陆峥，浙江医科大学二附院的李惠春，杭州第七医院的陶明，汕头精神卫生中心的刘少文，华西医大心理卫生研究所的孙学礼，中南大学湘雅二院的赵靖平，上海精神卫生中心的何燕玲、张海音、刘义兰、张明园，上海虹口精神卫生中心的周天骍，山东精神卫生中心的陈彦方。这个协作组成员一直变化不大，绝大多数成员一直坚持到现在，大家都非常支持这个工作。现在我们加了一些人，也有个别的人退出了。以后陆陆续续加入的就有北京大学第六医院的司天梅，南京脑科医院的张宁，北京安定医院的杨蕴萍，苏州市广济医院的李鸣，广州暨南大学附属第一医院的潘集阳，北京协和医院的魏镜，昆明医科大学第一附属医院的许秀峰，深圳康宁医院的刘铁榜，复旦大学附属华山医院的王立伟、邵春红，北京回龙观医院的杨甫德。协作组的性质：自愿参加的合作伙伴关系的学术性协作团体。目标：开展有关焦虑障碍的临床、研究、教育和宣传工作，提高我国对焦虑障碍的认识、诊断和治疗水平，造就一批中国焦虑障碍的专家队伍。工作原则：逐步发展，先易后难，先小后大；发挥团队优势，在自愿的基础上协作；高起点，有特色；以社交焦虑症为切入口，逐步向焦虑谱系疾病发展；从诊断、评估、治疗和培训起步，逐步向其他研究领域扩展。我们当时定下一个宗旨，希望通过组织这个活动，提高国家精神科领域对焦虑障碍的认识，提高大家的诊断和治疗水平。

焦虑障碍协作组做了哪些研究工作和继续教育工作？

我们始终围绕这样的一个目的，当时能做的就三件事，第一件事就是开展学术活动。我们试试看能不能每年办一次焦虑障碍的年会。第二，我们能不能做一些相关领域的研究项目。第三，我们希望能够开展这方面的继续教育，以及对公众的健康教育。这三件事我们一直做下来了。我们从2009年起每年举办焦虑障碍学术年会，至今已经举办了10年，2017年第九届年会于10月份在南京举办。为了办年会我们也动了很多脑筋。我们希望更多人能够听到国际上有关本领域方面的最新进展。所以我们希望每次能够邀请到所谓国际上顶尖的本领域方面的专家。譬如我记得我们请到过后来担任世界精神药理学学会主席的Nash。我们请到过英国Montgomery量表的编制者Montgomery，英国的Ian Hindmarch，美国的Roger K.Pitman，德国的Michael Wirsching，南非的Dan J.Stain，瑞典的Christer Allgulander，德国的Hans-Ulrich Wittchen，美国的Steven Mark Southwick，以及其他的很著名的教授。近几年来，我们加强了海峡两岸同道们的学术交流，邀请了张明永、刘嘉义、杨彦光、赵凤琴、黄炽荣等专家。同时我们也努力把中国的讲员请好，把这些讲好。同时尽管我们收到的自由投稿论文不太多，我们还是坚持做优秀论文评选，鼓励大家来参加这方面的活动。后来我们还一直坚持在年会中间有半天的心理治疗工作坊。因为我们感觉到对焦虑障碍而言，心理治疗是不可缺失的。这是同其他类似的会议相比，我们认为这是我们做得比较好的，我们一直坚持到现在。

第二方面是做一些研究。研究分为两种形式，一种形式是焦虑障碍协作组一起来做，我们确定一两个主题，做点事情。第二种是参加焦虑障碍协作组的同道自由选择一些题目，他们申报，同意了以后就可以继续进行。我记得这里面大概有几个项目我印象比较深。第一个是最早的一次调查性研究，是摸底调查，调查了几百个医生，精神科和非精神科的同道，了解大家对焦虑障碍的认识、态度和治疗手段。同时我们也调查了在实际工作中间、各个单位中间对焦虑障碍的诊断和治疗情况。总体来看,大概有两个结论,一是在我国对焦虑障碍的认识不足,具体表现为即使在专科医院,门诊和住院患者的最终诊断,笼统诊断为焦虑障碍或焦虑症的比例比较高,进一步的亚类诊断,到底是广泛性焦虑、惊恐障碍或社交障碍等亚类诊断很少,说明大家对该病的熟悉程度不够,这种情况相对而言在综合医院精神科的同道了解的多一点,同时大家对疾病诊断标准、亚型诊断指标了解并不深,我想这个提供了一个很好的基线,我们最初是怎样的。第二项研究我印象比较深的是,有相当多的焦虑障碍和抑郁障碍往往搞在一起,不容易分,当时做了一个抑郁症伴有焦虑做了一组研究,研究对象为抑郁症,对抑郁症患者继续用焦虑障碍的量表,去判断多少人共病焦虑症状,来判定有焦虑症状和无焦虑症状的患者症状的结构、对治疗的反应、预后等的影响,这是所有单位都参与的研究,样本为五百例数。第二,对这些患者尽可能做随访,因为大部分都是门诊患者,我们还是做了 1~2 年的随访,这组研究被评为了中华医学杂志社优秀论文,这种研究方式其实是可以借鉴的。第三个研究是我们对老百姓对焦虑障碍的认识和态度的调查,调查有两点,一是通过具体病例,二三百字的病例摘要,这些摘要来源于常见焦虑障碍的病例,让老百姓判断是否是病、病因是什么、如何处理,当时是用了比较先进的手段,调查员通过 ipad 进行调查,让被调查者来回答,我们发现大多数对抑郁症的认识比对焦虑症的认识要好,焦虑症的健康宣教还是不够,不管是病因还是治疗,多数老百姓认识还是不正确。其他研究还有社交焦虑障碍的药物治疗研究,强迫障碍的药物治疗研究,惊恐障碍的量表信效度研究和五个城市焦虑障碍识别率及治疗率的研究。总体来看,这方面还是做了一些工作,蛮有成绩。我认为专病也应该有类似的团体和活动,因为专病有很多的共性。

我们还做了第三项工作:用了 3 年多时间,编制中国焦虑障碍防治指南,这是中国第一部有关焦虑障碍的防治指南,得到了精神科医师学会、中华医学会、原卫生部疾控局的支持,这本指南对规范焦虑障碍诊断、治疗和预防有好处,当时由吴文源教授主编了这本防治指南,还做了比其他防治指南更多的工作,以专科医院为对象的正式版,以综合性医院为对象的简装版,以普通大众为对象的大众版,这三本都是人民卫生出版社出版。这大概是比其他类似防治指南做得比较好的一点。第二点，防治指南不是写完就完了，还应该推广讲解，所以我们大概可能是所有防治指南中推广做得最多的，我估计在全国组织了二三十场的讲习班，有的时间较长3天，有的半天，针对不同对象进行推广，受到了同道们的好评。

在继续教育方面，我们从2001年起，连续8年举办了焦虑障碍国家级继续教育学习班，从2009年起以焦虑障碍学术年会形式进行焦虑障碍的继续教育。同时，焦虑障碍协作组的成员从2009年起每年也举行焦虑障碍相关的国家级继续教育学习班，在全国各地组织了很多相关的巡回演讲，培训了一批医生，普及了焦虑障碍相关知识。同时，我们也积极参加精神科的全国学术年会，每年在精神科的全国学术年会上举办焦虑障碍专题会。

我们在公众教育方面也做了些事，早期在中美史克公司的帮助下，我们通过媒体进行了社交焦虑障碍的宣传。我们也在中央电视台做过焦虑障碍的三个疾病：惊恐障碍、广泛性焦虑障碍和社交焦虑障碍的专栏节目，并制成光盘发放给公众，普及焦虑障碍知识。

焦虑障碍协作组未来发展方向及个人建议？

回想起来，蛮有意思的工作，如果说有什么不足和想法，我想第一应该了解我们工作到底做的怎样，有什么结果，应该再做一次调查，了解当前医生对诊疗方面的情况，实际临床诊疗中的情况与之前进行对比，以进一步改进工作。第二，总体来看焦虑障碍认识程度的提高，不管是专科医院还是公众，好像没有像抑郁症那样普及程度好，我们应该研究一下，是应该改进方法或者采取其他措施，这是应该考虑的。第三，现在由施慎逊教授担任焦虑协作组的组长了，我们看看如何把队伍再扩大一点，把有兴趣的同道团结在一起，特别是中青年，这些新生力量是焦虑障碍协作组发展的骨干力量，希望我们焦虑障碍协作组能够继续发展，发展得更好。

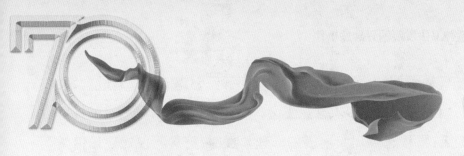

# 第九章

# 新时期中国精神卫生发展的界碑性事件

## 第一节 "汶川地震"与灾后心理救援

### 一、"汶川地震"后的心理救援

人物专访：国家卫生健康委疾病预防控制局严俊处长

北京青年报 郑林

**严俊：精神卫生正式进入国家灾害应急救援队**

回忆 2008 年的那场灾难，严俊说："因为那时心理救援还没有纳入救灾体系，当时完全就是靠着一种热情，让医院组织专家下去，派人到这么危险的地方缺乏充足准备，作为组织者，我们也承担着巨大的压力。"

现任国家卫健委疾控局血吸虫病与地方病预防控制处处长的严俊，2008 年汶川大地震时的身份是原卫生部疾控局精神卫生处处长。该处 2006 年正式成立，灾后心理干预是它的职责之一，精神卫生处成立前，此职责由疾控局慢性病预防控制处承担。

此前，1999 年 12 月底的洛阳歌厅火灾、2002 年 5 月的大连空难，严俊都曾带领专家团队前往现场指导心理干预工作。

2008 年 5 月 12 日，汶川大地震的重大灾情让她立刻意识到心理救援工作的迫切,她和同事随即协调组织全国各地的精神科医师、心理治疗师赶赴灾区,进行现场心理援助,她本人也先后多次往返灾区,了解灾情,指导救灾。

10 余年后的今天,再谈起汶川大地震的心理救援时,严俊不仅对现场情景历历在目,还更多了一份沉甸甸的思考。

**地震发生:原卫生部几乎暂停了其他工作,全力救灾**

问:汶川地震发生时,你在做什么?

答:地震发生时,我正在飞机上,从北京飞洛阳,很快降落,飞机距离地面两三百米时,晃动的非常厉害。我之前坐过那么多次飞机,也没有这种体验。下了飞机,就听到接机的同事说,地震了。

因为当时消息说地震发生在四川的山区,那个时候信息还没有现在这么发达,想着既然地震发生在大山里,可能不会有太大伤亡。但很快,就发现事情不对了。

问:原卫生部接到灾情通知,一般如何应对?

答:根据不断传来的灾情汇报,地震波及范围非常广,灾情特别重,伤亡人数历史罕见。知晓灾情以后,原卫生部的各个司局、处室就已经动起来,进行救灾的工作部署。当时卫生部的其他工作基本上都暂停了,全力投入到地震救灾。

问:作为主管精神卫生的官员,地震发生以后,你的第一反应是什么?

答:对于我们负责精神卫生的专业人员来说,发生了这么大的事情,肯定明白心理救援对于受灾群众的重要性,心理卫生工作人员肯定不能在救援现场缺席。

但实话实说,那个时候,心理救援这一块在除专业人员之外的更大范围,没有像现在这样被重视。具体到我们精神卫生处,都是我们积极去争取做一些工作。

问:首先做了哪些应对措施?

答:首先是组织专家借鉴以往的经验,商讨了一个心理援助的指导意见,最快速度发布到原卫生部官网上,用于指导受灾群众心理救援。

紧接着,根据不断收到的灾情信息,在武汉人民医院,又组织了全国 20 多名精神卫生领域内知名的心理治疗和灾后心理救援专家,开了一晚上会,针对这次地震的特点,商讨、修改心理危机干预原则。

5月19日,根据专家的讨论意见,原卫生部办公厅印发了《紧急心理危机干预指导原则》,指导各地科学、规范地开展心理危机干预工作。

我们先后制定了多个方案,6月22日,精神卫生处组织专家商定的《灾难后临床常见精神卫生问题处置原则》,第一时间交给了医政司发布。

7月3日,我们又印发适用于精神科执业医师及经过认证的心理治疗师的《灾后不同人群心理卫生服务技术指导原则》,服务对象针对灾区群众、灾区救援者、灾区伤员(住院患者)和灾区儿童等四种不同人群。这个时候,救援对象已被进一步细分,心理干预的救治方案更加有针对性和操作性了。此后,还有其他一系列文件陆续出台。

问:随着救灾工作的开展,心理救援的工作如何部署?

答:组织协调精神科医生进入灾区救灾。北京、上海等多个地区都组建了汶川地震心理救援队。

5月16日,北京第一批抗震救灾心理救援队组建成立,队员共50名,分别由北京大学第六医院、北京回龙观医院和北京安定医院的专家组成。5月17日抵达地震灾区。几乎同时,浙江省卫生厅在其医疗队中已派出了一支心理救援队伍到达灾区。

灾后不到一个月,我们编纂了心理救援的手册、受灾儿童等四类重点人群救援的宣传画配上心理援助顺口溜,西安杨森公司赞助印刷,第一时间发到了受灾地区。

**现场救援:精神科医生到地震灾区干什么来了?**

问:国家层面对汶川心理救援提出了哪些要求?

答:前期没有明确要求。随着救灾工作的展开,媒体和社会上重视心理救援的呼声也越来越高。大家意识到,受灾群众确实有大量的心理需求。慢慢地,在国家的文件中,尤其在后期灾区重建上,提出了明确要求。汶川地震灾后心理援助工作被纳入《汶川地震灾后恢复重建条例》和《汶川地震灾后恢复重建总体规划》,作为受灾地区精神家园建设的重要内容。

问:当时有没有成立心理救援指挥部?

答：专门的心理救援指挥部没有。因为我们的救援队伍，严格意义上不算官方的救援队伍，几乎就是专业的民间力量。所谓的指挥部，实际就是原卫生部精神卫生处和国家精神卫生项目办在组织协调。

一开始，原卫生部组织应急队伍，是没有心理救援这一部分人员的。当时国家疾控中心组织的卫生防疫救灾队伍，也没有带上我们精神卫生人员。简而言之，心理救援一开始并没有被纳入到整个卫生救灾的核心体系。

问：既然这样，那么多精神科专家构成的救援队伍如何组建起来？

答：原卫生部疾控局通过联系国家精神卫生项目办，然后协调各个精神专科医院和综合医院的精神科，当时派遣医务人员都是通过这种半官方半民间的渠道。

那个时候，我们有个优势，就是国家"686 项目"（全称是"中央补助地方重性精神疾病管理治疗项目"）。从 2004 年开始，到地震发生，已经实施了三年多的时间。全国专业技术力量较强的省、市精神卫生机构和专家，在这个项目上已形成了合作的基础，我们和医院的沟通比较顺畅。通过与国家项目办沟通，知道哪些医院在心理援助方面比较强。

我们以疾控局的名义组织，发出通知，当时各个医院院长很支持。那个时候，我们算是半官方半民间的性质，因为我们心理救援的队伍始终没有进入政府救灾的建制，得到的保障也十分有限。

问：地震发生时，灾区对心理救援的态度是什么样？

答：当然不能跟外科、防疫等救援队伍相比。最初，灾区对心理救援没有主动提出需求，都是我们主动去做工作，争取地方主管部门支持。

我还记得，我到了四川向当地卫生行政部门同事了解情况，商讨如何开展心理救援，但对方往往不怎么接受。虽然没有明确的反对，但负责人经常推脱说没时间。

所以，工作推进是有难度的。当时普遍的想法是，我们都遭受这么大的灾了，你们精神病医生来干什么？无论是政府，还是群众，都有类似的想法。

问：那心理救援工作的难度是不是非常大？

答：从我们工作的角度来说，心理救援的难度肯定是很大，灾情这么严重，那么多受灾人员，在这之前应急救灾多是个案，而且从后方支持来说，也不足够。

但是，让人感动的是，在精神卫生领域，无论是行政部门还是医院业务单位，大家都比较齐心,一号召,大家就去做了。

真正的困难,其实是心理救援行政方面组织协调的困难。各路的人马都在做,专业和非专业人员都在做,操作方面还不够规范,管理层面也存在混乱的情况,缺乏有效衔接配合。因为没有人说这件事归原卫生部管,大家都在积极地各行其是。

在技术层面,应该说没有多少难度。地震前,世界卫生组织关于灾难救援的手册已译成中文,但是精神科医生中熟悉心理危机干预的人员数量不多,短期培训可以应急,真正专业地去开展工作还有较大差距。

### 工作成果:心理重建覆盖灾区 3 300 万人口

问:一共派出了多少人次的心理救援人员?

答:第一阶段的救援工作,大概持续了两三个月,差不多到奥运会之前,才初步结束。根据事后统计,地震发生以后,一共协调了 1 000 余名精神科医生,编成分队到重灾地区开展了心理干预和心理卫生服务工作。

问:在灾后心理重建方面,精神卫生处还做了哪些工作?

答:在灾后重建时期,主要通过中央补助地方心理危机干预项目的方式,由四川省为主开展工作。

当时我们通过多种办法协调争取资源,落实经费,以中央财政补助地方项目为主体,其他合作项目为补充和提供技术支持,心理重建工作共覆盖 1 954 个乡镇,3 304 万人口。

在四川大学华西医院,我们建立了灾后心理危机干预基地开展专门项目,直接受益人数约 500 万,覆盖重点的学校、企业、社区,对儿童进行深度干预,同时探讨适合中国人群的地震灾后心理危机干预的方法。

原卫生部指导四川当地卫生行政部门组织精神科医师、心理治疗师、心理咨询师等人员,支持灾后心理重建。对重点专业医疗机构安排资金,提高心理干预能力,安排北京、重庆、辽宁、安徽、山东、河南、广东 7 个对口支援省份选派精神卫生骨干力量到心理卫生服务能力不足的灾区,帮助当地开展心理援助。

协调部分省卫生厅向四川省 21 个灾区(县)医院派出精神科医生,协调受灾县选送医务人员 210 人次到精神病医院接受培训。

问：汶川大地震以后，心理救援自身取得了哪些发展？

答：第一方面，从政府层面来说，通过这次事件，各级政府对心理救援，从不理解到完全接受，乃至成为救灾必不可少的部分。我觉得这是汶川大地震救灾中取得的最大的成果。

第二方面，在这个过程中，我们总结出来了一系列经验，编纂了心理救援手册。我们现在有了一套相对完整的知识体系，在之后的心理救援中，有了很好的参考和指导意义。

第三方面，民间心理救援团队的建设有了长足发展，精神科专家搭配接受必要心理知识培训的心理咨询人员的团队，极大地扩充了救援的覆盖面，尤其是当我们面对像汶川大地震这样巨大的灾难时，需要我们具有大量的救援力量。

第四方面，对于灾难当中如何具体派出心理救援队伍的制度建设，也有了很大的经验积累。

第五方面，培养了一大批人才，那时 30 多岁的年轻精神科医生，经过这次事件以及后来的培训、救援实战，极大丰富了心理援助人力资源的储备。

除了在卫生系统，心理救援在民政等救灾体系中也开始扮演重要角色。2010 年左右，我们和民政、团中央、红十字会、妇联等部门有很多交流，我们把心理救援的一套经验，分享给了他们，是未来大灾大难心理救援的有生力量。

问：经过汶川大地震，心理救援地位有什么变化？

答：对于心理卫生服务的发展，汶川大地震是一个特殊的事件。

在汶川大地震之前，对心理救援作用的认知，还局限在精神卫生、心理卫生专业人员范围内，只有他们明白心理救援的作用，但到了行政部门、老百姓那里，很多人都不理解。

在汶川大地震之后，心理救援的地位和重要性得到了广泛认可。原卫生部一直到 2010 年，都还在发文，强调心理救援的重要性。这说明，国家层面认可了心理救援的作用。

汶川大地震时，我们的心理救援队伍，没有正式进入国家应急救援的队伍序列，现在的情况完全不一样了，心理人员已是灾害应急救援队伍中标配的一部分。

问：汶川大地震以后，心理卫生体系建设取得了什么样的发展？

答：汶川地震对于精神卫生服务体系的建设是一次非常重要的历史事件。以四川为例，在地震前，四川整体的社区精神卫生服务其实比较差，地震之后，这支队伍在社区建立起来了，到 2010 年，设立了将近 2 500 个心理咨询门诊。从某种意义上，以上的进步是由震后救灾促成的。

**意见与建议：精神心理专家应进入各级抗灾救援指挥部**

问：当时有心理救援意识不足的情况吗？

答：肯定存在，包括心理救援队的派遣也是在医疗、卫生防疫救援队出发之后。在国家整体救援方案中，也几乎没有心理援助的位置。

问：回忆 10 年前的救灾，你觉得有哪些不足？

答：汶川大地震的心理救援给以后的灾难救援提供了很好的范本，包括经验、教训。

无论规模还是量级，汶川大地震都是一次罕见的灾难。在此之前，即便是专业的精神科、心理卫生专家，也没有遇到过类似灾难，虽然有克拉玛依大火、非典等突发事件的心理干预，但对于重大自然灾害的心理援助，基本上还只能算是零散的、自发或者是被动的，在技术层面，还不十分成熟，加之前期培训较少，经验难免缺乏。

因为现场的混乱，在汶川大地震具体救援工作开展时，组织管理也不完善，有一些负面声音的出现，当时传出一句顺口溜："防火防盗防心理"。

问：未来的心理救援，还有哪些值得完善的地方？

答：我认为灾后心理援助专业人员的作用不仅在具体的干预和咨询工作，更要在救灾的组织协调方面发挥更大作用。在救灾的组织管理层面，灾情发生以后，心理援助人员应该进入到指挥部，然后协助指挥部的救灾部署。

比如说，救灾帐篷该怎么分配？ 有些地方在救灾时，将男性安置在一起，女性安置在一起。而心理援助专家建议最好以家庭为单位分配，尽可能将原来的社群安置在一起，不要再割裂开已有的社群心理支持体系。

再比如信息应该如何发布，如何减轻对受灾群众的心理影响，避免造成新一轮的恐慌，也应该听取心理援助专家的建议。

因此,从救灾开始到救灾结束,心理援助专家应该自始至终作为救灾专家咨询团队一员参与到指挥部的救灾组织与管理当中。

问:在心理救援队伍建设方面,哪些是有待完善的地方?

答:汶川大地震的时候,各地的心理救援人才还非常缺乏。整体来说,当时杭州、上海、北京、武汉等地在心理卫生服务方面,做得比较早,也做得比较好。

现在的问题,当大的灾难来临时,怎样把各类人员组织起来,有精神科医生和心理治疗师,有心理咨询师、有志愿者,如何把他们组合搭配成一个有机的团队,进行合理的工作分配,针对不同类别、规模的灾难,进行不同方式的援助。坦率地说,到今天为止,这种人员组成合理、成建制的心理卫生服务队伍还没有完全建立起来。

## 二、我参与的中国灾后心理救援

心理救援,还有很长的路要走

### 人物专访:北京大学第六医院吕秋云教授

北京大学第六医院 马弘 陈超

地震、水灾、火灾、空难……这一切突发、特重大灾害,给人类的生命安全和财产造成的重大损失是不言而喻和无法估量的。然而灾难之后,罹难者的亲属、伤者及亲属因灾难造成的心理疾病和阴影会变成难以驱赶的恶魔,这种伤害是一时难以治愈的。他们成了极弱势群体,需要社会的关注和专业的心理救援。

北京大学第六医院吕秋云教授是国内最早从事心理救援和危机干预的专业人员,自1994年第一次参与由原卫生部派出的心理救援工作,她至今已经在这个领域探索、实践了25年。

#### 接触,缘于一次救援行动

问:吕老师,请问您是从何时以及如何开始心理救援工作的?您当时的感受是怎样的?

吕老师:1994年12月8日,新疆克拉玛依市友谊宾馆发生火灾,当时是新疆维吾尔自治区教委来克拉玛依检查教育工作,正在馆内观看中小学生文艺演出,表演到第二个节目的时候,突然从前台开始,台上幕布被点燃了,有 323 人在火灾中丧生,其中中小学生 288 名,130 人重伤。国家和当地政府对这次火灾高度重视。在当地政府的请求下,国家迅速派出各地烧伤科包括北京积水潭的专家前往支援。当地石油综合医院工会主席在灾后救援和安抚工作中发现,受伤者和遇难者家属的心理问题很突出,请求原卫生部选派心理专业人员援助。北京大学精神卫生研究所是世界卫生组织研究和培训中心,是原卫生部直属单位,所以这个任务很自然就落到我们医院。接到这个任务以后,医院很多同事积极响应报名参加,包括一些年轻的医生和年龄比较大的专家。当时我担任医院的副所长。当我向沈渔邨院长提出我的意愿时,她当即同意。虽然接受这个任务是义不容辞的,但当时我的心里着实没底。我曾在美国学习过心理治疗,回国后也跟随许又新大夫学习过,但是是一般的心理治疗和家庭治疗,从来没有做过心理救援和危机干预的工作,一下子面对这么上千的人心里是有点慌。我查阅国内的相关资料,发现虽然有一些针对灾难事件后的调查研究,比如大桥坍塌事件后的调查,但没有干预方面的先例。我希望找个年轻的助手,以前我在病房当主治医师时,马弘大夫是同组的住院医师,她的热情给我留下了很深的印象。我主动询问她是否愿意,她欣然同意。当地提出心理救援请求时,距离火灾事件已过去两周,留给我们准备的时间并不多,从接到通知到出发,实际只有两天的时间。就在这短短两天的时间里,我们做了一些必要的准备,医院主动给我们提供精神科常用药品,许又新老师也主动找我分析这种危机事件中可能会有什么问题,给我们一些建议。我自己则带着教科书,查阅灾后可能出现的心理反应。就这样,带着这份责任感和内心的忐忑,我们启程了。去的路上非常艰苦,首先要坐飞机飞到乌鲁木齐,然后再坐大半天的汽车到克拉玛依。当时正值冬季,坐在汽车里看窗外,冰天雪地,一路都是白茫茫的。听说就在前不久,国内的一位名人就在这条路上出车祸去世了,一路上弥漫着紧张气氛,谁都不敢睡觉。到达后的当天我们就进入工作状态,首先是当地负责部门组织我们看录像和照片,内容都是当时灾后的场景,其中有不少刺激性的画面,比如有烧焦的尸体。连续看了几个小时的录像后,我感到身体有一些不适,而马弘大夫在观看的中间就出去了。现在回过头来想想,当时真是缺乏自我保护的经验,马弘大夫当时的反应表明她耐受不了这种强烈刺激的画面。这次救援是当地负责部门主动提出的,当地领导对我们非常重视,当晚给我们安排了旅馆,跟烧伤科的专家住在一起。接下来的几天联合工作组每天定时开会,一起讨论接下来有什么问题需要处理。第一天情况汇总后,我们决定首先对反应比较严重的家属进行家访,家访的工作主要是评估及处理各种居丧反应。我们外出走访那天正值元旦,当地派车带我们挨家挨户访问,等于是筛查被访者的精神状态和评估有什么需要帮助的。我们会对过于激动的患者或家属使用药物,心理方面的帮助则主要是倾听、解释、陪伴,首先自我介绍"我们是北京派来的医疗队",让他们感受到他们是有人关心的。几天家访下来,共接待了30多人次。我们觉得这样工作效率太低。在我们的要求下,我们在综合医院开设了心理门诊,还设立了热线咨询电话,这样能为更多的人实施帮助。除了遇难者家属的心理救援工作,我们也为受伤幸存者做心理帮助,比如有一天一个在火灾中幸存的小姑娘拒绝护士给她换药,也不肯吃饭。我去询问得知,全班只有她一个人活下来了,那天晚上她做噩梦,梦见同学都叫她,对她说:"你一个人多孤单啊,来陪我们吧",她不想活啦。经过安慰鼓励她才同意吃饭并换药了。除了幸存者和死伤者家属,大众的心理问题也很多,整个城市所有娱乐都停下来了,一片压抑气氛。当地政府不知道如何帮助他们,我们在当地电视台做讲座和科普宣传,告诉大家灾后会有什么反应,如何应对。电视台将讲座反复播放,让大众知道灾难后反应的表现及规律。马弘大夫还写了科普文章,事后发现这种科普类的工作是很重要很必要的。我们还对医护人员和工会干部做了讲座和培训,教他们如何理解和帮助那些死难者的家属及受伤的患者。

我们在当地待了两周多。后来医院又组织了第二批救援队伍,主要是开展调查类的工作。调查发现,灾难发生一年后,仍有四分之一的死难者家属符合PTSD诊断标准。

这次我们做的主要是早期干预,整个过程就像是摸着石头过河。在这次救援中,我觉得有很多可取的地方,比如救援是在当地部门的申请下介入的,在当地政府的领导下成立了联合工作组,每天各个部门碰头开会总结、根据具体情况调整工作的内容等。但当时会有一些不好的感受。我们参与救援的人会有很多反应,虽然我的承受能力还好,但我也会有反应。马弘大夫则有很多的愤怒,她在这次救援中受了很多的伤害。在跟当地人聊天时她听说发生火灾后指挥者说"让领导先走",她表现得非常愤怒。在处理的过程中她有很多不满,救援过程中她也曾表示过受不了了,要求回去,回北京以后的心理反应也持续了很长时间。这些我当时注意到了,但也没有特别处理,当时对救助者的替代创伤也没有经验。我去的时候带着小录音机,晚上救援任务结束后我跟马弘大夫一人一个耳机,努力让自己平静,否则白天的画面就会一直在脑中萦绕。另外一个感受:虽然我们想努力多做些事情,但是又觉得没有回天之力。我们能做的主要是陪伴、倾听、共情和心理教育,也会尽可能灌注希望。作为精神科医生,如果评估患者达到急性应激障碍的程度,我们会给予药物治疗。那次救援以后,我们就一直在考虑,什么是更好的帮助,我们应该如何介入。我们一直到现在都在学习和寻找。那次救援结束以后我们编了一本手册——《现代心理治疗手册》,其中一个章节专门介绍了危机干预和居丧干预。另外,我退休后这十几年一直在学习眼球运动脱敏再加工(EMDR)创伤心理治疗的方法,希望能掌握更多快速并更有效的方法来帮助有创伤相关障碍的人。马弘大夫因为后来在原卫生部工作了一段时间,回到医院后成立了公共卫生事业部,开展公共精神卫生工作。她一直在做危机干预医疗大队长的培训。我们都在不同的领域各自做了些努力,这可能都和我们参与了克拉玛依火灾后危机干预工作有关。

**探索、实践、思考**

**问:您还参与过哪些危机干预工作? 您是如何培训和带领团队的?**

**吕老师:**以上是我们第一次参与危机干预工作。接下来我们在已有的基础上不断总结,积累了更多的经验。

1998 年,长江流域发生特大洪水。当时我被沈渔邨院长指派,到中央电视台的黄金时段讲洪水灾难后可能会有的心理反应,以及如何应对。这是我第一次上中央电视台去做危机干预的科普宣传工作。

2000 年,河南洛阳东都商厦发生特大火灾,造成 300 多人死亡。火灾发生后,原卫生部的严俊和北大六院的马弘大夫先行,当时在日本做研究的汪向东博士也专程回来,我们四个人以原卫生部观察员的身份,一起前往洛阳希望做些危机干预的工作。我们这次的处境跟克拉玛依火灾时完全不一样。当地政府没有危机干预和心理救援的意识,他们拒绝我们介入,也不让记者采访。当地疾病预防控制中心的工作人员在参与救援的过程中,因为要不断接触烧焦的尸体,压力很大。我们只对疾病预防控制中心和当地精神病院的工作人员进行集体干预和培训。这次我们没有对幸存者和受害者家属进行实质性干预。这次的介入是我们主动提出,不同于之前的介入方式。

2002 年,大连"5·7"空难,北方航空公司的一架客机在大连海域失事,事故共造成机上 103 名乘客、9 名机组人员全部罹难。遇难者中有 3 位是某公司的员工,他们当时乘坐飞机去大连筹办国际学术会议。公司领导层当时就有这种观念"遇到重大事件后必须第一时间进行心理干预"。公司领导向我们医院提出请求,我义不容辞地接受了这个任务。空难后第二天我们跟随家属一起赶往事发地。我们工作的内容主要是居丧干预。我们逐个面访,在给家属量血压听心脏的同时了解他们的心理状态,询问他们的心理反应。最开始,他们处于麻木状态,还不能接受现实,我们知道这个阶段只需要陪伴他们、照顾他们的生活。在他们吃饭的问题上,公司领导接纳了我们的建议,提前把餐准备好,把他们叫到楼下统一用餐,而不是让他们在房间里自己点餐。由于公司领导的重视及周到细致的安排,总体上这次干预很成功。在这次救援中,我们对孩子的心理干预有一些体会。一位遇难者的儿子,在事件发生后并不知情。我们得知后建议把孩子第一时间接来让他和大家一起经历这个过程。来之前,舅舅只是告诉他"妈妈叫他来大连玩"。到了以后他很快就发现了不对,他找不到妈妈就问姥姥;"我妈妈是不是出事了?"。他姥姥一边眼睛红红的,一边还说"没有"。当我们让他最信任的叔叔告诉他,妈妈乘坐的飞机出事了,大家正在积极救援时,孩子的第一反应就说"你们骗人!",因为刚开始我们没跟他说实话。但他反应很快,接下来就问"是不是在打捞?""找到什么程度了?"当家人跟他说了真实的情况后,他就哭了。所以孩子的反应是很快的,要跟孩子说实话,不能骗他们。他们能感觉到,如果骗他"妈妈出差了""出国了",以后他会不相信任何人了。跟另一位遇难者的 8 岁女儿接触,我们发现孩子们的承受能力比我们想象的要强。所以,对儿童的丧亲反应使用什么方式,我们这次也有了一些经验和反思。

2002 年,北京大学山鹰社登山队在攀登西藏希夏邦马峰的过程中,5 名队员不幸遭遇雪崩遇难。灾难发生后,家属的情绪很激烈,有麻木的、不吃不喝不说话,有愤怒的,不停地抗议发火。这次我们对家属做了干预,处理各种不同类型的居丧反应,取得一些经验。

在处理这几次危机事件的过程中,我们作为国家级的团队,始终在思考总结不同灾难的干预方式。通过这几次干预,我们总结了以下几点。首先是介入的时间和方式。在当地主动要求下以医疗队的方式进行干预往往更有效。不同的时间,干预的内容不同。其次是组织的情况,是否有统一部署。另外是服务的范围,比如大连空难,我们救援的群体很有限,而没有得到干预的家属终日以泪洗面。另外,是否有后期干预,比如灾难发生一年或两年以后,对于没有康复的患者还需长期治疗。

普通大众对心理救援的真正关注是在 2008 年"5·12"汶川地震以后。当时就流行一句话:"一震震出个心理干预"。汶川地震发生以后,大家一窝蜂地去往灾区,各种形式的医疗队介入,我们医院的大夫就参与了不同部门的四个医疗队去进行干预,灾区的某个医院接待了十几个国家地区的不同治疗技术的干预团队。没有统一的组织和管理。国家也对这次救援进行了总结和反思。2010 年玉树地震发生后,国家就没有全国动员,而是以当地组织医疗队为主进行救援,高效、快速,效果就明显好于汶川地震。

国内的培训开始于 2000 年。2000 年世界卫生组织给我们培训了集体晤谈的方式,后期还有具体的演练,比如自杀的干预。这种演练很有效,接受完培训后我们对全国多个省份进行了培训。此后是各个省危机干预中心的成立。2004 年杭州计划成立危机干预中心,请我们过去培训,那次的体会比较深。培训后的当年该中心就对云娜台风灾害进行了干预,干预的效果很明显。但是对于集体晤谈的效果有研究证明并不是完全肯定的,运用不好还会起负面作用。此后我们改良了这种方法。

接下来我想说说眼动脱敏再加工(eye movement desensitization and reprocessing,EMDR)。EMDR 是 1980 年由美国心理学家 Franceni Shapiro 博士发明并迅速发展起来的。EMDR 能激活大脑的信息加工系统,有效并快速地治愈创伤事件相关的心理障碍,对战争、自然灾害、车祸等的受害者有显著的疗效,至今已有 20 多项随机对照研究肯定了 EMDR 对心理创伤治疗的独特的疗效。被美国、英国、荷兰、德国等精神病学会推荐用于治疗心理创伤。2013 年,世界卫生组织(WHO)在"应激相关问题处理指南"中推荐"聚焦于创伤的认知行为治疗和 EMDR 治疗用于儿童、青少年和成人的创伤后应激障碍",EMDR 对重大灾难事故、童年创伤的受害者有显著疗效,也成功用于帮助运动员、表演艺术家提升竞技表演水平,以及帮助普通人群提升工作学习绩效。2002 年,北京大学进行 EMDR 的培训。当时我没有参加学习,我作为讲者去讲了我们的经验,从那时起接触 EMDR。2007 年我们请欧洲 EMDR 的主席来国内交流,此后建立了比较好的关系。2009 年我退休后开始系统学习 EMDR。因为克拉玛依火灾后我感觉很无能为力,希望学习一些对创伤治疗快速有效的方法。接触了 EMDR 后我觉得这是很好的方法。我作为一个精神科医生,学过精神分析、学过家庭治疗和认知行为治疗。相比较而言,EMDR 是比较包容的,所有的方法都可以使用。我学习了这个疗法以后就运用到自己的临床工作中。我印象比较深的是一个 PTSD 的患者,他去处理一起车祸事故的善后工作,同车 15 人死了11 个人,都是他的熟人,只有几个人活下来。回来几个月后他一直被 PTSD 的症状困扰,多处求医效果都不明显。后来我使用 EMDR 方法对他进行治疗,做了 3 次后闪回症状就有明显好转,加强了我对 EMDR 的信心,更加深入学习,获得欧洲 EMDR 创伤治疗督导师的证书。到去年为止,我已经使用 EMDR 治疗了 100 多例患者,治疗效果明显好于药物治疗和一般的支持治疗。EMDR 不只是对 PTSD 患者,和创伤相关的抑郁、焦虑、恐惧症、躯体形式障碍、进食障碍等都有很好的效果。

2002 年以来,欧洲和美国的 HAP 组织及 EMDR 协会多次在中国举办国际创伤 EMDR 心理治疗师连续培训项目,隶属于中国心理卫生协会心理治疗与心理咨询专业委员会。2009 年我们积极筹备成立了 EMDR 创伤治疗学组。我任学组组长,钱铭怡及张劲松教授任副组长。EMDR 学组是中国心理卫生协会心理治疗与心理咨询专业委员会下的学组,致力于 EMDR 在中国的培训和推广,至今,经过 EMDR 治疗师培训的学员大约 600 多人。我们还成为亚洲

EMDR 的理事成员,我分别在第一届和第二届亚洲 EMDR 大会上发言,介绍中国 EMDR 的发展,2017 年在上海主办了第三届亚洲 EMDR 创伤心理治疗学术大会,获得国际各国好评。

在近年云南、四川多次地震,天津地区"8·12"爆炸事件,深圳光明滑坡事故等重大灾难的心理救援过程中经过 EMDR 培训的精神科和心理学家在灾后心理救援中运用 EMDR 技术起到了很好的效果,受到原国家卫生计生委精神科救助专家的称赞。

### 心理救援,任重道远

**问:您对国内的危机干预未来的工作有什么建议?**

**吕老师:**首先,我希望更多的精神科医生能参与危机干预的工作。治病救人、疾病预防及健康教育是医生义不容辞的三大职责。危机干预实际上是属于疾病预防范畴的工作,灾难性事件发生后,及早干预可以更好地预防人们心理障碍的发生。灾难性事件发生后,如果人们没有很好的自我康复,一部分人可能会发生严重的心理障碍,比如抑郁症、焦虑症和创伤后应激障碍,或者其他的心理或躯体问题。这时候就需要我们医务人员给予充分治疗,帮助他们尽快康复。作为精神科医生仅仅掌握药物治疗的技术远远是不够的,要根据自己的特点学会一种或几种心理治疗的技术,才能够更好地帮到患者,才是一个合格的精神科医生。心理健康教育工作也是我们医生义不容辞的职责。我们要学会和媒体很好的合作,做好媒体宣传。我们希望国家对危机干预更重视。媒体也要重视,不要过分宣传负面的东西,比如自杀,不要过多曝光刺激性的画面,避免对人产生不良影响。

最后,我希望我国能开展更多危机干预方面的研究工作。我们医院的汪向东博士在这个领域做得比较早,1998 年张北地震,汪向东的团队进行了调查,这是很有意义的一个调查。他们对两个村子进行了对照研究。一个是在震中,受灾很严重,一个是相距 10 公里的另一个村子,受灾相对较轻。震中地区受到的支持多,调查发现这个村子急性应激障碍及 PTSD 的发病率均比另一个村子要低。这项调查说明干预和社会支持的重要性。这个研究连续多篇发表在《中国心理卫生杂志》上。

近些年,不断有关于稳定化技术的讨论,关于稳定化是如何重要地影响治疗过程的讨论更是不绝于耳。那些和复杂创伤的来访者工作的治疗师们认为"直面创伤"的治疗方法,至少在治疗一开始,对创伤治疗没有帮助,而且如果使用不当,还有可能会伤害来访者。很多研究者也认为,只有经过专业训练的创伤治疗师才能有效进行创伤应对的治疗,但是,对于很多发展中国家而言,鲜有经过较好的创伤治疗系统专业培训的治疗师。德国创伤援助组织(Trauma Aid Germany),是德国的一家非营利组织,联合柬埔寨金边的 Royal 大学,研究了非直面创伤的治疗方法对于 PTSD 的疗效,并获得了积极的研究结果。结果表明,致力于稳定化(而非面对创伤)的治疗方法,能够帮助咨询师和来访者建立安全稳定的咨访关系,应用稳定化技术和强调对于来访者自身资源的利用,相较于对照组而言,显著降低了 PTSD 的症状。

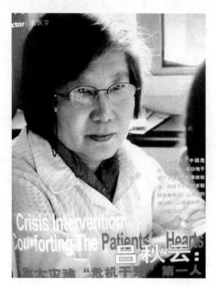

吕秋云教授

这些都是值得我们学习和思考的问题。

## 三、终于有了中国人自己的心理危机干预教材

**人物专访:北京大学第六医院 / 中国疾控中心精神卫生中心马弘主任医师**

北京青年报　郑林

在我 35 年的职业生涯里,一半以上时间在与灾后心理干预打交道,算是在各种灾难现场成长起来的一代"心理人"。如果说 10 年前的汶川大地震让灾后心理危机干预被大众熟知,那么 24 年前新疆克拉玛依大火,算是中国国家级心理危机干预的第一次实践。

### 从克拉玛依火灾到汶川大地震

时间倒回 1994 年 12 月,新疆克拉玛依的特大火灾引发了全国的关注,那年我三十多岁,随我院吕秋云教授第一批赶往现场去做心理危机干预,我记得北医六院一共分两批去了四个人。

那场大火里,有三百多名遇难者,其中大部分都是中小学生。别看我现在在灾区现场的承受能力很强,当年在克拉玛依,看到火灾现场的回放视频时,我难受得当场呕吐。

其实当时的我也伴有恐惧和焦虑的情绪,不知道怎么做才能把心理干预做好。这些年,在越来越多的经验中我发现,心理干预是随时随地都能做的。天津港大爆炸的时候,当时除了遇难者家属,我们也对现场的服务人员做心理干预。我记得在当地武警医院的食堂吃饭时,遇到一个被临时抽调来做服务的小伙子,他的孩子刚刚满月,因为不能回家经常受丈母娘和妻子的埋怨,心情很不好。我给他出主意,教他发短信给妻子说工作得到了领导肯定,功劳有老婆一半。过两天,小伙子把他妻子发他的短信转给我看,她妻子特别体量地说让他好好工作,不要惦记家里,小伙子还特高兴地跟我说心理干预太神奇,缓和了他和家人的关系。所以这些例子也说明,灾后心理干预非常有必要。

一开始大家对心理干预的接受程度还不高,甚至存在误解。

拿 2000 年 12 月洛阳特大火灾举例,当时我被抽调到原卫生部上班,得知这个火灾造成 307 人死亡,7 人受伤,情况严重,我主动请缨,希望到现场做心理危机干预。

去了之后我们发现,什么也做不了。当时,在我们的应急体制里,这个事情由国家安监局作为指挥部门主要负责处理,原卫生部则主要负责那 7 个伤者的救治。我们提议接触遇难者家属,但遭到了指挥中心的拒绝。

唯一一次接触家属是在遇难者遗体火化的现场,我们被要求不能暴露自己是精神科医生的身份。在当时,他们对精神科医生还有误解,说那里只是发生了火灾,人没有疯,也没有得精神病,不需要心理医生。所以那个时期,大家还没有灾后心理救援的意识,我看到现场各种类型的救护车都有,唯独没有心理服务的。

2003 年的"非典"也是一次大事件,印象深的是,当时为了防止传染,患者去世之后直接火化,家属不能现场认领遗体。考虑到非典亡者家属的情绪,我和北大六院其他医生一起提出"关于'非典'亡者家属的心理危机干预措施建议",这个建议得到时任北京市代市长王岐山的肯定,七条建议被采纳了四条,包括让患者留下遗书、骨灰,在死亡通知书里加一封政府唁函等措施。

其实从 2000 年以后,我们也从国外学习了一些灾后心理危机干预的技术,在国内各省做过一些培训,但都是面上的多一些,不够深入。2007 年澳大利亚发展署和中国一起做了一个"儿童保护——灾后精神卫生项目",我是中方负责人。包括我在内有 7 个医生参与了这个项目,这 7 个人也是后来汶川大地震心理干预队伍的第一批人。这个项目主要针对大灾之后儿童心理干预的方法。我记得是 2008 年 3 月做完这个项目的,有人说这个项目成果很好,但不适合中国,因为当时也没什么大灾大难,结果两个月之后,汶川就地震了。

在汶川之前,可以说灾后心理危机干预还处于一个刚刚起步、没被广泛了解的阶段。

**一夜赶出来的心理救援指导手册资料**

2008 年 5 月 12 日,我在网上看到四川发生大地震的消息,我第一次在媒体上了解到的死亡人数还只是 5 人,当时谁也不知道到这场地震会发展到什么程度。

为了清楚地震的情况,我联系了在四川医院工作的同行,他们当天下午反馈给我的死亡人数已经有 300 人,我不敢相信,不断反问他们"这不是真的吧?"

后来我得知,朋友所在的绵阳那家医院,院墙全部坍塌,当地医护人员已经陆续被派往北川进行救援。之后我又问了成都的同行,据他们描述,一个县城的精神病院完全垮塌,患者全部在院子里待着,还有患者在逃生中骨折,他们本地医院已经准备接收地震中受伤的灾民。

他们接到任务赶着去安置患者,我和四川同行的短信联系也很快中断。这时我才意识到情况很不妙,觉得必须得做点什么,于是联系了之前一起做项目的 3 个同行,我记得有杭州七院的何鸣、上海的程文红,还有我们北大六院的郭延庆,我给他们发短信说"那边情况不好,咱今天晚上也别睡觉了"。与此同时,我们联系了原卫生部分管精神卫生的同行,商量当前应该做什么。

讨论后,我们决定先准备一些灾后心理救援的资料,以便在灾区使用。

我们四个人进行了分工,一共四个部分,包括"抗震救灾中的大众心理危机干预""抗震救灾中居丧者的干预""抗震救灾中儿童心理应激反应的预防与处理",以及"爱护受灾儿童"四个方面。基本内容就是在灾区遇到不同类型的人该做什么、说什么;不能做什么、不能说什么。5 月 13 日凌晨,天还没亮,每个人的材料就纷纷回稿,转交给原卫生部,原卫生部也第一时间以文件形式下发。后来,这个材料成为灾区心理救援指导手册中的一部分,都是那一晚做出来的。

令我们震惊的是,就在这一夜之间,被确定的遇难者人数已经上升到近万人,我们请示原卫生部,何时派医疗队到现场。

### 汶川大地震时心理干预水平还参差不齐

原卫生部通知我们一定要尽快派人去,因为我从 1994 年克拉玛依大火开始接触心理危机干预,认识也培养过这方面的医生,原卫生部把"组队"挑选队员的工作交给了我。

我第一批选了七个人,都是参加过 2007 年澳大利亚发展署"儿童保护——灾后精神卫生项目"的小组成员,对灾后心理危机干预有一定的了解,尤其是儿童这一块。我们是第一批去的"国家队",我算是队长。后期又去过几批,大家轮岗到灾区。

大队人马 5 月 17 日出发,因为我在武汉有一个培训,比他们去得晚两天,武汉的培训内容也因为地震临时加了一天,主要讲灾后心理危机干预。各个地区来参会的医生,很可能马上跟随各省救援队去灾区支援。当时,我手头的课件多是国外的,比如菲律宾就有不少是关于自然灾难之后的心理救援案例,正好派上了用场。

做完武汉的临时培训,当地的朋友给我买了一个睡袋,我拎着睡袋奔了灾区。我们七人分了两组,三个去成都,四个去绵阳。一进川,我就收到原卫生部前方指挥部的消息,和我确认心理危机干预医疗队的人数、位置、有无伤亡,有何需要。

当时救援工作千头万绪,有需求不能马上得到解决,第一天到了以后我们孤立无援,连住处都不好找,酒店全部关门,我也没有帐篷,后来遇到北京其他医院的同行,就"蹭"住了她们的帐篷。现在不一样了,如今再去灾区,会有统一的装备。

我主要的工作是一边在绵阳九州体育馆附近组织活动,一边随当地的医生在绵阳三院里一同查房，对有需要的受灾群众做心理干预，但那个时候医护人员急缺，伤者一批一批运过来，人手不够就跟着急救医生在医院换药，缠纱布。

关于灾后心理危机干预这一块，我感觉当时的组织管理还是有一点乱，各个系统都派人来，比如教育系统、科技系统等都会安排自己的人来做心理危机干预，但是没有一个统一指挥和分工安排，大家普遍缺乏经验，也没有灾后心理干预的统一培训。

随着媒体对于灾后心理干预报道增多，一些社会上的心理咨询师和爱心人士也自发赶来支持。大家的初衷是好的，但是基本都没有经过培训，不知道应该怎么做。

我记得一些组织被当地的志愿者称为心理干预中的"杀手队"。绵阳体育馆临时安置的五万多人中，很多是从北川逃出来的灾民，基本家家都有人遇难。所谓"杀手队"就是一上来就让受灾群众填问卷，问家里死了几个人这样的问题，这种方式其实会让遇难者家属心里很难过，起不到正面作用。当时心理干预的水平参差不齐是普遍现象。

### 社会心理支持是重要的"第一步"

比较幸运的是，我们至少有一部分人，知道应该怎么做。传统的心理干预是通过对话方式完成的，但在灾区，社会心理支持才是灾后心理干预的第一步，这也是之前从国外的培训中得到的经验。

所谓社会心理支持就是要考虑灾民当下最急需的问题，保证大家有饭吃有水喝有地方住，尽可能地回归正常生活。

意识到这个问题之后，我们在汶川没有做传统的心理咨询，而是在帐篷门口举办一些互动的文体活动。志愿者买了一百多个小凳子、书本、画笔，我们和志愿者组织灾区孩子读书画画。对于孩子来说，这种方式一定意义上恢复了学校的生活，这其实就是心理干预。我记得隔壁帐篷是首体的体育老师，他们带着孩子踢足球，孩子们很高兴，这个要比建一个心理咨询的帐篷，等着灾民来主动咨询有效果。

我特意在九州体育馆周边的帐篷转了转，有不少心理咨询的帐篷专门设置了电话，门口上写着"如果你有心理问题，请来联系我们"，然后坐在帐篷里等着,这种方式是不适合灾区的。很快,这些帐篷也改变了方式,做起了活动,这是汶川大地震给从事心理干预的人带来的现场改变。

我记得特别有经验的是何鸣老师,他很快和孩子们打成一片,熟络之后他主动和孩子聊天,问他们有没有什么想要的东西,他鼓励孩子畅所欲言。其中有一个小女孩提到没有内衣。孩子们一说,我们才突然想起来,已经地震一个礼拜了,他们还没有换洗的衣服。

后来我们就写了一个物资急需的单子,包括内衣、内裤、T恤、袜子,一些药厂的朋友直接募捐了这些物资,联系卡车直接把这些东西运到了救援现场。

我们做这些事情有时和专业知识没有特别直接的关系,但实际上解决受灾群众的基本保障就是社会心理支持。以往,传统的心理干预不会考虑社会层面的心理支持,但实践告诉我们社会心理支持是灾后心理干预第一步的,这个观点在汶川大地震之后也得到了业内的基本共识。

### 灾后心理干预首要任务是防止自杀

汶川地震之后,很多国内外的组织愿意提供资金,给我们做灾后心理干预的项目创造条件,灾后心理危机干预的普及和研究在那个时期得到了前所未有的关注和支持,可以说,汶川大地震是对我国灾后心理危机干预的一次挑战,也是一次机遇。

灾后,我们从2008年至2010年,参与原卫生部以及联合国人口基金(UNFPA)支持的一个汶川震后社会心理干预项目,这个项目在6个极重灾县工作3年。我记得项目涉及地区有四川的北川县、安县、什邡县、青川县、绵竹市、都江堰市,几乎覆盖了项目区全部村支书800余人。

我们是在这个项目进行过程中将干预和培训对象确定为村支书等村级管理人员的,因为我们发现,有很多项目针对儿童、丧亲者等弱势群体,村级干部是一群被忽略的人。一个村委会的班子成员最多五六人,但一个村子少则两千人多则六千人,这些村干部好了,这些村就能好很多,我们这个项目应该是汶川地震之后唯一一个关注到村级干部群体的。

在实施过程中,我们医生团队与共同工作的全国妇联、全国老龄委的专家共同开发了《灾后社会心理支持核心信息卡》,这个信息卡的内容分为八部分,涵盖了针对青少年、妇女和老年人群的沟通技巧、常见心理问题的识别和处理、心理辅导及干预技术、灾后大众健康教育、灾后助人者的自我保护、青少年安全性行为宣传和灾后性别暴力的预防,信息卡的使用对象为接受过培训的社区及管理人员,如基层卫生、妇联、老龄委、村级管理人员等,这个信息卡在此后的数次特大灾难中也印刷发放数万册。

在一次培训中有人问我们,做这么多项目和干预想解决什么问题呢,我记得我们医院的于欣老师做了清晰的解释。他说最棘手的就是防止灾后自杀的情况出现,出现 PTSD(创伤后应激障碍)的人群我们可以慢慢帮他们,但是对于有可能出现自杀倾向的人是最首要的关注对象。

后来 2012 年雅安地震后,派去的心理干预队伍的重要目标就三个字:"包不死",包片不能再有人自杀,一人包两个乡,有巡诊。谁家出了事,谁家死了人,谁家上次地震就死了,这次地震又死了,就是重点服务对象。重点人群筛选之后,该住院的住院,该吃药的吃药,该做训练的就做训练,该盯防的就要盯防。但最终那时候还是有一个人自杀了,她的两个孩子一次在汶川大地震中遇难,另一个在雅安地震时遇难,对她来说太难了。所以医疗队员事后觉得特别内疚,觉得工作没做好,没有盯住,但这种情况真的难以避免。

做心理干预的医生其实也会存在各种各样的心理问题,要及时调节。我记得我每次从灾难现场回来,我们医院的领导就会主动找我聊一聊,帮我调整,这也很重要。

因为村级干部这个项目做得还不错,到 2009 年 UNDP(联合国开发计划署)主动将"汶川灾后恢复重建暨灾害风险管理项目 - 弱势人群心理危机干预"项目交给了我们的医生团队。2010 年玉树地震后,UNDP 又将对玉树的心理危机干预项目交到我们北大六院,我们的医生团队经过缜密的调研,开发了中国第一份藏文心理卫生核心信息资料,在后续的干预及培训中该资料得到藏族受灾群众的认可。

### 中国人自己的心理危机干预教材

经过这么多的灾难之后,我就想,我们中国肯定要做一套自己的教材,我们教材的蓝本其实是联合国的一套教材。

在汶川大地震之后,联合国很多人道主义机构就来到中国做关于灾后心理干预的培训,推广他们的教材。联合国早在 2007 年就做了一本紧急情况下心理社会知识和精神卫生的手册,参与制作这个手册的人涉及好多组织、好几百所大学、研究院,很遗憾,我发现这里面没有中国人。

灾后我也参与了他们的培训,在培训中,我拿到一本中文译本,但是翻译过来后结构有点难懂,一开始没有学透。但我知道这本书特别好,我就把这本书每天带在身上,有时间就学。它是一本非常实用的手册,从灾后心理救援组织的管理,到具体实施步骤,写得非常清楚,甚至一个没有经过培训的人拿到这本书就明白该做什么。

这本书简直就是我的圣经,我整天带着它,希望做一本这样的适合中国的教材。比如灾后救援组织有哪些,每个组织怎么做,针对不同人群如何实施心理救援等。于是我们一个问题、一个问题的研究。

我们团队借助 2010—2011 年、2012—2013 年世界卫生组织双年度项目进行了调研,在四川进行了"灾后基本精神卫生服务需要、提供方式与组织间协调机制研究",这个研究其实是灾后做的第一个问题,就是如何组织管理。汶川大地震以及国外的经验告诉我们,好的组织管理至关重要。

于是我们用两年时间,访谈了好多人,主要是负责灾后指挥的人,比如 CDC(疾病预防控制中心)灾后是否有心理危机干预,如果有又是怎么做的? 卫生部门是怎么做的? 民政部门是怎么做的? 妇联又是怎么做的?

我们一边做研究,一边做教材,开发了"灾后分阶段心理危机干预工作流程",流程的每一步又有很多的工具包,工具包细化到你去现场救援需要带什么衣服,准备什么食物、如何组建团队,如何制订工作计划,如何做培训,如何做安全防护等,这个教材让不会干的人知道怎样干,让会干的人知道怎样干得更好,是操作性极强的教材。如今这套教材也成为了目前实战培训的主要教材,并在国家减灾委组织的东盟十国灾难心理危机干预培训和 WHO 西太区 16 国的培训中使用,其高度的操作性和演练式培训方式获得了认可,有两个国家申请将该套教材翻译成了当地语言。

这本书虽然已经被国内各个省作为教材使用,但实际上还没有公开出版,我们还在根据近几年的突发事件不断完善教材,不久之后可能会出版。

汶川大地震之后,我国突发事件应急体系得以完善,突发事件中的医学救援体系也不断完善。在国家整体规划和政策中,心理救援也被纳入突发事件紧急医学救援的"十三五"规划里。在汶川大地震之前,从医学救援角度来看,突发事件的现场救援还是以医疗救治、疾病防控、卫生防疫为主,汶川大地震之后心理救援被得以重视。

现在每年,国家卫生健康委都会组织灾后心理救援的统一培训,大概一年有两次,我也会作为老师去讲课。灾后心理救援这种培训不像传统的医疗救治的培训,可以到医院进行临床实习,我不可能说上午教一下,下午就有个车祸或者突发事件等着我们去实践,突发事件都是临时的、不可预测的,所以在我们的课程设计里,实践这块是很难得的。

一次我们去国外学习的时候发现,西方一些国家采取模拟灾难的方法,进行心理救援的演练,但那种方式需要大量资金。不过我们也受到启发,在后来的培训中会采用情景剧的方式进行一些演练,有助于大家掌握灾后心理干预的技巧。

现在可以说每个省都有专业心理救援的"省队",很多医院也会有灾后心理救援的"院队",再遇到大的灾难,至少可以做到有条不紊。

### 社区化、长期化的心理支持还很不足

我认为,目前我国在灾后心理支持的后续上问题还很大,我们长期的社区化的心理支持能力不足。

灾难在哪都有可能发生,可能影响到所有的人,而这个影响不是说灾难过去就完了,现在四川只要一发生垮塌,大家还会说是当年汶川大地震之后的山体松动。对人来讲,不是说你看上去可以了,你内心就恢复了,完全不是这样。好多人都是小时候受的创伤,到大了才会发作,越来越严重,最后来看病,一追问,发现是数年前遭遇的各种创伤导致的。所以中国长期的创伤应激和应对的教育是应该加强的,比如说灾后残疾的孩子、失独的家庭、异地搬迁者,这些受灾群众都需要长期的心理支持。但我们目前心理支持的队伍基本都是临时过去的,在社区这个层面的能力还有待提高。

比如新疆暴恐,恐怖分子把一个早市炸了,你可以派医疗队过去,医疗队走

了之后呢? 当地人还在那里生活,民间矛盾还在那里。这个长期调节的工作就需要社区去做,而不是医疗队过去做。

澳大利亚在社区方面做得相对好一些,他们社区卫生机构是一个队伍两个职能,把卫生和心理相结合。一个人平时可能做全科医生,在这个基础上增加一个灾后心理干预的培训,一年培训几天,连续培训几年,他就有一定的应对能力,如果所在社区有事,马上可以联系到这个医生,启动他心理救援者的身份,并可以长期在社区内进行活动。

心理支援日常化澳大利亚也有做得很好的地方。比如一个车祸发生之后,一定有一个心理干预小组陪同家属去事故现场,他们的殡仪馆和停尸房都是经过人性化设计的,他们存放遗体的地方会设置一些台子、沙发,如果家属支撑不住,往后倒的话,会直接坐在沙发上,而且心理干预人员会在你身边。事发之后,这些心理干预小组的成员也会接受督导,心理干预者自身也会及时调节,比如他们所在的机构会主动给他们一些假期以便恢复,相比之下,我们国家心理方面的人性化服务还差得很远。

总之灾后心理危机干预需要"平战结合",除了提高重大突发事件的应急能力之外,要加强安全教育,培养基层社区化、长期化心理支持队伍和人才。

一转眼,汶川地震过去十年,当年我们第一批赴川的小组还在一直活跃着,并且这个队伍越来越大。令人高兴的是,一旦发生什么事情,大家还是一呼百应,互相支持,保持着当年那种执行力。我想,在我有能力有精力的情况下,我会和中国心理界的同行们把灾后心理干预这件事一直做下去。

## 四、开通心理援助热线 做心理健康守门人

### 心理援助热线的发展

北京回龙观医院 杨甫德 梁红

随着经济发展,特别是在 2008 年汶川地震后,国家灾害救助策略发生了变迁,以往主要以保障吃、穿、住、医等基本需要的医疗救援模式,转化为医学救援模式中涵盖了为受灾人群提供社会心理援助,以促进个体顺利完成心理重建,恢复社会稳定。救援的形式除了选派心理救援人员前往灾区进行实地工作,心理

援助热线也成为国内外灾难心理救援的重要方式之一。

心理援助热线具有方便、快捷、及时、隐匿、经济等优势,作为一种行之有效、且相对方便实用的心理咨询途径,成为大多数发达国家提供心理卫生保健及灾后心理危机救援的重要组成部分,在处理心理应激和预防心理障碍方面发挥着积极作用。

2008年,原卫生部办公厅印发《关于做好心理援助热线建设工作的通知》,决定在全国地级及以上地区逐步开设心理援助热线。以地(市、州)为单位进行规划,覆盖区域内全人口。心理援助热线具有社会公益性,其建设应依托于精神卫生医疗机构(精神专科医院、具有精神科的综合医院),有条件地区可以与"110""120"服务热线建立联动机制,应对突发紧急事件。心理援助热线建设由试点先行,通过试点,不断积累经验,总结有效管理措施,逐步增加试点地区,扩大覆盖范围。建设方式包括:新建、将医院原有心理热线转为"心理援助热线"、在12320下设立"心理援助热线"。属地卫生行政部门提供适当经费补助。当时有17家精神卫生医疗机构上报已开通热线。

心理援助热线的功能为:心理健康教育及咨询、为有心理困扰的来电者提供心理支持、为高危来电者降低自杀风险、发现疑似精神障碍者并转介、提供心理健康信息。

2010年,原卫生部办公厅印发《关于进一步规范心理援助热线管理工作通知》,要求总结经验,逐步增加热线试点;严格管理,保障热线的公益性;科学实施,强化热线的专业性;及时总结经验。此后,精神卫生医疗机构设立心理援助热线增加至26家。同时心理援助热线管理办法和技术指导方案出台,并成立了专家组,制定工作年度报表模板。这些为加强质量管理、促进沟通、总结和积累经验提出了具体的要求。

为规范管理、科学实施热线咨询工作,原卫生部在2010年成立心理援助热线项目管理办公室,委托北京市心理援助热线(北京回龙观医院)承担具体工作。定期开展实地督导,开展培训,加强工作人员能力建设,推进热线咨询信息化平台建设,规范数据收集,撰写总结上报国家卫生健康委,召开全国年度总结会,促进经验交流。

截至 2019 年 8 月,全国精神卫生医疗机构共设有心理热线 53 家,覆盖全国 29 个省、自治区、直辖市的 51 个城市。其中实现 24 小时 365 天不间断人工服务的热线达 23 家,其余为每日定时提供服务。所统计热线全部依托于精神卫生医疗机构建设,均为社会公益机构,民营医疗机构、社会心理服务机构开设的心理热线尚未统计在内。

据不完全统计,2018 年公众拨打热线电话 60 万余次,来电前三位问题为精神心理问题、询问信息和心理健康知识等其他问题、家庭和人际矛盾问题。其中,面临情绪崩溃有自杀风险者约 1 万次。来电者的情绪在热线咨询过程中均得到不同程度的舒缓,得到及时帮助和心理支持;对于需要进一步干预的来电者会建议其到专业机构进行进一步诊治,力争对心理障碍做到早发现、早治疗。

热线咨询人员队伍由精神科医生、心理治疗师、心理咨询师组成。截至 2019 年 8 月,专兼职从业人员近 600 余人。

作为全国心理援助热线管理项目办的北京市心理援助热线,其前身为心理危机干预热线(座机 800-810-1117;手机、IP、分机 010-82951332),设在北京回龙观医院,2002 年底开通,是当时全国唯一一条对公众免费的、公益的专业心理援助热线。同时开通 8~10 条线路,每周 7 天、每天 24 小时人工接听来电。2010 年正式更名为北京市心理援助热线。热线具备完善的运行体系、科学的管理制度、规范的服务要求、现代化的信息平台,目前拥有一支 42 人组成的专业热线工作人员队伍,上岗前需经过严格培训,考试合格持证上岗。咨询员定期接受督导和评估。信息化操作系统确保了热线咨询服务规范化和系统化,也使标准化监控、评估和科学管理咨询员的服务质量成为现实,并为开展系统热线心理咨询领域的科研、教学和培训工作提供了丰富和珍贵的资源。从 2003 年的年来电量 4 万余次,发展到 2018 年的年来电量突破 40 余万次。

随着公众对心理服务需求的增长,为了提供优质快捷的心理服务,全国心理热线的发展目标重点围绕强化管理、加强人员队伍建设和培养力度、拓展服务范围、拓宽新媒体服务方式、加快信息化建设步伐、加强热线品牌建设与宣传,促进我国热线科学、有序发展,为公众心理健康保驾护航。

## 第二节 "人大调研"与精神病院改扩建项目

### 一、精神卫生专业机构改扩建项目实施背景及过程

国家卫生健康委疾病预防控制局 金同玲

2011—2015 年原国家卫生计生委疾病预防控制局精神卫生处副处长

**精神卫生专业机构是我国精神卫生服务体系的主体**

精神卫生专业机构包括精神专科医院和设有精神科的综合医院。多年来，各地精神卫生专业机构认真落实国家及本地区精神卫生防治工作任务，注重改善医疗条件，着力提高自身专业技术水平，积极开展精神疾病诊疗，为保障群众精神健康发挥了重要作用。我国精神卫生专业机构数量不多，分属卫生、民政、公安等部门。截至 2006 年底，全国共有精神专科医院 645 所、设有精神科的综合医院 479 所，共有精神科床位数 14.6 万张，精神科医师 1.9 万名。其中，卫生部门管理的精神专科医院 413 所、有精神科的综合医院 233 所，精神科床位数 9.4 万张，主要收治普通精神疾病患者；民政部门管理的精神专科医院 132 所，有精神科的综合医院 11 所，床位 3.2 万张，主要收治无法定抚养人和赡养人、无劳动能力、无经济来源的"三无"精神疾病患者、复退军人精神疾病患者和特困精神病患者；公安部门管理的精神专科医院 18 所，有精神科的综合医院 30 所，床位约 0.5 万张，主要收治肇事肇祸的精神疾病患者。其他 82 所精神专科医院和 205 所设有精神科的综合医院，为企业、社会团体、个人等举办，床位约 1.5 万张（占总床位比例为 10.27%），面向普通精神疾病患者提供医疗服务。

我国从 20 世纪 50 年代开始倡导各地开展基层精神卫生防治工作，在局部地方也取得了一定成绩和经验，但在 2009 年深化医药卫生体制改革启动前，这项工作并没有得到普及。在全国大多数地方，精神卫生防治工作在组织机构网络建设、管理制度规范、工作内容要求等方面还待健全和完善。除北京、上海等少数地区，大多数地方的城市社区和农村的县、乡、村精神卫生防治网络均未建

立。精神卫生服务主要靠精神卫生专业机构提供,以疾病诊疗为主。

### 21世纪初,我国精神卫生专业机构医疗条件亟待改善

进入21世纪,随着经济社会发展和公众精神健康需求的增加,对精神卫生服务提出了更高的要求。由于政府对专科机构长期投入不足,大多数医院基础设施年代较久,有的危房还建于新中国成立前。原卫生部2006年调查发现,390所精神专科机构,其部分建筑投入使用的时间是20世纪90年代(占36.90%),其中,使用时间超过25年(1980年以前建)的建筑面积占总建筑建筑面积的22.41%。由于资金短缺,大部分建筑长期以来缺少良好的维护,多数建筑不同程度地存在着老化问题,出现裂缝、存在着渗漏的情况和一定的安全隐患。病房门窗的密闭性能及外墙的保温性能也与现行的规范要求存在差距,既影响使用,也对能源节约不利。多数医院设计基本建设指标小,工娱疗、康复等辅助治疗用房不足,且病区配置不合理,病房条件较差,病区内比较拥挤,患者缺乏室内或室外的公共活动空间,保护患者隐私、减少患者间互相干扰等均无法顾及。一些医院封闭式住院的条件甚至不如设备先进的监狱,无形中增加了患者的病耻感。

多数医院设备陈旧、落后,急需维护、更新和添置新设备。原卫生部2006年调查410所精神专科机构需要配置的28种基本设备(其中有的已经不再适用,需要更新种类)状况,只有79.5%的设备当时还可以使用,购置年限不详的占总数的18.4%,已知购置年限且使用时间超过25年的占16.2%,使用时间在5~15年的占37.6%。

此外,大多数的精神卫生专业机构,只着重于重性精神疾病的门诊医疗和以医疗为导向的封闭式住院治疗,很少开展医院外的疾病预防和康复服务。一些城市在残联支持下,在社区(街道办事处)建立了精神残疾管理系统,但功能单一,没有与专科机构实现双向转诊的服务链接。在少数过去已经开展社区精神卫生防治工作、具有社区日间工疗站、康复站等康复机构的城市,如上海、杭州,康复机构在市场经济的影响下,生存难以为继,濒临关闭。大多数恢复期和慢性患者常年靠家庭成员看护,家庭不堪重负。

### 国家有关部门积极准备加强精神卫生服务体系建设

为改变我国精神卫生体系落后的情况,原卫生部积极行动,组织开展了大

量调研,委托有关机构开展了精神卫生专业机构资源配置研究,明确了资源配置的基本思路,对全国精神科床位需求进行了分析,制订了全国精神科床位配置方案,提出了精神卫生专业机构基础设施建设和设备配置建议。

2008 年 1 月,原卫生部、中宣部、国家发展改革委等 17 部门联合印发了《全国精神卫生工作体系发展指导纲要(2008—2015 年)》,明确了完善精神卫生工作体系的指导思想、基本原则、工作目标及政策措施等。2010 年 9 月,国家发展改革委、原卫生部、民政部出台了《精神卫生防治体系建设与发展规划》(以下简称《规划》),明确提出要开展精神卫生专业机构改扩建项目。

依据《中央预算内专项资金项目精神卫生专业机构建设指导意见》,项目建设所需投资由中央专项补助资金和地方财政资金等多渠道筹措解决。中央重点支持的建设项目总投资 154.12 亿元,其中,中央安排投资的 91 亿元全部用于精神卫生专业机构业务用房建设,根据年度预算规模和具体项目情况安排。

**精神卫生专业机构改扩建项目实施思路**

1. 建设原则

(1)统一规划,分级负责。中央制定全国总体规划,明确指导原则和标准、支持的范围和重点,安排补助投资,依据有关管理办法,对规划实施情况进行督导检查。地方按照国家规划要求,根据当地经济社会发展水平、人口数量及分布、交通条件、流行病学资料、现有卫生资源等实际情况,编制本地区精神卫生防治体系建设与发展规划,制定具体项目建设计划,落实建设资金和政策措施,确保规划整体目标的实现。

(2)整合资源,合理布局。按照精神卫生防治体系的要求,充分整合区域内精神卫生资源,因地制宜、合理规划精神卫生防治机构的布局。按照建设标准,以改、扩建为主,填平补齐,确定建设项目。优先考虑建设已有机构,不搞重复建设,不搞"形象"工程。资源不足的地方,应鼓励适合条件的医疗机构调整为精神卫生防治机构。

(3)整体筹划,分步实施。省级人民政府负责编制本省精神卫生防治体系建设规划,在中央的支持下,以地方为主,有重点地逐年实施完成。

(4)深化改革,配套推进。在加强基础设施建设的同时,要以建设促改革,以管理促发展,加快改革精神卫生防治机构的管理体制和运行机制,建立重性精神疾病监管治疗的工作机制,加强人才培养,并与落实经费、完善保障制度等工作同步推进,实现可持续发展。

2. 建设任务。精神卫生防治体系建设与发展规划的主要建设任务是:依据统一的建设标准和规范,对政府举办的精神专科医院和有精神科特长的综合医院业务用房进行建设,配置基本医疗设备,使其具备开展精神疾病治疗的条件,完善服务功能,提高服务能力。《规划》实施以改、扩建为主,严格控制新建,没有专业防治机构的地区应在综合医院内加强精神科建设。中央投入重点支持中西部地区省地两级精神卫生专业机构建设,同时安排少量资金兼顾东部部分困难地区。其他精神卫生防治机构以及中央支持未覆盖地区的省地两级精神卫生专业机构,由所在地根据整体规划,参照本规划提出的标准,落实建设资金,同步推进,完成建设任务。国家级精神卫生中心建设另行研究解决。

3. 资金筹集

中央重点支持的建设项目总投资 154.12 亿元,其中中央安排投资 91.15 亿元,其余 62.97 亿元由地方安排。总投资中,房屋建设投资 126.82 亿元(中央安排 75.26 亿元,地方自筹 51.56 亿元),设备配置投资 27.30 亿元(中央安排 15.91 亿元,地方自筹 11.39 亿元)。中央投资根据年度投资预算规模和具体项目情况安排。中央重点支持的项目建设投资安排是:

(1)精神专科医院。主要支持门诊、住院、医技等业务用房改扩建和必要设备配置,安排投资 129.16 亿元,其中中央投资 72.96 亿元,地方投资 56.20 亿元。总投资中房屋建设 106.20 亿元,设备购置 22.96 亿元。

(2)有精神科特长的综合医院。主要进行用于精神疾病防治的住院、医技等业务用房改扩建和设备配置,安排投资 24.96 亿元,其中中央投资 18.19 亿元,地方投资 6.77 亿元。总投资中房屋建设 20.62 亿元,设备购置 4.34 亿元。

预期:规划实施完成后,全国 449 所精神专科医院和 268 所综合医院的精神科,在中央和地方政府支持下,将改变业务用房不足,房屋破旧、基本医疗设备短缺的状况。加上地方政府按规划要求自行建设的项目和已达到要求的精神卫生防治机构,全国精神卫生防治体系基础设施条件将得到较大改善,建立起基本设施比较齐全的精神卫生防治网络。

2009—2010年,除国家级精神卫生机构建设资金外,87.6亿元中央投资已经全部到位。

## 二、实际受益者的感受——中医起家,砥砺前行,稷山县精神病医院发展简史

山西运城稷山县精神病医院 薛建磴

中医文明是中华文明的重要组成部分。在华夏悠悠五千年历史上,中医生生不息、延绵至今,显示出强大的生命力。党的惠民好政策及各级党和政府多措并举抓落实,使古老的中医文明焕发出新的生机。山西省运城市稷山县精神病医院就是其中最大的受益者之一。

新中国成立初期,稷山县没有一家专门治疗精神疾病的医疗机构。广大百姓患了精神疾病或者看普通医疗机构的大夫,或者放弃治疗。

20世纪50年代中后期,稷山县城关公社卫生院老中医张子钦等挖掘整理传统中医方法治疗精神疾病,取得了比较突出的疗效。1963年冬稷山县卫生普查中,发现了这一"典型",并认为十分有必要给予扶持。为此,稷山县卫生局于1964年批准城关医院开设"精神病专科",并批准设置10张病床。

1971年12月,稷山县城南关剧院偶然发生的一件事,促成一个精神病专科医院的诞生。一名精神病患者突然闯入离医院不远的南关剧院里,走上主席台大发疯话,迫使正在那里召开的县革委大会一度终止,严重干扰了大会秩序,造成了不可挽回的影响。于是1972年春,稷山县革委会作出决定,将城关医院精神病专科搬迁到离居民区较远的稷山县大佛寺院内,并撤科建院成立了"稷山县城关精神病院"(后更名为"稷山县精神病医院")。

当时的大佛寺内住有和尚,寺院高低不平,杂草丛生,满目荒凉。城关精神病医院当时仅有医务人员7名,床位15张。医生办公室和病房都设在大佛寺院内的几孔破窑洞内,灶房设在大佛寺天王殿内,药房设在大雄宝殿西偏房内。吃水靠人往上挑,吃粮要到城里买。首任代院长薛敬文革命军人出身,是个年富力强很有魄力的人,他带领医护人员白手起家,自力更生,艰苦奋斗、因陋就简、

勤俭办院,充分利用业余时间,修建大门、开挖水井、开荒种药……一所治疗精神疾病的专科医院就这样在重重困难中起步了。在多年的实践中,稷山县精神病医院医务人员不断科研攻关,目前已形成了比较成熟的熔"中西医药物、心理疏导、行为矫正、文娱疗法、音乐治疗、康复治疗、物理治疗"于一炉的中西医结合综合治疗体系。

1974 年,经请示县革委会同意,稷山县城关精神病院归属县卫生局直接领导,由集体性质变为全民所有制性质,更名为"稷山县精神病医院"。

虽然稷山县只是山西省南部地区的一个小县,稷山县精神病医院建院时间也不长,仅是一个县办医院,但随着稷山县精神病医院的迅速发展壮大和在本县及周边县市声名鹊起,1981 年 12 月,山西省卫生部门决定,将全省精神科第 5 届学术交流会在稷山举办,稷山县精神病医院在会上作了办院经验及学术介绍。

2008 年 1 月,原卫生部、中宣部、国家发展改革委等 17 部门印发了《全国精神卫生工作体系发展指导纲要(2008—2015 年)》,为完善精神卫生工作体系提供了基本遵循。2010 年 9 月,国家发展改革委、原卫生部、民政部出台了《精神卫生防治体系建设与发展规划》,明确提出要开展精神卫生专业机构改扩建项目,项目建设所需投资由中央专项补助资金和地方财政资金等多渠道筹措解决。稷山县精神病医院院长黄朝阳带领广大干部职工抓住机遇、乘势而上,积极争取项目资金,于 2010 年 10 月起,开始实施稷山县精神病医院新院基建工程。该工程位于稷山县城东新区,占地 24.6 亩,总投资 3 000 余万元,其中国家投资 800 万元、稷山县政府配套资金 300 万元、稷山县精神病医院自筹资金 1 900 万元,总建筑面积 1.47 万平方米。新院建成布局合理,配套齐全,功能完善,设计超前,环境优美,交通便利,为医院加快发展奠定了良好基础。新院建成后后续还争取到国家设备投入 220 万元,使得医院硬件建设和软件建设有了一个突飞猛进的变化,效益也有了巨大的增长。

2018 年 1 月,稷山县精神病医院顺利通过运城市卫健委"二甲医院"的评审,被确定为"二级甲等专科医院";2018 年 11 月,稷山县精神病医院在运城市开设分院——"运城市第六医院"。稷山县精神病医院进一步发展壮大,以特色的中西医结合综合治疗服务于更多患者。

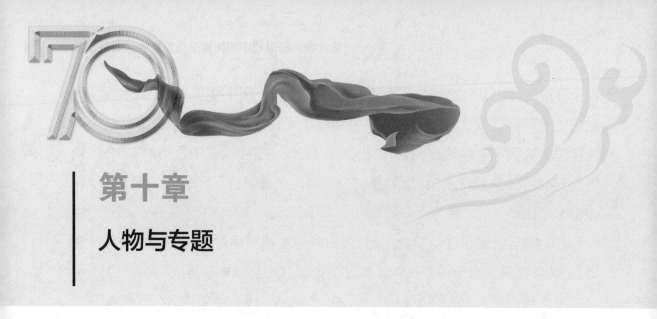

## 第十章

## 人物与专题

# 第一节　追忆夏镇夷

上海市精神卫生中心　颜文伟

**夏镇夷老师治学严谨,令人难忘**

　　每当看到《上海精神医学》杂志封面上夏镇夷老师亲笔写的这六个字,就像看到他慈祥而认真的眼光,就会想到他治学严谨的作风。夏老再三强调精神科医生必须坚持临床实践,强调"什么诊断、用什么药"的教诲,似乎仍在耳边。特别是他带徐韬园和我去浙江某医院调研的情景,历历在目、记忆犹新。

　　记得还是在 20 世纪 80 年代,有一次,上海一位年轻医生去英国留学几个月,回来后作了一个访英报告,说到在英国医科大学附属医院精神科的住院患者中,"情感性精神障碍"占 60% 之多。其实,在英美,不少精神分裂症患者都被收住到封闭性的州立医院里。那些医科大学附属医院的精神科开放病房(unlocked facility,不锁门的病房),主要就收住从下级医院转送来、愿意住在开放的研究性病房里的患者,所以多半是情感性精神障碍患者。但是国内有些医生不了解英美的国情,就对住院患者中情感性精神障碍的比例这么多,感到惊异。

　　当时浙江省某精神病院有一位主任在听了那个报告之后,就把自己所负责病房里的患者全都更改诊断为情感性精神障碍(躁狂抑郁症或单相抑郁症),说是要"学英国,超英国"。有的病房也相继效仿,全院住院患者的情感性精神障碍诊断率一下子达到了 60%~70%。但是,有的病房主任却认为这是错误的举动。该院院长心里没底,不知如何是好。那时候,夏镇夷教授是浙江省的精神卫生顾问。院长就来到上海,请夏老前去把关。夏老说,他一个人较难做主,要带两位医生一起去看看。于是,夏老就带了徐韬园教授和我一起去了那个医院,前后一共花了 3 天。

　　第 1 天,请他们把双方有不同诊断意见的病例,一个个地请来,由我们三人做精神检查、讨论和诊断。为了避免"先入为主"的影响,夏老决定:第一例由徐韬园医生作精神检查,然后我先发表看法,再由徐医生讨论,最后由夏老总结;第二例由我作精神检查,徐医生先发表看法,再由我讨论,最后由夏老总结。对于这些病例,我们三人的诊断意见完全一致。我们认为绝大部分都是精神分裂症,只有少数是抑郁症或双相障碍。记得有一例是一位女士,说自己原来的抑郁症病情已经完全缓解,如今回忆起来,曾经有过一二天觉得自己的心思别人也能知道,但是后来很快就没有了。患者是用阿米替林治疗的,根本没有用过抗精神病药。一部分医生认为她是抑郁症,而且已经缓解。另一部分医生认为她既然有过"被洞悉感",就应该诊断为精神分裂症。我们三人给她进行了详细的精神检查,经过研究讨论后、一致认为诊断还应该是抑郁症,因为主流症状是抑郁症状,所谓的"被洞悉感"仅仅只有片段时刻,而且还是事后患者自己的回忆。况且,她只用抗抑郁药治疗就解决了问题,根本就没有用过抗精神病药。

　　第 2 天,由每个病房随机送 5 个病例,让我们检查诊断。经过这两天的了解,我们觉得那位主任的确是扩大了情感性精神障碍的诊断,他所诊断的情感性精神障碍,往往都是误诊,实际上还是精神分裂症。

　　第 3 天上午,召开住院医生座谈会。有的住院医生说:"某主任是这样诊断的:不开心的患者,就诊断抑郁症;开心的,诊断躁狂症;其余的少数患者就诊断为精神分裂症"。有的住院医生说:"诊断是主任的事情,与我们无关。随便他们今天说是精神分裂症,明天又改成抑郁症,后天再说是双相。我们才不管呢! 我们只管治疗,氯氮平、阿米替林、碳酸锂、丙戊酸钠,全都用上去,总会有所好转。"

最后,夏老给全院做了总结,我至今记忆犹新,大意是说:精神科的诊断十分重要。其根据是详尽可靠的病史,和不带"框框"或"偏见"的精神检查。作了诊断,还只能说是初步的"拟诊",然后,根据什么诊断、用什么药:精神分裂症,用抗精神病药;抑郁症,用抗抑郁药;躁狂抑郁症,用碳酸锂或丙戊酸钠。不要乱用药,更不要受到药厂宣传的影响。直到治疗见效、症状消失后,我们才能说是"确诊"。按目前全国情况看来,住院患者的诊断,大概 70%~80% 是精神分裂症。至于情感性精神障碍,往往都没有住院,所以只占住院病例的 8% 左右。余下的是老年性痴呆等。

真是英雄所见略同,我记得 K.Schneider 在他的著作里就特别强调"精神检查时,不能带'框框',否则这个症状、那个症状,就全都出来了,其实根本不是那么一回事"。

二十年过去了,夏老师的话一直是我在精神科临床行医时的准则:"什么诊断、用什么药"。我相信"实践是检验真理的唯一标准",用通俗的话说,"是骡子、是马,牵出来遛遛",就能够鉴别是非。

### 夏镇夷老师主持的一次病例讨论

记得还是在 20 世纪 80 年代,上海某大学一位干部的儿子因幻听而殴打父母,经我院某主任诊断为精神分裂症,用氯氮平每天 600mg 治疗,取得了很好疗效,并已恢复自知力,能够认识自己的病情。但是数月后,出现了新的情况;患者在坐下来之前,必须在椅子周围转来转去,看上七八回。有一次,母亲进入房间,他问母亲,"你是怎么进来的?"让她重新再来一遍。母亲只得走出房间,重新走进。但他不依,还要母亲再来一次……就这样,重复了 7 次,才让母亲坐下。爸爸回家,随手在儿子肩膀上拍一下,以示亲热;但他却说这是搞同性恋,禁止父亲这么做。医生问他为什么?他说,"我明明知道搞同性恋不是这样搞的,但是控制不住地要往这方面去想,没有办法"。由于诊断和治疗遇到了困难,只得请夏老出主意。

夏老的作风是"畅所欲言、民主讨论"。在这种场合,他往往决定请全院老主任一起会诊。于是,当年的老主任们大多数都参加了。在了解了病情、进行了精神检查之后,大家畅所欲言、各抒己见。有一位主任认为,这些全是精神分裂症的表现,因为他认为精神分裂症也可以有强迫症状。另一位主任认为,根本不是分裂症,而是强迫症,因为他有这么好的自知力。我发言说明患者原来的诊断是正确的,肯定是精神分裂症,而且已经较好地缓解。而现在的表现是典型的强迫症状,这种强迫症状并不是精神分裂症本身的症状,而是氯氮平所诱发的;我曾经遇到过几例。最后,夏老总结,认为可以同意这种诊断意见。那么究竟怎么治疗呢? 这又成了问题。我就提出,曾经遇到过两个病例,把氯氮平换成别的药,强迫症状就明显好转;因此建议停用氯氮平。但是主管的那位主任坚决不同意,怕精神分裂症病情复发。于是大家提出折中方案,暂先不停氯氮平,合用抗强迫的药物。然而,如果将氯米帕明(氯丙咪嗪)与氯氮平合用的话,有可能会加重便秘等不良反应,所以大家建议合用氟西汀。会诊结束,夏老采纳了大家的建议,同意同时应用氯氮平和氟西汀进行治疗。

患者回到病房后,先加用氟西汀 20 毫克,稍有好转;以后剂量加到每日 60 毫克,患者便不再有强迫母亲的行为,也不再怕父亲拍肩膀,自己坐下时也只看二三遍。但是药费昂贵,只得出院随访。数月后,问题仍未完全解决,主管医生猛下决心、停用氯氮平,改为三氟拉嗪。强迫症状就此逐渐消失。

这或许就是全国第一例肯定氯氮平引发强迫症的病例讨论。

## 第二节　沈渔邨传述文献

### 自述

沈渔邨,女,浙江杭州人。1924 年 2 月出生。中共党员,1948 年入党。1944—1946 年在昆明西南联大读生物系。1946—1951 年在北京大学医学院医疗系后期(五年)学习。1951 年 6 月毕业。1951 年 9 月—1955 年 6 月,苏联莫斯科第一医学院精神病学教研室读研究生。毕业时获苏联医学科学院副博士学位。

回国后,在北京医学院精神科从事精神病学医疗、教学和科研工作。1979年 3—10 月,获世界卫生组织奖学金,在丹麦、英国、瑞士等国家精神病学科研机构工作。1980 年,建北京医学院精神卫生研究所,任所长、教授。1982 年,建

WHO/北京精神卫生研究和培训中心并任中心主任。1993年,任原卫生部重点实验室主任。1988年,获挪威科学和文学国外院士学衔。1990年,被聘为美国精神病学协会通讯研究员。1997年,当选为中国工程院院士。曾任国务院学位评定委员会第三届评委,中国心理卫生协会副理事,中华精神科杂志总编。

　　我是一个在抗日战争、民族解放战争时期成长的青年。父亲为邮政职员。我中学开始就对获得知识有很浓厚的兴趣。"七七事变"不久,炮火在杭州附近打响,父亲随机关迁往浙东。作为初中一年级学生的我,随母亲去上海法租界,借住在父亲的朋友家。生活条件虽差,但能继续上学,生活感到充实。"八一三"事件发生后,日寇进入租界,我就读的公立扬州中学被迫关闭,当时我刚进入高三。作为一个穷学生,为了继续上学,不当亡国奴,我决定去大后方昆明。在杭州老乡的帮助下,越过日寇的封锁线,经浙东、江西、湖南、贵州,在日机轰炸的威胁下,沿途搭乘货车,住小客栈,随着逃难的人群,经贵阳,最后到达昆明。1943年读西南联大先修班。1944年进西南联大生物系。在联大,参加了进步的学生社团。在民主革命思想的影响下积极投入"一二·一"学生运动。抗日战争结束后,1946年夏天,随联大北返到北京。因想学医,就进入到北京大学医学院。在地下党的领导下,积极参加抗暴、反饥饿、反迫害的学生运动。经地下党决定,1947年秋去解放区。1948年2月,在解放区良乡参加了中国共产党。新中国成立后,我又回到北京继续在北京大学医学院上学。1949年10月1日,我在北京地下党的群众队伍中,经过天安门,以无比兴奋和喜悦的心情,接受毛主席的检阅。"中国人民站起来了"。没有任何一件事比做一个独立自主的中华人民共和国的公民,更光荣和自傲。

　　新中国的精神病学是在很难的基础上发展起来的,专业人员匮乏,精神病院设备简陋,管理方法陈旧,技术力量薄弱。

　　1955年8月,从苏联研究生毕业回国后,回到医学院工作,在院党委、原卫生部的领导下,我和全科同道一起,在院引进新精神药物提高临床疗效的同时,进行了精神病院管理制度的改革。废除管束患者的旧管理方法,美化患者的生活环境,丰富患者的精神活动,使患者在医院享受活泼、生动的文化娱乐,并组织患者外出去公园游览。由于这项工作,我医院有代表参加了1958年在北京举办的全国群英会。并在国内最早建立精神生化研究室,开展精神分裂症患者 5- 羟色胺代谢以及电针治疗,对大鼠脑内 5-HT、NT 神经递质代谢等实验室研究。

国家的建设,学科的发展不是一帆风顺的。1966—1976 年期间,我因开展实验室研究,抽取患者的血作对照组等罪名,被迫一度停止工作,在精神病学是"伪科学"的思潮冲击下,人才设备大量流失。全科只剩下 7 名全日工作的医生和一些护士看守着患者。我为我国精神病学学科的倒退,心急如焚。当科内的同事,推我出来当精神科科主任时,在没有实验室骨干,没有经费的条件下,我决心先做两件事。一是带领科室医生在海淀区农村社区,开展"农村家庭社区精神病防治"的试点工作,旨在为精神病设施和人员极为匮乏的中国农村,寻求一条解决广大农村精神病患者医疗问题的道路。二是积极筹备编写《精神病学》大型参考书,介绍国际神经科学和精神病学的进展,以尽快缩短和弥补我国精神病学差距。

**沈渔邨主要获奖情况**

1. 北京市郊区基层卫生保健中的精神卫生—郊区模式(1984 年获原卫生部科技成果二等奖)

2. MBD 流行病学临床特点及尿 MHPG.SO4 的测定(1984 年获北京市科技成果三等奖)

3. 国内十二地区精神疾病流行病学抽样调查研究(1985 年获原卫生部科技成果二等奖)

4. 抑郁症的神经生化基础与抗抑郁治疗机制研究(1992 年获国家教委科技进步三等奖)

5. 老年期痴呆的患病率、发病率调查及阿尔兹海默性痴呆发病危险因素病例对照研究(1993 年获原卫生部科技进步三等奖)

6.《精神病学》大型参考书,1980 年第 1 版,人民卫生出版社(1988 年获原卫生部优秀教材奖)

7.《精神病学》大型参考书,1988 年第 2 版,人民卫生出版社(1990 年获国家新闻出版署优秀科技图书二等奖)

8.《精神病学》大型参考书,1995 年第 3 版,人民卫生出版社(1996 年获原卫生部科技成果二等奖)

9.《精神病防治与康复》,1994 年,北京华夏出版社(1994 年获国家新闻出版署首届奋发文明进步图书二等奖)

10. 中国七地区精神疾病,精神卫生服务和精神与智力残疾流行病学调查(1999 年获原卫生部科学技术进步三等奖)

11. 2002 年 8 月,由国务院残疾人工作协调委员会、原卫生部、民政部、财政部、公安部、教育部、中国残疾人联合会授予"全国残疾人康复工作先进个人"称号

12. 1992 年获北京医科大学首届名医奖

## 一、全心奉献,永不言休——精神病学家沈渔邨教授

北京大学第六医院 张维熙

(《中华精神科杂志》1998 年收录)

北京医科大学精神卫生研究所沈渔邨教授是我国当代著名的精神病学家,1924 年出生,浙江省杭州市人,中共党员。1951 年毕业于北京大学医学院,同年赴苏联留学,1955 年毕业时获医学科学副博士学位。曾任北京医学院第三附属医院精神科主任、副院长,北京医科大学精神卫生研究所所长。现任北京医科大学精神卫生研究所名誉所长,世界卫生组织(WHO)/ 北京精神卫生研究与培训合作中心主任,原卫生部精神卫生学重点实验室主任。她是我国当代精神病学的奠基人、开拓者之一。

20 世纪 50 年代,沈渔邨教授率先改革精神病院约束患者的旧的管理模式,创立了人工冬眠新疗法,为控制患者兴奋、实行开放管理创造了条件。20 世纪 70 年代,她首创在农村建立精神病的家庭社会防治康复新模式,并获得成功,为精神科医务人员和设施极为匮乏的我国农村创建了一个有效的服务模式;此项成果荣获原卫生部乙级科技成果奖,已在国内推广,为国际所公认。她于 20 世纪 80 年代引进了精神疾病流行病学调查的先进方法,组织国内六大行政区的 12 个单位进行了首次全国精神疾病流行病学调查,使我国精神疾病流行病学研究水平得以迅速与国际接轨。该项研究于 1985 年获得原卫生部乙级科技成果

奖,WHO 于 1995 年将其全部研究资料用英文出版。在此期间,她还率先对老年期痴呆筛查和诊断工具、发病率、患病率及发病危险因素进行了研究,以及开展了抑郁症患者的生化基础与药物治疗机制研究,上述课题于 1992 年获国家教委科技进步三等奖,于 1993 年获原卫生部科技进步三等奖。目前,沈渔邨教授正在主持进行精神疾病分子遗传学的研究工作,在对不同民族酒瘾患者的分子遗传学研究中,于国际上首次发现我国蒙古族为乙醇脱氢酶遗传多态不同类型,提出了遗传生化机制新观点,并经原卫生部评估已达到国际先进水平。

沈渔邨教授长期从事医学教育工作,桃李满天下。名师出高徒,她的许多学生现已成为国内的学科骨干。她于 20 世纪 60 年代开始指导研究生,1984 年被聘为博士研究生导师,为我国精神病学专业培养出第一名博士研究生和第一名博士后研究人员。她已经指导博士、硕士研究生 23 名,目前指导在校博士研究生 5 名。沈渔邨教授学术著作颇丰,由她主编的大型参考书《精神病学》已出版 3 版,其中第 1 版获原卫生部优秀教材奖,第 2 版获国家新闻出版署优秀科技图书二等奖,第 3 版获原卫生部杰出科技著作、科技进步二等奖。她主编的《精神病防治与康复》荣获中宣部颁发的全国首届奋发文明进步图书二等奖。多年来发表论文 150 余篇,其中 1980 年以来发表的文章被科学引文索引(SCI)收录 13 篇。此外她还参加过国际学术会议 50 余次。

沈渔邨教授 1986 年被挪威科学文学院聘为国外院士,1990 年 12 月被美国精神病学协会聘为国外通讯研究员。目前在国内外的兼职有:WHO 总部精神卫生专家顾问组成员(已连任四届),世界心理康复协会亚太地区副主席,原卫生部精神卫生咨询委员会主任委员,中华医学会精神科学会副主任委员,中国心理卫生协会副理事长,《中华精神科杂志》总编辑,《中国心理卫生杂志》副主编,美国《生物精神病学杂志》编委。1959 年被北京市授予文教卫生先进工作者荣誉称号,20 世纪 90年代被北京医科大学评为首批 8 位名医之一。1997 年,沈渔邨教授当选为中国工程院院士,这也是迄今为止我国两院院士中唯一的一位精神病学家。

沈渔邨教授从事精神病学事业已近 50 年,但她为医学事业继续奉献的激情不减。她不断推出新的科研成果、著书立说、筹办大型国际学术会议,仍然是我国探索精神科学道路上的最活跃、最努力的人物之一。

# 二、沈渔邨守望精神家园

健康报记者　金永红

（《健康日报》2002 年收录）

　　采访北京大学精神卫生研究所的沈渔邨院士很不容易,因为她太忙,又不健谈,一开口谈的都是工作,使记者很难了解她的生活侧面。只有当记者和她一起选照片,和她的同事谈及她时,才了解到一个较为全面的沈渔邨。

## 和诺贝尔奖获得者同台演讲

　　沈渔邨教授是 1997 年当选为中国工程院院士的,也是我国精神病学领域唯一的院士。早在 1986 年,她已被挪威皇家科学和文学院聘为国外院士。她告诉记者,不久前,一位外国朋友对她说:"沈教授,你现在英语讲得非常流利,一点不像 20 多年前那样了。"沈渔邨教授说,当年去国外开国际会议和学习时,她的英语讲得磕磕巴巴的。然而通过 20 多年的不断学习和对外交流,如今她已成为能把握国际精神病学发展脉络的顶尖人物。走到这一步,不是因为她英语越说越流利,而是 40 多年来她在中国精神病学领域所做的工作得到了国际的认可。

　　1951 年,沈渔邨从北京医学院毕业后留学苏联。经过四年学习,她以优异成绩获得莫斯科第一医学院的医学副博士学位,并得到斯坦汉塔夫奖,她的照片还登在苏联《火箭》杂志上。

　　回国后她来到北大医院精神科,当了一名精神科医生。短短几年内,她和同事们一起建成了当时处于国内领先水平的精神生化实验室,还着手编写了精神病学的统编教材,创立了较短时间内有效控制患者精神兴奋症状的人工冬眠疗法。为了减少精神病的复发,她带领医生深入街道,普及精神卫生知识,建立精神病患者门诊定期复查制度。但"文化大革命"中断了她所有的工作,当时该院的精神科也迁至北医三院(现北京大学第三医院)。直到 1974 年,她才重返北医三院。

　　1979 年,沈渔邨教授赴英国、丹麦等国家参观学习。这次学习,使她深切感受到我国精神病医学与国外的差距很大,再不走出去学习先进经验,就很难弥补"十年浩劫"造成的损失。回国后,她牵头开展了 12 个地区精神病流行病学调查,完成了我国第一份精神疾病现状的资料。

1986 年,沈教授应邀参加了第 138 届美国精神病学协会年会。此次和她一起做报告的另外三位外国专家都是诺贝尔奖获得者。她报告的内容正是国内 12 个地区精神疾病流行病学调查和抑郁症患者的生化基础研究。会后,来自韩国和日本等亚洲代表激动地自发组织了一次聚餐会,庆贺第一次有亚洲代表在如此高规格的学术会议上演讲。

### 不是外交家的外交家

走进北京大学精神卫生研究所(以下简称"精研所")门诊大楼,便可以看见一块"菲迪亚—北医大神经科学研究实验室"的纪念碑,该实验室是精研所与意大利菲迪亚药物研制中心共同建立的。据沈渔邨教授介绍,这只是众多国际交流项目中的一个。

从 1980 年开始,沈渔邨就积极倡导国际学术交流与协作。在她的努力下,世界卫生组织分别在北京和上海建立了世界卫生组织精神卫生研究和培训协作中心。20 年来,协作中心在世界卫生组织的资助下,致力于提高国内精神科医生专科学术水平,先后在全国各地举办了 30 多次精神病学和精神卫生讲习班,如精神药理学、司法精神病学、身心医学等。为提高综合医院对精神疾病的识别率,提高人们对灾后精神救援的认识,协作中心还开展了相关培训。

1982 年,北医三院精神科建成了一个集医教研于一体的独立机构—北京医科大学精神卫生研究所(现北京大学精神卫生研究所)。

当时,全所只有几万元研究经费,技术骨干也需要培养。作为所长的沈渔邨,与联合国儿童基金会、美国国立精神卫生研究院、意大利菲迪亚药物研制中心、日本浅井医院等机构合作,为精研所引进了先进设备,建立了先进实验室,培养了多位学科带头人和业务骨干。

精研所一位医生告诉记者,当国际友人来所里访问时,沈渔邨教授把他们带到实验室,告诉他们精研所计划开展的具有前瞻性的实验,以及遇到的困难。通过解释和分析,争取到了国外朋友的许多支持。而沈渔邨教授说,他们之所以能这样支持精研所,是因为他们了解中国医生严谨的科学态度和忘我工作的精神。

看到精研所一个个交流成果,许多国内同行都非常钦佩沈渔邨教授超凡的外交能力。一位曾经和沈渔邨一起出国开会的精神科医生告诉记者,沈渔邨教授一到会场,就像一位外交家。但在采访沈教授时,她却一再说:"我不是外交家,我也不会什么外交手段。是我们的工作赢得了国外同行的尊重和支持。"

## 要做就做到最好

在采访沈渔邨教授时,记者常听到她说:"人家做过的事情我们再做,就没意思了。"可以用一句现代用语诠释这句话的含义——她有极强的超前意识。

沈渔邨教授的这种超前意识使她拥有许多"第一"。她培养了我国第一位精神病学博士。20世纪90年代她曾是北京医科大学(现北京大学医学部)首批八位名医之一,她的研究和临床工作也有许多方面和"第一"有缘。

1974年,沈渔邨教授从干校重返北医三院时,国际精神疾病管理模式的变革刚刚起步,她就已经开始行动了。为使广大农村精神病患者得到医疗的机会,她用了三年时间带领科室的同事在北京海淀区19万农村人口中创建精神病患者家庭社会防治网,这在国内外是首创。

据沈渔邨教授说,为完成这项工作,他们风雨无阻,有时遇到大雨、洪水,鞋都被冲走了。她在乡间小路上骑自行车,摔下来好几次。但通过社区的宣传教育和基层医生的培养,乡村的精神病患者走出了关锁他们的黑屋,重返社会。

为了尽快缩小我国精神病学与国际的差距,使基层的精神科医生及时了解世界精神病学的发展,从1980年开始,她发起并主编的大型参考书《精神病学》,第1版、第2版、第3版先后获得原卫生部优秀教材奖,原卫生部杰出科技著作奖等。

而在精神病学的实验室研究方面,她也有极强的超前意识,无论是1986年在第138届美国精神病学协会年会上所报告的抑郁症患者的生化基础研究,还是她在精研所开展的酒依赖患者分子遗传学研究,都站在了精神病学的前沿。

如今沈渔邨教授已年近八旬,用她自己的话讲,已是一匹"老马"。但是,沈渔邨教授仍坚持每天按时上班,每周出门诊、查病房……忙忙碌碌之后,她才拖着疲惫的脚步回家。沈渔邨教授说她之所以还能一如既往、全力以赴地工作,就因为她有一个幸福的家,有一个关心和支持她工作的丈夫。

沈渔邨教授的丈夫是原卫生部部长钱信忠。据沈渔邨教授介绍,他们是在苏联读书时相识相恋的。钱老参过军,生活自理能力非常强,家中的事都是由钱老负责。钱老不但要照顾她,还要支持她的外事活动。十多年前,由于精研所的经费紧张,钱老就和沈渔邨教授在家中招待来访的外国专家。沈渔邨教授说,当年女儿小的时候,每次都是钱部长带着孩子去买毛巾、手绢。而她这个做母亲的只考虑工作,每天到家说得最多的就是三句话——"我累了""我饿了""我走了"。说到这里,沈渔邨教授脸上露出幸福的微笑。

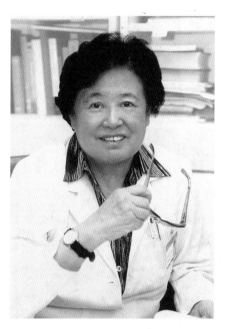

沈渔邨院士

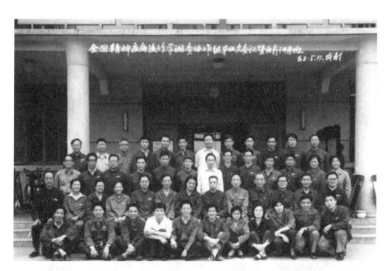

1982年,沈渔邨(二排右七)参加全国精神疾病流行学调查
协作组第四次会议暨西南讲习班留影

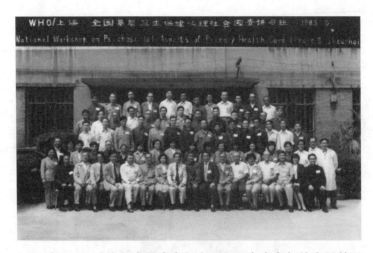

1983 年 5 月,沈渔邨在上海参加有 WHO 专家参与的全国基层
卫生保健心理社会因素讲习班

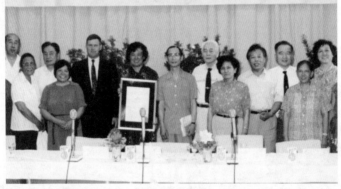

1988 年 7 月 27 日,在北京医科大学举行沈渔邨教授荣任挪威科学文学院院士授证仪式

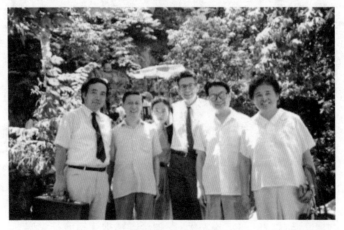

1989 年 8 月 17 日,沈渔邨陪同外国专家参观杭州精神病院。
右起:沈渔邨、严和峻、WHO 总部 N.Sartorius、西太区精神卫生顾问 Shinfuku(左一)

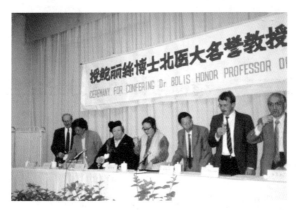

1989年9月9日,沈渔邨参加北京医科大学授鲍丽丝博士名誉教授仪式

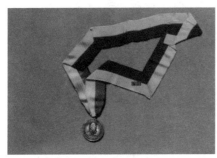
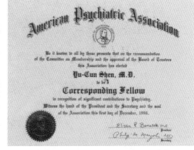

1990年,沈渔邨被授予美国APA国外通讯院士。图为学衔、证书及证章

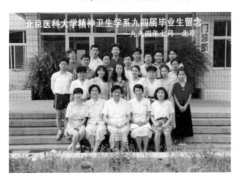
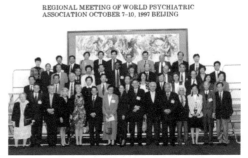

1994年7月,北京医科大学精神
卫生学系九四届毕业留念

1995年4月,沈渔邨参加第三届森田疗法国际
会议暨第一届亚洲国际心理治疗学术会议

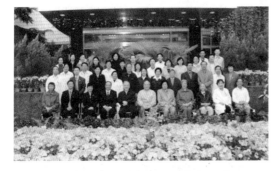
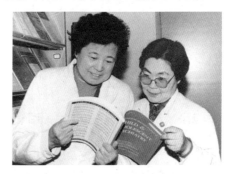

2004年,沈渔邨从医五十周年留影

沈渔邨与她培养的我国第一位
精神病学博士王玉凤在一起

# 第三节　精神与神经的分分合合

## 人物专访：上海市精神卫生中心徐韬园教授

上海市精神卫生中心　何燕玲

精神科与神经科的历史，要分国外与国内，当然，国内的发展是有国际背景的影响。从徐韬园教授比较熟悉的上海医学院说起，在 20 世纪 40 年代成立了神经精神病学教研室，随后华山医院有了神经精神科病房。开始是不分的，大家一起工作，主任是张沅昌和夏镇夷，科内医生要求精神科和神经科的工作时间各半，门诊是统看不分的。当时神经科比较受欢迎一点，大家都倾向于做神经科而不愿意做精神科，两组人数大概是(2~3)∶1，后来就开始分开查房了，神经科张沅昌教授带，精神科夏镇夷教授带。

20 世纪 50 年代初，抗美援朝的时候，美军欺负我们没有飞机，肆无忌惮地来空袭轰炸，我们的军人一则没怎么见识过飞机，二则美国空军太猖狂，于是好多士兵发生歇斯底里，把东北的精神科病房全住满了。为此，上海华山医院也在那个时候造了当时医院最好的一栋小楼(现在的药剂科所在地)，建了 100 张床位的精神科病房，收住大量歇斯底里患者。由此，在 1953 年前后，神经科和精神科正式分开独立了，教研室也随之分开，从事精神科的人数也有所增加。上海有上医和二医两大医学教育阵营。上医仅华山医院有神经精神科，领头人是张沅昌和夏镇夷；二医是仁济医院设有神经精神科，领头人是周孝达，二医的瑞金医院也有，相对比较弱。

1958 年，在大合并、大分化政策影响下，新建了大型精神专科机构上海市精神病防治院，就是现在的上海市精神卫生中心徐汇院区，把当时上海几乎所有的精神病医疗资源整合到一起，包括市立精神病院(前身普慈疗养院，现在的上海市精神卫生中心闵行院区)，众多零星的小规模的精神病院，上医华山医院的精神科和二医的精神科。粟宗华是第一任院长,医疗力量甚是强大,有来自上医华山医院的夏镇夷教授领衔的精神科全部人马:徐韬园、季民、徐声汉、张良栋、王善澄等,来自二医系统和市立精神病院的许昌麟、夏毓芬,殷国宝等。

所以,神经科与精神科分开的根本原因是业务需要,毕竟精神科与神经科还是各有特点,教研室虽然在一起,但实际教学和查房还是有分工的。随着精神科业务的发展,需求更多的人从事这个专业,更专业化,工作时间久了,必定会越做越专,这也是国际趋势,虽然当时的国际交流很少,只能从专业杂志上间接了解。

关于神经科与精神科合与分的利弊,徐韬园教授认为,还是分开有利于精神科的发展,有利于精神科队伍的壮大,有利于"专",但是进入临床的头几年还是联合培养比较好,一旦分入专科后知识面会比较窄而深。

## 第四节 量表的引进和推广

### 人物专访:上海市精神卫生中心张明园教授

上海市精神卫生中心 何燕玲

我对量表的了解最早始于 1980 年 WHO 来中国办的第一个流行病学调查学习班。当时介绍了精神现况检查(PSE),但具体怎么做还是不甚了解,只是有了一个概念,知道做流行病学调查的话要有个标准化工具来收集资料和评估,这样才有可比性,可以和其他研究做横向比较,也可以做前后的自身比较。

1981 年初,我去了美国,开始在伊州芝加哥大学的 John Davis 那里,后来去了哈佛大学附属精神病专科医院 McLean Hospital 的 Simon Kety 那里进修。他们两人都希望我这次赴美能有点收获,能带回国可以用,对中国精神科的发展有点用处。没有给我具体的内容,让我有机会广泛接触和讨论。Davis 教授是做临床精神药理的,当时他有个关于抑郁症的合作研究项目在加州圣地亚哥做研究者培训,主要研究工具是汉密尔顿抑郁量表(HAMD)。他们花了整整两天时间培训 HAMD 这一个量表,我才知道了量表培训的方法,我觉得很实用。参加这个培训的人有精神科临床医生、护士,临床心理学家和社会工作者,他们经过培训后都可以做。当时联合检查了 4 个案例,那时还没有录像,案例是用小电影放的,大家看了以后评分,确实看到受训者一致性逐步提高。离开芝加哥的时候,Davis 教授送了我一本美国 FDA 做精神科临床研究常用量表的专辑,里面主要包括精神分裂症,抑郁症和焦虑障碍三大疾病的常用标准化量表,很有用。后来到了哈佛,每周选 1~2 篇论文做评判性阅读,然后与 Kety 教授及其助手讨论,每次讨论的内容都会涵盖用什么工具,用得好与不好,给我留下比较深的印象。

临回国前,在芝加哥大学的亚太精神卫生研究所见到刘融教授。刘教授想到中国做研究,有个研究工具希望我翻译,拿到后一看,是 Diagnostic Interview Schedule(DIS-Ⅱ),是当时正在做的美国流行病学调查 Epidemiologic Catchment Area(ECA)的诊断工具。供经过培训的非专业人员使用。我翻译后,由在芝加哥大学的刘融教授的夫人杨淑慧教授做回译,然后刘融教授再做双语校对,几个来回后定稿。这些是我在美期间关于量表的接触。然后,就带了台电脑和几大箱资料回来了,意气风发地想做点事情。

回国后的 20 世纪 80 年代初,已经有人开始关心测评工具了,但还没人做。有人只翻译量表的那个评分记录单,而不是使用手册。说明大家有兴趣但还不会做。我觉得这个事情可以做,此事并不难,并且确实对临床有帮助。我便与医院商量,成立研究组,以研究方法学为主,用了个时髦名字"生物统计与生物测量研究组",当时只有 3 个人,一个是统计比较好的做人类学的汤毓华,一个是精神科护士迟玉芬,还有就是我。从 1982 年 3 月开始做起,在我当时所主管的新四病区开始量表测试,第一个开始做的就是 BPRS。按美国的流程做,翻译,找患者做测量,有住院患者,有门诊患者,训练了两名评定员。将其结果,包括信度检验、效度检验、临床应用和评价等写了 4 篇文章发表在《上海精神医学》,感觉很有收获。随后再逐个开始做抑郁、焦虑、总评等各个量表,就是当时美国 FDA 的那本专辑上的量表,几乎都做了一遍。

当年有两个学习班,一个是 WHO 办的精神药理学习班,来自丹麦的 Bech

和 Rafaelsen 介绍了他自己如何研发躁狂量表 Bech-Rafaelsen Mania Rating Scale（BMRS）的过程；同一年，John Davis 教授来上海举办了生物精神医学讲习班，讨论课程安排时，特意安排了一次量表测评示范，两个患者的精神检查是我做的。与 Davis 教授同来的研究病房主任张信义是我国台湾人，他做量表评定。那个班有 60 几个人，包括王玉凤、陈彦方等，那时他们刚做研究生，很有兴趣。60 多岁的高柏良亲自作为一名学员来学习。那时很多人只听说过量表，还没学习过，不知道怎么用。这个班以后，大家也知道了我们在做量表开发的事情，陆续有人请我们去讲课介绍。

1983 年底，常州 102 医院高柏良主任办生物精神病学习班，研究方法占了很大比重，给量表排了很多课时，请我去讲。办班期间，高柏良找我商量是否牵头成立量表协作组。那个时候龚耀先已经开始做心理测量了。这个方法不错，我们一起筹划的几个人有朱昌明、王春芳、吴文源、陈彦方，还有青岛精神病院院长王见义，他们同时也都是龚耀先做心理测量的骨干。当时我还是有顾虑的，那时自己的年资还低，他们表示一定支持。在他们的鼓励下，我就牵头当了组长，当场就成立了协作组，副组长是朱昌明、王春芳、吴文源、陈彦方，高柏良主任自己年纪大了推辞不做，由崔庶代替。即时开了第一次会，决定要办第一个量表培训班，地点定在青岛。每两年开 1~2 次会，每次讲几个量表，然后布置一个合作研究任务。譬如，第一次的青岛会议，从概论、方法学、信效度的基本概念开始讲起。考虑到后面就有个全国情感性疾病会议，于是，青岛培训班的内容除了基本概念外，就重点讲解抑郁量表、躁狂量表，然后出了一个情感障碍量表应用研究方案，规定从这以后一段时间内所有符合规定诊断的住院患者都要做量表测定，以及要做的次数。半年内汇总资料，开始计算机分析。这时候我带回来的计算机派上了用处，研究组的人员也有扩大。研究结果就到情感性疾病会议上去报告了。这个情感性疾病会议上，量表协作组的声音很响，有 HAMD 在抑郁症中的应用、BRMS 在躁狂症中的应用、躁狂抑郁症和社会支持（验证社会支持量表），还有一些诊断工具研究如躁狂症的诊断等一系列工具研究报告。后面有个神经症会议，我们就做了自评量表，包括 90 项症状清单（SCL-90），焦虑自评量表（SAS），抑郁自评量表（SDS），汉密尔顿焦虑量表（HAMA），还有生活事件量表

(LES)等,在神经症会议上报告,又有很多声音。从 1984—1986 年,中华精神科杂志几乎每期都有量表协作组的文章,当然还有别的期刊。后来量表协作组扩大到 21 个单位,覆盖 13~14 个省份,每次协作组会议每个单位来 1~2 人,最早量表就是这样推广开来的,后来量表测评可以收费了,当然做的人更多了。

我这边的量表产出,多来自国际合作研究,譬如上海老年痴呆研究中所使用的量表。20 世纪 90 年代以后以神经科为主做的多中心痴呆调查,基本上都是用我们的工具,是我去做的培训。

差不多同时期也在推广量表的还有湖南长沙的郑延平。他们也做量表的合作研究,合作者包括北京安定医院的翁永正,广州脑科医院的郑洪波等。他们虽然做过贝克抑郁量表(BDI)的测试等,但可能还是想自己研发量表为主。其他大部分量表研究都是各地结合自己研究课题时用到的相关量表做的,做得好的包括杨德森、李凌江做的生活质量量表、社会支持量表;刘协和团队做 SCID 等。

回想起来很不容易,当时没有经费,都是自己交会务费来支付会议费用,协作组的成员单位承办,免费提供场地,有的就住单位宿舍。因为量表选题好、实用,大家看到成效,就愿意参加。我们也确实做到成果共享。这些文章的作者由各协作组成员担任,有 7~8 家单位做过第一作者。当时经济还不发达,贵的研究做不起,也只能做这个。协作组是个不错的办法,可以在短时间内收集比较多的病例。譬如躁狂症,在任何一个单位要在短时间内收几十例都是有困难的,我们 6 个月内一下子就收到了 100 多例;还有分裂情感性障碍,很少诊断的,我们一下子收了几十例。

量表协作组活跃了 3~4 年,自 1987 年后,我接手了上海精防办工作和老年研究课题,分身乏术,慢慢就不活动了。后来也曾经想过再做,如何燕玲做科教科长的时候,也曾经想过再拉起来,也开过会,也有一些产出,如阳性和阴性症状量表(PANSS),简式国际神经精神检查(MINI),和依托焦虑协作组做的惊恐障碍严重度量表(PDSS)和惊恐相关症状量表等。

龚耀先教授的协作团队,多次举办全国性学习班,引进和推广了很多心理测验,很有成绩。于 1995 年中国心理卫生协会成立的时候,申请成立了心理评估专业委员会,把我们量表协作组的人也一起拉进去。

总结量表引进过程中的不足之处,一是没有版权意识,现在回想有些量表可能应用得不合法;还是以推广应用为主,对量表本身的研究不够。量表协作组得过很多小奖,但是没有拿过大奖。龚耀先教授在这方面就卓有成就。他集中精力做心理测量,智力测验的引进与在中国的推广获得了国家科委三等奖和一个推广二等奖。当时我去评的,历数该项工作的意义,力争其具有先进性,终获认可。

# 第五节 酒药依赖防治中的精神科医生

## 一、新中国成瘾医学的发展概述

中南大学湘雅二医院 刘铁桥 郝伟

上海市精神卫生中心 赵敏

**新中国禁毒史的简要回顾**

回顾新中国禁毒史,有助于从政府管理和操作层面上来理解我国成瘾医学的发展背景。新中国禁毒工作的发展历程,大致可归纳为以下四个里程碑。

第一个里程碑:从 1950 年到 1952 年底,短短三年,全国基本禁绝毒品。

新中国建立之初,残余的反动势力、鸦片烟毒流行、赌场妓院林立等使得社会环境依然十分复杂。1950 年 2 月 24 日,中央人民政府发布了《关于严禁鸦片烟毒的通令》(以下简称《通令》),明令禁止种植、贩运烟毒,收缴民间毒品,对制造、贩卖及销售毒品者坚决打击。该《通令》的颁布,标志着新中国的全民禁毒运动拉开了帷幕。

《通令》发布后,各省、市、行署相继成立了各级禁烟禁毒委员会,部分农村地区也成立了禁烟禁毒小组。到 1952 年春,全国毒品种植基本禁绝,贩运吸食毒品现象大大减少,但在西北及某些少数民族地区尚存吸毒者。1952 年 4 月 15 日,中共中央发出《关于肃清毒品流行的指示》,要求在全国范围内发动一场群众性的彻底扫除烟毒运动。同年 5 月 21 日,政务院又发布《严禁鸦片烟毒的通令》,再次要求各级人民政府大力开展群众性的反毒运动。同年 7 月 30 日,中央批准了公安部《关于开展全国规模的禁毒运动的报告》。在政府的重视和干预下,至 1952 年底,除甘肃、四川、湘西、广西等少数民族聚居区的个别地方禁毒延长到 1956 年和 1957 年外,其他地区全部肃清了毒品危害。此后的近 30 年里,我国也以无毒国的形象享誉全球,堪称奇迹。

第二个里程碑:1990 年 12 月全国人大常委会颁布《关于禁毒的决定》。

20 世纪 80 年代初,受国际毒潮的侵袭,加之我国毗邻毒源地"金三角",境外毒品又开始向国内渗透,导致已绝迹近三十年的毒害又卷土重来。在毒品违法犯罪现象露头之后,我国政府立即作出了一系列反应,加大了对禁毒工作的投入,组建了缉毒专业队伍,拨出专项经费来改善禁毒装备和戒毒基础建设。

1990 年 12 月 28 日,全国人大常委会颁布《关于禁毒的决定》,这为禁毒工作提供了有力的法律武器,在其后相当长的一段时期内发挥了重要作用,可认为是新中国成立以来禁毒工作的第二个里程碑。此后,政府在禁毒方面做了大量的工作。

1. 成立了禁毒工作领导架构。《关于禁毒的决定》颁布后,党中央、国务院于 1991 年 2 月下发了加强禁毒工作的五号文件;同时成立了全国禁毒工作领导小组(对外称国家禁毒委员会),负责研究制定禁毒政策和措施,协调重大问题,统一领导全国的禁毒工作。国家禁毒委员会由公安部、原卫生部、海关总署、外交部、司法部、民政部、财政部、国家教委等 18 个部门的负责人组成,办事机构设在公安部。此后,各省、自治区、直辖市也都成立了禁毒领导机构和办事机构。

2. 完善了禁毒法规和禁毒方针。在《关于禁毒的决定》颁布四年后,1995 年 1 月 12 日,时任国务院总理李鹏签署发布了《强制戒毒办法》。1997 年 3 月 14 日,全国人民代表大会第八届五次会议通过了《中华人民共和国刑法》修订案,修订后的《刑法》对走私、贩卖、运输、制造毒品的犯罪的处罚更加完善。在此期间,制定了符合我国国情的禁毒工作方针,即:坚持"三禁(禁吸、禁种、禁贩)并举,堵源截流,严格执法、标本兼治",把减少需求、减少供给和打击贩运放在同等重要的位置。

3. 开展了一系列禁毒、戒毒工作

(1)连续开展缉毒大行动:自1991年起,全国各地连续开展缉毒行动。比如,1992年8月,摧毁了云南省平远街地区的武装贩毒贩枪集团,捕获犯罪嫌疑人854名,缴获各类毒品975千克,收缴枪支353支。1993年6月,在公安部的统一部署下,对云南、广西开展了缉毒缉枪的集中行动。1994年5月,云南省公安机关将缅甸大毒枭杨茂贤抓捕归案。1997年,国家禁毒委在全国范围内开展了声势浩大的全民禁毒专项斗争。自1991年至1997年,全国共查破毒品案件41.3万起,抓获涉案违法犯罪人员56.8万名,缴获海洛因26.9吨,鸦片14.4吨。此后,类似的工作常抓不懈并持续至今。

(2)开展了多种方式的戒毒措施:对吸毒成瘾者,依据国务院《强制戒毒办法》由公安机关通过行政措施在一定时期内对其进行强制隔离戒毒,并在回到社区后,继续由家庭、单位、常住地公安派出所及基层组织,共同负责进行后续帮教,防止复吸。对复吸者,由司法部门对其实行劳动教养,继续帮助其戒毒。自1991年至1997年,全国完成强制隔离戒毒55万人次及劳动教养戒毒10万人次。2016年完成强制隔离戒毒35.7万人次,社区戒毒24.5万人次、社区康复5.9万人次。截至2016年底,戒断三年未发现复吸者增至141.1万人。此外,卫生部门也建立了一批自愿戒毒机构。

(3)开展了广泛的禁毒宣传教育和学术交流:各级政府常年通过多种新闻媒介及其他方式开展禁毒宣传活动。1992年,国家禁毒委员会和国家教育委员会共同编写了《禁毒教育读本》,1996年又编写了《毒品预防教育》一书。1995年,国家禁毒委员会和中央电视台联合摄制了纪实电视片《中华之剑》。通过这些方式,有效地提高了民众识别毒品的能力及禁毒意识。国家禁毒办自1998年以来,每年都用中英文发表《中国禁毒报告》,向世界展示中国的禁毒工作。

第三个里程碑:1998年成立了公安部禁毒局。

1998年5月至7月,中共中央政治局七位常委观看全国禁毒展览,政府高层的重视,极大推动了我国禁毒工作的进程。这次展览被当时的媒体誉为新中国成立以来展期最长、观众最多、社会反响最大、教育效果最好、影响最为深远的一次禁毒展览。展览后,国务院于1998年批准公安部成立了禁毒局,于1999

年重新组建了新一届国家禁毒委员会,使我国禁毒工作进入到了一个新的阶段。

第四个里程碑:2007 年《中华人民共和国禁毒法》颁布。

2007 年 12 月,全国人大常委会通过了《中华人民共和国禁毒法》,标志着党和国家把禁毒工作依法纳入到了社会经济协调发展的大局,标志着我国禁毒工作进入到依法全面推进的新阶段。可以认为这是新中国禁毒史上第四个里程碑。

新《禁毒法》主要有五大亮点:第一,明确规定"禁毒是全社会的共同责任",确立了"政府统一领导、有关部门各司其职,社会广泛参与"的禁毒工作机制。第二,首次将禁毒委员会写入法律,确定了禁毒委员会的法律地位,明确规定了各级禁毒委员会的职责,依法确立了禁毒工作领导体制。第三,依法明确了"预防为主,综合治理,禁种、禁制、禁贩、禁吸并举"的禁毒工作方针。第四,规定了禁毒保障机制。要求县级以上各级政府将禁毒工作纳入国民经济和社会发展规划,并将禁毒经费列入财政预算。第五,坚持以人为本的理念,强调吸毒者具有患者、违法者、受害者三重属性,对吸毒人员要惩罚,但更要教育和救治。首次将社区戒毒、社区康复、药物维持治疗立法,将强制戒毒和劳动教养戒毒整合为强制隔离戒毒,增设了戒毒康复场所等相关内容。

### 我国成瘾医学的发展

人类对物质成瘾性质的理解经历了一个漫长的过程。早期认为成瘾源于性格缺陷,是自我选择的结果,是精神层面的道德、意志缺乏问题。因而为防止成瘾,从个人层面往往强调个人责任;从社会和国家层面对成瘾者往往采取惩罚措施。因此,世界各国都有通过法律手段来控制成瘾物质使用的历史。

但是,从生物医学的角度来看,以"行为失控、戒断症状、耐受性增加等"为特征的成瘾行为,具有"疾病"的性质,而事实上,惩罚对此类患者也收效甚微。持这一观点者认为,成瘾是一种慢性、复发性、复杂性的脑部疾病。现有的研究显示,长期使用成瘾物质能影响脑部诸多系统,尤其与奖赏、动机、学习记忆、自控等行为有关的神经环路而导致个体出现强迫性觅药行为及一系列精神与躯体症状。成瘾者常常具有对成瘾物质更易感、对应激反应更强烈、行为更冲动以及更常共患其他精神行为障碍等特点。

DSM-5 中物质相关及成瘾障碍包括物质及非物质相关障碍。其中物质相关的成瘾障碍包括酒精、咖啡因、大麻、致幻剂、吸入剂、阿片类、镇静催眠和抗焦虑药、兴奋剂、烟草和其他(或未知)10 种类别的物质(药物);而非物质相关障碍(行为成瘾)只包括赌博。2018 年 5 月,世界卫生大会投票通过,正式将游戏障碍归类为行为成瘾。不过,购物成瘾、性成瘾、运动狂、食物成瘾等也是非常值得关注和研究的内容。

1. 成瘾医学的诞生与发展。认为成瘾是医学问题的历史由来已久,甚至可以追溯到 Hippocrates 时代。1784 年,美国学者 Benjamin Rush 首次发表"烈酒对人脑和身体影响的调查"一文,提出慢性酗酒是"不道德行为引起的疾病",但可以通过医学治疗使其康复。1774—1829 年间,一些医生与牧师通过观察与总结提出了成瘾(addiction)的概念及成瘾的相关特征,包括生物学易感性、药物毒性、耐受性、疾病进展、病态渴求、失控性使用,以及持续使用的病理生理学后果等,认为慢性酗酒是具有生物学基础的疾病状态,属于可医治的问题。

19 世纪至 20 世纪初是成瘾医学专业化发展的早期。1849 年瑞典学者 Magnus Huss 出版《慢性酒精中毒》一书是成瘾医学发展的里程碑。Huss 认为慢性酒精中毒的相关症状是一个单独的疾病组。到 19 世纪 80 年代,人们开始关注这类患者治疗后的复发问题。随着对成瘾的生物学基础认识的深入,慢性酒精中毒所致的神经精神障碍备受关注。德国学者 Carl Wernicke 于 1881 年发现慢性酒精中毒可引起多发性神经炎合并精神障碍,其后被命名为韦尼克脑病;俄罗斯学者 Sergei Korsakoff 于 1887 年描述了一种酒精所致精神疾病,主要表现为思维混乱、错构、虚构、幻觉、刻板和肤浅的语言,其后被命名为科萨科夫综合征。

20 世纪初至 70 年代,成瘾医学发展经历了衰退与重生的过程。20 世纪初,由于许多国家采取立法禁令来解决问题,这导致了许多治疗机构倒闭,此阶段成瘾医学的发展受到阻碍甚至倒退,直到 1935 年匿名戒酒会的成立才使局面得以改善。匿名戒酒会倡导酒依赖患者到医院接受治疗,并在社区中接受康复。

20 世纪 80 年代后,随着认识的深入,意识到酒精与药物成瘾是一种与高血压、糖尿病等相似的慢性复发性疾病。1997 年,Leshner 在 Science 杂志发表述评,将成瘾定义为一种脑部疾病。其后,各国相继成立了相关学术组织并创办了学术期刊,如美国成立了美国成瘾医学学会(American Society of Addiction Medicine,ASAM)、美国成瘾精神病学会(American Academy of Addiction Psychiatry,AAAP)。这些学术组织均倡导将成瘾医学作为单独专业,进行相关专业认证与管理,制定相应的治疗指南等,这对成瘾医学作为临床专科的发展起到了良好的推动作用。至 2008 年,美国有 11 000 个酒精与药物成瘾的专业治疗机构,14 400 多名专业医师。这些都标志着美国的成瘾医学逐步进入了成熟期。

2. 我国成瘾医学的发展与现状。作为研究各类物质成瘾的病因、病理机制、临床特点、发展规律、危害及防治为目的的成瘾医学在我国起步很晚。新中国成立初期的禁毒运动,基本上没涉及医学科学的成分。20 世纪 80 年代末,阿片类毒品在我国死灰复燃,加上我国男性吸烟率居高不下,酒精相关问题也逐渐显现,成瘾问题才被国内相关学者关注。经过约 30 年、几代人的努力,我国的成瘾医学已初具雏形,具体体现在以下几个方面:

(1)学术机构的建立与学术活动的开展。1984 年,北京医科大学建立了"药物依赖性研究中心",并于 1998 年更名为"中国药物依赖性研究所"。经过几代人的努力,该研究所在药物依赖的基础研究、药物滥用的监测、情报收集以及人员培训方面作出了重要贡献。中国药物滥用防治协会成立于 1993 年,首任会长为当时的卫生部部长陈敏章,现任会长为中南大学湘雅二医院的郝伟教授。该协会下属专家委员会与青年委员会,并有 12 个分会,《中国药物滥用防治杂志》是该协会出版的专业学术性期刊。此外,1994 年 10 月在中国毒理学会下成立了药物依赖性毒理专业委员会。世界卫生组织心理社会因素、成瘾行为与健康合作研究中心在 1994 年挂牌中南大学湘雅二医院。这些学术机构和学术组织作为交流平台,在我国成瘾相关问题的学术研讨、宣传教育、专业培训、服务与自律等方面起到了重要的作用。

(2)学术专著、期刊、指南的出版。我国最早有关成瘾行为的专著是 1990 年杨德森教授主编的《行为医学》与 1992 年姜佐宁、万文鹏教授主编的《药物滥用》。此后,姜佐宁教授于 1995 年和 2003 年分别主编了《海洛因成瘾与现代治疗》以及《药物成瘾：临床特征与现代治疗》。此后，相关专著也逐渐增多，较具代表性的有：2014年由郝伟、刘铁桥教授主译的《成瘾医学精要》；2016年由郝伟、赵敏、李锦教授主编的《成瘾医学：理论与实践》。1987年与1995年《中国药物依赖性杂志》及《中国药物滥用防治杂志》先后创刊，物质依赖相关研究逐渐兴起，学术交流日益加强。

另外，为规范物质使用相关障碍的诊治，在原卫生部、原国家卫生计生委的倡导下，相继编写了阿片类、苯丙胺类药物、氯胺酮、酒精相关障碍的诊疗指南，并在中国药物滥用防治协会的组织下，对上述治疗指南进行了进一步修订。中华医学会精神病学分会于2015年在胡建、陆林教授的组织下，编写了《中国物质使用障碍防治指南》。此外，还出版发行了《苯二氮䓬类药物临床使用专家共识》等培训教材。

应该说，这些书籍、指南的出版和杂志的发行，对促进成瘾医学的发展、规范化诊断与治疗等起到了积极作用。

(3) 成瘾行为的治疗

1) 脱毒治疗：不管是公安、司法部门的强制隔离戒毒机构还是医疗部门的自愿戒毒机构，在最初的二十年左右所能提供的基本只是急性脱毒治疗，且由于当时知识和经验的欠缺，就是急性脱毒治疗也存在不规范的地方。在美沙酮、丁苯诺啡等药物进入市场使用后，脱毒治疗才算走上正轨。正如1999年秦伯益院士对我国当时十余年的戒毒情况进行的总结所说："经过十年的努力，我国只是基本解决了对吸毒者的脱毒处理，在康复和回归社会方面基本上还是空白……" 2004年，郝伟教授对我国戒毒工作20年的经验与教训也撰文发表了自己的观点，指出了存在的问题并提出了可能的对策。这些观点，在其后的工作中，多数得到了国家禁毒委决策层的重视与接受。

2011年，原卫生部对全国医疗戒毒机构进行了审核。据审核结果，截至2010年底，全国符合资质的自愿戒毒医疗机构（戒毒科）共计141所。但其后的现实却不容乐观，自愿戒毒医疗机构的数量在减少。据中国药物滥用防治协会的调查，2016年国内自愿医疗戒毒机构为75所，从事成瘾相关临床工作的精神科医师约500名。这些数据提示，自愿戒毒至今尚未成为主流模式。由于吸毒患者的多重属性,有学者认为开展"自愿戒毒,强制管理"的戒毒模式也许比较符合我国的国情,这也许是我们将来需要努力的方向。

另外,由于人均饮酒量的不断增加,与饮酒有关的精神心理疾病患者也不断增加,酒精滥用的问题也逐渐引起了有识之士的重视,一些精神病专科医院或综合医院精神科成立了酒依赖戒断病房,国内也出版了慢性酒精依赖的治疗指南,戒酒治疗亦逐渐走向正轨。

2)心理康复与回归社会:随着国内自身临床实践的深入,借鉴国际戒毒经验,科学的戒毒理念与方法逐渐在国内开展。自 2003 年我国首批美沙酮维持治疗门诊试点以来,目前已有 800 余家。由于认识到心理行为治疗及社区康复在戒毒过程中的重要性,各地戒毒机构开始探索戒毒康复模式。比如,郝伟教授课题组在"十一五"国家科技支撑课题的支持下,以社区为基础,探讨建立、实施戒毒机构间以及戒毒机构与社区间的"无缝连接",以及脱毒治疗、社会心理康复、防复吸、回归社会为一体的"无缝连接"运作机制,初步形成了具有中国文化适宜性的综合戒毒康复模式,并在国内开展了系列培训,对提升我国戒毒治疗的效果发挥了积极的示范作用。

(4)科学研究

1)流行病学调查研究:1982 年对 12 地区进行了全国精神疾病的流行学调查,结果显示,在所调查的 15 岁及以上的 38 136 人中,酒依赖的患病率为 0.018 4%。其后,山东省精神病医院(1984)、重庆精神病医院(1985)及北京大学精神卫生研究所(1986)采用同样的调查方法,对局部地区的调查也得出了类似的结果。此外,几个关于少数民族地区的酒依赖的社区调查发现,酒依赖和慢性酒中毒以黑龙江大兴安岭鄂伦春族的患病率最高 4.3%(1986),云南思茅地区傣族及白族次之,分别为 3.5% 和 3.0%(1985),黑龙江省赫哲族居第三位,为 1.25%(1986),均高于汉族地区人群。这些资料提示,在 1980 年代及以前,我国的总体饮酒相关障碍轻微。

我国人均饮酒量在 1952 年为 1L 纯酒精,1978 年约为 2L 纯酒精。1989 年,我国酒的总销售量约为 1952 年的 20 倍,是 1978 年的 5 倍多。1993 年 10 月—1994 年 12 月,郝伟课题组对 1982 年全国 12 地区精神疾病流行病学调查中的六个地区的 23 513 名年龄 18~65 岁的普通人群的饮酒情况的调查发现,普通人群人均年饮酒量为 3.6L 纯酒精,男、女酒依赖的时点患病率分别为 6.63% 和 0.10%。2001 年,该课题组采用同样的方法,调查了我国 5 地区 15~65 岁的普通人群 24 992 人的饮酒情况。结果显示:样本人均年饮酒量为 4.5L 纯酒精,男、女酒依赖时点患病率分别为 6.62% 和 0.20%。上述数据显示,自 20 世纪 80 年代以后,我国酒依赖发生率的上升趋势明显。

1995 年,郝伟教授根据我国的人均年酒精消耗量、流行病学调查结果和与饮酒有关疾病的住院人数及比例等资料,论述了我国饮酒问题的现状及趋势,预测到 2000 年人均饮酒量将达到 4.5~8.4L 纯酒精。作者前瞻性提出,应从稳定饮酒量和减少饮酒损害着手来制定符合我国国情的控制酒精滥用的对策。通过宣传教育、限制酒广告、增加酒税及限制儿童青少年饮酒等措施来稳定酒精量,通过禁止酒后开车、强化治疗与康复等措施来减少酒精所致的继发性危害。事实证明,这些措施其后也被国内的政策制定者所采纳。

总体上讲,国内至今缺乏全国性的有关酒、药物依赖的大规模的流行病学调查。郝伟课题组在 CMB 资助下,分别于 1993 年、1996 年及 2000 年组织国内 6 家单位连续 3 次对定点地区的阿片类、合成毒品进行了流行病学调查,分析了中国药物滥用流行病学现状、特征和发展趋势,并于 2000 年成功预测到国内阿片类药物滥用会有下降、而合成毒品滥用会有上升的趋势,为我国禁毒法律法规的制定、完善和使禁毒工作科学化提供了科技支撑。之后,在国家禁毒委、公安部的领导下,进行了更大范围的毒品成瘾调查以及对我国重点城市毒品滥用规模进行了调查评估。

在全国爱卫会和原卫生部的统一组织下,于 1984 年 2 月组织了全国吸烟调查组对 15 岁以上人群进行了吸烟情况抽样调查。十年后,郝伟等(1995)在长沙、哈尔滨、镇江三地对 15 岁及以上人群共 14 024 人进行了吸烟状况的流行病学调查,作者结合调查结果,提出了我国控制吸烟的策略。

2)其他基础与临床研究:1984 年,北京医科大学成立了"药物依赖性研究中心",该中心于 1988 年更名为"中国药物依赖性研究所"。该研究所建立了一套评价药物躯体依赖性与心理依赖性潜力的实验动物模型,完成了多种药物的依赖性潜力的实验评价工作,开展了一系列的基础、临床研究及培训工作。

近年来,国家日益重视对成瘾医学的基础与临床研究。据不完全统计,目前有 4 个成瘾医学方向的博士点(北京大学、中南大学、上海交通大学、四川大学),每年招收 4~8 名成瘾医学博士研究生及 10 余名硕士研究生,进行了一系列高水平的成瘾医学研究。如北京大学第六医院陆林院士课题组在前期研究中借助记忆再巩固和消退原理,运用条件性线索唤起 - 消退心理学范式,有效消除了成瘾动物和成瘾者对药物的心理渴求,明显降低其复吸风险,该成果发表在 Science 杂志。在此研究基础上,该课题组开发出非条件性刺激唤起 - 消退模式,更加彻底、有效地抹除所有相关的病理性记忆,且对久远的病理性记忆具有同样显著的抑制作用。近来,该课题组的研究显示,应用普萘洛尔改变了病理性成瘾记忆一旦形成就难以消除的传统观点,找到了消除物质成瘾核心病理机制的治疗手段。此外,上海市精神卫生中心、军事医学科学院等单位也在成瘾医学领域作出了一系列成果。

3. 我国成瘾医学发展的展望。成瘾医学是医学的一个分支,涉及精神病学、内科学、感染病学、心理学、社会学、公共卫生学等学科。在治疗与康复领域,除包括脱毒、康复、减少危害、咨询与治疗、预防复发等外,还包括处理与成瘾相关或共患的躯体、精神问题。

我国的成瘾医学目前仅为学科的雏形,尚不能称之为"学科"。中国药物滥用防治协会成瘾医学研究分会(2014)、中国医师协会精神科医师分会成瘾医学工作委员会(2015)、中华医学会精神病学分会成瘾医学学组(2018)及中国药物滥用防治协会酒精相关障碍分会(2018)等的成立,是中国成瘾医学诞生及专业化发展的重要标志。作为平台,我国成瘾相关协会或学会的宗旨是:①促进成瘾治疗的可及性与质量;②开展专业与大众培训;③支持临床研究与预防工作;④改变精神科与通科医生处理成瘾问题的角色担当;⑤成为医学与政府、大众沟通的平台;⑥建立成瘾医学亚专科,并为政府、专业机构、公共服务提供者所认可。

根据上述宗旨,我国成瘾医学工作今后的主要任务包括:①建立亚专科:强化成瘾医学各项工作,推广精神病学成瘾医学亚专科培训,并将成瘾医学逐渐向内科学、预防医学、公共卫生学、医学心理学等相关学科延伸,在相关学科学历教育中设置成瘾医学相关教学内容。②制定学科诊疗规范:在循证基础上,制定酒精与各类物质使用障碍等治疗指南;同时跟踪国内外最新进展适时更新指南。③培训:加强专业队伍建设,建立成瘾医学亚专科医师规范化培养制度,对从业人员进行相关专业知识培训,提高执业能力;加强与公安、司法戒毒机构及社区的合作,利用专业优势,为公安、司法戒毒机构及社区康复机构提供专业化培训、咨询服务。④健康教育:通过各种媒体对大众进行相关知识的宣传教育,提高大众对各类毒品的认知与预防意识,减少对成瘾者的歧视与偏见。⑤建立自愿戒毒机构联盟:发挥行业提高、协调、自律、维权、监督职能,致力于加强成瘾治疗队伍建设和管理。⑥联络咨询与会诊:建立全国戒毒机构联络会诊、咨询平台,对各戒毒机构出现的疑难问题提供远程会诊。⑦参与戒毒政策的制定、实施与反馈:从成瘾医学、精神医学的角度为毒品防治政策的制定与实施提供建设性的建议,并为政策的实施效果提供评估与反馈。⑧开展科学研究:组织成瘾研究联盟,以大数据为平台,联合全国重要戒毒机构开展多中心大样本临床转化研究,为形成相关临床诊疗指南提供循证依据;开展国际交流,借鉴国际先进经验,发展适合我国文化背景的新型治疗技术与治疗模式,不断提高我国戒毒工作水平。

总之,我国的成瘾医学在临床医学及精神病学中尚属于边缘薄弱学科,相关研究尚不够系统。从事成瘾医学服务的人员多为精神科医师,现在面临的困难与挑战很多,需要进一步与其他学科合作与整合,从整体上理解成瘾行为,用一体化的综合方法预防、治疗、康复成瘾者。

**附:国内几家成瘾医学研究机构介绍**

1. 中南大学湘雅二医院精神卫生研究所是 WHO 心理社会因素、成瘾行为与健康合作研究中心挂靠单位,也是国内最早开展物质依赖的研究单位之一。如成功建立了社区戒毒综合防治"无缝连接"模式,2014 年牵头建立了全国首家成瘾医学临床研究大数据平台,在国内率先开展了物质依赖者脑影像学研究。获教育部科学技术进步二等奖、中华医学奖二等奖、国家科技进步二等奖各一项。在 Biological Psychiatry、Brain、Lancet 等杂志上发表 SCI 论文 100 余篇。

2. 北京大学中国药物依赖性研究所是我国专门从事药物依赖性研究的国

家级综合性研究机构。研究涉及药物依赖性研究和临床前实验,依赖性药物的作用机制、临床研究,药物滥用流行病学研究,全国药物滥用监测、药物依赖性信息研究,承办中国药物依赖性杂志。自1984年成立至今,开展了药物依赖流行病学调查;阿片类等传统毒品的神经生物学机制研究;药物依赖性信息研究等。获国家级、部省级成果奖多项。在Science、Biol Psychiatry等杂志发表SCI论文100多篇。

3. 上海交通大学精神卫生中心是国内最具专业优势的戒毒临床机构之一,为中国在联合国(UNODC)国际药物依赖康复网络的唯一成员。自1999年来一直从事药物依赖基础及临床研究,2006年建立了国内最早的海洛因依赖临床研究队列,并随访至今。针对海洛因、新型毒品依赖及复吸的分子遗传学机制开展了系列研究。建立了治疗药物依赖系列心理行为治疗技术。获上海市科技进步二等奖、中华医学科技三等奖各一项;获国家发明专利1项。在Addiction,Sci.Rep.等发表SCI论文90多篇。

4. 中国人民解放军军事医学科学院毒物药物研究所为国内最早开展药物依赖基础研究单位之一,李锦教授作为首席科学家主持完成了我国首个药物依赖方面的973项目,发现了一系列药物依赖相关的新分子机制及新的防复吸药物靶标。发现了甲基苯丙胺(MA)规律性使用和强迫性使用的不同分子机制,发现了MA依赖相关的差异代谢物和差异表达的miRNA分子,筛选建立了高复发倾向与复发抵抗的动物模型,发现了MA依赖防复吸先导化合物(YQA14)。获国家科技进步二等奖、北京市科技奖一等奖、中华医学会科技奖二等奖等。授权国际发明专利4项、中国发明专利3项.在Mol Neurobiol.、Addict Biol.等发表SCI论文100余篇。

5. 宁波大学依托浙江省戒毒研究治疗中心,为国内最早开展药物依赖机制和临床研究的单位之一。协助浙江省公安厅和浙江省卫生计生委建立MA依赖认定体系;建立了MA依赖和复吸的动物模型,系统研究了MA依赖导致的生理和精神损害特征及脑结构和功能的变化,发现了MA依赖血浆表观遗传学指标。获浙江省科技奖一等奖、中华医学科技奖二等奖、国家科技进步二等奖一项。在Biol Psychiatry、J Neurosci等发表SCI论文50多篇。

6. 云南省药物依赖防治研究所成立于 1993 年,是云南省人民政府批准投资兴建的、专门从事药物滥用及艾滋病综合防治研究的公益性社会事业机构。研究所成立至今,在药物滥用的流行病学及相关因素研究;药物滥用与艾滋病预防宣传教育、实施与推广;药物滥用及依赖治疗方法的研究、评估与推广;药物滥用及艾滋病防治综合干预研究与技术推广;降低危害技术的开发、运用和推广等方面做了大量实践性工作。

## 二、站在戒毒前沿

### 人物专访:北京安定医院姜佐宁教授

北京安定医院　海慧芝　马辛

姜佐宁,主任医师,教授。1951 年就读北京医学院本科医疗系。1955 年毕业,服从分配到北京安定医院工作。

曾任北京安定医院第一副院长及中国药物依赖治疗中心主任;原卫生部麻醉品专家委员会副主任,原卫生部新药评审委员会副主任。20 世纪 80 年代初赴英国伦敦大学精神病学研究所深造,1983 年被世界卫生组织批准为药物与酒精依赖专家顾问组成员,有英国皇家医学会精神病学学会会员和资深会员称号。是《中华神经精神科杂志》等多个医学专业杂志主编、副主编及编委,他编写的专著《现代精神病学》被教育部指定为研究生用书;他曾兼任原卫生部麻醉品专家委员会委员,原卫生部新药审评委员会神经精神药物专业委员会委员,原卫生部药典委员会委员和顾问;曾为中国药物滥用防治协会常务理事,中国心理卫生协会全国理事;曾任世界卫生组织酒药滥用专家委员会委员。此外,由于个人研究成果显著,被英国皇家医学会作为海外杰出学者吸收为该会精神科学会的唯一中国高资会员(F.R.C.Psych)。是美国国际康复治疗集体(TC)联合会会员。

20 世纪 80 年代后期,国内毒品滥用成灾,催眠药和兴奋剂以及酒饮料的滥用成瘾问题日趋严重。滥用的药物(或称化学物质)主要有三大类:第一类是麻醉药品,包括阿片类、可卡因、大麻等;第二类是精神药物,包括镇静安眠药、中枢兴奋剂、致幻剂等;第三类是其他物质,包括酒、烟草、挥发性有机溶媒等。在我国，以阿片类麻醉品的滥用为多见，危害也最大。

阿片又称鸦片，由罂粟未成熟的蒴果溢出的乳汁样液体干燥而得，海洛因就是罂粟的浆液加工而成，主要成分是二醋吗啡。中国本土原无阿片，公元7世纪传入后，一直作为贵重药物使用，流传极有限。19世纪中叶，鸦片战争失败导致阿片在中国泛滥，至新中国成立前夕，全国有2 000余万人吸食阿片或海洛因。新中国成立后，我国政府采取种种果断措施，在3年内成功禁绝毒魔。然而，自20世纪80年代中期，魔影重现，从西南边境逐步向内陆蔓延。据当时统计资料，全国海洛因成瘾者数以万计，形势相当严峻。

据成瘾者描述，阿片类药物滥用时的体验大体相同，但海洛因起效更快，效应更强烈，尤以静脉注射为显著，一旦依赖形成，每隔3~6小时就必须重复用药。由于人体对毒品具有耐受性，因此用药剂量也越来越大。一旦中断用药或突然减少剂量，8~12小时后即可出现戒断症状：瞳孔散大、肌肉抽动、出汗发热、全身酸痛、焦虑烦躁等。为了免受这样的痛苦，成瘾者只有无限制地滥用下去，直至倾家荡产、人格畸变、周身感染（包括感染艾滋病毒），甚至中毒身亡。据当时统计，我国艾滋病毒感染者中，有2/3是通过吸毒而引祸上身的。

面对来势凶猛的毒品危害，1989年10月25日，中国药物依赖治疗中心在北京安定医院成立，原卫生部、北京市原卫生局领导及媒体代表参加成立仪式。自此，中国药物依赖治疗中心肩负着历史的重任，开始了艰难地前行，中心主任姜佐宁亦被推上了国家戒毒的前沿阵地。

中国药物依赖治疗中心对外为中心，对内是医院所属科级建制，并直接接受国家卫生部药政局和北京市卫生局领导，承担对麻醉药、镇静安眠药成瘾的治疗、教学、科研和对外学术交流等项工作及国际技术协作等多项任务。

姜佐宁以专家的目光和学者的使命感，积极投身于药物滥用的预防与治疗工作，成为国内这一领域的先驱之一。短短的几年间，中国药物依赖治疗中心以卓越的工作成效，在国内外产生了极大影响。1989年10月，联合国禁毒基金会委托美国康复专家森内教授来我院进行合作项目考察，对中国药物依赖治疗中心项目进行了系统评估，给予高度评价和肯定，并与中心建立了合作关系，商谈了给予器材援助和派出专业人员留学事宜。1993年，由姜佐宁领导的中国药物依赖治疗中心及协作单位完成"阿片类药物成瘾戒毒治疗的系统研究"课题,获年度原卫生部医药卫生技术进步三等奖。1995 年 3 月,由中国药物依赖治疗中心主办,北京安定医院承办的"阿片类成瘾戒毒治疗与康复培训班"在京举办,来自全国 24 个省份的 120 名代表参加培训,此后,中国药物依赖治疗中心不断把新的研究成果推向全国。

20 世纪初,中国药物依赖治疗中心加大了与国际间的交流,瑞典药物依赖与精神卫生专业代表团、美国心理学专家代表团、美国国家疾病控制与预防中心及艾滋病预防处等专家一行分别莅临中国药物依赖治疗中心参观访问,进行实地指导和学术交流,中心还牵头与加拿大戒毒康复机构建立中加合作项目。在姜佐宁不懈努力下,美国的戒毒康复机构分别与我国原卫生部达成协议,在国内建立合作经营的康复研究机构,促进了我国与国际间戒毒康复工作的沟通与接轨。

在戒毒领域科研、教学、临床、康复大量工作倾轧之际,姜佐宁时刻不忘科普宣传教育,不忘呼吁政府民众,从戒毒专家的角度,告诫大家切勿药物滥用,切记远离毒品,要珍爱生命。如果一旦毒品成瘾,要尽快接受专业治疗。姜佐宁的科学研究成果、科普宣教文章、媒体采访录播、全国讲座培训等都引起了强烈反响,对于政府出台禁毒戒毒的新政策给予了强有力的支持和保证。

阿片类药物成瘾的治疗,包括脱瘾、康复、随访监督等步骤,其中脱瘾是核心环节,而康复和随访至关重要。国内外公认的脱瘾方法有药物和非药物两大类,以药物脱瘾为主。常用的主要有:硬性撤药而使达到自然戒断,但是这种方法适用于戒断症状轻者、再有就是美沙酮替代递减法、阿片递减法、丁丙诺啡替代递减法、可乐定脱瘾法等。但前两者亦属阿片类物质,有使患者形成新的依赖的可能性。而后者属非阿片类药品,无欣快作用且自身不成瘾。又能迅速解除戒断症状,使患者在 10 天内即脱瘾。而可乐定(盐酸苯胺咪唑啉)就是在姜佐宁带领下中国药物依赖治疗中心积极开发研制的无成瘾性戒毒新药,临床广泛研究效果表明,它是一种可广泛应用的速效非成瘾戒毒药物,而这项研究荣获国家卫生部科技成果三等奖和北京市科学技术奖三等奖,成果转入生产并在全国普遍推广应用。继之,他又在国内成功开发中药戒毒药"福康片"、西药戒毒新药"盐酸洛非西定"，作为牵头人他联合八个研究单位联合作战，成功研制出断瘾新药"纳曲酮"。

姜佐宁深深知道，防治药物滥用在我国是一个新兴的分支学科，医学院校尚未开设有关课程，社会和民众对此缺乏认识。因此人们往往陷入重治疗轻预防的"唯药论"的误区——涉及戒毒，吸毒者及其家属便要求用"特效药"；一些江湖游医也趁机抛出种种"祖传秘方"，大发其财。姜佐宁教授强调说，预防重于治疗的观点在药物滥用这一范畴同样适用。因为药物滥用不仅是一个医学命题，而且是一个非常复杂的社会问题。人对药物不仅具有生理依赖性，而且具有精神依赖性，这就是所谓的"想瘾"。有资料说，一些依赖者因犯罪而入狱，劳改多年，生理依赖性早没有了，但是"想瘾"却克服不了。释放出来后第一件事就是去找海洛因，可见精神依赖比身体依赖更加顽固，而且是戒毒药物所无能为力的，只有靠吸毒者以自身的毅力去克服。所以，我们的方针应立足于预防，通过各种手段和不同渠道进行宣传教育，并建立药物滥用的三级预防网络，要使公众普遍认识到药物滥用的危害性。尤其要在个体商贩及其亲友、青少年、汽车司机、矿工、阿片产地的农民等易感人群中开展有效的寓治于防的工作，不仅减少滥用。而且更力求防止戒断后的复吸。

姜佐宁教授说，药物滥用是一个世界性问题，只要国门敞开，就很难切断毒品入境的渠道，这是不容置疑也无须讳言的事实。因此我们要呼吁全社会都来关心这个问题，积极引导人们建立健康的行为模式，同时为成瘾者创造一个有利于走向康复的社会环境和家庭环境。

知难而进，多年来，姜佐宁率领中国药物依赖治疗中心的同仁们认真履行国家级戒除药物成瘾防治研究机构的责任，积极收治药物、毒品和酒依赖的患者，制定并推广国际公认的治疗康复方案，取得联合国禁毒署的经费资助，并以此为基地，开展一系列的研究。姜佐宁专著《海洛因成瘾与现代治疗》《成瘾药物的临床与治疗》在全国发行，成为专业人员的必读书；他为原卫生部起草的《戒毒药品临床研究指导原则》为新戒毒药的研发，制定了技术标准。他领导的专题科研《北京市居民中抗焦虑药物使用与滥用流行学研究》获得北京市科技成果三等奖，成为全市乃至全国防治安定类药物成瘾的重要依据。他主持编撰《阿片类成瘾戒毒治疗指导原则》为国家戒毒政策的制定提供了依据。多年来,他不遗余力潜心于阿片类和苯二氮䓬类滥用的流行学及治疗、康复模式的研究,潜心于阿片类成瘾的无成瘾戒毒药物和低依赖潜力药物的开发与推广应用,并探索药物滥用问题的社会防治途径及康复方案。他主持编写的《药物滥用临床·治疗·监测·管理》一书,满足了当时禁毒、戒毒工作的需求;主持的科研项目《阿片类成瘾脱瘾治疗的系统研究》荣获原卫生部科技进步奖。姜佐宁倾尽心血主持开发研究的各类不成瘾戒毒有效药物,广泛用于全国各地的海洛因成瘾者,使他们戒除瘾癖,走向光明的生活坦途。

姜佐宁教授 2008 年荣获中国杰出精神科医师。

# 第六节 几大学会的建立与发展

## 一、两个学(协)会,一个目标——我在中华医学会精神病学分会和中国医师协会精神科医师分会的工作感悟

北京大学第六医院 于欣

大约 2004 年的夏天,中国医师协会会员部的谢启麟老师,在一个熟人的陪同下,来到医院跟我讨论申请成立精神科医师分会的事儿。我马上想到当年三月份由我们医院主办的国际神经精神药理学会的北京地区会议上发生的一件事。当时我主持一个综合医院如何识别焦虑抑郁情绪的论坛。开场气氛不错,中间的报告也还顺利。但是提问环节却枝节横生:连续几个问题都是在质疑为什么要让非精神科医生学习精神科的知识,有一个问题问的更加尖锐,我到现在还有印象:精神科的地盘被神经科医生不断蚕食,现在你还要教他们看焦虑抑郁,这样下去,将来如何面对江东父老? 精神科医生的生存焦虑可见一斑。这种生存焦虑不单普通的医生有,医院的管理者可能体会得更加深刻。我曾经参加过一个精神科医院院长座谈会,有一位老院长说到精神专科医院的生存困境痛

心疾首：卫生局局长见了综合医院的院长是追着跑，见了精神病院的院长是躲着跑，因为生怕院长哭穷。

我一方面可能是生活经历比较顺，没有遭受过什么大挫折，所以有股盲目乐观的劲头；另一方面可能受鲁迅的思想影响太深，他的一句"中国的哭和拜，什么时候才完呢"（见《朝花夕拾后记》），我始终记得，也深表同感：人先自救，神才救人。整天扮可怜，于事于人都没有什么好处。

于是就约了几个人，把意思说了说，大家就开干。这些"同志"大约有几个特点：年纪不大（比我大不了十岁），在CSP（中华医学会精神病学分会）里既不是委员更不是常委（后来创会元老们也几乎没有人再进CSP，不像现在两个会几乎都是一拨人），在医院里不当官。干也是真干，亲力亲为，既动嘴也动手，能文的就写各种东西，包括领导的讲话稿；能武的就四处化缘，给我们的穷家添置家当；文武双修的就登台亮相，做司仪。2005年7月，CPA（中国医师协会精神科医师分会）正式粉墨登场，虽然拉来了四大天王（杨德森教授，刘协和教授，许又新教授，徐韬园教授）护法，但是估计业内并不看好，拉人入会全凭交情脸面，索要赞助还需"威逼利诱"。然而CPA居然渐入佳境。如果当时让我概括其成功秘诀的话，我给出一大堆理由：齐心协力啊，天公作美啊，同行捧场啊。放到现在我大概就会说一个：首届协会的骨干，价值观一致。

在筹备第二届精神科医生年会的时候，大家提出来为了给精神科医生提提士气，应该做一个表彰活动，对行业先锋进行褒奖，这样一是能体现行业学会的特色，二是借着提名、遴选、颁奖等一系列活动，也能拉升一下精神科医师分会的知名度。

说干就干。当然一切都要做的规规矩矩，颁布评选通知，成立评选工作小组。其实对谁能入选第一届"杰出精神科医师"，全国同行基本上心里有数，但在实际操作过程中，又特别考虑到了地域的代表性和向基层的倾斜。最终名单：沈渔邨、陈学诗、何鼎雄、刘协和、邵嘉伟、沈其杰、严和骎、杨德森、臧德馨、翟书涛应该说是实至名归。因为年会的场地放在了长沙的湖南会展中心宴会厅，这里也是湖南卫视做一些晚会的场所，比较容易营造出气氛。所以特意请当时的合作公司惠氏制药设计了颁奖晚会的现场：彩灯环绕，红毯铺路，颇有奥斯卡颁奖典礼的范儿。因为整个颁奖过程颇为复杂,所以导引人员就显得比较重要,谢斌就专门负责培训和监督礼仪小姐和奖品证书的发放。唐宏宇根据他所理解的每一个获奖人的个性,挑选了出场的背景音乐。又为每一个获奖医生挑选了一个陪伴人。整个过程做过彩排,以保证现场万无一失。

颁奖典礼由郝伟和何燕玲主持,但是两位自带气场,也因为对获奖者十分熟悉,反而好过背台词的专业主持人。持续不到二十分钟的典礼可以说是空前成功,所有人都被这十位在精神科奋斗了一生的前辈们的风采所打动,当然,现场介绍录像片、颁奖词、出场音乐、走红毯等烘托出的气氛也起了推波助澜的作用。我记忆中有一个小高潮,在刘协和教授由李涛陪伴出场的时候,响起来"一条大河波浪宽,风吹稻花香两岸",特别契合刘教授的气质,坐在我前排的惠氏老总不禁擦起了眼泪。大约也是受到感染,湖南领导完全抛开了座次的不愉快,在颁奖结束后发表了热情洋溢的讲话,还一再跟我们握手称赞这次颁奖是他参加的最好的一次颁奖礼。

"十大杰出精神科医生"的事迹和照片在健康报上出了一期特刊。颁奖录像带后来又制作成光盘,寄送了多家会员单位。表彰精神科医生后来成了CPA的保留节目,但是第一期的辉煌,恐怕已成绝响。

差不多到了CPA第五届年会的时候,才提出来现在大家耳熟能详的口号:做一个受人尊敬的精神科医生。当时的会议通知上说的是"提升自身素质,改善公众形象,做一名受人尊敬的精神科医生"。口号虽然提出来得有点晚,但是却与当初创会和后来办会的精神一脉相承。

我在2010年当选CSP候任主委后,开始逐渐淡出CPA。2013年接任CSP工作三年,对其工作方式和内容也有了比较深刻的认识。比较两个会,应该说各有特色,作为百年老店,CSP确实有其过人之处。第一个是实实在在体现了"民主办会",常委以上都是大家一票一票选出来的,且总人数有限定,几乎没有增加的可能,有一点像美国的参议院。而CPA因为起步晚,最初会长更替采用了"禅让制",后来也不知道采用了什么制。委员遴选采用推举,人数也因为呼朋唤友,扩大到开全委会要用大礼堂。总之,CSP在组成领导班子上更能体现同行们的意志。第二,学术权威性认知度高。无论是官方的有意抬举,还是民间的认可程度,CSP 的学术地位都要高出一筹。这当然也与两者的定位不同有关,但是 CSP 持续不断的更新治疗指南、发表共识,客观上也扩大了其学术影响力。

无论 CPA 还是 CSP,都起到了提高从业者的学术水平和执业能力,促进学术交流,扩大社会影响力,提升精神科地位的作用。至于目前协会学会林立,大会论坛不断,我们还是要看到其正性的一面,即学术活动的频繁,确实增加了精神科医生学习的机会。实际上学会们也是一个市场竞争关系,遵循优胜劣汰的原则。但只要保有一颗热爱精神卫生事业的初心,我相信对于中国这样一个 13 亿人口的国家,各类学术组织总会找到自己生存和发展的空间。

### 附:中华医学会精神病学分会历史

(马凤云、邹义壮执笔,陈学诗、周东丰审校)

1950 年 8 月,在中华医学会第十六次会员代表大会上,全国神经精神科代表许英魁、粟宗华、黄友岐、王慰曾、张沅昌、夏镇夷等十余名专家汇聚北京,商讨组建中华医学会神经精神科学会事宜,并成立了筹备委员会。经过一年酝酿,于 1951 年 8 月 1 日在北京成立了中华医学会神经精神科学会。许英魁任主任委员,魏毓麟任副主任委员兼秘书。

1954 年,神经精神科学者 40 余人在北京协和医院召开学术讨论会。本次会议除学术讨论外,还酝酿了创办《中华神经精神科杂志》,组成《中华神经精神科杂志》编辑委员会,由许英魁任总编辑,冯应琨、伍正谊、王慰曾、张沅昌为副总编辑。于 1955 年 3 月 13 日出版了创刊号。

1956 年 7 月 23—29 日,中华医学会第十八次全国会员代表大会上,神经精神科代表 14 名。按照会议安排,神经精神科学会在协和医院举行了学术讨论会。出席讨论会者有 60 余名;苏联专家也参加了会议。7 月 29 日上午举行座谈会,冯应琨教授作了关于学术会及杂志方面的总结报告,征求代表意见后制订了下届神经精神科学会委员会改选方案。

1960 年 6 月 11 日—1963 年 5 月 25 日,根据上级通知,《中华神经精神科杂志》与医学会办的所有期刊一起停刊。

1963年11月25日—12月2日,在广州举行了中华医学会神经精神科学会第一次全国学术会议。这是我国精神科发展史上的第一次盛会,来自全国27个省、直辖市、自治区的代表70余名出席了会议。会议收到精神科论文123篇。内容以精神分裂症为重点,对精神分裂症的遗传生物学因素的调查和复发问题的研究提供了有意义的资料;在生物化学、心理学、电生理等方面的研究也已开始;对神经衰弱采取以心理治疗为主的综合治疗,获得了好的效果。在小组会上精神病方面讨论了精神分裂症的诊断标准、治疗方法和怎样防止复发及精神病的分类问题。会议期间选举产生了中华医学会神经精神科学会第二届委员会,主任委员夏镇夷,副主任委员冯应琨、伍正谊、张沅昌、黄克维、王忠诚。

1966年9月—1978年9月,《中华神经精神科杂志》停刊。

1978年7月4—10日,在南京召开了中华医学会神经精神科学会第二次全国会议,出席会议代表250名。会议收到论文1 472篇,其中神经内科391篇,神经外科383篇,精神科698篇。在精神科方面,各地展开精神病的群防群治工作,论文对精神分裂症、精神发育不全等常见病临床研究较多。对国外精神药物的引进做了不少工作。重点讨论了精神病分类、防治网的组织、精神分裂症的研究等。会议指定由北京、南京、上海、广州、成都五个地区的代表组成专题小组,对1958年制订的《精神病分类(草案)》进行修订,修订稿寄发全国各地代表征求意见。会议期间召开了中华医学会神经精神科学会第三届委员会,选举出主任委员夏镇夷,副主任委员冯应琨、伍正谊、张沅昌、黄克维、王忠诚。讨论了神经精神科学会工作,召开了《中华神经精神科杂志》编辑委员会会议,由冯应琨介绍了编辑委员会的筹建工作。

1979年,在上海由夏镇夷、于清汉、陶国泰等9名教授,对《精神疾病分类(草案)》进行了适当修订后,在《中华神经精神科杂志》上正式公布,名为《精神疾病分类(试行草案)》,该草案将精神疾病分为10类。

1981年11月,在苏州市召开的中华医学会精神分裂症专题学术会上,又对试行草案重新修订,并经全体会议代表通过,作为我国正式分类标准,命名为《中华医学会精神疾病分类(1981)》,为全国各地精神卫生工作者广泛采用。与此同时,会议制定了我国精神分裂症的诊断标准。1984 年,在黄山,中华医学会精神科学会主持召开了全国情感性精神病专题学术会议．会议制订了躁狂抑郁症的诊断标准。1985 年 10 月,在贵阳市召开了全国神经症座谈会,会上制订了神经症临床工作诊断标准。至此,对最常见的三类精神疾病逐个制订了我国自己的临床工作诊断标准。

1986 年 6 月 3—7 日,在重庆召开了中华医学会神经精神科第三次全国学术会议。来自 27 个省份的 384 名代表出席了会议,其中正式代表 220 名,列席代表 164 名,香港大学黄震遐教授应邀参加了会议。会议收到论文 990 篇,大会交流 12 篇,其中精神科 6 篇,小会交流 76 篇,精神科 24 篇,小会重点发言 140 篇,精神科 78 篇。文章内容具有先进性和实用性。会议期间精神科学者提议成立精神疾病诊断标准工作委员会,并要求通过专题研究与现场测试,用三年左右的时间制定出全部精神疾病的诊断标准。会议民主协商推选杨德森为委员会组长、张明园、舒良为副组长。会议召开了中华医学会神经精神科学会第四届委员会,选举陈学诗为主任委员、周孝达、沈渔邨为副主任委员。委员会同意组建精神科方面的儿童精神病学学组及精神疾病诊断标准工作委员会。

1989 年 4 月,西安会议,中华医学会神经精神科学会常委扩大会议通过《中国精神疾病分类方案与诊断标准》,精神疾病诊断标准工作委员会任务告一段落。

1991 年,《中国精神疾病分类方案与诊断标准》获原卫生部科研成果三等奖。

1991 年 9 月 16—20 日,在天津召开中华医学会神经精神科学会第四次全国学术会议。出席会议代表来自全国 28 省份 330 名。收到论文 800 余篇,大会发言 74 篇、精神科 34 篇,分组报道 229 篇、精神科 122 篇。会议论文精神科方面开展了跨文化心理和精神病学研究,亦进行了流行病学调查,对吸毒、酒癖、社会文化变迁与健康、自杀、卖淫等进行了研究。兴起司法精神病的研究,对刑事责任能力的鉴定问题初步统一了鉴定标准和规范。对情感性精神病的流行病学、生物化学、遗传学等开展了研究,并取得一定的成就。召开了神经精神科学会第五届委员会,民主选举陈学诗为主任委员,沈渔邨、王新德、江德华、张明园为副主任委员,委员会通过了组建精神科的生物精神病学组、社会精神病学组、司法精神病学组、少年儿童精神病学组和民族文化精神病学组。

20 世纪 80 年代,学会重视国际间的学术交流活动,分别于 1980 年、1986 年、1988 年、1992 年在国内兴起,陆续举办了中美、中法、中美、中日精神病学术交流会,促进了我国精神病学学术水平的提高,扩大了学会在国际上的声望,使更多的国际同行了解了中国,了解了中国精神病学。

1993 年 2 月,中华医学会第二十届第十五次常务理事会审议批准,成立了中华医学会精神病学分会。

1994 年 5 月 8—11 日,在泉州市召开中华医学会精神病学分会成立暨第一次全国学术会议。会议代表 273 名,会议收到论文 800 余篇,交流 372 篇。会议期间召开了中华医学会精神病学分会第一届委员会,民主选举张明园为主任委员,沈渔邨、杨德森为副主任委员,周东丰为学术秘书,委员会聘请陈学诗为名誉主任委员,夏镇夷、于清汉、陶国泰、伍正谊、莫淦明为名誉委员。委员会讨论通过了准第 2 版——CCMD-2R。

1997 年,北医大精研所沈渔邨教授当选为中国工程院的首位精神病学院士。

1998 年,学会在四川成都举行了第二届中华医学会精神病学分会全国年会,参会人数 400 余人,会议取得成功。会上通过民主选举产生了中华医学会精神病学分会第二届委员会和常委会,张明园教授继续当选主任委员,副主任委员由周东丰和陈彦方教授担任。邹义壮博士担任学会学术秘书,施慎逊教授担任工作秘书。

1999 年,由全体委员推荐和投票选出了中华医学会精神病学分会的 10 名青年委员,为学会的组织工作注入了新生力量。

2000 年 4 月,在北京友谊宾馆举办了第二届中美精神病学学术会议暨第三次中华精神病学分会学术年会,450 余人(包括 50 位美国精神病学家)参加了为期 4 天的会议。参加年会开幕式的有全国人大常委会时任副委员长何鲁丽、美国精神病学协会主席 Allen Tasman 教授(美方会议主席)、原卫生部和中华医学会有关领导、中华精神病学分会主任委员张明园教授(中方会议主席)、中华精神病学分会名誉主任委员陈学诗教授等。会议由中华医学会精神病学分会主办,中华医学会学术会务部、对外联络部和北京回龙观医院共同承办。陈彦方教授主持,进行了中国精神疾病分类诊断标准第 3 版(CCMD-Ⅲ)的制定工作、全国范围的现场测试和专家研讨会。CCMD-Ⅲ将包括精神疾病分类诊断标准、护理诊断、治疗指南、诊断量表和病历教学光盘,中英文对照。新的 CCMD-Ⅲ在尽量与 ICD-10 接轨的同时,保留了国内的一些特殊疾病的诊断。CCMD-Ⅲ在 2000 年 12 月 24 日通过中华精神病学分会常委会最终审定,于 2001 年 4 月出版。

### 补白:中华医学会精神病学分会的后续发展回顾

于欣(周东丰,赵靖平,施慎逊对本文亦有贡献)

自从 CSP 在 1993 年成立以来,张罗每年的年会就是一宗大事,精神科医院都不富裕,能够出钱资助出来开会的不多。为数不多的几个国内药厂,效益都不算好,掏钱的时候不管痛快不痛快,数额都不大。因此年会规模始终维持在一两百人,老面孔居多。然而这一局面到了 20 世纪 90 年代中后期为之一变。几个国际大型制药企业或者以合资,或者以独资身份进入中国市场,西安杨森、中美史克、上海礼来……他们的市场推广和营销模式都令人耳目一新:手笔大,开会都在星级酒店;起点高,办会通常都有老外讲者和国内学术界顶级大佬站台。来自药企特别是跨国企业的支持,令年会的举办不再有财务上的担忧,年会的档次和规模也不断上台阶。但是难能可贵的是,当时学会的主要领导和学术界领袖,经历过长期的清贫,也没有为眼前的富贵所淫迷,仍然坚持了学术至上,没有被商家牵着鼻子走。

学会的另一个宝贵资产就是始终坚持民主办会的传统。张明园教授自从 1994 年担任 CSP 成立后的首任主委,连选连任,直到 2003 年换届,由周东丰教授接任主任委员。2007 年,是学会历史上一个重要的年份。这一年,不仅在北京举办了 CSP 的年会和第一届世界文化精神病学大会,同时开启了学会"新陈代谢"的机制。这一机制,在中华医学会的坚持和组织下,成为众多学术团体中一道独特的风景:民主选举、新旧更替。每一届委员会三年任期,同时由前任主委、现任主委和候任主委领导,主委任期三年,仅限一届。同时,严控委员人数,常委和副主委的数目自然也按比例受到控制。这一年,来自湘雅附二院的赵靖平教授当选为候任主委,从此,CSP 走上了规律的领导层更替轨道。此后北京大学第六医院的于欣教授、复旦大学附属华山医院的施慎逊教授、中南大学湘雅附二院的李凌江教授和北京大学第六医院的陆林院士,相继按程序被选为 CSP 的候任主委,走上了 CSP 的领导岗位。

CSP 对内代表了中国精神医学的最高学术水平,接受政府相关业务部门委派,完成各项任务,如在原卫生部医政司领导下,评审精神科的临床重点学科;在《精神卫生法》出台后,组织专家编写《精神障碍治疗指导原则》和《心理治疗规范》两个配套文件,在原国家卫生计生委的领导下,编写了"精神科相关疾病诊疗路径"(包含器质性精神障碍、阿尔茨海默病及其他类型痴呆、创伤后应激障碍等)。同时,学会积极组织各个学科领域的专家,编写、更新临床指南,或对某些临床问题形成专家共识和诊疗指导意见。对外,CSP 代表中国的精神科同行积极参与国际交流。如 CSP 在张明园教授、周东丰教授的带领下积极参与世界精神病学会(WPA)的活动,翻译出版其官方杂志"World Psychiatry";分别与首都医科大学北京安定医院在 2010 年举办了 WPA 的国际会议;2011 年美国精神病学会在夏威夷召开年会时,特地举办了主席招待会,会后特邀 CSP 时任主委赵靖平教授介绍中国精神卫生发展情况,并在年会上安排了中国专场;与北京大学第六医院在 2013 年举办了亚洲神经精神药理学会议;2018 年 CSP 实现了改革开放后第一次中俄精神病学交流。同时在政府有关部门的大力支持下,在 CSP 当时的主要领导特别是周东丰教授的组织协调下,CSP 成功应对了世界精神病学会组织的针对中国"滥用精神病学手段迫害异见人士"的现场"核查",也令某些国家在 WPA 上提出的"开除中国精神病学分会"的动议最终流产。

CSP 的发展,是几代中国精神科医生努力的结果。她的成长与壮大,既是新中国精神卫生事业发展的折射,更广义上来说,也是新中国社会进步的一个缩影。

## 二、风雨兼程三十年，栉风沐雨若等闲——记中国心理卫生协会的发展历程

中国心理卫生协会秘书处

1985年9月27日，一个平凡而崇高的新生命诞生了。说平凡，因为她是众多社会团体中的普通一分子。说崇高，因为她以维护全民心理健康为己任，担当起了捍卫国民心理健康的重任。时光荏苒，如今这个新生命——中国心理卫生协会，已过了而立之年。

1. 协会的诞生应势而为。其实在20世纪30年代心理卫生工作已经在中国这片土地上萌芽，只是因随之而来的战争而停滞。到了20世纪五六十年代，因精神病学家和心理学家联合快速综合治疗神经症而再次复兴。到了1985年中国心理卫生协会成立时，中国的心理卫生工作已经开始向着职业化和规模化发展。特别是当设立临床心理科作为医院等级评审指标写进原卫生部的文件时，就更加有力地推动了心理卫生工作在中国的普及，也为中国心理卫生协会的发展提供了更加广阔的空间。

2. 协会的发展众望所归。中国心理卫生协会作为我国心理卫生领域具有广泛影响力的专业学术团体，高举维护全民心理健康的大旗，招贤纳士，擂鼓聚将，发挥着自己应有的作用，并使自己的组织获得巨大的发展。经历了30多个寒来暑往，在中国心理卫生协会的建制下，已经拥有20个专业委员会，3个行业分会，30个团体会员单位，4个专业及科普期刊，1个专业培训学校。在常务理事会下设有组织工作、学术交流、科普宣传、继续教育、对外联络、编辑出版、心理咨询师、职业伦理8个工作委员会，组织落实协会的各项日常工作。

3. 协会的壮大凝心聚力。协会的壮大凝聚着社会各界的关爱。作为协会上级主管单位的中国科协、业务指导单位原卫生部、原国家卫生计生委正确引领着协会的发展壮大。协会的挂靠单位首都医科大学附属北京安定医院，为协会的发展提供了人、财、物的有力保障。社会的关爱是协会聚精会神搞事业，一心

一意谋发展的强大精神动力和智力源泉。我们矢志不渝,守护心灵家园;我们甘之如饴,护航大众健康。

4. 心理咨询师应运而生。2001年与人社部(前国家劳动部)共同推出心理咨询师国家职业标准,组织专家撰写统考教程,组织制定考试鉴定制度等。十几年来,在全国各地依托地方心理卫生协会建立起一批批心理咨询师培训基地,打造了一批批合格的心理咨询师,推动心理咨询师国家职业从无到有,从小到大,不断走向职业化。据统计,截止到2017年底,全国通过心理咨询师考试获得证书的持证心理咨询师已达135万。广大心理咨询师服务在全国各行各业,为国家建设,社会稳定,人民幸福起到了无可替代的作用。党的十六届六次会议上通过的"中共中央关于构建社会主义和谐社会若干重大问题的决定"中指出:"注重促进人的心理和谐,加强人文关怀和心理疏导,引导人们正确对待自己、他人和社会,正确对待困难、挫折和荣誉。加强心理健康教育和保健,健全心理咨询网络,塑造自尊自信、理性平和、积极向上的社会心态。"党的十七大报告中指出:"加强和改进思想政治工作,注重人文关怀和心理疏导,用正确方式处理人际关系。"充分说明党和政府对心理卫生工作的重视,国民对心理健康的渴求。

5. 健康中国,健康心理。目前为进一步贯彻落实《国民经济和社会发展"十三五"规划纲要》中的"加强心理健康服务体系建设"的要求,具体实施健康中国的发展战略,全面贯彻习近平总书记在2016年8月19日全国卫生与健康大会上"规范发展心理治疗、心理咨询等心理健康服务"的讲话精神,我协会即将出台《中国心理卫生协会注册心理咨询师认证管理办法》,以加大对心理咨询师执业人员的职后教育和管理。

6. 新世纪"危机干预"成热词。进入21世纪突发事件、自然灾害频发,让"危机干预""心理救援"成热词。在胶济铁路特大交通事故中、汶川地震灾区、玉树地震灾区、舟曲泥石流灾区以及在海地地震灾区、印尼海啸灾区,在非洲埃博拉疫区等国内国际的突发灾难性事件现场,都有中国心理卫生协会会员的身影。中国心理卫生协会会员跨越国界履行着自己神圣的职责,展示着协会的国际情怀。

7. 新世纪科普宣传成热点。传播心理健康新理念,是协会的职责所在。2005 年组建的科普讲师团十年来活跃在我国广袤的大地上,足迹遍布大江南北,受众涵盖各行各业各类群体。据中国科协统计年鉴显示,10 年间,总会(不包括团体会员单位)组织开展了 3 000 余场次的科普讲座,受众达 180 余万人次。每年一次的科普讲师团全国巡讲已经成为协会一道亮丽的风景线。

8. 搭建学术交流大舞台。学术活动是推动学科发展的重要举措,也是协会活力所在。30 多年来,我们致力于提升学术水平,丰富学科理论,培养发现学科新秀,打造了"泛亚太地区心理卫生学术研讨会""学术年会""中青年心理卫生学者学术年会""心理咨询师大会"等学术品牌,享誉国内外。进入新世纪更提出了集成办会新理念,联合协会所属 25 家分支机构,共同搭建学术交流大舞台,第七次、第八次、第九次……全国心理卫生学术大会,奉献给广大心理卫生工作者一场场精美的饕餮盛宴,推动着心理卫生服务水平和规模不断提升。

9. 承担重大科研项目,开展大型公益活动。多年来,协会承担了许多重大科研项目,如《精神卫生状况与构建和谐社会对策研究》《中国人的心理健康状况与促进策略研究》,科技部国家"十二五"课题"公众健康知识及技术筛选与评价研究"等重大研究、决策咨询项目,通过细致的调研,严谨的论证,掌握了目前我国精神卫生状况的一手资料;制定出了中国人的心理健康标准;搭建起了公众心理健康教育的平台。为国家制定心理健康的相关政策提供了科学依据。成长的过程就是破茧为蝶,成长的过程就是勇敢向前。彩蝶的美丽来自一次次痛苦的蜕变,山登绝顶我为峰的壮丽,需要坚持不懈的攀登。30 多年的栉风沐雨,强韧了协会的肌体;30 多年的不懈追求,促进了协会的成长;30 多年的艰苦奋斗,凝聚了我们无穷的力量。渴望在今后的日子里,协会在党和政府的英明领导下,在各级组织的关怀支持下,团结一心,奋发进取,创造更大的辉煌。

# 第七节 几大专业杂志的成立和发展

## 一、《中国心理卫生杂志》的成立与发展

北京大学第六医院 黄悦勤 张卫华 刘丽娟

### 《中国心理卫生杂志》基本信息

《中国心理卫生杂志》的主办单位是中国心理卫生协会,主管单位是中国科学技术协会,挂靠单位是北京大学第六医院/精神卫生研究所。

### 成立与发展历程

早在 1985 年,中国心理卫生协会成立后,鉴于国内外心理卫生领域的蓬勃发展,创办协会所属的学术性刊物势在必行。1986 年,在北京医学院精神卫生研究所成立了编辑部筹备组。据说当时要选择一位与时任中国心理卫生协会理事长陈学诗老前辈同年资的学术权威担当主编,时任北医精研所所长的沈渔邨教授考虑综合因素后力荐时任北医党委书记彭瑞骢教授担任杂志主编,1986 年10 月,中国科协正式批准杂志出版方案,确定主编为彭瑞骢教授。之后光阴荏苒,18 年时光飞逝,一直延续到 2005 年,才由时任北京大学精神卫生研究所/第六医院院长于欣教授接班担任主编。2015 年,于欣主编因担任《中华精神科杂志》主编而辞职,由周东丰教授接任主编至今。

杂志从创刊起一共有 6 位编辑部主任。1989 年 12 月,周志清老师开始负责编辑室;1990 年 10 月,正式任命方耀奇主任医师为编辑部主任;随后,2001年汪向东研究员担任主任;2002 年,汪向东主任赴世界卫生组织西太区任职,方耀奇主任医师再次出任主任;2004 年,方耀奇主任退休,由田成华副主任医师接任主任;2008 年 6 月,周东丰教授担任主任;2013 年 8 月,黄悦勤教授接任主任至今。按照学术期刊杂志企业化管理的要求,2007 年 11 月,注册成立《中国心理卫生杂志》社,性质是全民所有制企业,时任编辑部主任田成华副主任医师担

任法人代表,之后周东丰教授接任编辑部主任同时变更为法人代表,目前法人代表是现任社长兼编辑部主任黄悦勤教授。

1987年2月,出版了第1卷第1期(创刊号),当时定为双月刊,小16开48页。1988年下半年的第四期开始交由邮局发行。2002年,杂志根据发展的需要改为了月刊。2009年,杂志完善网站http://www.cmhj.cn的建设,开通在线投稿审稿编辑系统,实现稿件从投稿到刊用的在线电子化处理。

**杂志的学术地位**

1992年,杂志在《中文核心期刊要目总览》第1版第一次被评为B84心理学类核心期刊和R74神经病学和精神病学类核心期刊。2005—2011年度,完成中国科协《中国学术期刊文摘》中、英文文摘的编辑及报送工作。2009年11月,入选2008年版"中国人文社会科学核心期刊"(中国社会科学院文献计量与科学评价研究中心)。2012年10月,入选中国人民大学人文社会科学学术成果评价研究中心、中国人民大学书报资料中心"复印报刊资料"重要转载来源期刊2012版。2014年,"中国人文社会科学综合评价AMI"核心期刊(中国社会科学院中国社会科学评价中心,Chinese Evaluation Center for Humanities and Social Sciences,CASS),入选心理学类核心期刊。2012—2015年、2017年入选"中国国际影响力优秀学术期刊"(中国学术期刊(光盘版)电子杂志社、清华大学图书馆、中国学术文献国际评价研究中心)。中国科学技术信息研究所主编的"百种中国杰出学术期刊",杂志于2008—2013年、2016年入选,并入选该所每3年评选1次的"中国精品科技期刊"(2008年、2011年、2014年),2014年入选该所"第三届中国精品科技期刊",即"中国精品科技期刊顶尖学术论文(F5000)项目来源期刊"。

**出版专著**

1993年,由执行主编汪向东编辑出版了增刊《心理卫生评定量表手册》,影响力相当大。1998年,翻译出版《精神病学英汉双解词典》,主编彭瑞骢。1999年,再次出版增刊《心理卫生评定量表手册·增订版》,主编为汪向东、王希林、马弘。2004年,编辑出版《沈渔邨教授从医五十周年论文集》。上述专著发挥了传播心理卫生知识的学术引领作用。

### 举办学术会议

杂志历来积极举办各类学术会议,为心理卫生专业领域提供交流学术平台。1992 年在北京牵头举办全国第一届心身疾病学术研讨会,之后持续举办至今。2001 年和 2003 年北京大学医学部和杂志社合作开办"精神病学与精神卫生学专业研究生课程进修班"。杂志与北京大学医学部分院合作,于 2006 年度、2007 年度、2009 年度开办"《精神病学与精神卫生学》心理咨询研究方向硕士研究生课程进修班"。2009 年杂志开始举办"精神病学与心理卫生科研论文写作培训班",每年举办一次,持续至今举办了 11 期,在全国颇具影响力。在 2014 年和 2016 年第 7~9 次全国心理卫生大会上举办"心理卫生大会 - 研究设计与论文写作专题会",与会者踊跃参加,纷纷表示受益匪浅。

### 获得奖励和资助

杂志以在心理卫生领域取得的成就多次获得各类各级奖项。1998—2000 年连续获得中国科协择优支持基础性和高科技学术期刊三等奖。2012—2014 年获中国科学技术协会第三期"精品科技期刊工程项目"的"精品科技期刊培育计划"资助,每年 15 万元;2015—2017 年再次获中国科学技术协会第四期"精品科技期刊工程项目"资助"精品科技期刊 TOP50",每年 15 万元。2018 年,获中国科学技术协会中文科技期刊精品建设计划"学术创新引领项目"资助 20 万元。杂志编辑部以团结向上的精神风貌和严谨求实的工作作风,赢得了业内的好评,2017 年在第 9 次中国心理卫生学术大会上由中国心理卫生协会授予优秀集体奖。

### 国内外文献数据库收录

杂志以刊登高水准学术文章引起国内外文献数据库的重视和认可。

杂志在国外被引用的数据库包括美国心理学学会主办《心理学文摘 Psychological Abstract(PA)》、(美国心理学数据库 PsycINFO Database/PsycLIT)、美国《精神卫生文摘 Mental Health Abstract(MHA)》、美国 Ulrich's Periodicals Directory,英国图书馆(The British Library)、美国 EBSCO Publishing Inc. 的 EBSCO 数据库。

杂志在国内被收录的数据库包括中国科技核心期刊(中国科技论文统计

源期刊)、中国科技论文与引文数据库(CSTPCD)(核心库)、中国科学引文数据库(CSCD)(核心库)、中国学术期刊文摘、中国生物医学期刊引文数据库(CMCI)、中文社会科学引文索引(CSSCI)、中国生物医学文献数据库网络版(CBM网络版)、中文生物医学期刊文献数据库(CMCC)、中国学术期刊文摘和中文科技资料目录等收录。杂志还与中国期刊全文专题数据库(CNKI)、万方数据(中国数字化期刊群)、中国科技期刊数据库(维普全文电子期刊)电子期刊全文出版合作。

### 展望

《中国心理卫生杂志》走过了30年的历程,从初期的双月刊发展为月刊,从内容单一到涵盖广泛,成为心理卫生和精神卫生相关领域的名列前茅的学术期刊。杂志的主要服务对象是从事临床、科研、教育和心理咨询工作的专业人员,以促进心理卫生各相关学科的交流和发展、促进心理卫生领域学术理论的创新、促进心理健康应用性新方法的研究和推广、促进全民心理健康水平的提高为办刊宗旨,主要刊登反映我国心理卫生和精神健康相关领域最新研究成果的各种形式的论文,报道国际前沿信息,传播心理卫生新知识。

杂志涉及的学科范围广泛,包括临床医学、预防医学、基础医学、心理学、社会学、教育学等学科。设置的栏目有心身医学、心理治疗与心理咨询、临床精神病学、社会精神病学、社区精神卫生、精神卫生政策、应激与心理健康、心理健康促进、儿童青少年心理卫生、老年心理卫生、心理卫生评估、神经心理生物学研究,以及编读往来,争鸣,讲座,并刊登书评和书讯、学术活动预告、会议纪要等消息。论文形式包括论著、短篇论著、综述、述评、论坛、临床案例报道等。

目前杂志编辑部人员均具备博士和硕士学位,有正高级职称3人,副高级职称2人,中级职称1人,编辑们自己戏称是全国学历和职称最高的学术杂志编辑部。在杂志跨入"三十而立"之年,将以"建设一个在心理卫生领域为广大读者、作者认可的学术交流平台"为最高目标,继续为心理卫生学术交流提供高水平的展示舞台。

## 二、中华精神科杂志:携手努力,铸造优秀——《中华精神科杂志》更名后近20余年发展回顾

中华精神科杂志 常静 高蓓蕾 杨小昕

20 世纪 90 年代,在中国精神医学的发展史上发生了两件重要的事情,为我国精神医学在新世纪的快速发展奠定了良好基础。1993 年 2 月,中华医学会第二十届理事会第 15 次常务理事会批准,原中华医学会神经精神科学会分别成立神经科学会和精神科学会,后者逐渐发展成为我国精神科学领域里的一支重要学术力量。1995 年 1 月,经原国家科委批准,原《中华神经精神科杂志》更名为《中华精神科杂志》(另外创刊《中华神经科杂志》),并于 1996 年 2 月正式出版更名后第一期《中华精神科杂志》,彭珮云、钱信忠、陈敏章、顾英奇等领导和专家欣然为《中华精神科杂志》题词。20 余年来,《中华精神科杂志》沐浴新世纪的阳光,承载着中国精神医学工作者的期待和祝愿,与中华医学会精神病学分会一起,砥砺前行,如今已渐至而立,担负起促进我国精神医学发展、跟踪国际学术前沿、培养精神医学人才的历史责任。

20 余年间,《中华精神科杂志》在各级领导、各位专家以及广大作者和读者的关怀、支持与帮助下,行稳致远,一步一个脚印,从更名时的季刊发展成为今天的双月刊。编辑部主任杨小昕和常静编审与编辑部的同事,按照《中华医学会系列杂志编辑委员会通则》的要求,截至 2018 年,共组建 6 届编委会,历任总编辑分别为沈渔邨、张明园、周东丰、赵靖平、于欣教授、李凌江教授。所有的编辑人员和编委们,以对杂志的满腔热爱,完善各项制度,开展各项活动,将杂志倾力打造成我国精神医学领域学术质量和编辑质量双高的学术期刊。

**严谨审稿**

严谨的审稿制度和流程,是确保稿件准确性、科学性、创新性的重要环节。按照中华医学会杂志社对中华系列杂志的要求,《中华精神科杂志》至今一直坚持"三审五定"。最初给审稿专家邮寄纸版稿件并手写审稿意见,编辑再抄送审稿意见给作者;得益于电子信息技术的发展,1998 年启用中华医学会网上投

稿系统,专家可在网上审稿,缩短了审稿时间,提高了审稿效率。2015 年 6 月第五届编委会成立后,根据编委会的建议,也为了审稿时对每篇文章讨论更充分,改单盲审稿为双盲审稿。

每位审稿专家,均以自己丰富的学识、细致的作风,满怀对学科负责、对期刊负责、对作者负责的态度,一丝不苟地投入到审稿工作中来,力求为每一篇审阅稿件提供最为科学的意见。严谨的审稿态度没有亲疏之分,对主编和编委们的文章也不例外。总编辑都有着因为审稿没有通过而被退稿的经历,虽然他们在收到退稿意见后,向编辑部表达了自己的不同意见,但最终仍然尊重了审稿专家的意见。在之后与编委交流时,他们也反映了这样的看法:学术期刊应该提倡学术争鸣,一些有创新性或不同观点的文章,也许不能得到每一位审稿人的认可,但也不能完全否认其科学价值,更不能拒绝不同的声音。有鉴于此,在审稿过程中,对有争议的稿件,编委们审稿时更加仔细斟酌,生怕因为自己知识方面的短板而"误杀"优秀科研成果。如果实在不能完成审稿,他们会请自己的同事或建议编辑部转送相关方面的专家复审。对于那些有特点或提示意义,但还存在一定缺陷的文章,编辑部还会撰写编者按阐述相关的问题。

多数编委都曾是杂志的读者,继而成为作者和编者。在这个成长的过程中,他们切身体会到前辈审稿专家为助力青年医生成长所付出的真挚热情、为保证杂志质量所秉持的严谨态度。现在,接过审稿旗帜的他们,又将这种热情与态度薪火相传、发扬光大。

### 集体定稿

编委会集体讨论决定稿件录用与否,坚持做好同行评议,是期刊学术质量的重要保障,《中华精神科杂志》编委定稿会讨论制度,一直坚持到今天。由于编辑部设在北京中华医学会会内,限于条件,在相当长的时间里,一直由在京编委们定期对已经通过编辑部一审和审稿专家二审,并且作者已经根据审稿意见修改回来的文章进行定稿会讨论终审(三审)。随着期刊的发展,2013 年在上海召开了第一次京外定稿会。2015 年 6 月第五届编委会成立后,根据编委会的建议,初步决定每年至少召开 2 次京外定稿会,目的是让京外更多的编委能够了解每一篇文章的审稿流程,积极参与到定稿工作中来,更好地彼此切磋交流,汲取集体的智慧,发挥集体的力量。截至 2018 年 6 月,杂志已经分别在太原、宁波、杭州、深圳、昆明、南京组织了 6 次京外定稿会,第一次参加定稿会的编委们对此项制度反响热烈,非常肯定,纷纷表示创造机会邀请更多的编委参与定稿会,不但可以了解自己所审稿件的去向,而且能够知悉其他专家的审稿意见,对自己将来的审稿工作非常具有学习和借鉴的价值。

定稿会的举行,并非仅为了决定作者稿件的去留,更多的是一次很好的学术探讨和争鸣的机会。定稿会上,参会专家往往针对二审专家的审稿意见和定稿专家的主审意见展开热烈的讨论,对于审稿意见中不全面、欠客观的内容会尽量予以纠正,对于作者回复不到位、有欠缺的问题会及时指出。因此,编委们都非常重视定稿会,没有特殊情况,被邀请的编委都保证按时参加。在每次定稿会召开之前,所有受邀参会的编委都会提前审阅主审文章,并阅读所有上会讨论文章。可以说,杂志上每一篇研究论文的录用,都不是由某一个人或编辑部决定,而是定稿会集体讨论的最终结果。

当然,如果作者对编委审稿和定稿意见有不同意见和想法,《中华精神科杂志》鼓励作者进行申诉,并会尽快将申诉意见提交主审专家、总编辑或者下次定稿会讨论进行复审。至今有多篇申诉成功的文章发表。

**积极组稿**

即使审稿、定稿再严格,流程再严谨,若无足够多高水平的科研投稿也难以保障学术期刊的高水平。因此,《中华精神科杂志》编辑部和编委会非常重视组稿工作。自 2013 年开始,编辑部和编委会共同讨论年度报道重点,组织重点专题。这一工作的开展,杂志不仅能够及时报道国内外精神医学前沿进展,而且极大调动了编委和专家组稿和投稿的积极性,拉近了与专家、临床医师、作者的距离,增进了期刊的凝聚力,更得到了广大读者和作者的认可。许多本领域优秀的研究论文在国内投稿的第一选择都是《中华精神科杂志》。

近年来,由于受当今评价体系等的影响,杂志也面临着优秀稿源严重流失的情况。在 2012 年改双月刊时,编辑部也曾担心稿源,尤其高水平稿源是否充足的问题;但经过广大编委、专家及编辑部的努力,通过组织重点专题、增加评述类文章(述评、专论、专家笔谈等)约稿、邀约规范指南类文章(指南、共识等)、加快稿件处理速度等,吸引了一大批高质量的文章。2013—2018 年,共组织抑郁症、精神分裂症、物质相关及成瘾障碍、焦虑障碍、双相障碍、强迫障碍、PTSD、神经厌食障碍、睡眠障碍、儿童精神医学、社会精神医学、老年精神医学、妇女精神医学、神经影像、认知治疗、ICD-11 诊断类别与标准、精神科合理用药等多个重点专题,邀约指南共识等规范类文章 9 篇,并组织创刊 60 周年(此处指原《中华神经精神科杂志》创刊至 2015 年的时间)纪念专刊 1 期。

**热心学术**

除了编稿、组稿、审稿,开展学术活动也是学术期刊的重要工作。记得杂志的老总编张明园老师在杂志纪念专刊的邀稿"我和《中华精神科杂志》"一文中,曾对杂志提出了几点建议,其中一点就是"希望杂志能加强作者、编者的沟通,不要仅限于投稿—审稿—修稿模式的以稿件流转为中心的环节,还应该搞一些活动,想一些办法,让作者们知道杂志在想什么、在干什么;也听听作者对杂志的批评和建议。相互启迪,定能相得益彰"。

学术活动是连接读者—作者—编者的一座桥梁。《中华精神科杂志》更名伊始,编辑部和编委会就于 1996 年 9 月在杭州组织召开了"全国精神分裂症暨精神药物合理应用专题学术会议",全国 137 位代表参加了会议。之后于 2001 年 7 月在乌鲁木齐,第一次与中华医学会精神病学分会联合主办"中国精神疾病治疗新进展研讨会",全国 224 位代表参加会议。杂志结合学术期刊的特点及优势,根据青年精神科医生的需求,积极开展"青年医生科研能力培训"活动,于 2015 年、2017 年、2018 年召开中华医学会精神医学分会年会期间共组织 6 场"青年医生科研能力提升"专题会,于 2016 年、2017 年精神分裂症学术论坛期间组织 2 场"青年医生科研能力提升"专题会,于 2017 年、2018 年,在全国不同地区共组织"青年医生科研能力提升"培训活动 9 场,共涉及 30 余个科研讲题和多场病例督导及疑难病例讨论等临床实践培训环节,全国约 2 000 名医生接受现场培训;许多场次还开通视频直播,使更多医生足不出户就可以参加学习。

随着新媒体时代的来临,杂志与时俱进,于 2014 年 12 月建立《中华精神科杂志》官方网站(http://www.cjop.org.cn),2015 年 8 月建成《中华精神科杂志》微信平台。通过微信和官网，不仅推送纸版杂志中的精彩内容，还开展了强迫症指南解读、激越患者精神科处置专家共识解读等视频培训，深受广大读者欢迎，也得到了编委和专家们的肯定。可以说，学术期刊举办学术活动影响深远，扩大了杂志影响力，增加了编委凝聚力，提高了读者、作者和编者的互动性。

### 奖励优秀

高质量的学术期刊离不开高水平的科学研究。为促进学术交流、表彰和鼓励优秀的科学研究成果及其论文作者，1999—2012年，杂志组织评选"《中华精神科杂志》优秀论文礼来奖"，共90项研究获奖（自2011年度始，一、二、三等奖由原来的各2名增加为各3名）。2013年至今，继续由中华医学会精神医学分会组织评选"中华医学会精神医学分会《中华精神科杂志》优秀论文奖"，共54项研究获奖；并分别为获奖作者提供了国内外学习、培训和交流的机会。时至今日，还常会听到曾经获奖的作者的肺腑之言："非常感谢《中华精神科杂志》当年对自己科研和论文的肯定，并提供宝贵的学习机会"。带着这份肯定，抓住难得的机遇，他们中的许多人已经在各自的研究领域取得硕果。

2016—2018年，编辑部分别推荐荣获"中华医学会精神医学分会《中华精神科杂志》优秀论文奖"一等奖的优秀论文参评由中国科协组织的"中华医学百篇优秀论文"，分别有2、2、3篇文章荣获当年度"中华医学百篇优秀论文"称号。

一番耕耘，几多收获。在中华医学会和历届编委会的领导下，在所有编辑人员的共同努力下，在中国科学技术信息研究所统计的历年"中国学术期刊影响因子年报"统计数据中，《中华精神科杂志》在精神病学科一直名列前茅，影响因子、综合评分等多项重要指标位居首位。并于1997年获得中国科协全国优秀科技期刊奖二等奖，时任卫生部部长陈敏章专门为中华医学会获奖杂志题词"笔墨耕耘四载创辉煌，竿头百尺更上一层楼"；荣获中国科学技术协会2007年度审读优秀期刊；还多次荣获中华医学会优秀期刊奖；于2008年荣获"2008年度中国科技精品期刊"；2017年入选"第4届中国精品科技期刊"，即"中国精品科技期刊顶尖学术论文（F5000）"项目来源期刊。

今天，《中华精神科杂志》已经成为我国精神医学发展历程的忠实记录者，精神医学知识和信息的不懈传播者，精神医学学术交流平台的努力搭建者，精神医学人才的辛勤培育者。杂志近20年走过的足迹中，有艰辛，有付出，有收获，更有深深的爱，一份来自读者、作者和编者的爱。这份爱使得这份期刊有温度，有情怀，有品质。相信这份爱，让我们相互陪伴，直至永远。

## 参 考 文 献

[1] 中华医学会.中华医学会纪事[M].北京:中华医学电子音像出版社,2015:186.

[2] 沈渔邨.办好杂志,为精神科学服务[J].中华精神科杂志,1996,29(1):5.

[3] 张明园.我和《中华精神科杂志》[J].中华精神科杂志,2015,48(3):164-166.

[4] 陈炜,赵国秋,刘宏林.全国精神分裂症暨精神药物合理应用专题学术会议纪要[J].中华精神科杂志,1997,30(2):114-115.

[5] 施慎逊,徐唯,刘宏林.中国精神疾病治疗新进展研讨会纪要[J].中华精神科杂志,2002,35(1):46-48.

[6] 中华精神科杂志编辑部.《中华精神科杂志》官方网站建成[J].中华精神科杂志,2015,48(1):41.

[7] 中华精神科杂志编辑部.《中华精神科杂志》微信公众平台成立[J].中华精神科杂志,2015,48(5):302.

[8] 中华医学会.中华医学会关于公布2016年度中华医学百篇优秀论文评选结果的通知.http://medline.org.cn/news/detail.do？newsId=5219.

[9] 中华医学会.2017年中华医学百篇优秀论文遴选结果公布.http://medline.org.cn/news/detail.do？newsId=10473.

[10] 中华精神科杂志编辑部.2017年中华医学百篇优秀论文遴选结果公布[J].中华精神科杂志,2018,51(5).

[11] 沈渔邨,杨小昕.以荣誉为起点,迎接精神科学的跨世纪挑战[J].中华精神科杂志,1997,30(3):132.

[12] 中华精神科杂志编辑部.中华精神科杂志获中国科学技术协会2007年度审读优秀期刊[J].中华精神科杂志,2009,42(02):91-91.

[13] 中华精神科杂志编辑部.《中华精神科杂志》获"2008年度中国科技精品期刊"[J].中华精神科杂志,2009,42(2):121.

[14] 中华精神科杂志编辑部.《中华精神科杂志》入选"第4届中国精品科技期刊"[J].中华精神科杂志,2017,50(6):419.

# 第八节　我看"四大家"

## 一、我看"四大家"（一）

北京回龙观医院　杨甫德

七十年来，我国精神卫生事业得到了快速发展，精神病学作为医学的分支逐步被公众所接受，患者从被妖魔化到得到社会的关爱，精神卫生医务人员由"热脸贴冷屁股"到"受人尊敬的精神科医生"，这其中沧海桑田般的变化非三言两语可说清楚的。精神卫生如何被公众广泛认识？精神疾病如何成为你我关心的健康问题？这些问题的答案如今已不难寻找。在探寻这些答案的过程中，我们不难发现，我国四大区域性的精神卫生机构，即业内的"四大家"起到了功不可没的作用。

在中国精神病学界有"四大家"之说，指北京大学第六医院、上海市精神卫生中心、中南大学湘雅二院精神科、四川大学华西医院心理卫生中心四个专业机构，这四个专业机构东南西北四足鼎立，起源上互有交叉，人员上也有流动，但是多年以来形成了风采各异、各领风骚的局面。

可以说，精神科"四大家"是孕育中国精神卫生人才的摇篮，是中国精神卫生事业飘扬的四面旗帜，是中国精神卫生事业发展的风向标！在他们的引领下，中国精神卫生事业克服了困难和偏见，在摸索中不断前行发展，得到了国外同行的认可，受到了业内同仁的尊重，使公众逐渐了解精神心理疾病，让社会认识到心理健康的重要性。

提起北大六院，一个个闪光的名字会在头脑中萦绕：伍正谊、沈渔邨、崔玉华、舒良、周东丰、于欣、黄悦勤、陆林……这些闪光名字的背后是北大六院辉煌的发展史，作为中国精神卫生排行榜的老大，在临床、科研和教学得到了业内的高度认可。

北大六院全称北京大学第六医院,创建于1942年,起源于北京大学的精神病学专业,前身为北京大学医学院附属医院设立的神经精神科。随着时代的推移和精神卫生事业发展的需求,1980年3月成立北京医学院精神卫生研究所,2000年4月更名为北京大学第六医院、北京大学精神卫生研究所。该院经历了与神经科合并的一个科室、成立精神病学教研室、独立建院到成为中国精神科的领头羊,这期间的种种变迁,我想只有身处其中的人们才可能真正体会到各种心酸和痛苦,领略到与众不同的喜悦和幸福。该院始终秉承"以科学精神,体现人文关怀"的理念,以循证医学为基础,以求实创新为动力,为精神障碍患者提供最优质的临床服务;拥有原卫生部唯一的精神卫生学重点实验室,为教育部批准的精神病与精神卫生学国家重点学科;在精神卫生领域唯一的工程院院士沈渔邨教授等著名精神病学家的引领下,建立了以博士生导师为学术带头人的科研梯队,组成了生物精神病学、社会精神病学、儿童精神病学、临床精神病学、药物依赖和睡眠医学、精神药理学六个主要研究领域。北大六院承担着国家精神卫生中心的职能,近年来在国家重要政策、法规和规范的制定中提供了重要的学术支持,特别是在公共精神卫生服务方面,如"686"项目全国推广,为国家作出了巨大贡献。

上海市精神卫生中心始建于1935年,前身为上海普慈疗养院。历经几十年的发展改革,目前已成为上海市三级甲等精神卫生专科医院,担负着全市精神卫生的医疗、教学、科研、预防、康复、心理咨询/治疗和对外学术交流等任务,是全国规模最大、业务种类最全、领衔学科最多的精神卫生机构。2006年5月,成为上海交通大学医学院附属医院。多年来,在夏镇夷教授、顾牛范教授、张明园教授、吴文源教授、江开达教授、肖泽萍教授、徐一峰教授、谢斌教授、施慎逊教授、方贻儒教授等著名精神病学专家的带领下,上海市精神卫生中心励精图治,发展成为目前临床科室齐全、技术力量雄厚的国际一流的现代化精神卫生专科医院。以提升临床和公共卫生服务质量与服务水平、提高医疗服务效率、坚持公益性为主的办医方向,切实维护人民群众健康权益为使命。是我国东南部区域乃至全国具有引领作用的一家现代化精神卫生机构。

湘雅二医院精神科,又称中南大学精神卫生研究所,先前位于中南大学湘雅二医院一栋不起眼的小楼里,与其他三家机构相比,中南大学精神卫生研究所最为"精致"。他们仅有40多名医学专业技术人员和一栋毫不起眼的小楼,另外三家都是数万平方米的建筑,数百名医护技人员的大型医疗科研单位。尽管这样,中南大学精神卫生研究所从来不输人后。目前,该所是教育部国家重点学科,原卫生部临床重点专科,世界卫生组织合作研究中心,全国青年文明号,建有国内精神科目前唯一的精神疾病诊治技术国家工程实验室。凝练出了国家教学名师、国家优秀教学团队、国家精品课程,为我国精神卫生业界培养了一半以上的博士研究生,获得过精神卫生唯一的全国优秀博士论文。

在杨德森教授、龚耀先教授、李凌江教授、张亚林教授、赵靖平教授、郝伟教授、陈晋东教授等带领下,尤其是近二十年来在科研方面的成绩尤为突出,创造了许多令人瞩目的成绩:2001年被批准为精神病学领域两所全国高等学校重点学科之一,具有4个特色的国内领先的临床研究方向;承办两本国家级学术期刊;主持国家级科研项目70余项,国际合作课题14项;其中赵靖平教授撰写的抗精神病药物不良反应干预研究的临床研究文章是至今精神科唯一的2008年度中国百篇国际最具影响力的论文(JAMA,2008);获得专利3个;获得两项国家科技进步二等奖,21项省部级科技进步或自然科学奖;主持制定首部《中国精神疾病分类与诊断标准》《中国创伤后应激障碍防治指南》;主持修订《中国精神分裂症治疗指南》《中国抑郁障碍治疗指南》与《国际精神疾病诊断与分类标准ICD-11》行为成瘾部分;授权译校全球最具权威的美国最新精神疾病分类与诊断标准DSM-5(2013)。主编出版著作及教材51部,译著3部。主编全国高等医学院校《精神病学》等16部规划教材。湘雅二院作为我国承东启西的精神卫生临床区域中心,收治来自全国各地的精神科疑难病例,是我国中南部区域乃至全国精神卫生事业发展的风向标。2016年10月,该所搬入新楼,作为国家精神心理疾病临床研究中心,他们已勾画出未来发展的蓝图,相信在硬件条件改善后,会更好地发挥学科优势,发挥精神心理医学区域中心辐射作用,为患者提供更加优质的服务。

四川大学华西医院心理卫生中心始建于1910年,是我国历史最悠久的精神病学及精神卫生学科之一,刘协和教授是我国司法精神病学泰斗,新中国司法精神病学的开创者,《精神卫生法》起草人和立法推动者,对《中华人民共和国精神卫生法》的颁布实施功不可没。如果说湘雅二院精神科在科研方面取得了累累硕果,那么华西医院心理卫生中心在教学方面的成绩就是她的一张明信片。1938 年,我国著名的神经精神病学家陈玉鳞教授开设了精神病病房,并设置了本科生精神病学及精神卫生学课程,成为国内最早的本科教学点之一,1978 年开始招收硕士研究生,1991 年被国家学位委员会评定为博士研究生培养点,1995 年成立心理卫生研究所,次年被原卫生部批准为毒麻药品滥用研究、治疗基地。最近数十年来,在孙学礼教授、李涛教授等著名专家的带领下,使该中心成为中国首屈一指的精神医学临床治疗、教学、科研单位之一。作为中国西部最早的精神卫生机构和精神医学教育基地,一直致力于为整个中国西部地区提供教育和心理卫生健康服务,源源不断地为全国精神卫生事业输送人才。

四大精神卫生中心在医疗、科研、教学、司法等多方面领域各有特色,且在全国起到引领作用。随着我国经济的快速发展,在国际上处于举足轻重的地位,四大中心已满足不了全国日益增长的精神卫生服务需求。目前,全国医药卫生体制改革正大刀阔斧地向前推进,我们如何借助这股春风,充分发挥四大中心"领头羊"的作用,形成区域性的精神卫生医联体? 如何实行分级诊疗措施,带动基层精神卫生医疗机构快速发展? 如何共同搭建精神卫生的疾病管理防治体系? 我们期待,在四大中心的带领下,全国精神卫生机构一盘棋,为患者提供更优质便捷的医疗服务,为我国精神卫生事业的发展再添新动力。

## 二、我看"四大家"(二)

武汉大学人民医院　王高华

新中国成立以来,我国精神卫生事业从小到大,由弱到强,不断发展进步、茁壮成长。其中北京大学第六医院、上海市精神卫生中心、中南大学湘雅二医院精神卫生研究所、四川大学华西医院心理卫生中心就像四大擎天柱支撑起中国精神卫生事业的天空。这四家医院被称为中国精神医学界的四大家;以此为根基,带动了全国的精神医学发展。四大家各具特色、各有所长,同时他们又有共同的特点——悠久的历史、杰出的大师、高超的学术水平,他们之所以能称之为大家,原因也在于此。从四大家身上我们能学到很多东西,下面让我们来看看四大家带给我们哪些启迪。

1. 北京大学第六医院——以科学精神,体现人文关怀。北大六院是我国精神学界的一面旗帜,为我国精神卫生事业的发展作出了不可磨灭的贡献;她的每一个足迹都璀璨绚丽、熠熠生辉。

1942年,北京大学医学院附属医院设立神经精神科。1951年,建立精神病院。1980年,成立精神卫生研究所。1982年,被世界卫生组织(WHO)确定为精神卫生研究和培训协作中心。1989年,成立北京医科大学精神卫生学系。1992年,增加北京医科大学第六医院名称。1993年,原卫生部批准建立部属精神卫生学重点实验室。2000年,更名为北京大学第六医院、北京大学精神卫生研究所。2002年,教育部批准为精神病与精神卫生学重点学科。2002年,中国疾病预防控制中心精神卫生中心在该院成立。2007年,成立公共卫生事业部,作为国家精神卫生项目办公室,执行中央补助地方重性精神疾病管理治疗项目。2011年,获国家临床重点专科建设项目。2014年,被正式认定为国家精神心理疾病临床医学研究中心。

许英魁、伍正谊、沈渔邨、崔玉华、于欣、陆林等教授先后担任所长、院长。该院始终秉承"以科学精神体现人文关怀"的理念,为精神障碍患者提供最优质的临床服务。经过几代人的不懈努力,形成了综合实力卓越、亚专科齐备、特色病种鲜明的医院特色。

2. 上海市精神卫生中心——海纳百川,有容乃大。上海市精神卫生中心也是我国精神卫生事业的领军者之一,在国内外影响很大,对于推动我国精神医学的发展功不可没,其"上海模式"受到全国同道的尊敬和感佩。

1931年,美国医师雷曼在上海医学院附属红十字会医院任神经精神科教授,这是早期精神科雏形。1932年,雷曼去北京协和医院任教职。粟宗华、凌敏猷等教授后来在北京协和医院进修,师从雷曼。粟宗华教授是湖南邵阳人,先后在湘雅医学院、上海中央大学医学院等地学习工作。后经雷曼及颜福庆教授推荐,赴美深造。颜福庆教授是湘雅医学院的创始人,而凌敏猷教授是湘雅精神医学的创始人,粟宗华教授是上海精卫的开创者之一;所以上海精卫和湘雅是师出同门。

1935 年,陆伯鸿建立上海普慈疗养院;是当时远东最大、设备最完善的精神科专科医院之一;1952 年,更名为上海市立精神病院。1954 年,粟宗华教授任医务主任。1958 年,上海市立精神病医院与上海第一、第二医学院的精神科联合起来,设立上海市精神病防治总院,粟宗华教授被任命为上海市精神病防治院院长。

通过近一个世纪的艰苦创业,上海精神卫生中心已是全国规模最大、业务种类最全、领衔学科最多的精神卫生机构之一。该院也是 WHO 精神卫生研究与培训合作中心之一,与世界各国的精神医学界进行着广泛的学术交流及科研合作。涌现出一大批精神卫生技术骨干和业务精英,并为全国精神卫生专业培养了许多精神卫生专业人才,对发展全国精神卫生事业作出了杰出贡献。

3. 湘雅——古今医教无类,中外济世同心。湘雅医学院精神医学系从 1934 年神经精神科到如今的国家精神心理疾病临床医学研究中心;从中国第一代精神病学家凌敏猷、黄友岐教授、第二代精神病学家杨德森、沈其杰、龚耀先等教授,到如今学科的第三代专家们,一代代走来,薪火相传,繁华似锦。学科发展至今,当初的神经精神科已成为名副其实的国内精神病学界一流的临床科研创新平台、高级专业人才培养基地、临床治疗与研究中心。

湘雅医学院 1934 年成立神经精神科;1956 年招收研究生;1986 年,建立博士点;1987 年,建立精神卫生研究所;1994 年,成为 WHO 合作研究中心;2001 年,成为国家重点学科;2002 年,成为国家临床重点专科;2012 年,成为国家精神卫生区域中心;2013 年,挂牌精神疾病诊治技术国家地方联合工程实验室;2014 年,成为精神心理疾病国家临床医学研究中心。

该院素有精神卫生界"黄埔军校"之称;从湘雅走出的学者遍布全国,到目前为止,从这所"黄埔军校"毕业的硕士生、博士生 500 余名,占据了我国精神科专业现有研究生的半壁江山。

4. 华西——锦江春色来天地,玉垒浮云变古今。华西医科大学的前身为华西协合大学,创建于 1910 年。1938 年,华西协合、中央、齐鲁三大学联合医院内科病房设精神病床,用胰岛素昏迷疗法和发热疗法治疗精神病患者,开创国内精神病现代治疗之先河。在此期间,培养了一批精神病学专门人才,如伍正谊、刘昌永、陶国泰、陈学诗、洪士元等,成为 20 世纪 40 年代成都、南京精神病学发展的骨干力量。1944 年,创办成都市精神病院,由刘昌永任院长,这是当时我国采用现代疗法最早的精神病院。1950 年,成立神经精神科学系。1958 年附属医院机构调整,改设精神科和神经科,属四川医学院附属医院。1984 年精神病学教研室、精神科主任刘昌永教授退休,由刘协和教授继任。刘协和教授是湖南人,毕业于湖南医学院(即湘雅医学院),与湘雅有诸多交集。1991 年,被评定为博士研究生培养点。1994 年,精神医学研究室改制为心理卫生研究所,刘协和、朱昌明任正、副所长。1997 年,孙学礼继任精神病学教研室和精神科主任。在学术领导人刘协和、黄明生、向孟泽等教授的带领下,分别形成了临床精神病学、生物精神病学、社会精神病学、医学心理学和行为医学的学术梯队。如今在李涛教授的带领下,华西心理卫生研究所不断书写新的辉煌。

# 第九节 中国的心理治疗

同济大学附属精神卫生中心 赵旭东

由于年龄的关系,我们这代人对 1978 年改革开放前的心理治疗发展情况不熟悉。只有心理学家钱铭怡等写过 1949 年前的心理治疗发展历史,可供参考。精神科医生方面只能从零星的书面资料里,从前辈专家的口头交流里,得到些碎片化的信息。以下就以不太严谨的讲故事方式,介绍近七十年的一些事情。

### 1949 年前,舶来品心理学上不了台面,没有心理治疗专业人员

中国是在 1881 后引入现代心理学的。上海的教会学校圣约翰学院的颜永京,第一个教授《心理学》。由其翻译的《心灵学》一书出版于 1889 年,是中国

第一部汉译的西方心理学著作。

1902 年,京师大学堂成立之初即设"心理学"为学生的通习科目。跟随冯特学习过的蔡元培,于 1917 年在北京大学开设了第一个心理学实验室。1920年,陈鹤琴在南京高等师范学校建第一个心理学系。随后,北京大学、清华大学、燕京大学、复旦大学,以及天津、厦门、武昌、广州的多所大学陆续开设了心理学系。1921 年,中国心理学会成立。1929 年,中央研究院就成立了心理学研究所。这些机构重点在于普通心理学、教育心理学、发展心理学、实验心理学等,没有太多涉及临床心理学或医学心理学。

抗日战争前,与心理治疗比较相关的学术活动,主要是一些学者在报纸杂志发表文章、译文,创作、翻译了一些论述精神分析、行为主义理论的书,以及一些有心理学内容的哲学、社会学方面的书。心理学家高觉敷 1930 年、1936 年先后在上海商务印书馆出版译自弗洛伊德的《精神分析引论》《精神分析引论新编》。朱光潜引进弗洛伊德、考夫卡和苛勒的学说以及"行为主义",发表《变态心理学派别》《变态心理学》等著作及文章。潘光旦翻译达尔文的《人类的由来》、霭理士的《性心理学》,对进化论、心理学、性心理健康概念的传播起到了积极作用。

几乎在同一时期(即 19 世纪晚期至 1949 年)建立起来的精神病院,重在对严重精神疾病患者提供看护功能,没有多少心理学成分。精神科医生关于心理治疗的文献缺如。陈向一提到,上海的粟宗华、长沙的凌敏猷,讲授和介绍过精神分析等心理治疗。

近些年来我们才发现,20 世纪上半叶中国还是有几位专门从事心理治疗的医生或心理学家,他们堪称是例外:

德国专家 Alf Gerlach 演讲时提到,从 1933 年到 1941 年,上海接纳的3 万多名犹太难民中有精神分析师、精神科医生,曾在上海有过学术活动。另外几个本土的例外是:①戴秉衡在芝加哥受过精神分析训练,抗战前回到北京协和医院作为临床心理学家工作,培养了丁瓒等人。丁瓒先后在北京协和医院、南京精神病防治院(现南京脑科医院)从事临床心理学工作,在 1949前就使用"心理卫生咨询"这个术语,是当时"心理卫生运动"的发起人之一。

他在新中国成立后担任中科院心理所副所长,招募了包括李心天在内的一批科研人员。②上海的黄嘉音,活跃于 20 世纪 30—50 年代,在报纸杂志发表心理治疗、心理健康相关文章 29 篇,并被粟宗华聘为私立的虹桥疗养院的心理治疗师。

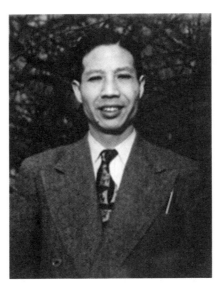

丁瓒

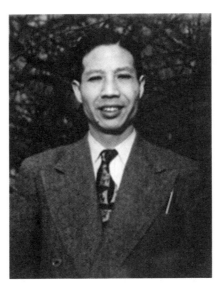

登载于《心理学通讯》创刊号的黄嘉音简介(王祖承作)

### 20 世纪 50—70 年代,改天换地,心理治疗寂静无声

新中国精神科事业的奠基人之一夏镇夷,1947 年赴美国康乃尔大学精神病院留学,新中国成立前夕回到华山医院;另一位奠基人刘昌永 1948 年赴加拿大 McGill 大学进修精神病学,1950 年,担任华西协和大学神经精神科学系主任。他们二位应该学习过精神动力学性的心理治疗,不过他们回来后都没有传播过。

前述黄嘉音,是位命运多舛的先驱人物。他 1957 年提建议说"要开设'心理治疗诊所'",随后成为"右派"。1958 年在宁夏固原县黑城农校教书,3 年后去世。在他赴大西北的当年,5 位同行在《大众医学》联名撰文《驳斥黄嘉音的精神治疗》批判他。

苏联的经典条件反射理论有科学实证基础,符合唯物主义原理,所以成为了 20 世纪五六十年代用来理解和解释人类精神活动的重要理论。不过,那个时期的心理学家数量有限,科研工作与社会服务、临床诊疗距离遥远。与此相应,精神分析学说被长时期当作资产阶级的思想和文化受到批判,被视为伪科学。

据李心天介绍,1978 年前的精神科纯粹就是生物学取向,心理学受到打击、排斥。1958—1977 年,李心天由神经精神科医生转变为医学心理学家,在中国科学院心理研究所医学心理学研究室工作,与北京医学院的李从培等人逐步发展了"快速综合疗法"。这种疗法后来在 20 世纪 80 年代改称为"悟践心理疗法(comprehensive practice therapy)"或"悟践疗法"。

曾在北京医学院附属医院精神科、首钢医院精神科工作的钟友彬,执着地做心理治疗。他在 20 世纪五六十年代质疑巴甫洛夫理论,转向学习弗洛伊德的理论,与王景祥医生对强迫症和恐怖症患者进行了试验性治疗。于 1988 年出版《中国心理分析——认识领悟心理疗法》。这个疗法被人称为中国式心理分析。

杨华渝医生 1982 年首次出版《癫狂梦醒》一书,介绍常见精神疾病的表现、心理体验、诊断、心理治疗等内容。有一些恢复高考后考上医学院学医,后来成

为骨干、专家的精神科医生,不约而同地说过,这本书对他们当年决定当精神科医生起了作用。

德国心理治疗师 Margarete Haass-Wiesegart(中文名:马佳丽)女士曾是联邦德国留学生,于 1976 年 8 月来华,本来计划学习中国的心理治疗。可是未料到,北大没有了心理系;心理学家、精神科医生们都回避她的拜访和请教,只有陈仲庚、张伯源、杨华渝等几位愿意接触她;参观精神科,申请了一年才获批。美籍华裔精神病学家曾文星教授也提到过,他作为世界卫生组织安排专家来中国,在 20 世纪 70 年代末进行学术交流时,感到中方对讲授心理治疗、文化精神医学之类的内容颇有顾虑。

### 80 年代的酝酿、八仙过海——心理咨询与治疗春天来了?

1978 年,心理学恢复科学地位,心理学与医学,尤其是与精神医学的结合成为可能;医学领域也开始快速地与国际社会接触和交流,开始打破精神科封闭、沉闷、单调的格局。因此,心理治疗进入较快发展的时期。

一批医学教育家、心理学家、伦理学家、精神科医生,如彭瑞聪、李心天、阮芳赋、何慕陶、王效道、王极胜等人,引进了恩格尔(Engel.GL)在 1977 年提出的新医学模式,"生物—心理—社会医学模式"的概念从此成为医学界的"口头禅",也成为呼吁各级领导大力支持发展医学心理学、心身医学、行为医学、社会医学及社会精神病学等交叉边缘学科的理论依据。中国的心理学者、精神科医生开始走出国门,在中断交流 30 年左右以后,再次见识到西方国家的精神卫生服务模式和技术。

1980 年前后,学术资料奇缺,极少数懂外语的精神科医生从编撰参考书、办学术期刊入手,介绍与国际水平接轨的知识与技术。其中,最有影响的是 1980 年沈渔邨主编的《精神病学》,1982 年夏镇夷主编的《中国医学百科全书·精神病学》,以及由四川医学院担任丛书主编,联合湖南医学院、北京医学院、上海精神病防治院及南京神经精神病防治院作为各卷主编,1981—1986 年间陆续出版的《精神医学丛书》1~3 卷。在这几种专业参考书中,均有心理治疗的内容。那时的文献有如下特点:

1. 术语"心理治疗"像是个新词,与习惯用词"精神治疗"交替使用。

2. 条目少,内容简单,篇幅在书中所占比例极小。主要是简单介绍各种心理治疗的概念、理论要点,但对"怎么做"基本不做详解。

3. 介绍西方心理治疗,尤其是精神分析时,还要"消毒",不忘进行一定的批评,有时与政治思想工作的异同进行比较。

左成业对心理治疗启蒙或复苏产生了积极影响。恢复他在湘雅医学院的工作后,校方让他主持专业期刊《国外医学:精神病学分册》的编辑工作,为他订阅了几十种国外原版杂志。这份杂志内容丰富,包括不少心理治疗的内容。

上海医科大学的徐俊冕医生 1986 年在多伦多大学 Clark 精神医学研究所进修,1987 年回国后开课、写书介绍此种疗法。

心理治疗还随着心身医学一同被介绍到国内来。1985 年,北京医学院附属医院精神科的伍正谊举办了第一个全国心身医学探讨会;广州芳村精神病院的莫淦明也在这一年举办了心身医学讲习班,其中都有介绍精神分析的内容。华西医院精神科、四川省精神卫生中心、上海精神卫生中心先后于 1984年、1985 年开设开放管理的心身医学科,加大了在专科医院里的心理治疗工作的力度。伍正谊还专门调往汕头大学精卫中心,去实践重视心理、社会干预的精神医学模式。1988 年,他在德国精神动力学杂志介绍中国的心理治疗,并以汕头模式为例。

1987 年《中国心理卫生杂志》创刊,这是直到现在还一直对心理治疗文献发表贡献最大的杂志。到 1997 年创刊 10 周年时,曾文星受邀对刊出的约 130篇心理治疗主题的论文做了分析,提出了加强系统化培训、扩大治疗范围、注重研究方法、推动理论性研究等建议。

曾文星生长于台湾省,青年时期在台湾当精神科医生,在美国哈佛大学附属麻州总院接受住院医师培训,后在夏威夷定居,对我国发展文化精神医学、心理治疗作出贡献。他从 20 世纪 80 年代起,直到 2012 年去世,经常到国内来办班、示教,出版多种心理治疗书籍,选拔多位医师到美国学习。

前面提到的几个精神卫生核心机构,从 20 世纪 80 年代开始培养以临床心理学、行为医学、跨文化精神病学、社会心理学等与社会人文学科关系密切的研究方向的硕士研究生,较多涉及心理治疗、心理咨询,但以心理治疗做学位论文者极少。

在 20 世纪 80 年代的华西医科大学华西医院精神科,临床、教学培训工作中有丰富的心理治疗内容。该科开设了开放式的神经症病房,有专职心理学者马渝根;刘协和、何慕陶、黄明生、向孟泽等上级医师查房时常强调心理治疗的必要性,其中,何慕陶连续招收多届临床心理学方向的研究生。在封闭病房,袁德基医生也强调"要像绣花一样看病",好好与患者说话。他这句话后来成为本人的座右铭。

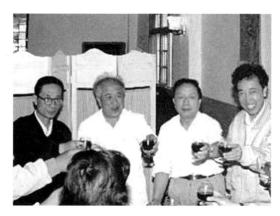

华西医院精神科的刘协和(左一)、何慕陶(右二)和黄明生(右一)

在 20 世纪 80 年代活跃起来的心理治疗专家,除了钟友彬、李心天之外,还有北医附属医院精神科的许又新教授。他在查房、教学培训活动和撰写的著作中既显示了对雅思贝尔斯的精神病理学的精深把握,又对精神分析等心理治疗的操作原则、要点了然于胸。南京的鲁龙光医生于 1984 年创立心理疏导疗法,并于 1987 年荣获国家科技进步奖。

中医学界也对传统医学中的心理治疗进行了整理。成都中医学院的王米渠,1985 年出版了《中医心理学》一书,有对中医理论的介绍,还有心理治疗的医案。1988 年出版的《中医精神病学》,也收录了中医典籍里的医案。

上述比较专业的活动其实影响有限。相比之下,一些社会人文学科的人士,大量翻译了心理学著作,尤其是弗洛伊德、弗洛姆、荣格、阿德勒、罗洛-梅、马斯洛、卡内基等人的书。这个热潮在一定程度上催生了心理咨询、心理治疗领域在日后的发展。

另一个热潮虽然是非专业的、民间的，甚至是反心理治疗的，但还是值得一提，因为它从一个侧面反映了大众在急剧的社会文化变迁中对心理健康的渴求。那就是"气功热"。在20世纪八九十年代，先后有多种民间健身术、"气功功法"涌现。这个热潮持续十多年，直到21世纪初受到遏制。

上海作为最早接触心理学的中国城市，在心理治疗事业的复苏、振兴方面起到了示范效应。上海市精神卫生中心在严和骎、顾牛范两人先后任院长期间，1988年开设了心理咨询门诊，1998年建成国内面积最大、服务项目最丰富的心理咨询与心理治疗大楼。该院随后在王祖承、肖泽萍两位擅长心理治疗的精神医学专家的领导下，成为全国心理治疗的临床、科研、教学培训的"旗舰"式单位。

### 从1988年到新世纪初，对外开放，国际化培训启动："中德班"的故事

1988年，可以说是心理治疗规范化发展的元年。前面提到的两位外国人，在同一个月份里，分别在中国的两个地方举办了心理治疗讲习班！这两个讲习班，一个在昆明，一个在北京，都成为了后来影响重大的标杆性项目的先声。

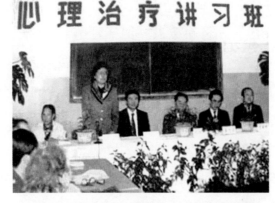

1988年，北京医科大学举办心理治疗讲习班，
主席台左二、左三、左四分别为沈渔邨、曾文星、彭瑞骢

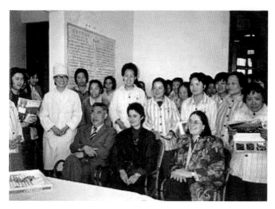

1986 年,玛佳丽(前排右一)、席嘉琳(前排右二)为中德
合作项目启动而考察万文鹏领导的云南省精神病院

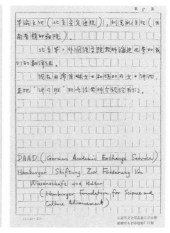

云南省精神病院院长、昆明医学院兼职教授万文鹏在首届
"中德心理治疗讲习班"上的开幕词手稿

改革开放以后,心理学界、精神病学界与国际上的交往逐步增多。从互动的
广度、频率及文献阅读来看,与英语国家联系最为紧密。但有意思的是,最早"手

把手"教会了中国同事做规范心理治疗的,是一批严谨、执着、善于团队工作的德国人。在"引进来"方面,1983 年,来华的德国人 Alf Gerlach 和 Dr.Elisabeth Troje 是最早讲授精神分析的心理治疗家。

前面提到的马佳丽女士 1982 年再度来华,成为北大心理系的第一个外国留学生。这一次,她得到许可,参访北京、上海、成都的精神科门诊和病房,受邀做学术报告。但当她介绍德国当时已经进行了 8 年的精神病院改革,包括开放式管理、心理治疗的内容时,听众表示这简直是天方夜谭。

在去昆明时,她没有获准进入精神病院,而是在宾馆里与万文鹏见面。她发现万先生虽然身居边陲,但学养极高,对国际上的学术进展有惊人的了解!于是选择他作为主要的合作者。1985 年,由当初同在北大留学的德国同学 Ann Kathrin Scheerer(中文名:席佳琳)女士通过汉堡促进科学文化基金会出资赞助,她邀请万文鹏、沈德灿、杨华渝、张伯源四位教授访德,并商讨开展心理治疗培训项目的合作计划。1988 年,首次中德心理治疗讲习班终于在昆明举办,正式拉开了持续至今未曾中断的公益性合作的序幕。这次讲习班德方教员阵容强大,14 位中很多是著名专家;对中方学员来说,万文鹏邀请来的中方翻译都是当时国内精神医学、心理学界翘楚——许又新、刘协和、左成业、徐韬园、杨华渝、张明园、陈仲庚、张伯源、沈德灿等,对他们更具吸引力。

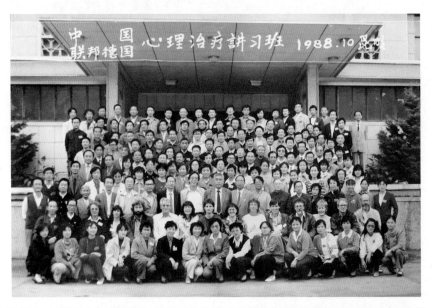

由德国著名心理治疗专家讲授,由"超豪华阵容"承担翻译的首届中德心理治疗讲习班

"中德心理治疗讲习班"于1990年、1994年先后在青岛、杭州举办了第二次和第三次。当时共分为精神分析、行为治疗、来访者为中心和系统家庭治疗4个小组。在项目持续的几年间,席佳琳的基金会资助了6名年轻精神科医生到美国和德国深造,其中有两名从德国回国服务。这个讲习班还催生了国内第一个心理治疗的学术团体,即在1990年成立的"中国心理卫生协会心理治疗与心理咨询专委会",由陈仲庚担任首任主任委员。许又新担任了随后连续三届的主任委员。

1996年,马佳丽再次邀请万文鹏、杨华渝、张伯源三位老友及钱铭怡、赵旭东两位年轻人访问德国,以刚成立的"德中心理治疗研究院"为平台,制定了为期三年的"中德高级心理治疗师连续培训项目"的计划。1997年,该项目在马佳丽、万文鹏、赵旭东作为德中双方协调人的领导下,以昆明医学院附一院为基地,以北京大学、上海精神卫生中心、同济医科大学、华西医院为承办单位,开始实施。双方专家从350位申请人中遴选出来自22个省市的约110名学员。他们当中有20个博士、40多个硕士,一半人有高级职称,年龄多数不到45岁。学员分为精神动力学性心理治疗、行为-催眠治疗和系统家庭治疗三个组,在三年中必须参加六次轮流在昆明医学院附一院基地和另外四家单位的集训,集训间歇必须在单位从事实际的临床工作,集训时每人都提交案例进行督导,而且都有机会接受自我体验,处理自己的心理问题。

第一批学员大多成为全国性或区域性的学术技术带头人、骨干。这个被简称为"中德班"的项目在业界和社会上影响较大,在多个方面有创新和突破,成为心理治疗在东西方之间跨文化移植的范例。"中德班"至今还在举办。自2000年以来,三大流派分开举办——肖泽萍将精神动力学性心理治疗基地移往上海,唐登华、赵旭东将家庭治疗基地移至北大六院、同济大学,钱铭怡、张宁将行为治疗基地移往北京大学、南京脑科医院。后来,北大校医院的方新牵头举办"中德班"的第四个流派——催眠治疗项目。迄今为止,四个项目举办了4~8期,累计培养来自全国的2 000多名学员。

"中德班"的成功引起了国内外的关注,其他国家的同道纷纷模仿,前来举办系列或连续培训。比较重要的有"中英班""中挪班""创伤与EMDR项目""欧盟Asia-Link心身医学与心理治疗项目""中美班"等。

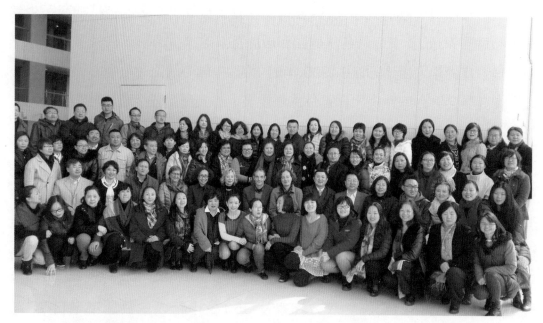

心理治疗的摇篮——"中德班"（图为家庭治疗第六期作业，1998年，同济大学）

### "心理热"高潮迭起，顶点在哪里？——医学人类学家黄宣颖特稿

赵旭东：黄宣颖医生在哈佛大学师从Arthur Kleinman（凯博文）攻读医学人类学博士期间，选取"中国的'心理热'"作为研究课题。他采访了很多与心理咨询、心理治疗和精神科相关的人士，基于大量的素材完成了学位论文。"旁观者清"，我们自己讲的故事到这里，应该引入客观视角，所以就请这位深度投入但又保持冷峻态度的观察者来讲述了。

要请读者注意的是，黄宣颖博士在下文中使用了广义的"心理治疗"一词，包含了"心理咨询"。2013年生效的《中华人民共和国精神卫生法》已经区分了这两个概念。

新世纪初至今的十几年内，心理治疗在中国经历了世界范围内少见的蓬勃发展，无论是在从业人员、培训课程与机构、接受服务的人群，或是媒体与社会上的影响力来说，都称得上是一股巨大的"心理热"风潮。在此之前的二十多年里，心理治疗大致上是精神病学或心理学中新兴、发展较初步的分支，相关培训、人员与服务主要存在于体制内的卫生与高校体系，和日趋商业化或市场化的社会有所区隔。这个区隔后来在一连串变化中消解，心理治疗于是跟上经济发展的脚步，无论在声势或实质力量上都快速壮大起来。

有关心理治疗的兴起，近年最流行的说法大概是从需求面来解读：一方面精神卫生与心理卫生问题逐渐受到重视，费立鹏团队 2009 年在 Lancet 杂志上发表的四个省份的精神疾病流行病学调查推算，全国罹患各种精神障碍的人口数目可能高达 1.73 亿，而其中大多数没有接受过治疗。可以推论出心理治疗（当然，也包括其他疗法）的市场需求惊人的庞大。此外，心理治疗作为一种花费心力、也因而比较"奢侈"的服务，一般被认为和消费能力的提高，与中产阶级的兴起有关联，这也和改革开放以来的趋势吻合。

世界各国的发展历程也可以找到类似倾向。但中国的发展还是有许多特色。要理解这些特色需要对若干重要事件与政策做进一步的理解。

"心理热"的诞生和劳动与社会保障部于 2001 年开办的"心理咨询师"国家执业资格考试脱不了关系。这项制度被许多人称赞，因为它提供了一条进入这个新职业的便利途径，也使得这个领域可以在短时间内水涨船高。但它同样也饱受争议，甚至被认为是许多乱象的根源之一。过往学习心理治疗可说是少数医师与在高校工作的心理学家的"特权"，对心理学感兴趣、甚至想要从事相关职业的社会大众缺乏学习的渠道。这个项目由政府颁发资格，商业机构提供培训课程，尽管办法里对参加者有（不算太高的）学历限制，但实际上未必严格执行，这使得课程在很大程度上成为一种商品，学员就如同"消费者"一般出钱便可购买，而培训机构与媒体往往把心理咨询师塑造成前景看好的"朝阳职业"，再加上大众对心理学的兴趣日增，造就了一股学习与考证的热潮。众所周知的是，拿到心理咨询师证的人只有相当少数实际从事心理治疗，然而这些人大多在如雨后春笋般成立的私人机构里工作，这些机构和原有的精神科与高校心理咨询中心在性质上相当不同，定价往往高出许多倍，当然经营者也必须自行面对充满不确定的运营问题。

同一时间，心理治疗或者更广泛的心理学相关内容也开始在大众媒体上频繁出现，以电视为例，2004 年底开播的央视"心理访谈"节目恐怕是对"心理热"推升作用最大的。这个节目是对这项陌生疗法最直接有力的宣传。开播的头几年,李子勋与杨凤池这两位接受过中德班训练的医师特别受到观众欢迎。这个节目对于学习与考证的热潮也有刺激作用。当然,心理治疗在媒体的影响力并不限于电视,从传统的报纸、杂志、或广播,到新兴的网络媒体,都可以看到相同的趋势。

同一时期也可以看到心理治疗培训成为一种"产业",开始有各类针对特定流派或主题的短期课程出现,有些讲师成为名师。授课的阵容很大程度上来自医院与高校系统里资深的医师或老师。若干重要的医疗或高校机构也推出培训项目,一部分项目由外籍老师授课,往往更能获得认可。

2008年的汶川地震给了崛起中的心理治疗事业一个发展契机,有些人因而把它称作是"心理元年"。地震后的救灾工作使社会快速地认识到心理创伤与相关救助的重要性,灾后有为数众多的心理工作者以志愿者的身份进入灾区,政府有关部门也统筹医疗与高校心理单位对灾区进行救助,某种程度上这是对心理圈的一次"总动员",同时也是对心理治疗这项新生事物的特大型宣传。2008年之后的几年里,可以看到心理圈的热度不断增加。

与此同时,"乱"也成为许多人对这圈子的共同印象,"江湖"也因此成为一个相当流行的比喻。这个圈子被分成学院派和江湖派,或者是三分法的学院派、医院派和江湖派。这样的分类逻辑自然是过于简单,仿佛把体制内的都归类于好的一方,而体制外、或者说社会或市场上的则被当作是有问题的,然而这也显示出心理圈的特殊结构。经历几年的"心理热"之后,心理咨询师考证与社会上各类短期培训出身的人可能占了心理圈极高的比例,然而这些人被隔绝在似乎更有正当性的体制之外,体制内具领导地位的是重要的学会或协会,例如中国心理卫生协会底下的心理治疗与心理咨询专委会(往后又分出了精神分析、认知行为治疗等专委会)和中国心理学会下的临床与咨询心理专委会。其中对于行业的"专业化"进程意义特别重大的是心理学会下由钱铭怡牵头、集合心理学与精神病学在心理治疗方面的重要人物在2006年底成立的注册系统,系统一开始便制定了水平相当高的注册标准与伦理守则。

有关行业乱象与专业化的讨论,随着 2011 年 6 月《精神卫生法(草案)》的公布出来征求意见,以及 2013 年 5 月法案的正式实施而白热化。《中华人民共和国精神卫生法》将"心理治疗"与"心理咨询"这两个长年被交替使用的词区分开来,尽管没有对它们直接做定义,却限定"心理治疗"只能在医疗机构中进行,引起广大心理咨询师持证者的紧张,连高校体系的心理学家也觉得法案独尊医学,对心理学这个长年和精神病学并肩奋斗的伙伴不公平。从实际状况来考虑,心理治疗其实在精神医学内的地位仍旧相当弱势,住院医师训练并不包含心理治疗;除了少数心理治疗的重镇之外,受过良好训练的医师数目并不多,不可能负担太多服务量。

尽管有许多不确定性,这个立法过程终究给了整个心理圈一次回顾、思考与讨论的机会,也确立了政府逐步管理这个新兴行业的大方向。原卫生部在 2013 年年底颁布了《心理治疗规范》,同时也将放宽卫生职称体系中"心理治疗师"考试的资格,使得有心理相关学位的人员得以进入医院工作。当然"心理热"作为一个规模如此庞大、成长如此迅速的社会现象,要出现决定性的改变可能需要相当时间,这似乎也是圈内不少人普遍的心态——"让子弹再飞一会儿吧"。

**新世纪的曙光:心理治疗步入法制化、专业化、规范化时代。**

进入 21 世纪后,最大的事情是《精神卫生法》明确了心理治疗与心理咨询的专业技术地位。

2006 年,原卫生部在疾控司下面设立精神卫生处。首任处长严俊在任职期间殚精竭虑,积极推动精神卫生的专业化、规范化管理,包括促进心理治疗的健康发展。在加紧制定《精神卫生法》的过程中,政府及立法部门认识到心理治疗作为大精神卫生事业的重要组成部分,其疆域横跨了多个学科、行业,应该进行综合性的管理、促进;精神医学应该与心理学紧密结合,各种背景、出身的心理治疗及心理咨询人员应该加强团结,做好分工、协作。

该法的第二章《心理健康促进与精神障碍预防》将心理治疗、心理咨询归为"心理健康促进"服务技术,其中将心理治疗定义为一类在医疗机构开展的医学技术。这是我国首次在国家法律中确立心理治疗的专业地位。鉴于心理咨询在国内发展、应用的现状,该法从社会管理,而非专业角度,规定其为在医疗机构以外开展的服务。

　　继 2001 年劳动与社会保障部开设"心理咨询师证书考试"之后,原卫生部也于 2002 年开始了"心理治疗师职称考试",允许医学、心理学两种学历背景的人员报考。具体执行过程中,心理学人员很少报考,因为该项考试是中级职称考试,报考者应该已经在医疗机构工作。但医院长期以来没有录用心理学人员的制度和动力,心理学人员极少在医疗机构就职。在十多年经验的基础上,2015 年起开始有"心理治疗师(初级)考试"。截至 2015 年底,有 4 596 人考取中级职称,632 人考取初级职称;2018 年,考取者总计已经过 10 000 人。

　　与此相映成趣的是,心理咨询师证书考试至 2015 底已经向 96 万人次发放了证书,2017 年竟然达到 130 多万人次！ 不过,在国家完善社会治理的过程中,国务院突然于 2017 年取消了这项考试,如同给这个考试"热潮"泼了一大盆凉水。

　　与《精神卫生法》配套的首批法规是《精神障碍治疗指导原则》和《心理治疗规范》,于 2013 年 12 月颁布实施。其中,后者综合考虑国情和国际潮流,选择了首批 13 种心理治疗,向医疗机构推介:①支持性心理治疗与关系技术;②暗示—催眠技术;③解释性心理治疗;④人本心理治疗;⑤精神分析及心理动力学治疗;⑥行为治疗;⑦认知治疗;⑧家庭治疗;⑨危机干预;⑩团体心理治疗;⑪森田疗法;⑫道家认知治疗;⑬表达性艺术治疗。

　　心理治疗的发展,在近几年来被进一步纳入党和国家领导人倡导的"大健康""社会心理服务"框架之中。在发展健康事业、改进社会治理的过程中,2016 年由 22 个中央部委联合颁布的《关于加强心理健康服务的指导意见》,强调"要进一步加强心理健康专业人员培养和使用的制度建设。各级各类医疗机构要重视心理健康专业人才培养,鼓励医疗机构引进临床与咨询心理、社会工作专业的人才,加强精神科医师、护士、心理治疗师、心理咨询师、康复师、医务社会工作者等综合服务团队建设。"

　　为贯彻落实党的十九大提出的"加强社会心理服务体系建设,培育自尊自信、理性平和、积极向上的社会心态"的要求,2018 年由国家卫健委、中央政法委等 10 部委联合颁布了《关于印发全国社会心理服务体系建设试点工作方案的通知》,更是细化了心理咨询、心理治疗发展任务的指标。

可以说,中国的心理治疗砥砺奋进几十年,已经进入了一个很好的时代。心理治疗再也不是"资产阶级的"啦!它是为全世界人民、全体中国人服务的。

# 第十节　对文化精神病学的回顾

同济大学附属精神卫生中心　赵旭东

《中华精神科杂志》1999 年曾刊载一组文章,介绍精神病学各分支的发展情况。本人受邀与中华医学会精神科分会民族心理与精神医学学组组长刘连沛及我国跨文化精神病学的学术带头人万文鹏一道,撰写《我国跨文化精神病学的简要回顾》。本节的第一部分直接引用于该文,以作简要回顾;第二部分是对 21 世纪以来进展的扩展介绍。

## 20 世纪末的小结——《我国跨文化精神病学的简要回顾》原文摘抄

1. 简要历史回顾

自 19 世纪末以来,有关中国人的一些精神病学、心理学和文化人类学观察和研究,常常提及人种、文化比较的问题。例如,在广州,来自欧美教会的医生曾就应不应该在中国建精神病院的问题,激烈争论了 10 多年,因为有人凭印象认为,中国人中精神病患者比白人少,无建院必要。20 世纪初的东北,日本人开办的精神病院也做过一些观察。在境外,西方和我国的台湾和香港地区的学者对中国文化与人格发展、精神病理和心理治疗等问题的关系有浓厚兴趣,对海外华人的研究不少。

我国内地跨文化精神病学的正式开始,是在 20 世纪 70 年代末,与改革开放政策同步。当时,一批精神科学者(如何慕陶、万文鹏、蒲金炎、李心天、郭念峰、赵亚忠等)利用重建医学心理学的机会,提出将研究民族心理作为一个重要的课题。在 1978 年举行的医学心理学座谈会后,论文汇编成集内部发行。稍后,这批专家成立了民族心理学与精神病学考察组,启动了一系列对云南、新疆、四川等地少数民族的考察活动。

20 世纪 80 年代的调查活动很活跃,发表、交流的论文多数为现场考察、流行学调查。方法中引入了当时精神病学界还十分陌生的文化人类学方法,有的研究还有人类学家的参与。但真正人类学意义上的实地调查实施不易。吉林延边、新疆乌鲁木齐和石河子、云南昆明、内蒙古呼和浩特、四川成都、广东广州等地,在此期较活跃。规模和影响较大的工作涉及以下民族:基诺族、傈僳族、白族、朝鲜族、维吾尔族、哈萨克族、蒙古族、彝族、畲族和华南的汉族等。这些研究的意义之一,是将视野从汉族扩展到少数民族,勾勒出不同群体精神卫生的现状轮廓,提示各民族既有共同的也有较特殊的问题和需求。在此方面,酗酒及其他物质滥用、近亲婚配、自杀、精神疾病患者的处境和预后等问题,尤其受到重视。意义之二,是在原本因为历史原因而呈现向生物医学一边倒的中国精神病学界注入了重视文化因素的风气。意义之三,是发现了一些与中华文化或少数民族文化相关的精神病理现象,许多论文涉及文化背景对幻觉妄想、神经症等的影响,其中最有名的例子,是对海南、广东等地"缩阳症"流行情况的介绍。意义之四,是初步培训了一批工作骨干。

除了横断面的调查,有些研究使用了前瞻性或对照的设计,以突显研究变量,增加论证强度。如对云南基诺族、白族社区的研究,为每 10 年一次随访,重点了解社会文化变迁与精神卫生的关系;对凉山彝族的调查则重视同一民族近期出现巨大城乡差别有何心身影响;一些研究拿汉族做对照,或在不同的民族之间进行比较,然后将组间的差异放在文化差异的背景中进行讨论。后一种情况尤其多见于用标准化诊断工具、量表或问卷进行的现场调查和临床患者研究。这样的研究往往数据精细、庞杂,但如果缺少与被研究群体或个体的深入接触,过分迷恋定量方法,对结果的解释就显得牵强附会。

万文鹏 1979 年启动基诺族精神卫生长期纵向研究项目,计划每 10 年一次随访,迄今为止已经进行了 4 次随访调查。

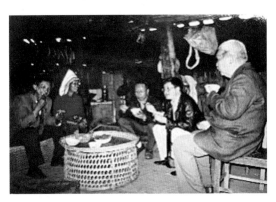

万文鹏(右一)第三次与调查队上基诺山,与赵旭东(右二)、李建华(中)在当地居民家中调研

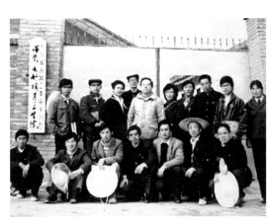

1987 年,何慕陶率队在四川大凉山昭觉县竹核乡进行彝族精神卫生状况调查

自 1980 年开始,每隔 4 年左右举办一次全国性会议,迄今已开过 5 次。中华医学会神经精神科专科学会在 1989 年的全国会议上设立了民族文化精神病学组(曾对外称中国文化精神病学学会)。自 1980 年后,何慕陶、莫淦明、万文鹏先后担任过世界精神病学会跨文化分会的中国联络员和委员。值得称道的是,曾任世界精神病学会跨文化分会主席的美国夏威夷大学曾文星教授从这个时期开始,在促进我国与国际学术潮流接轨方面一直在作积极贡献。1988 年,国内重要的专业工具书,沈渔邨主编的《精神病学》第 2 版,辟"文化与精神卫生"一节,将跨文化精神病学内容正式纳入中国精神病学体系。1988 年,第一个跨文化研究方向的硕士生在华西医大毕业。

2. 20 世纪 90 年代学术活动概述

笔者曾综述过 20 世纪 90 年代前有关社会文化与精神卫生关系的部分研究成果,针对存在的方法学问题提出加强与社会人文科学协作、改进研究方法的建议,并预测了几个可能的课题。当时较明显的问题是,由于研究方法(设计、参与性、样本、评测、分析论证等方面)和理论认识方面的局限,一些研究对资料的收集、处理和讨论显得粗糙,结果仅仅是为某些一般性的臆测或理论做简单的附和与验证,缺乏有分量的独立见解。相比之下,进入20世纪90年代以来,我国精神科专业人员的(跨)文化意识有普遍增强,研究范围扩大,方法多样化;对少数民族的兴趣仍然浓厚,而汉族学者和少数民族学者反观汉族精神卫生问题也成为重要趋势;有些研究系跨国研究,反映了国际交往频繁的现实。

　　文化意识增强的一个表现是,有大量论文讨论迷信巫术、气功与精神障碍的关系。这是以前较忌讳的话题——迷信巫术一直是"过街老鼠",但在学术界不是人人喊打,而是避而远之;气功在20世纪80年代复兴,良莠难分,但因有人拿"国粹"做保护伞,虽然大家对其中危害精神卫生的一些现象看得很清楚,也不便做研究。后来,得益于国家政治开明,也是因大量患者产生的急迫临床需要,专业人员开始以学术眼光看待这些问题,而且在中国精神疾病分类中保留了"文化相关精神障碍"。此类障碍的基本形式并无新异之处,有人结合国际上对"非常意识状态(或意识改变状态)"的研究,认为这类现象在世界各地均可见,但其起病条件、诱导方式、症状内容却与患者群的亚文化特征密切有关;呼吁重视巫术、健身术与现代催眠术的关系。暂时保留其分类学地位,客观上引导了专业人员在临床和研究工作中对文化因素和心理机制的关注。

　　上述趋势同样反映于对所谓"旅途精神病"的研究中,虽然多数文献并未直接将其归入文化相关精神障碍之中,也少有人提出这是跨文化精神病学的课题。旅途精神病为多种物理、躯体和心理因素共同作用下发生的急性应激性反应。但若忽视文化性的大背景,就不好解释这些因素何以集中作用于某种人群,乃至出现精神病理现象。不过,个别作者已开始结合"民工潮"(可被视为国内型短期或长期移民现象)的社会、文化、心理内涵进行分析。

　　在心理测量方面,量表的跨文化修订有了丰富的成果,一大批国际上通用的量表有了中国常模,并且被广泛用于精神科的流行学、临床和基础性研究中;一些研究指出了不同民族间在智力结构、人格倾向、精神病理等方面的异同,并且通常都对差异做文化方面的探讨。

少数研究者不仅比较国内的民族,还与国外的高加索人种或其他亚裔人群比较。例如,有人使用精细的观察评分法发现,北京出生的婴儿 4 个月时已经在对外界的反应方面明显异于波士顿、都柏林的白人婴儿。这一发现,对于讨论遗传与文化的关系是有意义的。关于文化与生物学特性的交互作用,在酒依赖发生的保护因素的研究中也受到重视。有人发现,我国北方地区饮食习惯不同的几个少数民族,其醛脱氢酶、醇脱氢酶的活性不同。

跨文化精神病学的价值并不局限在其研究内容方面,同样重要的是它提供的观察角度和思维方式可以推而广之,用于精神卫生工作实践。例如,心理治疗师最为重视从现象衍生出来的"意义"。如果只知道心理活动一般性规律或生物学机制,而不认识具体的个体、亚文化群体、民族对于自身和世界的赋义,单是理解他们的问题都会很困难,更遑论引起助人性的变化。所以,在从事心理治疗的精神科医师中,有关文化问题的研究成果得到了较实际的操作性应用。越来越多的人意识到"心理学的本土化"的价值,有博士生在国外攻读心理治疗时专门研究西方心理治疗在中国的文化亲和性和文化屏障问题,提出移植西方心理治疗是一项文化工程;有的国际培训项目强调外国教师与中国专家、学员的双向学习,专门开设跨文化内容的课程,使得学员在面对中国患者时能够真正融会贯通,提供"有文化特异性"和"个体化"的服务。

**世纪转换前后的发展**

1. 中国文化精神医学吸引世界眼光,并且走向世界

进入新世纪后的第一个 10 年内,在国内举办了两个大型国际文化精神医学会议,较集中地反映了文化精神医学的水平和对外交往扩大的良好趋势。第一个会议是 2006 年在北京由北京大学精神卫生研究所承办的"首届世界文化精神医学大会"。这个会议是曾文星创建世界文化精神医学协会的首次大会。第二个会议是 2010 年在上海由同济大学东方医院承办的"国际文化精神医学会议:文化多样性,社会变迁与心理健康"。

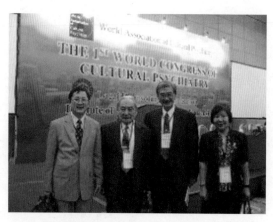

2006 年,曾文星创建世界文化精神医学协会,
首次大会由北大六院在北京承办

长期以来,曾文星教授积极在国际学术组织中引荐中国同道,组织、邀请参加有关学术活动,尤其是为许多年轻后辈提供了进修学习机会,并且常常不辞劳苦,亲自耳提面命。在他的直接关怀下,老、中、青三代中国医师都有了进入国际学术组织——如世界精神病学协会跨文化分会、世界文化精神医学协会——担任职务、登上国际学术讲坛的机会。特别令人感动的是,他创建的世界文化精神医学协会(World Association of Cultural Psychiatry,WACP),于 2006 年就将首次大会放在北京举办,显示了他助力发展中国文化精神医学的强烈愿望。大会的盛况表明,中国精神医学的主流机构及学科带头人积极推动文化精神医学的发展,国际同行对快速变迁中的中国社会文化有浓厚兴趣,为日后的交流、合作开启了大门。

2010 年,举办于世博会前夕的上海会议,是由中华医学会精神科分会民族心理与文化学组与世界精神病学协会跨文化分会(World Psychiatric Association,Transcultural Psychiatry Section,WPA-TPS)联合主办的,再次反映了在我国社会快速变迁形势下,学术界对于发展社会精神医学、文化精神医学的重视,为研究"少老边穷"问题的同道们欢聚一堂提供了国际化的机会。曾文星、杨德森作为大会荣誉主席和特邀嘉宾,分别做了题为"文化精神医学的世界发展趋势:与中国有关事项",以及"中国社会文化变迁与精神卫生"的主旨报告。曾文星强调说,他不再喜欢使用"跨文化精神病学"概念而大力推广"文化精神医学"概念。在他看来,文化精神医学已不再只是一门从西方人角度探讨异族文化中精神病理问题的冷僻学问,而是各国临床工作者必备的通识与技能。我们进一步由此而感受到,他作为华人学者,有着强力扭转"西方中心思想"的气度与力道。

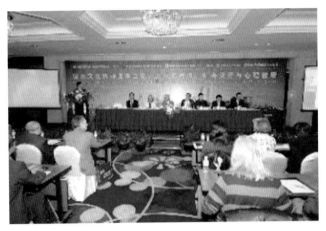

2010 年,由世界精神病学协会跨文化精神病学分会与中华医学会
精神病学分会、同济大学附属东方医院在上海合办"国际
文化精神医学会议:文化多样性,社会变迁与心理健康"

WPA-TPS 主席 R.Wintrob 的报告题目是"自由医药企业文化与精神病学中的伦理矛盾:一个美国的道德故事",介绍国际学术界对生物 - 心理 - 社会医学模式在精神科治疗学上的贡献和遭遇的阻力和困难。他首次在学术论坛对资本主义市场经济的企业文化产生的副作用进行剖析,批评制药企业不恰当地利用学术成果进行营销,片面追求利润,从而抑制专业人员对社会、文化、心理问题的关注。这对正在蓬勃发展的中国精神卫生事业无疑是一剂苦口良药。

曾于 20 世纪 80 年代师从华西医院向孟泽教授从事文化精神医学研究的李洁、冉茂盛二位医生,在这次会议上交流了《中国文化精神医学 30 年论著分析》。他们对中国与精神医学有关的 5 种主要专业杂志——中华神经精神科杂志(后改为中华精神科杂志),中国心理卫生杂志,中国神经精神疾病杂志,上海精神医学,以及临床精神医学杂志——1980 年至 2009 年发表的有关文化精神医学论著(含述评、专论)进行统计分析。结果发现,此期共发表 189 篇涉及文化精神医学的论著。《中国心理卫生杂志》排第一,发表相关论著 100 篇(52.9%)。相关文章的主要内容是:①精神障碍患病率、精神症状的跨文化比较;②对文化相关综合征的探讨;③移民的心理卫生问题;④心理评估量表的跨文化测试;⑤与文化相关的心理治疗。

近 10 多年以来,赵旭东、肖水源、李洁、杨建中等中青年精神科医生先后进入 WPA-TPS 及 WACP,担任理事、委员、秘书长。他们积极组织、参加国际会议,在这些大型会议中每次都有中国专题分会,让中国同行站上国际舞台发出声音。非常光荣的是,杨德森教授在 2012 年的"第三届世界文化精神医学大会"上获得由 WACP 颁发的"文化精神医学终身成就奖"。

在这些活跃的国际交流活动背后,是国内学术界已经有越来越多"拿得出手"的科学研究成果。例如:

由万文鹏于 1979 年开创的"基诺族精神卫生调查"已经持续进行 30 多年,按照他生前的设计,每十年进行一次随访,现在由杨建中负责,已经进行了第四次调查。

赵旭东在同济大学的团队开展了多项文化精神医学研究课题,重点是心理治疗跨文化移植、都市地区国内型移民个体及家庭的(亚)文化适应、"4-2-1"家庭心理健康、文化心理与心身健康、医学无法解释躯体症状的中德跨文化比较研究等。其中,研究生张颖的"摩梭妇女更年期心身健康研究"在世界精神病学协会 WPA 国际会议交流后,获得"青年精神科医师奖",以及 WPA-TPS "青年研究者奖"等多项奖励。

由肖水源等人与英国、印度、世界卫生组织联合进行的跨国研究,对中印两国的精神卫生服务提供及求医行为进行探讨,有重大发现,部分结果于 2016 年在世界顶级学术杂志《The Lancet(柳叶刀)》上刊载。

2. 小结

中国的精神病学是从生物精神病学起步的,文化精神医学发展较晚。近 40 年已有起色,取得一些进展,但需要一边向纵深推进,一边扩大探索和应用范围。中国要在世界精神病学中拥有自己的位置,文化精神病学理应是最有分量与特色的一个领域。在系统掌握国际上的理论、方法,增加社会人文科学素养,特别是文化人类学训练的基础上,应使用我们原创的概念、理论和方法,并随着国力的增强,将它们融汇入国际学术潮流中去。

美国的 DSM-5 非常重视文化问题,专门提出"Cultural Formulation Interview"——文化陈述或文化史访谈这样的临床评估理念和方法。我国的医生普遍缺乏文化意识、文化能力方面的训练,以后应该结合心理治疗、心身医学的培训,让文化精神医学的成果更加显示其"有用性",比如:弥补生物精神病学的不足,使精神科医生在理解人性方面有更强的整体观念;由于在专业语言和咨客的心态、文化生态之间有良好的沟通,有文化意识的治疗师在心理治疗中将变得更加"有话可说",更能"说到心坎上",而不再是向咨客进行权威授课式的教化工作;民族文化与精神卫生关系的成果将直接影响地区性乃至全国性的精神卫生政策,如对健身术的指导原则、对少数民族的卫生服务政策,以及卫生资源规划。

### 附:万文鹏先生专栏

万文鹏(1931—2005 年)是为我国精神医学四个分支领域——文化精神医学、心理治疗、药物依赖及实验精神病理学——作出重要贡献的精神病学家,曾任云南省精神病院院长、云南省药物依赖防治研究所名誉所长。他的人生之路富于传奇色彩,可以为我们更好理解老一辈精神病学界生活的时代,理解中国精神医学发展历史,提供有意义的参考。以下内容系根据赵旭东与李建华医生作为他的学生,在其逝世后写的一篇纪念文章改编而来。原文刊载于《上海精神医学杂志》2005,17(4):256 页。

万文鹏先生原籍湖北黄冈。由于家庭重视教育,幼时即饱读中外书籍,在学校内外受良师高僧教导点拨,在兵荒马乱社会广闻博记,练就过人智慧、超脱气质与深厚爱心。

1949 年,因抱社会进步理想,他决意告别大家庭,继续在武汉的学业。曾就读武汉大学外文系,后转入武汉同济医学院。学生时代才华横溢,能文善歌,有独立洞见。1957 年毕业时受"反右"运动牵连,被发配至边陲云南,成为刚成立的云南省精神病院首个毕业大学生。20 世纪 60 年代后,在上海等地进修,广结学缘。1978 年前,虽身处逆境,却无怨无悔,数十年如一日潜心做学问,仁爱行医,为民解痛,厚积而薄发,在边疆为中国精神卫生事业,尤其是在跨文化精神病学、心理治疗学和药物滥用领域,作出奠基定石的重要贡献。另外,他在改革开放初期,还是精通实验精神病理学的人才,发表有影响的研究论文,主写了《中国医学百科全书——精神病学》中的条目。

改革开放后,万先生曾领导云南省精神病院,积极推动跨文化精神病学发展,并于 1979 年亲临基诺村寨,启动对我国最小的少数民族的前瞻性研究。20 世纪 80 年代中期考察德国心理治疗后,以过人胆识和高度责任感,打破禁区,苦心经营十余载,系统引入心理治疗师培训项目,终于以著名"中德班"缩短与发达国家距离,结束中国精神科无正规心理治疗的历史,并促成与心理学界的良好合作。早在 1988 年前,先生便冒讳直言药物依赖及相关艾滋病泛滥之危害,为建机构、培育人才奔走呼号。1992 年建成云南省药物依赖防治研究所,成为全国戒毒、抗艾滋病事业的中坚机构。

各位同仁、学子一向敬佩先生鲜明个性,盛赞其平易近人,能同理共情;谈笑幽默,言简意赅;率真诚实,表里如一;提携后辈,无私奉献;一身正气,两袖清风。先生一生崇尚真理,针砭流弊,铸就一副铮铮傲骨,人格从不分离;不阿谀奉承,不为权势折腰。获过多种奖励、荣誉,著述丰富,却从不夸耀,谦逊做人。令人折服范例当数先生 1995 年在境外获联合国经社理事会"人力资源开发奖"时,面对 40 余国外交使节宣布,全部 1 000 英镑、5 000 美元奖金分文不取,换作图书资料捐献服务单位。而在此前 2 年中,先生及其部属因管理原因,一直仅领取 200 多元月薪。此类故事,学生在密切接触中俯拾即是。不识者因此而发燕雀之困惑,知之者则因其鸿鹄之志叹为观止。

万先生的精神气质、学术志向和贡献,对后辈产生了长远的影响。在由他开拓的几个领域里,现在皆形成人员梯队,成果丰硕,他当年孜孜以求的事业后继有人。

# 第十一节　精神卫生领域的科研发展及影响

北京大学第六医院　岳伟华

### 精神卫生领域科研工作的起步阶段

新中国成立初期,我国精神卫生领域的科研底子非常薄弱,早期精神病院以对精神病患者的收容、监管为主,鸦片烟毒和梅毒所致精神问题突出,流行病学缺乏最基本的数据,专业团队人才匮乏,更没有自己的专业学术期刊。

1953 年以来,氯丙嗪逐步在全球范围内广泛使用,推动了现代精神药理学的革命,见证了收容所里忽视和令人绝望旧式治疗模式的终结。1955 年,沈渔邨从苏联医学科学院毕业并获得副博士学位,回国后率先改革精神病院约束患者的旧式管理模式,创立"人工冬眠"新疗法,为控制精神病患者兴奋、实行开放管理创造了条件;20 世纪 70 年代首创在农村建立精神病家庭社会防治康复新模式获得了成功;组织领导全国 12 个地区城乡精神疾病流行病学调查和老年期痴呆等调查,为精神医学研究提供了重要的数据支撑。

随着现代精神医学在全国范围内的持续发展,沈渔邨、刘协和、杨德森、夏镇夷、陶国泰等老一辈精神病学家,不断努力积极推动神经生理、神经生化、神经免疫、精神药理等精神疾病生物学基础研究;引进国际先进诊断治疗经验并不断尝试适合国情的诊断治疗新模式;开创了社会精神病学风险及跨文化研究;大力加强国际学术交流,推动学科建设和人才培养。

国内精神科领域学者的国际影响力日益显现。1980 年,刘协和在 British Journal of Psychiatry 杂志发表了国内精神科领域首篇 SCI 论文,向国际同行介绍了四川的精神卫生工作状况。1982 年,北京、上海两地成立世界卫生组织精神卫生研究和培训中心,深入广泛开展国际学术交流与国际协作。

### 精神卫生领域科研工作的快速发展阶段

1993 年,我国唯一的原卫生部精神卫生学重点实验室在北京大学第六医院成立,致力于开展精神卫生相关应用基础研究。2013 年,国家科技部、原国家卫生计生委、总后卫生部联合设立了三家国家精神心理疾病临床医学研究中心,旨在搭建全国多中心协同研究网络,开展大规模临床队列研究。截至 2019 年 8 月,本领域已拥有教育部国家重点学科 2 个、卫生健康委国家临床重点专科 3 个、国家重大新药创制 GCP 平台 3 个等。

随着国家自然科学基金、973、863、攻关计划、科技支撑计划、行业科研公益专项等系列项目的部署,不仅为本领域积累了宝贵的科研疾病资源,更建立了稳定的全国精神科临床与应用基础研究的专业队伍。从我国精神科领域首位博士生导师沈渔邨教授指导的我国第一位科研型博士生王玉凤、第一位临床型博士生张岱以来,精神疾病领域的科研团队日益扩大,目前我国精神科领域已拥有中国工程院院士沈渔邨教授、中国科学院院士陆林教授,十余名精神科领域的国家杰出青年基金获得者、长江学者特聘教授等国家级优秀人才,以及一大批充满活力与创造性的精神科研究人才。

国家自然科学基金委员会自 1986 年成立后,为精神疾病研究领域提供了系列资助,早期获得资助的有:沈渔邨(38770817 精神药物的临床药理学研究—氟哌啶醇、阿米替林)、刘协和(38870436 精神分裂症、抑郁症和神经衰弱睡眠障碍的实验研究)、李雪荣(39070349 儿童心理障碍的病因学与标准测评方法研究)、杨德森(39270599 精神障碍患者家庭生活质量的对照研究)等;2000 年以来,一大批优秀的精神卫生领域临床科学家获得了系列基金委项目资助,资助强度与研究深度逐年增加。2011 年 7 月,基金委委员会正式立项"情感和记忆的神经环路基础"重大研究计划,该研究计划实施周期 8 年,投入总经费 2 亿元,为深入理解神经精神疾病的发病机制,发现新型预防、诊断和治疗手段提供了重要科学依据。2013 年,陆林院士的团队承担了基金委创新群体项目"精神疾病的神经可塑性机制",并连续两次获得滚动资助,研究周期 9 年,获资助总经费 1 650 万元。

国家科技部及国家卫生健康委也不断增加精神科研究领域的经费资助,如赵春杰承担的"抑郁症和精神分裂症的基因与环境相互作用机制研究",陈建国的"重度抑郁症遗传与神经生物学基础及干预研究",陆林的"睡眠脑功能及其机制研究"等国家重点基础研究(973)计划项目;张岱的"常见重大疾病全基因组关联分析和药物基因组学研究"国家高技术研究发展(863)计划;赵靖平的"精神分裂症、青少年情绪与自杀问题的预警和综合防治技术的研发、转化与应用"、黄悦勤的"中国精神障碍疾病负担及卫生服务利用研究"卫生公益性行业科研专项项目;资助力度均在 2 000 万元以上。2012 年国家科技支撑计划重点项目"重大精神疾病和行为障碍的识别技术与干预措施研究",下设 9 个课题,项目总经费 4 705 万元。目前在实施阶段的国家重点研发计划合计经费约 3.5 亿元,着重开展临床队列研究及平台建设。近期拟启动的国家脑计划,更是将神经精神疾病的研究资助力度提升至数百亿元级别。

### 精神卫生领域科研工作的标志性成果及影响

沈渔邨教授牵头完成了全国两次精神疾病流行病学调查,分别是 1982 年中国 12 个地区精神疾病流行病学调查,及 1993 年中国七个地区精神疾病流行病学调查,为我国精神疾病的防治与研究提供了重要的基础数据。2009 年 Phillips 在 Lancet 杂志报道了中国 4 省份精神障碍患病率;2019 年,黄悦勤团队完成的全国范围流行病学调查,在 Lancet Psychiatry 杂志报道我国成人精神障碍终生患病率约 16.57%,在国际上产生了重要的学术影响。

我国精神科学者的国际学术影响力日益提升。2011 年北京大学精神病学与心理学科进入全球基本科学指标数据库(ESI)前 1%,此后首都医科大学、中南大学、上海交大等阶段性进入此排行榜;陆林、张岱等多位精神科临床科学家更连续入选 Elsevier 中国高引用学者榜前列。我国精神科学者的国际学术影响力在以下几个方向尤为突出:

基于精神科临床实践阐释发病机制与疾病诊疗相关线索,经过系列实验验证,进一步转化应用于临床实践。以儿童精神障碍为例,张岱团队在中国汉族人群中发现孤独症多个发病风险易感基因 OXTR、PREX1 等,进一步采用基因修饰动物模型模拟人体类孤独症样行为,继而阐释其神经生物学调节功能;夏昆团队在染色体 1p13.2 发现了若干个孤独症发病风险易感基因;仇子龙团队应用基因工程方法,发现携带人 MECP2 基因食蟹猴呈现多种类孤独症症状;王玉凤教授因在 ADHD 方面的系列影像遗传学等研究,成为第七届 ADHD 国际大会突出贡献奖全球唯一获奖者。我国儿童精神病学医生不足 500 名,但对孤独症、ADHD 等的标准化诊断、评估、培训、治疗及机制研究已日渐接近世界先进水平。

有关精神分裂症的发病机制研究及临床个体化诊疗研究亦取得重要进展。贺林、张岱、李涛、于欣等团队报道了较大样本汉族人群中,全基因组水平发病风险多个新型易感基因、微小 RNA 及其潜在生物功能;且多个常见遗传多态性及罕见变异有望预测抗精神病药物的临床治疗效应的个体化差异,大大推进精神科向精准医学时代迈进;王继军团队发现,首发精神疾病首次抗精神病药物治疗期间海马萎缩与精神病未治期、分子生物学标志物关联;龚启勇、蒋田仔等团队脑影像学研究发现若干发病风险及疗效关联的脑结构、功能及网络连接异常指标。临床研究取得了重大突破,赵靖平团队发现二甲双胍与生活方式干预可有效改善药源性体重增加;王刚团队优化了维持治疗期利培酮减量策略;周东丰团队发现的银杏提取物改善迟发性运动障碍被纳入美国神经协会治疗指南,这些都切实提升了临床诊疗水平。

抑郁症与双相障碍研究亦涵盖分子遗传、神经生物、脑影像和临床治疗学等方面。CONVERGE 团队对中国汉族女性重度抑郁症患者的全基因组关联研究发现 SIRT1、LHPP 等易感基因。胡海岚团队系列研究阐释了氯胺酮快速抗抑郁的分子机制,且抑制神经元簇状放电可作为快速抗抑郁靶点。抑郁症发生与静息态默认脑网络功能连接异常、脑内憎恨环路消失有关,miRNA132 与未用药抑郁症患者多维度影像特征有关。对双相障碍的研究发现,外周血 BDNF 水平有助于早期识别以抑郁症状首发的双相障碍,双相抑郁障碍的肠道微生物菌群丰度/种类与抑郁严重程度有关。谢鹏团队发现多不饱和脂肪酸、嘌呤代谢和肌苷有望成为儿童青少年抑郁障碍的潜在生物标记;并对青少年人群使用一线抗抑郁剂疗效及安全性进行了系统评价,为临床用药提供了依据。

物质依赖研究极具创新特色。陆林团队原创性地在 Science 杂志报道了"唤起-消退"模式可有效消除病理性成瘾记忆,开创了成瘾治疗的新方向,获得国际同行高度认可;继而深入系统阐释了物质依赖的多种分子机制。郝伟团队发现长期使用氯胺酮导致患者前额叶白质异常。在郝伟、赵敏等多名教授的不懈努力下,游戏成瘾正式纳入 WHO 疾病诊断体系。

此外,耿美玉团队研发的老年痴呆新药"甘露寡糖二酸(GV-971)"顺利完成临床三期试验;刘春宇团队发现基因组脑内共表达网络调控异常与精神分裂症、双相障碍、孤独症多种疾病的发病机制关系密切等。预计上述标志性研究成果在未来十年,将会对我国乃至世界精神科临床产生更加深远的学术影响。

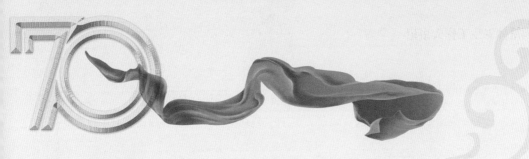

# 附录

## 中国精神卫生工作大事记

| 时间 | 事件 |
|---|---|
| 1881 年 | 上海教会学校圣约翰学院颜永京开始教授《心理学》课程 |
| 1889 年 | 中国第一部汉译的西方心理学著作,由颜永京翻译的《心灵学》一书出版 |
| 1898 年 | 嘉约翰在广州创立了中国第一家现代精神病医院——惠爱医院 |
| 1902 年 | 京师大学堂设"心理学"通习科目 |
| 1906 年 | 清廷民政部会同步军统领衙门在京师贫民教养院中附设疯人收容院,这是中国第一家国人创办的疯人收容机构 |
| 1914 年 | 华西协合大学医科成立神经精神病学教学组 |
| 1914 年 | 北洋政府京师警察厅将疯人院从贫民教养院分离出来,改称疯人收容所(北京安定医院前身) |
| 1917 年 | 蔡元培在北京大学开设第一个心理学实验室 |
| 1919 年 | 詹姆斯·惠更生在苏州创立了更生医院——教会精神病院(苏州市广济医院前身) |
| 1920 年 | 陈鹤琴在南京高等师范学校(后更名国立中央大学)建第一个心理学系 |
| 1921 年 | 中国心理学会成立 |
| 1921 年 | 安德鲁·伍兹建立北京协和医学院神经精神科,转年开设了神经精神病学教学课程 |
| 1929 年 | 中央研究院成立了心理学研究所 |
| 1934 年 | 凌敏猷先生创建湘雅神经精神病学科 |
| 1935 年 | 慈善家陆伯鸿在上海创立普慈疗养院(上海市精神卫生中心前身) |
| 1947 年 | 民国政府成立第一家国立神经精神病院——南京精神病防治院(南京脑科医院前身),程玉麐任第一任院长 |
| 1950 年 | 天津市公安局和市卫生局联合成立精神病管治所,此后公安部所属安康医院陆续建立 |
| 1950 年 | 华西协和大学医学院成立神经精神科学系,任命刘昌永为主任 |
| 1950 年 | 一部分荣军学校开始相继被改成荣誉军人精神病疗养院 |

续表

| 时间 | 事件 |
|---|---|
| 1951 年 | 中华医学会神经精神科学会在北京成立,许英魁任主任委员,魏毓麟任副主任委员兼秘书 |
| 1952 年 | 上海医药工业研究院开始仿制抗精神病药 |
| 1954 年 | 上海所有私立精神病院均先后并入市立精神病医院(上海市精神卫生中心前身) |
| 1955 年 | 《中华神经精神科杂志》出版创刊号 |
| 1956 年 | 南京、上海等地成立了由卫生、民政、公安组成的精神卫生防治工作"三人小组" |
| 1958 年 6 月 | 第一届全国精神病防治工作会议在南京召开,制订了 1958—1962 年精神卫生工作计划,明确"积极防治、就地管理、重点收容、开放治疗"的精神卫生工作指导原则 |
| 1959 年 | 内务部(民政部前身)在湖北省沙市召开全国精神病患者收容管治工作现场会 |
| 1963 年 11 月 | 中华医学会神经精神科分会第一届全国学术会议在广州召开 |
| 1964 年 | 上海 10 个区 10 个县均成立精神病患者管理站[上海各区(县)级精神卫生中心前身] |
| 1976 年 | 上海制药二厂成功仿制氯氮平 |
| 1978 年 7 月 | 中华医学会第二次全国神经精神科学术会议在南京召开 |
| 1979 年 | 受美国精神病学会(APA)邀请,中国精神病学家代表团首次访美 |
| 1982 年 | 卫生部领导,北京医学院精神卫生研究所牵头在 12 个地区开展了全国第一次大样本精神疾病流行病学现况调查 |
| 1982 年 | 在北京、上海两地建立了世界卫生组织精神卫生研究和培训中心 |
| 1983 年 | 民政部在上海召开全国精神病医院经验交流会,总结和推广精神疾病防治康复工作模式 |
| 1984 年 | 原卫生部统编教材《精神病学》第 1 版出版 |
| 1984 年 | 国务院批准原卫生部在北京医科大学建立"药物依赖性研究中心",1998 年更名为"中国药物依赖性研究所" |
| 1984 年 | 民政部在漳州召开全国城市社会福利事业单位改革经验交流会议,对民政精神病院业务指导思想提出三个转变:由封闭型向开放型转变、由社会救济型向福利型方向转变、由单纯供养向供养和康复相结合转变 |
| 1985 年 | 中国心理卫生协会成立,挂靠在北京安定医院 |
| 1985 年 | 原卫生部组织起草《中华人民共和国精神卫生法(草案)》 |
| 1986 年 | 中华医学会第三次全国神经精神科学术会议在重庆召开 |
| 1986 年 10 月 | 第二次全国精神卫生工作会议在上海召开,会后国务院批转了卫生、民政、公安三部门共同签发的《关于加强精神卫生工作的意见》,并制定了《精神卫生工作"七五"计划》 |
| 1986 年 | 原华西医科大学法学系建立了国内第一个司法精神病学教研究 |
| 1986 年 | 中华医学会精神病学分会成立司法精神病学院 |
| 1987 年 | 在杭州召开第一届全国司法精神病学术会议 |
| 1987 年 | 《中国心理卫生杂志》创刊 |
| 1987 年 10 月 | 公安部在天津市召开全国公安系统第一次精神病管治工作会议,确定将全国公安机关收治管理肇事肇祸精神病患者的机构统一改称为"安康医院" |
| 1988 年 | 湖南医科大学(现中南大学湘雅医学院)成立精神卫生系 |
| 1989 年 | 北京医科大学成立精神卫生学系 |

续表

| 时间 | 事件 |
|---|---|
| 1989 年 | 原卫生部批准"中国药物依赖治疗中心"在北京安定医院挂牌成立 |
| 1991 年 | 国务院批准颁布实施了《中国残疾人事业"八五"计划纲要》,将中国残联主导的康复工作扩展到有计划的实施精神疾病防治与康复、智力残疾预防与康复等 |
| 1993 年 | 由北京医科大学精神卫生研究所牵头,开展第二次大样本精神疾病流行病学现况调查 |
| 1993 年 2 月 | 中华医学会第二十届第十五次常务理事会审议批准成立中华医学会精神病学分会。1994 年在泉州召开成立大会暨第一次全国学术会议 |
| 1995 年 | 经原国家科委批准,原《中华神经精神科杂志》更名为《中华精神科杂志》。1996 年正式出版更名后第一期《中华精神科杂志》 |
| 1997 年 | 《中华人民共和国刑法》修订,以法律的形式确立了精神病患者的强制医疗制度 |
| 1997 年 | 北京医科大学精神卫生研究所沈渔邨教授当选为中国工程院院士——是我国首位精神病学院士 |
| 1999 年 | 由原卫生部和世界卫生组织主办的第一次全国跨部门精神卫生工作高层研讨会在北京召开 |
| 2001 年 10 月 | 原卫生部、公安部、民政部、中国残联在北京联合召开"全国第三次精神卫生工作会议",提出"预防为主,防治结合,重点干预,广泛覆盖,依法管理"的新时期精神卫生工作指导原则 |
| 2001 年 | 上海市人大常委会表决通过了我国内地第一部精神卫生地方性法规《上海市精神卫生条例》 |
| 2001 年 | 国家主席江泽民就主题为"精神卫生"的世界卫生日复函世界卫生组织总干事布伦特兰,提出要"动员全社会,努力为精神障碍患者重返社会创造适宜的环境" |
| 2001 年 | 原劳动与社会保障部开设"心理咨询师证书考试" |
| 2002 年 | 原卫生部开始"心理治疗师职称考试" |
| 2002 年 | 原卫生部、公安部、民政部、中国残联印发《中国精神卫生工作规划(2002—2010 年)》 |
| 2002 年 | 原卫生部成立中国疾病预防控制中心精神卫生中心,挂靠在北京大学第六医院 |
| 2004 年 9 月 | 国务院办公厅转发原卫生部、教育部、公安部、民政部、司法部、财政部、中国残联七部门《关于进一步加强精神卫生工作的指导意见》 |
| 2004 年 12 月 | 原卫生部和财政部设立中央转移支付地方卫生项目——重性精神疾病监管治疗项目,第一年国家财政投入 686 万元,又称 686 项目 |
| 2005 年 | 中国医师协会精神科医师分会(CPA)成立 |
| 2006 年 5 月 | 原卫生部在疾病预防控制局内设立精神卫生处 |
| 2006 年 11 月 | 国务院批准建立精神卫生工作部际联席会议制度,由原卫生部、中宣部、发展改革委、教育部、公安部、民政部、司法部、财政部、人力资源与社会保障部、原食品药品监管局、国务院原法制办、全国总工会、共青团中央、全国妇联、中国残联、全国老龄办等 17 个部门和单位组成,原卫生部为牵头单位 |
| 2007 年 | 首批全国 13 家精神科(专科医师)培训基地获得批准 |
| 2007 年 | 司法部颁布《司法鉴定程序通则》,精神病司法鉴定被纳入其中 |
| 2008 年 1 月 | 原卫生部、中宣部、国家发展改革委等 17 部门印发《全国精神卫生工作体系发展指导纲要(2008—2015 年)》 |
| 2008 年 | 汶川地震后,原卫生部办公厅印发《紧急心理危机干预指导原则》(5 月 19 日) |

续表

| 时间 | 事件 |
|------|------|
| 2009 年 | 国家基本公共卫生服务项目启动,社区重性精神疾病患者管理服务被纳入,是 9 项工作之一 |
| 2009 年 | 原卫生部印发《重性精神疾病管理治疗工作规范》和《国家基本公共卫生服务规范》(后者内含重性精神疾病患者管理服务规范) |
| 2010 年 | 原卫生部在成都召开"全国重性精神疾病管理治疗工作会议" |
| 2010 年 | 发展改革委、原卫生部、民政部出台《精神卫生防治体系建设与发展规划》,对全国 549 家精神卫生医疗机构进行改扩建,中央投资 91 亿元 |
| 2011 年 8 月 | 原卫生部启用覆盖全国所有省份的国家严重精神障碍信息系统 |
| 2012 年 4 月 | 原卫生部印发《重性精神疾病管理治疗工作规范(2012 年版)》,结合国家重性精神疾病基本数据收集分析系统,对患者管理治疗提出信息化管理要求 |
| 2012 年 10 月 | 第十一届全国人大常委会第二十九次会议表决通过《中华人民共和国精神卫生法》,精神卫生工作纳入法制化管理 |
| 2012 年 | 原卫生部、科技部支持,北京大学第六医院牵头开展"中国精神障碍疾病负担及卫生服务务利用的研究",首次在全国范围开展精神障碍流行病学调查 |
| 2013 年 | 5 月 1 日,《中华人民共和国精神卫生法》正式施行 |
| 2013 年 6 月 | 国务院转发原中央综治办等 11 个部门制订关于加强肇事肇祸等严重精神障碍患者救治救助工作意见,对加强精神卫生服务体系建设、患者救治救助等提出要求 |
| 2013 年 5 月 | 原国家卫生计生委办公厅印发《关于做好综合医院精神科门诊设置有关工作的通知》(卫办医政发〔2013〕36 号),要求综合医院做好精神科门诊或心理治疗门诊设置工作,提升精神障碍预防、诊断、治疗能力 |
| 2013 年 7 月 | 原国家卫生计生委办公厅印发《严重精神障碍发病报告管理办法(试行)》,对严重精神障碍登记报告管理作出规定 |
| 2014 年 7 月 | 原国家卫生计生委办公厅发布《关于精神科从业医师执业注册有关事项的通知》(国卫办医函〔2014〕605 号),对非精神科临床医师转岗精神科和加注精神科执业范围提出相关规定 |
| 2014 年 6 月 | 教育部、原国家卫生计生委、国家中医药管理局、国家发展改革委、财政部、人力资源社会保障部等六部门印发《关于医教协同深化临床医学人才培养改革的意见》,提出将精神医学纳入急需紧缺人才培养 |
| 2014 年 9 月 | 原国家卫生计生委办公厅印发《严重精神障碍管理治疗项目实施方案(2014 年版)》,要求各地结合中央补助地方严重精神障碍管理治疗项目,进一步完善全国精神障碍防治网络,加强防治机构和队伍建设 |
| 2014 年 | 原国家卫生计生委会同全国政协教科文卫委赴辽宁、上海、云南开展《精神卫生法》实施情况调研,黄洁夫副部长参加调研 |
| 2014 年 | 北京大学第六医院、北京安定医院、北京回龙观医院、上海市精神卫生中心、广州脑科医院等 5 家精神专科医院获批国家首批住院医师规范化培训基地,对住院医师开展精神专科规范化培训 |
| 2015 年 4 月 | 原国家卫生计生委、原中央综治办、公安部、民政部、人力资源社会保障部、中国残联等六部委和组织联合印发《关于开展全国精神卫生综合管理试点工作的通知》,在全国共设立 40 个试点市(区) |

续表

| 时间 | 事件 |
|---|---|
| 2015 年 5 月 | 原国家卫生计生委印发《关于开展〈精神卫生法〉等法律法规落实情况监督检查工作的通知》,5—11 月在全国范围内开展精神卫生法落实情况监督检查工作 |
| 2015 年 6 月 | 原国家卫生计生委会同原中央综治办等部门召开全国精神卫生综合管理试点工作视频启动会,原国家卫生计生委副主任、国家中医药管理局局长王国强出席并讲话 |
| 2015 年 6 月 | 国务院办公厅转发原国家卫生计生委、原中央综治办、发展改革委、教育部、公安部、民政部、司法部、财政部、人力资源社会保障部、中国残联共同编制的《全国精神卫生工作规划(2015—2020 年)》 |
| 2015 年 | 原国家卫生计生委开设"心理治疗师(初级)考试",实现了心理治疗师初级、中级考试的衔接 |
| 2015 年 10 月 | 原国家卫生计生委在北京市举办"用爱心温暖让心灵启航"世界精神卫生日主题宣传活动,王国强副主任参加活动并讲话 |
| 2015 年 10 月 | 原国家卫生计生委办公厅印发精神科医师转岗培训项目实施方案(试行),支持中西部省份加强各级医疗机构尤其是县级医疗机构的精神科医师转岗培训,提高精神卫生服务可及性 |
| 2016 年 1 月 | 原中央综治办、公安部、民政部、财政部、原国家卫生计生委、中国残联六部委印发《关于实施以奖代补政策 落实严重精神障碍患者监护责任的意见》,对高风险患者未发生肇事肇祸行为的监护人给予经费补贴,促进患者监护人履行监护责任 |
| 2016 年 1 月 | 原国家卫生计生委王国强副主任赴广东省广州市调研精神卫生工作,现场了解广东省精神卫生中心、广州利康家属资源中心等单位工作情况 |
| 2016 年 2 月 | 原中央综治办、原国家卫生计生委等多部门召开全国严重精神障碍患者监护责任落实工作视频会,对各地实施以奖代补政策工作进行部署 |
| 2016 年 3 月 | 十二届全国人大四次会议审议通过《中华人民共和国国民经济和社会发展第十三个五年规划纲要》,提出要加强心理健康服务、加快社会心理服务体系建设 |
| 2016 年 3 月 | 人力资源社会保障部、原国家卫生计生委、民政部、财政部、中国残联联合印发《关于新增部分医疗康复项目纳入基本医疗保障支付范围的通知》,将作业疗法等精神康复纳入医保支付范围 |
| 2016 年 10 月 | 原国家卫生计生委在广东省深圳市举办主题为"平等参与共享"的世界精神卫生日现场活动,原国家卫生计生委王国强副主任及原中央综治办、公安部、民政部、中国残联业务司局负责同志参加 |
| 2016 年 10 月 | 党中央、国务院发布《"健康中国 2030"规划纲要》,对心理健康服务、严重精神障碍综合服务等提出要求 |
| 2016 年 12 月 | 原国家卫生计生委、中宣部、原中央综治办、民政部等 22 个部门共同印发《关于加强心理健康服务的指导意见》 |
| 2017 年 2 月 | 原中央综治办、原国家卫生计生委等联合召开严重精神障碍患者救治管理暨精神卫生综合管理试点工作会议,原中央综治办陈训秋副秘书长、原国家卫生计生委王国强副主任出席会议并讲话 |
| 2017 年 4 月 | 原国家卫生计生委在新华网举办"共同面对抑郁,共促心理健康"网络直播活动,王国强副主任参加 |
| 2017 年 4 月 | 结合世界卫生日"让我们一起聊聊抑郁症"宣传活动,原国家卫生计生委举行专题新闻发布会,介绍我国精神卫生工作进展 |

| 时间 | 事件 |
|---|---|
| 2017 年 6 月 | 原中央综治办、原国家卫生计生委等部门联合召开严防精神障碍患者肇事肇祸重大案事件发生视频会议,对各地预防和减少患者肇事肇祸进行工作部署 |
| 2017 年 10 月 | 原国家卫生计生委组织各地开展"心理健康,社会和谐"主题演讲比赛,王国强副主任出席比赛决赛活动并讲话 |
| 2017 年 10 月 | 民政部、财政部、原国家卫生计生委、中国残联共同印发《关于加快精神障碍社区康复服务发展的意见》 |
| 2017 年 | 北京大学第六医院院长陆林当选为中国科学院院士 |
| 2017 年 12 月 | 原国家卫生计生委王国强副主任赴北京大学第六医院调研精神卫生和心理健康工作 |
| 2018 年 1 月 | 民政部、原国家卫生计生委、中国残联联合召开加快发展精神障碍社区康复服务视频会议,对各地发展社区康复服务进行工作部署 |
| 2018 年 5—10 月 | 国家卫生健康委会同中央政法委、公安部、民政部等部门开展精神卫生综合管理试点国家级抽查评估 |
| 2018 年 5 月 | 国家卫生健康委印发《严重精神障碍管理治疗工作规范(2018 年版)》,进一步强化基层多部门协作工作内容,对精神障碍社区康复等工作提出要求 |
| 2018 年 10 月 | 由国家卫生健康委指导,北京市卫生计生委、中共北京市委社工委、中国科技馆联合主办的 2018 年世界精神卫生日暨北京市心理健康体验周宣传活动在中国科技馆启动。国家卫生健康委副主任王贺胜出席开幕式并讲话 |
| 2018 年 11 月 | 国家卫生健康委、中央政法委、中宣部、教育部、公安部、民政部、司法部、财政部、国家信访局、中国残联等 10 部委和组织联合下发《关于印发全国社会心理服务体系建设试点工作方案的通知》,在全国共设立了 64 个试点市(区) |
| 2019 年 1 月 | 国家卫生健康委、中央政法委等部门联合召开全国社会心理服务体系建设试点工作启动暨精神卫生综合管理试点总结会,国家卫生健康委李斌副主任、原中央政法委陈训秋副秘书长等相关部门领导出席并讲话 |
| 2019 年 3 月 | 国家卫生健康委曾益新副主任赴北京大学第六医院调研精神心理疾病医教研防相关工作 |
| 2019 年 3 月 | 国家卫生健康委李斌副主任赴北京大学第六医院调研精神卫生工作 |
| 2019 年 7 月 | 国务院成立健康中国行动推进委员会,健康中国行动推进委员会发布《健康中国行动(2019—2030 年)》,提出 15 个专项行动,其中心理健康促进行动为 15 个专项行动之一。健康中国行动推进委员会办公室召开新闻发布会,就健康中国行动心理健康促进行动有关内容进行解读 |
| 2019 年 9 月 | 国家精神卫生项目办组织举办首届全国精神卫生防治技能竞赛 |
| 2019 年 10 月 9 日 | 国家卫生健康委组织举办主题为"心理健康 社会和谐 我行动"的健康中国行动心理健康促进行动主题推进暨精神卫生日现场宣传活动,国家卫生健康委李斌副主任及中央政法委、教育部等相关部门领导参加 |
| 2019 年 12 月 | 国家卫生健康委疾控局举办定点扶贫县精神卫生防治管理视频培训班 |
| 2019 年 12 月 | 国家卫生健康委、中宣部、中央文明办、教育部等 12 个部门联合印发《健康中国行动——儿童青少年心理健康行动方案(2019—2022 年)》 |